中华医学百科全书

基础医学

病理生理学

国家出版基金项目
NATIONAL PUBLICATION FOUNDATION

中国协和医科大学出版社
北 京

图书在版编目(CIP)数据

中华医学百科全书·病理生理学／陈琪主编. –北京：中国协和医科大学出版社，2013.10（2024.7 重印）.

ISBN 978-7-81136-779-9

Ⅰ.①中… Ⅱ.①陈… Ⅲ.①病理生理 – 基本知识

Ⅳ.①R2

中国版本图书馆CIP数据核字(2012)第269103号

中华医学百科全书·病理生理学

主　　编：陈　琪

责任编辑：孙文欣　吴翠姣

责任编审：陈永生　谢　阳

文字编辑：孙文欣　吴翠姣　陈　娟

出版发行：中国协和医科大学出版社
　　　　　（北京东单三条九号　邮编　100730　电话 6526 0378）

网　　址：www.pumcp.com

经　　销：新华书店总店北京发行所

印　　刷：北京广达印刷有限公司

开　　本：889×1230　1/16开

印　　张：19

字　　数：520千字

版　　次：2013年10月第1版

印　　次：2024年7月第2次印刷

定　　价：248.00元

ISBN 978-7-81136-779-9／R·779

《中华医学百科全书》编纂委员会

总顾问　吴阶平　韩启德　桑国卫

总指导　陈　竺

总主编　刘德培　王　辰

副总主编　曹雪涛　李立明　曾益新　吴沛新　姚建红

编纂委员（以姓氏笔画为序）

丁　洁	丁　樱	丁安伟	于中麟	于布为	于学忠	万经海
马　军	马　进	马　骁	马　静	马　融	马安宁	马建辉
马秋平	马烈光	马绪臣	王　平	王　伟	王　辰	王　政
王　恒	王　铁	王　硕	王　舒	王　键	王一飞	王一镗
王士贞	王卫平	王长振	王文全	王心如	王生田	王立祥
王兰兰	王汉明	王永安	王永炎	王成锋	王延光	王华兰
王行环	王旭东	王军志	王声湧	王坚成	王良录	王拥军
王茂斌	王松灵	王明荣	王明贵	王金锐	王宝玺	王诗忠
王建中	王建业	王建军	王建祥	王临虹	王贵强	王美青
王晓民	王晓良	王晓琴	王高华	王鸿利	王维林	王琳芳
王喜军	王晴宇	王道全	王德文	王德群	尤启冬	戈　烽
牛　侨	毛秉智	毛常学	乌　兰	卞兆祥	文卫平	文历阳
文爱东	方　浩	方以群	尹　佳	孔北华	孔令义	孔维佳
邓文龙	邓家刚	书　亭	毋福海	艾措千	艾儒棣	石　岩
石远凯	石学敏	石建功	布仁达来	占　堆	卢志平	卢祖洵
叶　桦	叶冬青	叶常青	叶章群	申昆玲	申春悌	田家玮
田景振	田嘉禾	史录文	冉茂盛	代　涛	代华平	白春学
白慧良	丛　斌	丛亚丽	包怀恩	包金山	冯卫生	冯希平
冯杰雄	冯泽永	冯学山	边旭明	边振甲	匡海学	邢小平
邢念增	达万明	达庆东	成　军	成翼娟	师英强	
吐尔洪·艾买尔		吕时铭	吕爱平	朱　珠	朱万孚	朱立国
朱华栋	朱宗涵	朱晓东	朱祥成	乔延江	伍瑞昌	任　华
任钧国	华　伟	伊河山·伊明		向　阳	多　杰	邬堂春
庄　辉	庄志雄	刘　平	刘　进	刘　玮	刘　强	刘　蓬
刘大为	刘小林	刘中民	刘玉清	刘尔翔	刘训红	刘永锋

刘吉开	刘芝华	刘伏友	刘华平	刘华生	刘志刚	刘克良
刘迎龙	刘建勋	刘胡波	刘树民	刘昭纯	刘俊涛	刘洪涛
刘桂荣	刘献祥	刘嘉瀛	刘德培	闫永平	米 玛	米光明
安 锐	祁建城	许 媛	许腊英	那彦群	阮长耿	阮时宝
孙 宁	孙 光	孙 皎	孙 锟	孙少宣	孙长颢	孙立忠
孙则禹	孙秀梅	孙建中	孙建方	孙建宁	孙贵范	孙洪强
孙晓波	孙海晨	孙景工	孙颖浩	孙慕义	纪志刚	严世芸
严姝霞	苏 川	苏 旭	苏荣扎布	杜元灏	杜文东	杜治政
杜惠兰	李 飞	李 方	李 龙	李 东	李 宁	李 刚
李 丽	李 彤	李 波	李 剑	李 勇	李 桦	李 鲁
李 磊	李 燕	李 冀	李大魁	李云庆	李太生	李曰庆
李玉珍	李世荣	李立明	李汉忠	李永哲	李志平	李连达
李灿东	李君文	李劲松	李其忠	李若瑜	李泽坚	李宝馨
李建兴	李建初	李建勇	李映兰	李思进	李莹辉	李晓明
李凌江	李继承	李董男	李森恺	李曙光	杨 凯	杨 威
杨 恬	杨 勇	杨 健	杨 硕	杨化新	杨文英	杨世民
杨世林	杨伟文	杨克敌	杨甫德	杨国山	杨宝峰	杨炳友
杨晓明	杨跃进	杨腊虎	杨瑞馥	杨慧霞	励建安	连建伟
肖 波	肖 南	肖永庆	肖培根	肖鲁伟	吴 东	吴 江
吴 明	吴 信	吴令英	吴立玲	吴欣娟	吴勉华	吴爱勤
吴群红	吴德沛	邱建华	邱贵兴	邱海波	邱蔚六	何 维
何 勤	何方方	何志嵩	何绍衡	何春涤	何裕民	余争平
余新忠	狄 文	冷希圣	汪 海	汪 静	汪受传	沈 岩
沈 岳	沈 敏	沈 铿	沈卫峰	沈心亮	沈华浩	沈俊良
宋国维	宋经元	张 泓	张 学	张 亮	张 强	张 霆
张 澍	张大庆	张为远	张玉石	张世民	张永学	张先庚
张华敏	张宇鹏	张志愿	张丽霞	张伯礼	张宏誉	张劲松
张奉春	张宝仁	张建中	张建宁	张承芬	张琴明	张富强
张新庆	张潍平	张德芹	张燕生	陆 华	陆 林	陆 翔
陆小左	陆付耳	陆伟跃	陆静波	阿不都热依木·卡地尔		陈 文
陈 杰	陈 实	陈 洪	陈 琪	陈 楠	陈 薇	陈 曦
陈士林	陈大为	陈文祥	陈玉文	陈代杰	陈尧忠	陈红风
陈志南	陈志强	陈规化	陈虎彪	陈国良	陈佩仪	陈家旭
陈智轩	陈锦秀	陈誉华	邵 蓉	邵荣光	邵瑞琪	武志昂
其仁旺其格	范 明	范炳华	茅宁莹	林三仁	林久祥	林子强

林天歆	林江涛	林曙光	杭太俊	郁　琦	欧阳靖宇	尚　红
果德安	明根巴雅尔	易定华	易著文	罗　力	罗　毅	罗小平
罗长坤	罗颂平	帕尔哈提·克力木		图门巴雅尔	岳伟华	岳建民
金　玉	金　奇	金少鸿	金伯泉	金季玲	金征宇	金银龙
金惠铭	周　兵	周永学	周光炎	周利群	周灿权	周良辅
周纯武	周学东	周宗灿	周定标	周宜开	周建平	周建新
周春燕	周荣斌	周辉霞	周福成	郑　珊	郑一宁	郑志忠
郑金福	郑法雷	郑建全	郑洪新	郑家伟	郎景和	房　敏
孟　群	孟庆跃	孟静岩	赵　平	赵　艳	赵　群	赵子琴
赵中振	赵文海	赵玉沛	赵正言	赵永强	赵志河	赵彤言
赵明杰	赵明辉	赵耐青	赵临襄	赵继宗	赵铱民	赵靖平
郝　模	郝小江	郝传明	郝晓柯	胡　志	胡　明	胡　慧
胡大一	胡文东	胡向军	胡国华	胡昌勤	胡盛寿	胡德瑜
柯　杨	查　干	柏亚妹	柏树令	钟翠平	钟赣生	
香多·李先加		段　涛	段金廒	段俊国	侯一平	侯金林
侯春林	俞光岩	俞梦孙	俞景茂	饶克勤	施慎逊	姜小鹰
姜玉新	姜廷良	姜国华	姜柏生	姜德友	洪　两	洪　震
洪秀华	洪建国	祝庆余	祝陈晨	姚　霞	姚永杰	姚克纯
姚祝军	秦　川	秦卫军	袁文俊	袁永贵	都晓伟	晋红中
栗占国	贾　波	贾建平	贾继东	夏术阶	夏照帆	夏慧敏
柴光军	柴家科	钱传云	钱忠直	钱家鸣	钱焕文	倪　健
倪　鑫	徐　军	徐　晨	徐云根	徐永健	徐志云	徐志凯
徐克前	徐全华	徐建国	徐勇勇	徐桂华	凌文华	高　妍
高　晞	高志贤	高志强	高金明	高学敏	高树中	高健生
高思华	高润霖	郭　岩	郭小朝	郭长江	郭巧生	郭庆梅
郭宝林	郭海英	唐　强	唐向东	唐朝枢	唐德才	诸欣平
谈　勇	谈献和	陶永华	陶芳标	陶·苏和	陶建生	陶晓华
黄　钢	黄　峻	黄　烽	黄人健	黄叶莉	黄宇光	黄国宁
黄国英	黄跃生	黄璐琦	萧树东	梅　亮	梅长林	曹　佳
曹广文	曹务春	曹建平	曹洪欣	曹济民	曹雪涛	曹德英
龚千锋	龚守良	龚非力	袭著革	常耀明	崔　蒙	崔丽英
庚石山	康　健	康廷国	康宏向	章友康	章锦才	章静波
梁　萍	梁显泉	梁铭会	梁繁荣	谌贻璞	屠鹏飞	隆　云
绳　宇	巢永烈	彭　成	彭　勇	彭明婷	彭晓忠	彭瑞云
彭毅志	斯拉甫·艾白		葛　坚	葛立宏	董方田	蒋力生

蒋建东	蒋建利	蒋澄宇	韩晶岩	韩德民	惠延年	粟晓黎
程天民	程仕萍	程训佳	焦德友	储全根	舒强	童培建
曾苏	曾渝	曾小峰	曾正陪	曾国华	曾学思	曾益新
谢宁	谢立信	蒲传强	赖西南	赖新生	詹启敏	詹思延
鲍春德	窦科峰	窦德强	褚淑贞	赫捷	蔡威	裴国献
裴晓方	裴晓华	廖品正	谭仁祥	谭先杰	翟所迪	熊大经
熊鸿燕	樊旭	樊飞跃	樊巧玲	樊代明	樊立华	樊明文
樊瑜波	黎源倩	颜虹	潘国宗	潘柏申	潘桂娟	潘超美
薛社普	薛博瑜	魏光辉	魏丽惠	藤光生	B·吉格木德	

《中华医学百科全书》工作委员会

主任委员　姚建红

副主任委员　李　青

执行主任委员　张　凌

顾问　罗　鸿

编审（以姓氏笔画为序）

开赛尔库尔班　　　司伊康　　吴翠姣　　张　宇　　张　凌　　张之生
张立峰　　张晓雪　　陈　懿　　陈永生　　松布尔巴图　呼素华　　郭亦超
傅祚华　　谢　阳

编辑（以姓氏笔画为序）

尹丽品　　孙文欣　　李元君　　刘　婷　　沈冰冰　　陈　佩　　胡安霞
郭　琼

工作委员

张晓雪　　左　谦　　吴　江　　刘　华　　黄艳霞　　栾　韬　　马春丽
孙雪娇　　张　飞

办公室主任　吴翠姣

办公室副主任　孙文欣

基础医学类

总主编

刘德培　　中国医学科学院北京协和医学院

本书编委会

主　编

陈　琪　　南京医科大学

学术委员

金惠铭　　复旦大学上海医学院

范乐明　　南京医科大学

副主编

金惠铭　　复旦大学上海医学院

吴立玲　　北京大学医学部

编　委（以姓氏笔画为序）

王建枝　　华中科技大学同济医学院

卢　建　　第二军医大学

李永渝　　同济大学医学院

李跃华　　南京医科大学

肖献忠　　中南大学湘雅医学院

吴立玲　　北京大学医学部

陆大祥　　暨南大学医学院

陈　琪　　南京医科大学

陈国强　　上海交通大学医学院

范乐明　　南京医科大学

金惠铭　　复旦大学上海医学院

欧阳静萍　武汉大学医学院

殷莲华　　复旦大学上海医学院

高钰琪　　第三军医大学

戚晓红　　南京医科大学

董子明　　郑州大学医学院

前　言

　　《中华医学百科全书》终于和读者朋友们见面了！

　　古往今来，凡政通人和、国泰民安之时代，国之重器皆为科技、文化领域的鸿篇巨制。唐代《艺文类聚》、宋代《太平御览》、明代《永乐大典》、清代《古今图书集成》等，无不彰显盛世之辉煌。新中国成立后，国家先后组织编纂了《中国大百科全书》第一版、第二版，成为我国科学文化事业繁荣发达的重要标志。医学的发展，从大医学、大卫生、大健康角度，集自然科学、人文社会科学和艺术之大成，是人类社会文明与进步的集中体现。随着经济社会快速发展，医药卫生领域科技日新月异，知识大幅更新。广大读者对医药卫生领域的知识文化需求日益增长，因此，编纂一部医药卫生领域的专业性百科全书，进一步规范医学基本概念，整理医学核心体系，传播精准医学知识，促进医学发展和人类健康的任务迫在眉睫。在党中央、国务院的亲切关怀以及国家各有关部门的大力支持下，《中华医学百科全书》应运而生。

　　作为当代中华民族"盛世修典"的重要工程之一，《中华医学百科全书》肩负着全面总结国内外医药卫生领域经典理论、先进知识，回顾展现我国卫生事业取得的辉煌成就，弘扬中华文明传统医药璀璨历史文化的使命。《中华医学百科全书》将成为我国科技文化发展水平的重要标志、医药卫生领域知识技术的最高"检阅"、服务千家万户的国家健康数据库和医药卫生各学科领域走向整合的平台。

　　肩此重任，《中华医学百科全书》的编纂力求做到两个符合。一是符合社会发展趋势：全面贯彻以人为本的科学发展观指导思想，通过普及医学知识，增强人民群众健康意识，提高人民群众健康水平，促进社会主义和谐社会构建。二是符合医学发展趋势：遵循先进的国际医学理念，以"战略前移、重心下移、模式转变、系统整合"的人口与健康科技发展战略为指导。同时，《中华医学百科全书》的编纂力求做到两个体现：一是体现科学思维模式的深刻变革，即学科交叉渗透/知识系统整合；二是体现继承发展与时俱进的精神，准确把握学科现有基础理论、基本知识、基本技能以及经典理论知识与科学思维精髓，深刻领悟学科当前面临的交叉渗透与整合转化，敏锐洞察学科未来的发展趋势与突破方向。

　　作为未来权威著作的"基准点"和"金标准"，《中华医学百科全书》编纂过程中，制定了严格的主编、编者遴选原则，聘请了一批在学界有相当威望、具有较高学术造诣和较强组织协调能力的专家教授（包括多位两院院士）担任大类主编和学科卷主编，确保全书的科学性与权威性。另外，还借鉴了已有百科全书的编写经验。鉴于《中华医学百科全书》的编纂过程本身带有科学研究性质，还聘请了若干科研院所的科研管理专家作为特约编审，站在科研管理的高度为全书的顺利编纂保驾护航。除了编者、编审队伍外，还制订了详尽的质量保证计划。编纂委员会和工作委员会秉持质量源于设计的理念，共同制订了一系列配套的质量控制规范性文件，建立了一套切实可行、行之有效、效率最优的编纂质量管理方案和各种情况下的处理原则及预案。

《中华医学百科全书》的编纂实行主编负责制，在统一思想下进行系统规划，保证良好的全程质量策划、质量控制、质量保证。在编写过程中，统筹协调学科内各编委、卷内条目以及学科间编委、卷间条目，努力做到科学布局、合理分工、层次分明、逻辑严谨、详略有方。在内容编排上，务求做到"全准精新"。形式"全"：学科"全"，册内条目"全"，全面展现学科面貌；内涵"全"：知识结构"全"，多方位进行条目阐释；联系整合"全"：多角度编制知识网。数据"准"：基于权威文献，引用准确数据，表述权威观点；把握"准"：审慎洞察知识内涵，准确把握取舍详略。内容"精"："一语天然万古新，豪华落尽见真淳。"内容丰富而精练，文字简洁而规范；逻辑"精"："片言可以明百意，坐驰可以役万里。"严密说理，科学分析。知识"新"：以最新的知识积累体现时代气息；见解"新"：体现出学术水平，具有科学性、启发性和先进性。

《中华医学百科全书》之"中华"二字，意在中华之文明、中华之血脉、中华之视角，而不仅限于中华之地域。在文明交织的国际化浪潮下，中华医学汲取人类文明成果，正不断开拓视野，敞开胸怀，海纳百川般融入，润物无声状拓展。《中华医学百科全书》秉承了这样的胸襟怀抱，广泛吸收国内外华裔专家加入，力求以中华文明为纽带，牵系起所有华人专家的力量，展现出现今时代下中华医学文明之全貌。《中华医学百科全书》作为由中国政府主导，参与编纂学者多、分卷学科设置全、未来受益人口广的国家重点出版工程，得到了联合国教科文等组织的高度关注，对于中华医学的全球共享和人类的健康保健，都具有深远意义。

《中华医学百科全书》分基础医学、临床医学、中医药学、公共卫生学、军事与特种医学和药学六大类，共计144卷。由中国医学科学院/北京协和医学院牵头，联合军事医学科学院、中国中医科学院和中国疾病预防控制中心，带动全国知名院校、科研单位和医院，有多位院士和海内外数千位优秀专家参加。国内知名的医学和百科编审汇集中国协和医科大学出版社，并培养了一批热爱百科事业的中青年编辑。

回览编纂历程，犹然历历在目。几年来，《中华医学百科全书》编纂团队呕心沥血，孜孜矻矻。组织协调坚定有力，条目撰写字斟句酌，学术审查一丝不苟，手书长卷撼人心魂……在此，谨向全国医学各学科、各领域、各部门的专家、学者的积极参与以及国家各有关部门、医药卫生领域相关单位的大力支持致以崇高的敬意和衷心的感谢！

《中华医学百科全书》的编纂是一项泽被后世的创举，其牵涉医学科学众多学科及学科间交叉，有着一定的复杂性；需要体现在当前医学整合转型的新形式，有着相当的创新性；作为一项国家出版工程，有着毋庸置疑的严肃性。《中华医学百科全书》开创性和挑战性都非常强。由于编纂工作浩繁，难免存在差错与疏漏，敬请广大读者给予批评指正，以便在今后的编纂工作中不断改进和完善。

刘德培

凡　例

一、本书按基础医学类、临床医学类、中医药学类、公共卫生类、军事与特种医学类、药学类的不同学科分卷出版。一学科辑成一卷或数卷。字数较少的，几个学科合为一卷。

二、本书基本结构单元为条目，主要供读者查检，亦可系统阅读。条目标题有些是一个词，例如"炎症"；有些是词组，例如"弥散性血管内凝血"。

三、由于学科内容有交叉，会在不同卷设有少量同名条目。例如《基础肿瘤学》《病理生理学》都设有"肿瘤"条目。其释文会根据不同学科的视角不同各有侧重。

四、条目标题上方加注汉语拼音，题目标题后附相应的外文。例如：

炎症 inflammation

五、本书条目按学科知识体系顺序排列。为便于读者了解学科概貌，卷首条目分类目录中条目标题按阶梯式排列，例如：

遗传学 ……………………………………………………………………………

分子遗传学 ………………………………………………………………………

　　［基本概念］ …………………………………………………………………

　　　结构基因 …………………………………………………………………

　　　遗传密码 …………………………………………………………………

　　　密码子 ……………………………………………………………………

　　中心法则 ……………………………………………………………………

六、各学科都有一篇介绍本学科的概观性条目，一般作为本学科卷的首条。介绍学科大类的概观性条目，列在本大类中基础性学科卷的学科概观性条目之前。

七、条目之中设立参见系统，体现相关条目内容的联系。一个条目的内容涉及其他条目，需要其他条目的释文作为补充的，设为"参见"。所参见的本卷条目的标题在本条目释文中出现的，用楷体字印刷；所参见的本卷条目的标题未在本条目释文中出现的，在括号内用楷体字印刷该标题，另加"见"字；参见其他卷条目的，注明参见条所属学科卷名，如"参见□□□卷"或"参见□□□卷□□□□"。

八、本书医学名词以全国科学技术名词审定委员会审定公布的为标准。同一概念或疾病在不同学科有不同命名的，以主科所定名词为准。字数较多，释文中拟用简称的名词，每个条目中第一次出现时使用全称，并括注简称，例如：甲型病毒性肝炎（简称甲肝）。个别众所周知的名词直接使用简称、缩写，例如：B 超。

九、本书量和单位的使用以国家标准 GB 3100～3102—1993《量和单位》为准。援引古籍或外文时维持原有单位不变。必要时括注与法定计量单位的换算。

十、本书数字用法以国家标准 GB/T 15835—2011《出版物上数字用法》为准。

十一、正文之后设有内容索引和条目标题索引。内容索引供读者按照汉语拼音字母顺序查检条目和条目之中隐含的知识主题。条目标题索引分为条目标题汉字笔画索引和条目外文标题索引，条目标题汉字笔画索引供读者按照汉字笔画顺序查检条目，条目外文标题索引供读者按照外文字母顺序查检条目。

十二、部分学科卷根据需要设有附录，列载本学科有关的重要文献资料。

目　录

病理生理学　pathophysiology

bìnglǐ shēnglǐxué

研究疾病发生、发展和转归规律及其机制的学科。是理解异常的人体结构功能和代谢，从而正确认识疾病并提供防治依据的桥梁学科。

简史　早在中世纪就有许多医学先驱认为，大多数人类疾病在真正意义上可被理解为异常的生理学（病理生理学）。后来人们逐渐认识到，仅仅用临床观察和尸体解剖的方法无法全面、深刻地认识疾病。19世纪法国生理学家贝尔纳德(Claude Bernard, 1813~1878年)首创以研究活体疾病为主要对象的实验病理学，开始用动物模型复制人类疾病，用实验的方法研究疾病发生的原因、条件以及疾病过程中的功能和代谢变化。实验病理学是病理生理学的前身，实验病理学结合临床观察，成为病理生理学的基本研究方法。病理生理学旨在揭示致病因素（如基因突变或病原体侵袭）诱发疾病的一般规律与机制，疾病时机体的分子、细胞、组织和器官系统的反应与各种临床表现间的内在联系。在掌握正常人体结构功能和代谢知识的基础上，了解疾病时的异常变化，从而正确地认识疾病的本质，并设计相应合理有效的治疗原则。病理生理学和疾病的关系有如一个双向通道，从某种意义上可将疾病视为一种自然的实验，用以揭示先前未知或无法预测的生理学机制。在正常的机体中研究这些生理机制，可以更好地促进人类生物医学的不断进步。

1879年，俄国喀山大学首先在医学教育中设置病理生理学学科，同时建立第一个独立的病理生理学教研机构。随后，德国的医学院校也开设病理生理学课程，但其内容基本仍限于内科学范畴，一般由内科学教授对学过内科学的后期学生进行讲授。在中国，病理生理学学科创建于20世纪50年代。自1952年起中国开始建立病理生理学教研室，并编写了相关教材用于医学本科生的教学。1954年卫生部决定，在医学院校内设立病理生理学教研室，并聘请一批苏联学者以北京医学院（北京大学医学部前身）为基地，举办全国性师资进修班。随后全国各高等医学院校陆续建立了病理生理学教研室，相继开设这门新的课程。1961年召开第一届全国病理生理学学术讨论会，并成立了中国生理科学会病理生理学专业委员会筹委会，1963年举办第二届全国学术会议，大大推动了病理生理学学科在中国的发展。1980年成立了中国生理科学会病理生理学会。此后，为了加强专业对口交流，根据国内具体情况先后成立了肿瘤、心血管、动脉粥样硬化、微循环、休克、缺氧和呼吸、炎症、发热、感染和低温、实验血液学、消化、受体、免疫、中医、动物病理生理及危重病医学等多个专业委员会。1985年3月，中国科学技术协会正式批准成立国家一级学会中国病理生理学会。为推动病理生理学学术交流，促进学科发展，中国病理生理学会会刊《病理生理学报》于1984年正式创办发行，1986年更名为《中国病理生理杂志》。1991年5月，国际病理生理学学会成立大会暨学术会议在莫斯科召开。中国病理生理学会是国际病理生理学会成员，也是创建者之一。

研究对象　以疾病或损伤过程中机体的功能与代谢变化为研究对象，旨在阐明疾病发生发展的一般规律与发生机制，了解疾病过程中患病机体的结构、功能和代谢的变化以及各种症状和体征的发生原理。病理生理学主要包括以下4方面。

疾病概论　包括健康与疾病、病因学、发病学和疾病转归四个部分，主要论述健康和疾病的概念，疾病发生、发展和转归的一般规律。病因学是研究疾病产生的原因及其条件的学科。发病学是研究疾病发展及转归机制的学科，研究病因作用于机体后疾病如何发展。

细胞分子病理生理学　以细胞为基本单位，从细胞分子水平探讨疾病发生发展的机制，阐述这些变化与疾病时细胞功能代谢变化之间的联系及其对疾病防治的意义。例如，从分子水平可将疾病分成遗传病、基因病、蛋白质病以及生物膜病。在疾病过程中，可从细胞层面探讨细胞适应、细胞损伤、细胞蓄积和细胞死亡。

基本病理过程　是指在多种疾病过程中可能出现的共同的、系统的功能、代谢和形态结构的异常变化。简称病理过程。例如，水、电解质及酸碱平衡失调、缺氧、炎症、发热、休克、疼痛、血管新生异常和肿瘤。这些知识是理解常见疾病发生发展过程的必要基础。在病理生理学中，常将疾病概论、细胞分子病理学和基本病理过程的内容合称为病理生理学总论。

系统病理生理学　主要论述机体重要系统的不同疾病在发展过程中可能出现的一些常见的、共同的异常变化及机制。又称病理生理学各论，包括神经系统、内分泌系统、免疫系统、血液系统、心血管系统、泌尿系统、生殖系统和消化系统等。系统病理生理学在简略回顾各个器官/系统正常的结构和功能的基础上，重点阐述与该系统有关疾病的病理生理学机制，并由此解释该疾病的主要临床表现和治疗原则。病理生理学不涉及具体疾病的诊断和治疗。

研究方法 病理生理学的知识和理论主要来源于科学观察和实验。常用的研究方法包括以下4个方面的内容。

动物实验 是病理生理学最主要的研究方法，研究人员可利用各种动物的生物特征和疾病特点与人类疾病进行比较研究。人类疾病的发生发展种类繁多，错综复杂，很多疾病无法直接在人体进行试验和研究，但可以通过建立动物模型复制人类疾病，进行各种疾病和生命现象的研究，并将结果再进一步推及人体，从而更有效地认识人类疾病的发生、发展规律并研究防治措施。动物模型的应用是现代医学认识生命科学客观规律的基本实验方法和手段。应用动物模型，可以有意识地改变那些自然条件下不可能或者不容易排除的因素，更准确地观察模型的实验结果，揭示因果联系。因此，人类疾病动物模型也是现代医学常用、有效而不可替代的实验方法或手段。（见疾病模型）

临床观察 是在不损害患者健康的前提下，用B超、心电图、内镜、CT等无创性仪器进行检查，或收集血、尿、脑脊液及活检组织等样品进行化验测定，或直接观察患者的症状和体征的方法和手段。对患者进行周密细致的临床观察，研究疾病发生的原因与条件，以及机体的各种变化，必要时进行一些临床试验，是病理生理学研究的一个重要方法，可以获得对疾病研究的第一手宝贵资料。

流行病学研究 是研究疾病分布规律及影响因素，借以探讨病因及危险因素，阐明流行规律，制订预防、控制和消灭疾病的对策和措施。其研究方法又分为观察法和实验法两大类。群体流行病学研究和分子流行病学研究分别从宏观和微观世界中探讨传染病和非传染病发生的原因、条件、发生发展的规律和趋势，为疾病的预防、控制和治疗提供依据，也是病理生理学研究中重要的方法与手段。

体外试验 是利用各种体外器官、组织、细胞等作为研究对象，探索疾病发生发展规律和机制的病理生理学必不可少的研究方法和手段。体外试验的发展，并不排斥体内试验的重要性，两者必须相互验证、互为补充才能为揭示生命奥秘、探究疾病规律提供强大的科技手段。

与医学其他学科的关系 病理生理学是介于正常人体与临床各科之间的桥梁学科，在医学教育中起着承上启下的作用。为了研究患病机体复杂的功能、代谢变化及其发生发展的机制，必须运用有关基础学科的理论和方法。因此，病理生理学与人体解剖学、医学细胞生物学、医学遗传学、医学微生物学、医学免疫学、人体组织学与胚胎学、人体生理学、医学生物化学、医学寄生虫学和流行病学等学科都有密切关系。另一方面，病理生理学又与临床医学学科如内科学、外科学、妇产科学、儿科学、传染病学等学科密不可分。在各科的临床实践中，往往都有或者都会不断出现迫切需要解决的病理生理学问题，诸如疾病原因和条件的探索，发

病机制的阐明，诊疗和预防措施的改进等。病理生理学专业工作者以及其他学科特别是临床各科从事病理生理学研究的人员，必须对上述问题进行深入研究，从而使人类对疾病的认识不断深化、更加全面。病理生理学在病因和发病机制方面的研究成果，需要回到临床医学中去验证和付诸实践，这些新理论、新技术、新成果也不断深化了对疾病本质的认识，常常使疾病的防治不断改进，甚至出现重大变革。

应用和有待解决的问题 人类对于疾病的认识，将随着科技的进步而不断深入。在此过程中，病理生理学自身也将不断向前发展。传统的病理生理学研究内容，将通过持续不断地应用科技进步所产生的新理论和新方法，得到进一步深化和充实。新疾病的出现以及威胁人类健康疾病谱的变化，将促进病理生理学不断向新的领域拓展。

伴随人类基因组学、蛋白质组学和其他新技术的广泛应用，病理生理学将更多应用模式动物等手段，以在体研究的方式探讨疾病发生发展的原因和机制，并根据更加精确可靠的人群观察结果，在细胞分子水平上对于机体的异常变化有更加全面系统的了解。在临床观察中，随着循证医学的深入开展，对生物标志物和疾病干预新靶点的发现和应用将给予更多的关注。病理生理学还将按照转化医学的理念，更多地以临床应用为目的，针对从临床实践中所提炼出的科学问题，开展系统、深入、细致的发病机制的研究，再把研究中所获得的知识、理论和方法直接应用于疾病的预防、诊断和治疗。

（陈琪）

jíbìng

疾病 disease 一定条件下致病因子与机体相互作用所致损伤与抗损伤斗争的异常生命活动过程。疾病时机体与外环境间的协调发生障碍，发生一系列功能、代谢和形态的改变，临床出现许多不同的症状与体征，机体自稳调节紊乱，劳动能力减弱或丧失。以普通的病毒性感冒为例，它常发生在机体疲劳、受寒以后，病毒侵入机体并造成损害，与此同时，体内出现免疫反应加强等抗损伤措施，临床上出现咽喉痛、咽喉黏膜充血、流涕、咳嗽、发热等一系列表现，最后患病机体软弱无力，劳动能力明显下降。

(金惠铭)

bìngyīn

病因 etiologic factor 引起疾病并赋予该病特征的因素。又称致病因素。病因在一定条件下有致病作用，因此也可以说，病因是能引起某一疾病的特定因素，并决定疾病的特异性。

人类疾病的病因大致可分为七类：①生物因素。比较常见。主要包括病原微生物（如细菌、病毒、真菌、立克次体等）和寄生虫。这类病因的致病作用主要与病原体致病力强弱与侵入宿主机体的数量、侵袭力、毒力及其逃避或抵抗宿主攻击的能力有关。此类病因（特别是病原微生物）侵入机体后常常构成一个传染过程。②理化因素。包括机械力、温度（如高温引起的烧伤、低温引起的冻伤）、大气压、噪声、电离辐射、强酸、强碱、化学毒物或动植物毒性物质等。理化因素致病常可发生在一些突然事故、特殊环境中。此类因素引起疾病发生时潜伏期一般较短。物理因素的致病作用，对机体各器官组织大都没有明显的选择性，但化学因素有一定的选择性损伤作用，例如 CCl_4 主要引起肝细胞中毒等。③机体必需物质的缺乏或过多。机体的正常生命活动依靠机体内外环境中许多生理性刺激和必需物质来维持。体内这些正常的刺激和必需物质缺乏或过多，可发生细胞、组织和器官的功能改变，并因此而发病，甚至引起死亡。此类病因包括维持生命活动的基本物质（如氧、水等），营养素（如糖类、脂肪、蛋白质、维生素、无机盐等），某些微量元素（如氟、硒、锌、碘等）以及纤维等。④遗传因素。此类因素的直接致病作用主要是基因突变或染色体畸变所致。基因突变引起分子病，如血友病，其遗传基因位于X染色体，基因突变后造成凝血因子Ⅷ缺失，导致凝血障碍，容易出血。由于其遗传基因位于X染色体上，所以一般男性发病，女性遗传。染色体畸变引起的染色体病，已知达数百种，如性染色体畸变导致的两性畸形等。此外，某些家族人员具有易患某种疾病的遗传素质，如精神分裂症、糖尿病等，称为遗传易患性。⑤先天因素。主要是指能损害胎儿的有害因素。此类疾病称先天性疾病，有的可遗传，如唐氏综合征，但有的不遗传，如先天性心脏病。⑥免疫因素。在某些机体，免疫系统对一些抗原刺激发生异常强烈的反应，导致组织、细胞的损伤和功能障碍，称为变态反应或超敏反应。如某些药物（青霉素等）在某些个体中引起过敏性休克；某些花粉、食物（虾、牛乳等）也可在某些个体中引起支气管哮喘、荨麻疹等变态反应性疾病；有些个体能对自身抗原发生免疫反应并引起自身组织的损害，称为自身免疫病，如系统性红斑狼疮、类风湿关节炎等。此外，还有因体液免疫或细胞免疫缺陷引起的免疫缺陷病。⑦心理社会因素。随着生物医学模式向生物-心理-社会医学模式的转换，心理社会因素引起的疾病越来越受到重视。例如，应激性疾病、变态人格、心身疾病等逐渐增多。社会因素与疾病的发生有密切关系，因为人不仅是生物学领域内的动物，而更重要的是社会范畴里的生物。因此社会因素与疾病的发生密切相关。

疾病的发生可以由一种病因引起，也可以由多种病因同时作用或先后参与。在疾病发生、发展过程中病因也可能发生新的变化，因此必须具体分析。每种疾病都有病因，是引起疾病必不可少并决定疾病特异性的因素。

(金惠铭)

yòuyīn

诱因 precipitating factor 加强病因作用或促进疾病发生的因素。是疾病发生的一种条件，例如，晚期或重度心脏病患者，肺部感染常成为引起心力衰竭的诱因。年龄和性别也可作为某些疾病发病的诱因和条件。例如，小儿易患呼吸道（肺炎）和消化道（腹泻）疾病，这可能与小儿呼吸道、消化道的解剖生理特点和防御功能不够完善有关。因此，在疾病的预防中，必须考虑条件的重要影响，积极消除诱因。

(金惠铭)

wēixiǎn yīnzǐ

危险因子 risk factor 与某种疾病发生相关或使某种疾病发病率明显增加的因素。例如，糖尿病、吸烟、酗酒、高血压、高血脂均为冠心病发病的危险因子。在病因学研究中，将这类与疾病发生有关的因素称为危险因素。危险因子与疾病的发生有一定因果关系，但尚无可靠的证据能够证明是该疾病的致病因素，因为许多因子与慢性疾病的发病有一定关系，但大多具有非特异性、多变性和不确定性等特点，不如病原体和传染病之间的因果联系那样明确。但消除该因子后，疾病的发生概率也随之下降。认识疾病的危险因子使人类对疾病病因学的认识更深入和全面，特别是在认识非感染性慢性疾病的病因学研究中具有较大的现实意义。

（金惠铭）

fābìng jīzhì

发病机制 pathogenesis 疾病发生的原理与规律。不同疾病有不同的发病机制，但很多疾病的发生有共同机制。主要包括以下四种机制：

神经机制 神经系统在人体生命活动的维持和调控中起主导作用，因此神经系统的变化与疾病的发生发展密切相关，疾病时也常有神经系统的变化。神经机制参与了疾病的发病。有些病因可直接损害神经系统，如流行性乙型脑炎病毒，此种病毒具有高度嗜神经的特性，它可直接破坏神经组织。另一些致病因子可通过神经反射引起相应器官组织的功能代谢变化，或者抑制神经递质的合成、释放和分解，促进致病因子与神经递质的结合，减弱或阻断正常递质的作用。最常见者为长期精神紧张、焦虑、烦恼导致大脑皮质功能紊乱，皮质与皮质下功能失调，导致内脏器官功能障碍。

体液机制 体液是维持机体内环境稳定的重要因素。疾病中的体液机制主要是指致病因素引起体液因子的质和量的变化，体液调节的紊乱造成内环境紊乱，以致疾病发生。体液调节紊乱常由各种体液因子数量或活性变化引起，包括各种全身性作用的体液因子（如组胺、儿茶酚胺、前列腺素、激活的补体、活化的凝血纤溶物质等）和多种局部作用的体液因子（如内皮素、某些神经肽等）以及细胞因子（如白介素、肿瘤坏死因子等）。体液因子通过以下三种方式作用于靶细胞（图）：①内分泌。特殊的分泌细胞分泌的各种化学介质如激素，通过血液循环输送到身体的各个部分，被远距离靶细胞上的受体识别并发挥作用。②旁分泌。某些分泌的信息分子由于很快被吸收或破坏，故只能对邻近的靶细胞起作用，采用这种方式的有神经递质（如神经元之间的突触传递）及部分血管活性物质（如一氧化氮、内皮素）等。③自分泌。细胞能对它们自身分泌的信息分子起反应，即分泌细胞和靶细胞为同一细胞，许多生长因子能以这种方式起作用。

疾病发生发展中体液机制与神经机制常常同时发生，共同参与，常称为神经体液机制。例如，在经济高度发达的社会，部分人群受精神或心理的刺激可引起大脑皮质和皮质下中枢（主要是下丘脑）的功能紊乱，使调节血压的血管运动中枢的反应性增强，此时交感神经兴奋，导致小动脉紧张性收缩；同时，交感神经活动亢进，刺激肾上腺髓质兴奋而释放肾上腺素，使心率加快，心输出量增加，并且因肾小动脉收缩，促使肾素释放，血管紧张素-醛固酮系统激活，导致血压升高，这就是高血压发病中的一种神经体液机制。

细胞机制 致病因素作用于机体后可以直接或间接作用于组织、细胞，造成某些细胞的功能代谢障碍，从而引起细胞的自稳调节紊乱。某些病因如外力、高温等，可直接无选择地损伤组织细胞；但另一些病因又可直接有选择性地损伤组织、细胞，如肝炎病毒侵入肝细胞、疟原虫侵犯红细

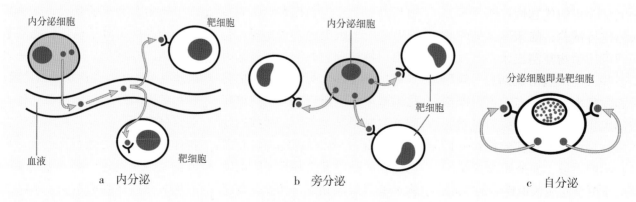

图　体液因子作用方式示意图

a　内分泌　　　　　　　　b　旁分泌　　　　　　　　c　自分泌

（内分泌细胞　靶细胞　血液　靶细胞　内分泌细胞　靶细胞　分泌细胞即是靶细胞）

胞等。致病因素引起的细胞损伤除直接的破坏外，主要表现为细胞膜功能障碍和细胞器功能障碍。

分子机制 细胞内含有很多分子，包括大分子多聚体与小分子物质。细胞内的大分子多聚体主要是蛋白质和核酸，而蛋白质和核酸是有机体生命现象的主要分子基础，生命的信息储存于核酸；构成生命过程的化学反应则是由蛋白质调节、控制的。各种致病原因无论通过何种途径引起疾病，在疾病过程中都会以各种形式表现出分子水平上大分子多聚体与小分子物质的异常，分子水平的异常变化又会在不同程度上影响正常生命活动。分子病理学是在研究生命现象的分子基础上，探索疾病及其康复过程中出现的细胞生物学与分子生物学方面的变化现象。分子病理学有广义和狭义之分。广义的分子病理学研究所有疾病的各种分子机制，狭义的分子病理学主要研究生物大分子多聚体（主要是核酸与蛋白质）在疾病机制中的作用。

（金惠铭）

jíbìng móxíng
疾病模型 disease model 生物医学研究中模拟人类疾病建立的动物实验对象或材料。即人类疾病的动物模型。应用人类疾病动物模型进行科学研究具有其他方法无法替代的优越性：避免了在人体进行试验；临床不易见到的疾病可用动物复制出来；可以克服某些人类疾病潜伏期长、病程长和发病率低的缺点；可以严格控制疾病的条件，增强研究材料的可比性；可简化实验操作和样品收集的手段（如处死取材等）；有助于更全面地认识疾病的本质，通过人畜共患病的比较研究，可以充分认识同一病原体（或病因）

对不同机体带来的各种损害，从而更好地揭示疾病的本质。

人类疾病的动物模型分为以下几类：①自发性动物模型。实验动物未经任何人工处置，在自然情况下所发生的疾病，包括突变系的遗传疾病和近交系的肿瘤模型。利用这类动物疾病模型研究人类疾病的最大优点就是疾病的发生发展与人类相应疾病酷似，均是在自然条件下发生的疾病，所以在病理生理研究中应用广泛，如自发性高血压大鼠模型等。②诱发性或实验性动物模型。研究者通过物理性、化学性和生物性致病因素作用于动物，造成动物组织、器官或全身一定的损害，出现某些类似于人类疾病时的功能、代谢或形态结构方面的病变，即人工诱导出特定的疾病，以供研究使用，如用静脉注射内毒素的方法复制内毒素性休克的动物（兔或大鼠）模型等。

除疾病的整体动物模型外，还有疾病的离体器官模型、细胞模型、数学模型和基因工程动物模型等。疾病研究中的数学模型是指利用字母、数字及数学符号模拟疾病发生发展规律的数学表达公式，它揭示了自变量、因变量及参数之间的定量关系，使复杂的生物医学现象数量化，并可对某些现象进行预测。基因工程动物模型是在生物技术发展的基础上应用基因工程技术复制人类疾病动物模型的方法。通过基因工程技术将外源基因导入动物胚胎细胞，并整合到基因组使该胚胎细胞获得某个基因，体内出现相应的变化，该动物称为转基因动物；如敲除某个基因，则该动物为基因敲除动物。例如，载脂蛋白E(Apo E)基因敲除大鼠诱导动脉粥样硬化发生等。

疾病的动物模型和自然产生的人类疾病在某些方面还是存在差异的，因为人与动物不仅在组织细胞的形态上和新陈代谢上有所不同，而且由于人类神经系统的高度发达，具有与语言和思维相联系的第二信号系统，因此人与动物虽有共同点，但又有本质上的区别。人类的疾病不可能完全都在动物身上复制，就是能够复制，在动物中所见的反应也比人类反应简单，因此动物实验的结果不能不经分析机械地完全用于临床，只有把动物实验结果和临床资料相互比较、分析和综合，才能被临床医学借鉴和引用，并为探讨临床疾病的病因、发病机制及防治提供依据。

（金惠铭）

móshì shēngwùtǐ
模式生物体 model organism 基因结构相对简单、核心生化通路比较保守的生物体。很多低等生物如酵母等均可作为模式生物体供医学和生物学研究使用。在后基因组时代，基因功能是一个重要的研究内容。研究基因功能最好的方法是观察基因敲除或过表达后在细胞和整体水平所产生的表型变异，因此需要建立模式生物体。利用低等模式生物体中获得的基因组材料与人类基因组之间编码顺序上和结构上的同源性，克隆人类疾病基因，揭示基因功能和疾病分子机制，阐明基因组的内在结构。模式生物基因组研究可揭示人类疾病基因功能，利用基因顺序上的同源性克隆人类疾病基因，因此，利用模式生物体实验系统的这种优越性，对人类基因组进行研究，可加深对人类基因组结构的认识，从而为人类疾病的研究提供重要的工具。

（金惠铭）

心身疾病 psychosomatic disease

xīn-shēn jíbìng

心理社会因素在疾病的发生和发展中起主导作用的躯体疾病。由于它具有心理上的障碍，又称为心理性疾病。心身疾病有狭义和广义两种。狭义的心身疾病是指心理社会因素在疾病发生和发展过程中起重要作用的躯体器质性疾病，例如原发性高血压、溃疡病。广义的心身疾病（图）是指心理社会因素在疾病发生和发展过程中起重要作用的躯体器质性疾病和躯体功能性障碍（如紧张性头痛）。

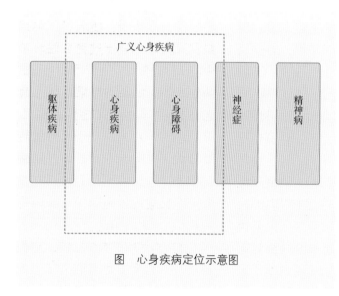

图　心身疾病定位示意图

心身疾病的患者具有一定的遗传素质、性格特点或心理缺陷。患者因为自身的特点，造成心理状态不稳定，容易受到外界刺激的影响。发病过程中存在心理-社会紧张的刺激因素，而且这种刺激在时间上比较长久和（或）在强度上比较剧烈，它们长期作用，导致患者的心境长期不稳定，最终导致心身疾病。心身疾病的演变过程与心理、社会刺激因素呈现出一种正比关系。刺激因素越强烈，持续的时间越久，心身疾病的表现越重。因此，对于心身疾病的患者一定要在临床治疗的同时进行心理调节。

（金惠铭）

亚健康 sub-health

yàjiànkāng

健康和疾病之间的机体状态。是一种低质量健康状态。此时机体虽然没有出现疾病症状或症状轻微，但体内已有潜在的病理改变。因此，亚健康状态常常会是某些疾病的前期。引起亚健康状态的真正原因尚不清楚，可能与心身过度疲劳、精神压力和工作压力过大、不良生活习惯、环境污染、饮食不当等多种因素有关，可有躯体异常、精神心理异常和适应能力下降等三方面的表现。躯体异常表现有疲劳乏力、精神不振、肢体酸痛、食欲缺乏、便秘、腹泻等；精神心理异常表现为焦虑、烦躁、注意力不集中、记忆力下降、睡眠不佳、冷漠易怒等；适应能力下降表现为学习工作吃力、人际关系紧张、抵抗力下降等。亚健康者在一般情况下能正常学习、工作和生活，但生活质量不

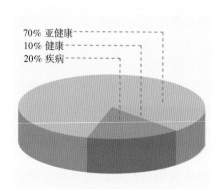

70% 亚健康
10% 健康
20% 疾病

图　亚健康状态在人群中的分布

高，工作效率较低，同时可出现以上一系列表现。这种状态虽与心理性疾病患者有类似之处，但其严重程度还不能达到心理性疾病的标准。据世界卫生组织估计，普通人群中约70%处于亚健康状态（图）。

（金惠铭）

衰老 senescence

shuāilǎo

生物体从成熟期开始，随增龄而发生的、受遗传因素影响的渐进的形态结构与生理功能不可逆的退行性变化，或疾病、异常因素所导致的退行性变化加速。前者称为生理性衰老或正常衰老，后者称为病理性衰老或异常衰老。衰老的发生机制尚未完全阐明。不同学说各有长短。

遗传衰老学说　认为衰老主要与基因或线粒体有关。

基因与衰老　衰老过程可能与分化发育过程相似，是由早已安排好的遗传程序控制的。生物成年以后，基因组内"衰老基因"开放，其表达产物也许能特异地决定生物的寿命。研究已发现多种与衰老有关的基因。中国学者发现，人类细胞衰老的主导基因p16是细胞衰老遗传控制程序中的重要环节，可影响细胞寿命与端粒长度，抑制p16表达，细胞寿命延长，端粒长度缩短减慢；增加p16表达，细胞寿命缩短，端粒长度缩短加快。此外，这类基因还包括人4号染色体内的morf4基因、p21基因等。

线粒体DNA与衰老　线粒体DNA(mitochondrinal DNA, mtDNA)突变缺失以及多种原因（如氧自由基侵害）造成的mtDNA损伤，导致不能表达呼吸链中所需要的酶。mtDNA随增龄损伤，缺失积累越来越多，导致能量转换酶系

统功能异常，腺苷三磷酸(adenosine triphosphate, ATP)减少，这可能是引发衰老的重要原因。此外，随着生物的衰老，基因组甲基化水平明显下降。DNA甲基化可以改变染色质结构及DNA与蛋白质的相互作用。因此，DNA甲基丢失可能是衰老时基因表达发生紊乱或障碍的原因之一。

衰老并非由单一基因决定，而是一连串基因激活与阻抑，及其通过各自产物相互作用的结果。细胞衰老是复杂的遗传调控所致，因此有人认为，衰老是经复合途径产生的。此外，DNA的遗传控制体系可受内外环境因素的损伤，加速衰老过程。

环境伤害学说 认为衰老主要与自由基损伤或免疫防御能力降低有关。

自由基学说 认为增龄的退行性变化是自由基的损伤作用所引起的。衰老时，自由基的产生增多，清除自由基的物质减少，清除能力减弱，过多的自由基在体内蓄积，当其对机体的损伤程度超过修复代偿能力时，组织器官的功能就会逐步发生紊乱。然而，有实验证据表明抗氧化剂虽然对各种衰老相关疾病具有保护作用，但却并不控制衰老的速率。因此，是否在自由基外尚有另一个未被揭示的系统真正发生了老化变异，从而加速了老年动物的衰老过程尚在进一步研究。

免疫学说 认为免疫系统从根本上参与正常脊椎动物的老化，是老化过程中的调节装置，生物体依赖于免疫系统防御疾病。免疫系统的功能随年龄增长而减退，老年时识别体内细胞或分子细微变化的能力下降，免疫清除能力减弱，因此细胞恶变及老化发生率增高并加快。此外，老年时血

清中自身抗体增多，因此有人称衰老是一种流行性免疫病。机体老化过程中免疫系统的改变与整个机体的衰老密切相关，在这个变化中，免疫细胞的构成和组成包括使免疫细胞发挥功能的诸多物质基础发生了明显变化，导致免疫活性细胞各种功能发生很大改变，出现对抗原的精细识别能力下降，精确调控功能减弱，以及免疫应答紊乱、低效或无效，使免疫系统的防御、自稳、监视三大功能失调或减弱，最终导致老年人感染、自身免疫病及癌症的发病率明显增加。

神经内分泌学说 机体衰老时神经内分泌功能减退主要表现为：①激素降解率降低，通过反馈作用引起激素分泌减少。②内分泌腺分泌的激素原发性减少。③激素受体数量减少且敏感性降低。④内分泌系统在调节酶合成方面功能衰退。神经系统在衰老过程中起重要作用。无论是外界的有害物质还是体内的有害物质，都通过引起某些神经细胞内基因的变异，进而通过神经内分泌系统改变生物节律，从而影响了衰老的进程。下丘脑的老化和功能减退能够直接影响到垂体和肾上腺等的分泌功能，从而导致机体代谢功能和其他生理紊乱，加速衰老。越来越多资料表明机体老化导致神经-内分泌-免疫网络的整合作用进行性损害，这种损害在年龄相关性免疫功能衰退中起重要作用。

炎症学说 认为衰老主要与应激和炎症因子所引起的慢性炎症有关。自然衰老进程中机体长期处于应激源的环境中，应激源是导致和维持慢性促炎性反应存在的原因。过度持续的应激反应引起的高促炎反应状态能导致炎

性衰老。促炎症因子干扰素-γ(interferon-γ, IFN-γ)、肿瘤坏死因子-α (tumor necrosis factor-α, TNF-α)、白介素-4(interleukin-4, IL-4)在炎性衰老发生发展中起着核心作用。细胞因子网络重建也能导致炎性衰老，CD8[+]和CD4[+]T细胞在重建中起关键作用。研究证明，老年人血清中白介素-6(IL-6)和TNF-α水平升高与疾病、残疾和死亡率有关。循环中促炎症因子和介质如白介素-1(IL-1)、IL-6、TNF-α和前列腺素E_2水平升高是导致并维持高促炎症反应状态的主要原因。因此，血清IL-6水平可作为炎性衰老的预测指标。循环中存在高水平的促炎症因子，使老年人的组织器官持续地处于这种炎性环境中。个体遗传背景和作用相互拮抗的细胞因子的最终结果在炎性衰老发展中可能起着决定性的作用。促炎症因子及其启动子区的遗传变异对炎性衰老和年龄相关疾病易感性产生影响。但是，研究发现炎症反应中细胞因子与长寿的关系存在人种特异性。

衰老的学说还有很多，它们都从不同角度提出了衰老发生的机制，从一个侧面解释衰老这一复杂现象，但都有其局限性，尚无一个学说可以全面地解释衰老的全过程。

(金惠铭)

sǐwáng

死亡 death 生物体同化作用和异化作用由相互转化到完全终止。它既是生命活动由量变到质变的突变，又是生命活动发展的必然结局。因此，死亡是生物体生命活动的终止。长期以来，始终把心跳、呼吸的永久性停止作为死亡的标志。根据传统的观念，死亡是一个过程，包括濒死期、临床死亡期与生物学死亡期。随着

复苏技术的普及与提高、器官移植的开展，对死亡有了新的认识，即机体作为一个整体的功能永久停止，但是并不意味各器官、组织同时均死亡。死亡是生命活动由量变到质变的过程，可分成生理性与病理性两种。生理性死亡是指生命的自然终止，又称衰老死亡；病理性死亡是指由疾病导致的死亡。人类的死亡大多属于病理性死亡。病理性死亡的原因主要包括：①急性死亡。由严重的创伤、中毒、电击、溺水等多种急性的意外原因引起，发生快。但是由于患者生前各组织、器官功能完好，如能及时抢救，复苏成功的可能性较大。②重要器官不可逆性损伤。多数是因疾病引起的重要器官功能障碍。③慢性消耗性疾病。如恶性肿瘤、严重的结核性疾病等，此类疾病引起的死亡病程较长，机体消耗严重，重要器官的功能已失代偿，复苏成功的希望不大。

正常生活工作的健康人，病情稳定或好转中的患者，突然发生非暴力性、未能预料到的突然死亡称为猝死。据分析，成年人猝死的主要原因是心血管病，小儿猝死的重要原因是各种急性传染病。猝死一般可根据以下表现判断：①突然的意识丧失，对外界刺激无反应，抽搐。②颈动脉、股动脉等大动脉搏动消失，测不出血压。③呼吸心跳停止，皮肤黏膜发绀或苍白。④瞳孔散大，对光反射消失。

为临终患者及其家属提供医疗、护理、心理、社会等方法的全方位服务与照顾，使患者在安详、平静中死亡，称为临终关怀。中国已出现一些临终关怀医院。对濒死状态的患者，为免除其精神和躯体上的极端痛苦，用医学方法结束生命称为安乐死。虽然安乐死提出多年，但因其涉及的众多医学、社会学和伦理学问题尚未解决，包括中国的多数国家尚未通过立法施行。

（金惠铭）

nǎosǐwáng

脑死亡 brain death 全脑功能（包括大脑、间脑和脑干）不可逆的永久性丧失以及机体作为一个整体功能的永久性停止。一旦出现脑死亡，就意味着人的实质性死亡。因此脑死亡成为判断死亡的一个重要标志。脑死亡应该符合以下标准：①呼吸心跳停止。特别是自主呼吸停止。需要不间断地进行人工呼吸。脑干是心跳呼吸的中枢，脑干死亡以心跳呼吸停止为标准。医疗技术水平的不断提高和医疗仪器设备的迅速发展，呼吸心跳都可以用人工维持，但心肌因有自发的收缩能力，在脑干死亡后的一段时间里还有微弱的心跳，而呼吸必须用人工维持，因此自主呼吸停止是临床脑死亡的首要指标。②不可逆性深昏迷。无自主性肌肉活动；对外界刺激毫无反应，但此时脊髓反射仍可存在。③脑干神经反射消失（如瞳孔对光反射、角膜反射、咳嗽反射、吞咽反射等均消失）。④瞳孔散大或固定。⑤脑电波消失，呈平直线。⑥脑血液循环完全停止（经脑血管造影或经颅脑多普勒超声诊断）。

在一些国家脑死亡一旦确立，就意味着在法律上已经具备死亡的合法依据，它可协助医务人员判断死亡时间和确定终止复苏抢救的界限，也为器官移植创造了良好的时机和合法的根据，因为对脑死亡者借助呼吸、循环辅助装置，在一定时间内维持器官组织低水平的血液循环，可为器官移植手术提供良好的供者，用此种器官移植给受者，效果较佳。用脑死亡作为死亡的标志还能最大限度地节约卫生和社会资源，更大程度地挽救其他患者的生命。因此，用脑死亡作为死亡的标准是社会发展的需要，也是对死者的尊重，但是宣告脑死亡一定要十分慎重。

（金惠铭）

fùsū

复苏 resuscitation 挽救生命的措施。临床复苏主要是心肺脑复苏。它是针对呼吸和循环骤停所采取的抢救措施，以人工呼吸替代患者的自主呼吸，以心脏按压形成暂时的人工循环并诱发心脏的自主搏动。心肺复苏成功的关键不仅是自主呼吸和心跳的恢复，更重要的是中枢神经系统功能的恢复。脑细胞从心搏骤停到细胞坏死的时间最短，因此，维持脑组织的灌流是心肺复苏的重点，一开始就应积极防治脑细胞的损伤，力争脑功能完全恢复。心肺脑复苏分为3个阶段：初期复苏，后期复苏和复苏后治疗。

病理生理变化 主要涉及循环功能、呼吸功能和体液成分的变化。

循环功能的变化 心脏按压时，房室瓣口的心肌松弛，瓣膜关闭不严，所以心输出量常较低，很少能超过正常心输出量的50%，导致组织缺氧。缺氧（缺氧除对心脑外，对皮肤和内脏等外周血管应是收缩作用）及动脉血二氧化碳分压增高都可引起全身外周血管扩张、麻痹，从而使外周血管阻力下降（约为正常的50%），舒张压下降，组织灌流更不足。心输出量低及外周血管扩张的影响，尽管脑血管呈现扩张状态，但脑组织却得不到优先的血液供应，所以脑血流量仍是低的，中枢功能处于高度抑制状态。此时适当给予血管收缩药物，增加外周血管收缩反应而提高血压，以保证心脑血流的供应。复苏时的低氧血、高血钾、酸中毒都会严重影响心肌代谢及心律，从而造成自主心跳恢复困难，因此在心脏按压的同时要积极纠正酸中毒，并给予钙剂以拮抗高血钾的毒性作用。

呼吸功能的变化 心搏骤停前，患者就可能存在各种各样的心肺功能异常，如心力衰竭、休克等；抢救当时又可并发肺水肿、呕吐物吸入，低心输出量所致的肺灌注不足、气胸，进一步引起肺功能下降。无论是上述何种原因，最终都通过五种基本病理变化而影响肺气体交换，从而产生低氧血症。这五种基本病变即低通气量、无效腔增加、肺泡弥散不足、通气量与血灌注分布不协调、动-静脉分流增加。

体液成分的变化 ①血钾。由于组织缺氧或损伤常释放钾；挣扎时肌肉活动增加，分解代谢增强也释放钾；此外，肾上腺素分泌增加，引起肝糖原分解也释放钾，所以高血钾是复苏时的重要生化改变之一。一般测定动脉血钾含量能比较准确反映整体情况。高血钾可使心脏传导系统抑制，心肌应激性下降，并可干扰心脏去极化过程，常常是长期复苏后心跳不恢复的重要原因。高血钾的毒害作用又因细胞外低钠、低钙而加重。此时如肾功能正常，可采用脱水利尿疗法。②血钠。可正常或下降。因为缺氧，细胞膜正常离子交换的功能失调，钠可进入细胞内。③细胞外液容量。由于酸中毒时钠、水均能被转移到细胞外结缔组织中；同时因细胞内渗透压增加，细胞外液又流入细胞内，所以细胞外液减少。此外，由于微循环淤滞，液体外渗到组织间隙内，更引起循环血量下降。此时患者均有水潴留现象，在密切观察中心静脉压（正常为490~980Pa）、尿量等情况下，应限制补液量，以便减少脑水肿及肺水肿等并发症发生。④酸碱平衡障碍。代谢性酸中毒是影响复苏效果的重要问题之一。动脉血氧分压降至20~30mmHg时，细胞代谢将转为以无氧酵解为主，此时产生ATP的效率仅为氧代谢的1/20；同时将有大量酸性中间代谢产物积聚。心搏骤停瞬间，不一定伴有酸中毒。即使因窒息造成乳酸增高，一旦自主心跳恢复，酸中毒也可很快消失。但若心搏骤停几分钟，则不可避免地产生代谢性酸中毒。如继续合并低心输出量，则酸中毒更严重，必须给予治疗。在心搏骤停初期呼吸性酸中毒并不严重。有时因低心输出量和代谢性酸中毒或脑损伤等反而引起高通气量反应，使动脉血二氧化碳分压下降，以致发生呼吸性碱中毒。长时间复苏合并肺功能显著低下则可表现为混合性酸中毒。此时应先纠正呼吸性酸中毒，否则单纯使用碱性药物很难纠正代谢性酸中毒。酸中毒可以抑制氧化磷酸化过程，使能量产生下降，同时表现出心肌利用葡萄糖能力低下，从而导致心肌收缩无力，心输出量下降，心动徐缓，甚至出现停搏。此外，在酸中毒时，由于二氧化碳分压增高及乳酸的抑制作用，心肌和周围血管对儿茶酚胺的反应性降低，心室颤动的阈值降低，除颤不易成功。这些酸碱平衡的紊乱，即使在复苏成功又无合并症的患者中也可延续3天，所以心脏复苏时必须及时给予碱性药物，才能使抢救效果好。

复苏成功指标 心脏按压及人工呼吸的效果判定脑活动的存在是复苏效果的最主要指标。由于脑血流量下降，患者很少意识清醒，常陷于昏迷。以下五个体征中，只要存在一项就表示已有足够的含氧血供给脑：①瞳孔逐渐由大缩小是预后良好的灵敏指征。瞳孔逐渐增大但未完全扩大时并不说明抢救无效，此时应注意其他生命指征存在与否。扩大的瞳孔不缩小，则表示可能复苏无效或有脑损伤。迅速扩大至最大的瞳孔反应肯定是不良的指征。②角膜反射是重要的指标。它的出现说明可迅速复苏。但因频繁刺激角膜易损害眼睛，所以仅在其他指征均不能确定时才使用。③挣扎。它的出现说明复苏是有效的，但挣扎可引起复苏操作困难，增加耗氧，并加重酸中毒及高血钾，从而影响自主心跳的恢复及造成脑损伤，值得警惕。④肌张力。出现良好的肌张力、下颌紧闭等。⑤呼吸形式的变化。延髓对缺氧耐受性较大，而且在呼吸停止后脑缺氧及颅内酸中毒都是有力的呼吸刺激剂，所以经有效复苏后常可出现正常呼吸。不规则或喘息式呼吸的出现，常说明仍有脑缺氧存在。

（金惠铭）

yíchuánbìng

遗传病 genetic disease 生殖细胞或受精卵染色体畸变或基因突变所致疾病。几乎所有的人类疾病均与某种遗传因素有关，但仅在少数疾病中遗传因素的作用较为明显。根据所涉及遗传物质的改变程序，可将遗传病分为三大类。

单基因遗传病 单一基因突

变引起的疾病。因不能合成蛋白质，代谢功能紊乱，形成代谢性遗传病。单基因遗传病分为3种：①显性遗传。父母一方有显性基因，一经传给下代就能发病，即有发病的父代，必然有发病的子代，而且世代相传，如多指、并指、原发性青光眼等。②隐性遗传。因患儿的双亲外表正常，但都是致病基因的携带者，称为隐性遗传病，如先天性聋哑、高度近视、白化病等。③性连锁遗传。又称伴性遗传，致病基因位于性染色体，故发病与性别有关，如血友病，其母亲是致病基因携带者。又如红绿色盲是一种交叉遗传，儿子发病是源于母亲，是致病基因携带者，女儿发病则源于父亲，但男性的发病率要比女性高得多。

多基因遗传病　这类疾病涉及多个基因起作用，与单基因病不同的是这些基因没有显性和隐性的关系，每个基因只有微效累加的作用，因此同样的病不同的人可能涉及的致病基因数目不同，其病情严重程度、复发风险均可有明显的差异，如唇裂就有轻与重，有些人同时还伴有腭裂。值得注意的是多基因病除与遗传有关外，环境因素影响也相当大，故又称多因子病。很多常见病如哮喘、唇裂、精神分裂症、无脑儿、原发性高血压、先天性心血管疾病、癫痫等均为多基因病。多基因病常表现出家族聚集现象。

染色体异常病或染色体综合征　遗传物质的改变在染色体水平上见到，表现为数目异常或结构畸变。常因染色体排列位置异常等产生，病变累及的基因数目较多，故症状通常很严重，常累及多器官、多系统的畸变和功能改变。最常见的如唐氏综合征，患儿面部愚钝，智力低下，眼距宽、斜视、伸舌样痴呆，常合并先天性心脏病。

以上各种遗传病具有以下临床特征：①患者有特殊的表现型（通常伴有智力障碍）和染色体异常。②在去除环境因素影响的前提下，亲属中仍有患者，且以一定比例发病。③无血缘关系的成员（如夫妻）中不出现患者。④患者有特定的发病年龄、病程特点和临床表现。⑤在双生子中，单卵双生的同病率高于双卵双生。

鉴于对大多数遗传病尚无有效治疗方法，遗传病的预防就有特别重要的意义。预防措施包括新生儿筛查、环境保护、携带者的检出和遗传咨询等方面。新生儿筛查是指对所有出生的婴儿进行某项遗传病的简单检查，以便在症状出现以前就开始治疗，防止症状发生。只有那些在症状出现以前就可以通过检查发现生化异常，而且已有治疗措施，如不给予治疗日后又会造成严重残疾的遗传病才进行新生儿筛查，如苯丙酮尿症等。环境保护是指减少或消除环境中的致畸剂、致癌剂、致染色体畸变剂和致基因突变剂，主要是工农业生产中产生的污染。携带者检出是指将那些外表正常，但带有致病基因或异常染色体的个体从人群中检出，对其婚姻和生育进行指导，防止其后代发生这种遗传病。检出的方法主要是染色体检查、特异的酶活性测定或代谢产物测定以及DNA分析。截至2010年已能对染色体平衡易位及百余种单基因病做携带者的检出，对这些遗传病的预防有重要意义。遗传咨询是医务人员对遗传病患者及其家属对该遗传病的病因、遗传方式、防治、预后以及提出的各项问题进行解答，并对患者的同胞子女再患此病的危险率作出估计，给予建议和指导。

（金惠铭）

jīyīnbìng

基因病　gene disease　基因突变、缺失或表达调控障碍引起的疾病。相当数量的人类疾病在不同程度上都是基因病。基因不仅具有遗传性，有时也会发生变异，基因变异往往导致人类很多遗传疾病的产生。即便非遗传病，很多也是由于基因缺损或基因变异所致。按照控制疾病的基因遗传特点可分为单基因病、多基因病。

单基因病是一个致病基因引起的基因病，如多囊肾，主要是常染色体16p13.3存在有缺陷的等位基因pkd1所引起的显性遗传。单基因病至少有6000种，其主要病因是一个基因位点上的缺陷等位基因，在他们的家系中即世代之间表现为典型的孟德尔传递方式：常染色体显、隐性遗传，性染色体显、隐性遗传（包括外显不全）及其显型。

多基因病是多个基因共同控制其表型性状的疾病。此时多个基因的作用可以相加、协同或相互抑制。这些基因的作用同时受环境因素的影响，使其复杂多样，如原发性高血压、冠心病、糖尿病等。人类大多数疾病均属此类。多基因病遗传时，每对基因的性状效应是微小的，故称微效基因，但不同微效基因的作用可以累加，故又称为累加基因。多基因遗传性状除了受微效累加基因作用外，还受环境因素的影响，因此这种遗传方式也称多因子遗传，有关的疾病为多因子病。

（金惠铭）

jíbìng xiāngguān jīyīn

疾病相关基因　disease-associated gene　与疾病发生的危险性

相关的基因。流行病学和遗传学研究表明，疾病是环境因素与遗传因素相互作用而形成的一种特殊的生命过程。复杂疾病（多基因疾病）是多个基因及环境因素相互作用所致。肿瘤、冠心病、糖尿病、原发性高血压、精神分裂症等疾病均属于多基因疾病，因此定位克隆这些复杂疾病的基因时会得到多个与该疾病有关的基因，称为该疾病相关基因。疾病相关基因的研究相对比较缓慢，主要是因为与疾病危险性相关的突变往往在机体遗传因素和环境因素双重作用下才导致机体发病，其发病机制尚不清楚，再加上有遗传异质性、种族差异等影响因素存在，客观上限制了疾病相关基因的研究进展。

（金惠铭）

dànbáizhìbìng
蛋白质病 protein disease

遗传或基因突变引起蛋白质结构和功能改变所致的疾病。其种类繁多。广义的蛋白质病包括各种生物膜病、受体病、酶病、离子通道病、线粒体病、细胞骨架病等。常见的蛋白质病：①酶缺陷所致的蛋白质病。主要是指由于DNA遗传变异所致的疾病引起的酶蛋白异常。如Ⅰ型糖原贮积症，它是由于编码葡萄糖-6-磷酸脱氢酶的基因发生突变，造成该酶缺乏，6-磷酸-葡萄糖无法水解为葡萄糖，反而经可逆反应转化为糖原，并贮积于肝脏。②血浆蛋白和细胞蛋白缺陷所致的蛋白质病。如血红蛋白S病，也称镰状细胞贫血，是血红蛋白的珠蛋白分子中β-肽链氨基端第6位的谷氨酸为缬氨酸异常取代，谷氨酸具有亲水特征而缬氨酸具有疏水性，因此发生异常取代后使血红蛋白表面的亲水性降低，血红蛋白的稳定性破坏。在动脉血氧分压降低的情况下（或在血氧分压较低的微血管中），异常血红蛋白连接形成棒状晶体，从而使红细胞扭曲呈镰刀状。这种镰状红细胞的细胞膜僵硬，无法通过微循环，引起局部缺氧，血黏度增加，微血管淤滞栓塞。③膜转运障碍所致的蛋白质病。这是一类由于基因突变引起特异性载体蛋白缺陷而造成膜转运障碍的疾病。了解得最多的是肾小管上皮细胞的转运障碍，表现为肾小管重吸收功能失调，如胱氨酸尿症，此种患者的肾小管上皮细胞对胱氨酸、精氨酸、鸟氨酸与赖氨酸转运发生障碍，这四种氨基酸是经同一载体转运的，若此转运系统的载体蛋白发生遗传性缺陷，靠其转运的氨基酸就不能被肾小管重吸收，随尿排出，形成胱氨酸尿症。

（金惠铭）

méibìng
酶病 enzymopathy

单个基因突变导致酶结构与功能异常或量改变引起所催化的生化反应链变化所产生的疾病。大多为遗传性，又称遗传性酶病或遗传性代谢病。

遗传性酶病时由于合成酶蛋白的结构异常或调控系统突变导致酶蛋白合成数量减少，通过酶的羟化作用间接导致代谢紊乱，机体出现功能障碍。基因突变导致酶的遗传变异可表现为酶活性降低、酶活性正常（同义突变或突变部位不影响酶的活性中心）及酶活性升高。但是绝大多数遗传性酶病是酶活性降低所致，仅少数表现为酶活性升高。以苯丙酮尿症为例，是苯丙氨酸羟化酶遗传性缺乏引起的。苯丙氨酸羟化酶基因位于12q24.1，基因全长90kb，含13个外显子，在中国人中已发现10种点突变，这是造成酶活性缺乏引起苯丙酮尿症的主要原因。人类部分遗传性酶病见表。

表 人类部分酶缺陷遗传病

疾病英文名称	疾病中文名称	酶缺陷
Acid phosphatase deficiency	酸性磷酸酶缺乏症	酸性磷酸酶
Albinism	白化病	酪氨酸酶
Alkaptonuria	尿黑尿酸症	黑尿酸氧化酶
Intermittent ataxia	间歇性共济失调	丙酮酸脱羧酶
Disaccharide intolerance	二糖不耐受	蔗糖酶
Fructose intolerance	果糖不耐受	果糖-1-磷酸醛缩酶
Fructosuria	果糖尿	肝果糖激酶
G6PD deficiency(favism)	葡萄糖-6-磷酸脱氢酶缺乏症（蚕豆病）	葡萄糖-6-磷酸脱氢酶
Glycogen storage disease Ⅰ	糖原贮积症Ⅰ	葡萄糖-6-磷酸脱氢酶
Primary gout	痛风	次黄嘌呤磷酸核糖转移酶

续表

疾病英文名称	疾病中文名称	酶缺陷
Hemolytic anemia	溶血性贫血	谷胱甘肽过氧化物酶
Hemolytic anemia	溶血性贫血	己糖激酶
Hemolytic anemia	溶血性贫血	丙酮酸激酶
Hypoglycemia and acidosis	低血糖和酸中毒	果糖-1,6-二磷酸酶
Immunodeficiency	免疫缺陷	腺苷脱氨酶
Immunodeficiency	免疫缺陷	嘌呤核苷磷酸化酶
Immunodeficiency	免疫缺陷	尿苷-磷酸激酶
Intestinal lactase deficiency (adult)	肠乳糖酶缺乏症（成人型）	乳糖酶
Ketoacidosis	酮症酸中毒	琥珀酰辅酶A3-酮酸辅酶A转移酶
Leigh necrotizing encephalomyelopathy	坏死性脑脊髓病	丙酮酸羧化酶
Lesch-Nyhan syndrome	莱施-奈恩综合征	次黄嘌呤磷酸核糖转移酶
Lysine intolerance	赖氨酸不耐症	赖氨酸：辅酶I氧化还原酶
Male pseudohermaphroditism	男假两性畸形	17,20-碳链裂解酶
Maple syrup urine disease	枫糖尿病	酮酸脱羧酶
Orotic aciduria	乳清酸尿症	乳清苷酸脱羧酶
Phenylketonuria	苯丙酮尿症	苯丙氨酸羟化酶
Acute porphyria	急性卟啉症	尿卟啉原-I合成酶
Congenital erythropoietic porphyria	先天生血性卟啉症	尿卟啉原-III合成酶
Pulmonary emphysema	肺气肿	α_1-抗胰蛋白酶
Pyridoxine-dependent infantile convulsions	吡哆醇依赖性婴儿惊厥	谷氨酸脱羧基酶
Pyridoxine-responsive anemia	吡哆醇反应性贫血	λ-氨基乙酰丙酸合成酶
Kidney tubular acidosis with deafness	肾小管性酸中毒伴耳聋	碳酸酐酶
Vitamin D-dependent rickets	维生素D依赖性佝偻病	25-羟胆钙化醇(羟维生素D_3)1-羟化酶
GM2 gangliosidiosis variant B	GM2神经节苷脂贮积症变异型B	己糖酰胺酶A
Defect in thyroid hormone synthesis	甲状腺激素合成缺陷	碘化物过氧化物酶
Defect in thyroid hormone synthesis	甲状腺激素合成缺陷	脱碘酶
Tyrosinemia	酪氨酸血症	对羟基苯丙酮酸氧化酶
Xeroderma pigmentosum	着色性干皮病	DNA-特异核酸内切酶

（金惠铭）

shòutǐbìng

受体病 receptor disease 受体性质或数目异常，使体内某些生物活性物质不能发挥作用而出现的疾病。受体异常既可以作为疾病的直接原因，也可在疾病发生发展过程中发挥作用。有些受体的基因突变或多态性虽然不直接导致疾病，但在决定疾病的严重程度及患者对药物的敏感性等方面起重要作用。受体病的种类繁多，如：①离子通道型受体与疾病。它们的基因突变/表达障碍均会引起疾病。如在晚期心力衰竭患者的心肌细胞中发现有RyR2mRNA表达水平降低，结果可使心肌兴奋时Ca^{2+}内流及Ca^{2+}刺激的肌质网Ca^{2+}释放减慢，从而加重心肌的兴奋收缩耦联障碍，使心肌收缩力进一步降低。②G蛋白耦联受体与疾病。G蛋白耦联受体异常见于多种遗传病、某些肿瘤和自身免疫病（表）。③酪氨酸蛋白激酶(receptor tyrosine kinase, RTK)型受体与疾病：RTK型受体介导胰岛素和多种生长因子对机体生长、分化和代谢的调节，RTK型受体异常将导致生长及代谢异常。如与很多恶性肿瘤、胰岛素抵抗性糖尿病、生长激素缺乏性侏儒症等疾病密切相关。④核受体与疾病。核受体是一类配体依赖的转录调节因子，其配体很多是激素，

表　G蛋白耦联受体异常症举例

G蛋白耦联受体异常症	突变的受体	主要临床表现
视网膜色素变性	光受体	夜盲症，进行性视觉和视敏度丧失
家族性肾性尿崩症	V_2R	口渴、多饮、多尿
家族性男性青春期提前	LH受体	男性第二性征提前出现
家族性糖皮质激素缺陷症	ACTH受体	色素沉着、进行性虚弱、反复感染等
甲状腺功能减退或亢进	TSH受体	甲状腺功能减退或亢进的症状和体征

其异常与激素抵抗症、代谢综合征等疾病有关。⑤其他。多种恶性肿瘤中发现有丝氨酸/苏氨酸蛋白激酶型受体发生突变，鸟苷酸环化酶受体参与体内体液平衡和血压调节，肿瘤坏死因子受体家族能介导细胞增生分化、细胞保护、细胞毒、抗病毒、促调亡等信号转导，因此在很多免疫性疾病、炎症性疾病中可有它们的突变、激活或表达异常。

受体在很多疾病的发生发展中起重要作用，以受体为靶向的药物设计成为新药开发研究的一个重要方向。

（金惠铭）

lízǐtōngdàobìng
离子通道病　ion channel disease

离子通道结构或功能异常所致的疾病。离子通道是细胞膜上的一类特殊亲水性蛋白质微孔道，是神经、肌细胞电活动的物质基础。离子通道病具体表现在编码离子通道亚单位的基因发生突变或表达异常，或体内出现针对通道的病理性内源性物质时，离子通道的功能发生不同程度的减弱或增强，导致机体整体生理功能紊乱，形成某些先天性或后天获得性疾病，主要累及神经、肌肉、心、肾等系统和器官。离子通道是生物膜上选择性地调控离子转运的蛋白质，因此根据离子的不同可将其分为阳离子（如Na^+、K^+、Ca^{2+}、H^+等）通道和阴离子（如Cl^-等）通道。离子通道病大致有两种：一种是离子通道变化在疾病发生发展中起原发性的病因学作用，如编码骨骼肌电压敏感型钠离子通道蛋白的基因突变或缺失，使离子通道蛋白的一级结构发生明显改变而引起的高血钾周期性瘫痪等疾病；另一种是离子通道蛋白在疾病或病理过程中起调节或介导作用，如心力衰竭患者常因并发心律失常而死亡，可能是因为患者心肌钾离子通道蛋白功能低下，使心肌复极化异常，心肌细胞动作电位时间延长，心肌对心律失常触发因素的敏感性增强，心律失常尤其是心动过速容易发生。研究证明，原发性高血压时血管平滑肌的膜电位出现一定程度的去极化，细胞质里的游离Ca^{2+}水平明显升高，L型Ca^{2+}电流的幅度和密度显著增大，因此血管平滑肌L型Ca^{2+}电流的增加直接参加了高血压时平滑肌细胞的收缩和血管张力的升高。此外，T型Ca^{2+}通道蛋白、非电压敏感性Ca^{2+}离子通道蛋白也参与高血压的形成。

（金惠铭）

shēngwùmóbìng
生物膜病　biomembrane disease

生物膜结构和功能的异常引起的疾病或疾病引起生物膜的改变。不同种类的生物膜病具有不同的发病机制。

脂筏与疾病　某些致病菌可利用簇集的脂筏，共同脱离脂筏内吞，进入宿主细胞，避免了酸性溶酶体和细胞内的降解，然后到达内质网，这样就能避开机体的免疫反应和一系列清除行为，在体内生存和扩散，并使机体致病。除了细菌外，脂筏还与病毒、原虫等其他病原生物的感染有关。此外，脂筏还参与阿尔茨海默病中β淀粉样肽（β-amyloid, Aβ）的聚集及Aβ被淀粉酶降解后的清除。

细胞膜微囊与疾病　细胞膜上的微囊素-1缺少对动脉粥样硬化斑块的发展有明显保护作用，它能导致促动脉粥样硬化分子CD36和血管细胞黏附分子-1明显下调，并抑制致动脉粥样硬化脂蛋白的损害作用。微囊素-1基因也是一个候选的抑癌基因，某些肿瘤的发病中微囊素-1表达下调，多药耐药性的癌细胞微囊可出现上调。此外，糖尿病时视网膜内皮细胞中糖基化终末产物与受体的相互作用是在内皮细胞细胞膜的微囊中进行，因此又与糖尿病血管并发症有关。

GPI锚定蛋白与疾病　GPI锚定蛋白的全名是糖基磷脂酰肌醇（glycosylphosphatidyl inositol, GPI）。与GPI锚定蛋白有关的疾病如牛海绵状脑病（俗称疯牛病）、阵发性睡眠性血红蛋白尿症(paroxysmal nocturnal hemoglobinuria, PNH)。PNH是造血干细胞基因发生突变导致GPI合成障碍，蛋白不能组装到膜上，膜上GPI缺失。GPI中有一些补体调节蛋白。由于血细胞膜上出现这种缺陷，因此这种异常红细胞对补体敏感，容易发生破坏，产生溶血。

运载体与疾病　运载体是细胞膜中的一种内在蛋白，起跨膜运输物质的作用，如某种载体蛋白质编码基因发生突变，可引起某种物质在某种细胞膜的转运缺陷，此类疾病大多是遗传性疾病，如slc3a1/slc7a9发生异源性突变，近侧肾小管上皮细胞和肠上皮细胞对胱氨酸和氨基二羧酸的转运发生缺陷，导致胱氨酸尿症。

核被膜与疾病 核被膜是细胞生物膜中的一种。它的主要功能是在结构上稳定细胞核，参与细胞有丝分裂时的组装和去组装过程，它也参与基因转录和DNA复制。核被膜病主要是指遗传等病因造成核被膜蛋白质缺陷和核被膜功能改变所引起的一类疾病。核被膜病表现多样，如因骨骼肌和心肌中位于X染色体上的核被膜蛋白emerin缺陷或完全缺失引起的埃默里-德莱富斯(Emery-Dreifuss)肌营养不良；外周神经营养不良时患者有LMNA同质性突变，核纤层蛋白A/C298位的氨基酸残基被替换，导致相应神经细胞轴突一种必需的特殊结构功能的缺失；早老综合征基因定位在染色体1q，突变是胞嘧啶被胸腺嘧啶代替，结果是在LMNA外显子11的密码子608发生甘氨酸沉默。

此外，可侵犯生物膜，改变膜的结构和外形，使膜上的受体及其运送功能发生障碍的遗传病很多，如镰状细胞贫血、亨廷顿病(Huntington disease)、肌营养不良症、家族性高胆固醇血症、范可尼综合征(Faconi syndrome)、胱氨酸尿症、哈特纳普病(Hartnup disease)等均属于此类疾病。

(金惠铭)

xiànlìtǐbìng
线粒体病 mitochondriopathy
遗传缺损引起线粒体代谢酶缺陷致ATP合成障碍、能量来源不足而发生的异质性疾病。勒夫特(Luft R)等(1962)首先报道一例线粒体肌病，生化检查证实该病源于氧化磷酸化脱耦联。安德森(Anderson S, 1981)测定了人类线粒体DNA(mitochondrinal DNA, mtDNA)全长核苷酸序列，霍尔特(Holt IL, 1988)首次在线粒体病患者发现mtDNA缺失，证实mtDNA突变是人类疾病的重要病因，建立了有别于孟德尔遗传的线粒体遗传的新概念。

分类 根据病变部位不同，可分为线粒体肌病、线粒体脑肌病和线粒体脑病。

线粒体肌病 病变主要在骨骼肌线粒体。青年起病较多，男女均受累。临床特征是骨骼肌极度不能耐受疲劳，轻度活动即感疲乏，常伴肌肉酸痛及压痛，肌萎缩少见。易误认为多发性肌炎、重症肌无力和进行性肌营养不良等。

线粒体脑肌病 病变同时侵犯骨骼肌和中枢神经系统线粒体。①慢性进行性眼外肌瘫痪(chronic progressive external ophthalmoplegia, CPEO)。多在儿童期起病，首发症状为上睑下垂，缓慢进展为全部眼外肌瘫痪，眼球运动障碍，双侧眼外肌对称受累，复视不常见；部分患者有咽肌和四肢肌无力。②卡恩斯-塞尔综合征(Kearns-Sayre syndrome)。20岁前起病，进展较快，表现为CPEO和视网膜色素变性，常伴心脏传导阻滞、小脑性共济失调、脑脊液蛋白增多、神经性耳聋和智能减退等。③线粒体脑肌病伴高乳酸血症和卒中样发作(mitochondrial encephalopathy, lactic acidosis, stroke-like episode, MELAS)综合征。40岁前起病，儿童期发病较多。表现为突发的卒中样发作，如偏瘫、偏盲和皮质盲、反复癫痫发作、偏头痛和呕吐等，病情逐渐加重。CT和MRI可见枕叶脑软化，病灶范围与主要脑血管分布不一致，常见脑萎缩、脑室扩大和基底节钙化，血和脑脊液乳酸增多。④肌阵挛性癫痫伴蓬毛样红纤维(myoclonic epilepsy with ragged-red fibers, MERRF)综合征。多在儿童期发病，主要表现肌阵挛性癫痫、小脑共济失调和四肢近端无力等，可伴多发性对称性脂肪瘤。

线粒体脑病 包括莱伯(Leber)遗传性视神经病、亚急性坏死性脑脊髓病、阿尔珀斯病(Alpers disease)及门克斯病(Menkes disease)等。

病因 线粒体损伤的原因很多，如遗传因素、物理因素（如缺氧、辐射等）、营养因素（如维生素B_2缺乏、酒精中毒等）、感染（细菌、病毒等）、免疫因素（如原发性胆汁性肝硬化时有抗线粒体抗体产生）及药物、化学物质和激素（表）。

发病机制 线粒体病的发病机制与线粒体基因突变有关。其涉及的基因通常表达供线粒体运作所需的蛋白质。在线粒体中，这些蛋白作为高能分子腺苷三磷酸(adenosine triphosphate, ATP)产生的反应链，其作用是利用食物中的原料分子合成ATP。这条反应链需要大量的氧；在线粒体外部，无氧条件下，几乎没有生产ATP的高效通路。线粒体反应链起始端蛋白质起运输作用，即运送原料分子糖及脂肪进入线粒体。然后其他蛋白酶分解糖类及脂肪，从电子微粒中提取能量。反应链末端的蛋白质——五组蛋白复合体Ⅰ、Ⅱ、Ⅲ、Ⅳ和Ⅴ利用从电子状态获得的能量合成ATP。复合体Ⅰ和Ⅳ的作用是在反应链上来回运输电子，因此称为电子传递链，Ⅴ号复合体的作用是"合成"ATP，因此又称为ATP合成酶。某种或几种复合体的缺乏是导致线粒体病的根本

表 药物、化学物质和激素所致的线粒体改变

作用因子	线粒体改变
二硝基苯酚	
叠氮化物	
大麻	
缬氨霉素	氧化磷酸化脱耦联
砷	
氰化物	
汞撒利	
N-乙基-顺丁烯亚胺	
放线菌素D	
放线菌酮	
氯霉素	
嘌呤霉素	抑制线粒体蛋白质合成
溴化乙啶	
阿霉素	
利福平	
离子载体	增加线粒体膜通透性
激素	
甲状旁腺激素	增加钙沉着
降钙素	减少钙沉着
甲状腺激素	增强氧化磷酸化
糖皮质激素	ATP生成能力不足

原因，实际上，线粒体病有时也可以称为特殊酶缺乏症，如复合体Ⅰ缺乏症。当某个细胞内充满病变线粒体后，它不仅无法合成ATP，而且会导致未使用的原料分子和氧的堆积，使之产生病理性损伤。堆积的原料分子通过另一种低效途径合成ATP，该途径可能导致具有潜在毒性作用的副产品（如乳酸）产生，在细胞缺氧状态和激烈运动后肌细胞往往可能发生这种情况。乳酸在血液中堆积称为乳酸酸中毒，通常导致肌肉疲劳，往往造成肌肉和神经组织的损伤。其间，细胞中未使用的氧可能转化为活性氧的毒性化合物。线粒体生产的ATP为肌细胞收缩和神经元兴奋提供了主要的能量来源。因此，肌细胞

和神经元对线粒体缺陷尤其敏感。这些细胞在能量获得不足和毒性物质堆积的联合作用下，会产生线粒体肌病和线粒体脑肌病的主要表现。

遗传方式 受精卵线粒体均来自卵子，故线粒体病是与孟德尔遗传不同的母系遗传方式。线粒体病与常染色体遗传病类似，但每一代发病个体多有常染色体遗传病。母亲将mtDNA传递给子代，只有女儿可将mtDNA传递给下一代。mtDNA突变型达到某一阈值时患者才会出现临床表现。

（金惠铭）

róngméitǐbìng
溶酶体病 lysosomal disease
溶酶体合成障碍、溶酶体酶转运异常或溶酶体酶进入胞质/血液所引起的疾病。

病因和发病机制 溶酶体中酸性水解酶的合成，像其他蛋白质的生物合成过程一样，是基因决定的，基因突变引起酶蛋白合成受阻可造成溶酶体酶缺乏。机体基因缺陷可使溶酶体中缺少某种水解酶，致使相应作用底物不能降解而积蓄在溶酶体中，造成细胞代谢障碍。但是溶酶体病变也可能是某些疾病时的伴发现象，或是继发性的变化，因此它在不同的疾病中所起的作用是不一样的。

功能与代谢变化 不同原因所致溶酶体功能障碍可导致多种疾病或综合征，较常见如溶酶体贮积症、神经节苷脂病和硅沉着

病等。此外还发现，休克、类风湿关节炎等也均有明显的溶酶体变化，溶酶体功能障碍在很多疾病的发生发展中起重要作用。①溶酶体贮积症。其主要的病理表现为有关器官和组织（肝、肾、心肌、骨骼肌）中溶酶体过载，即细胞摄入过多或贮积不能消化的物质，或因溶酶体酶活性降低以及随年龄增长，在细胞内出现大量溶酶体蓄积造成过载。已知这类疾病达40余种。其中糖原贮积症Ⅱ型是最早被发现的。它是由于肝细胞常染色体上的一个隐性基因缺陷，使溶酶体中缺少α-葡萄糖苷酶，导致糖原不能降解为葡萄糖，在肝脏和肌肉中大量积聚。该病多发生于婴儿，表现为肌无力、心脏扩大、进行性心力衰竭，是一种遗传性溶酶体病。②神经节苷脂病。根据细胞内所贮积的基质不同，在小儿中溶酶体病分为神经鞘脂病、黏多糖病、黏脂病及糖蛋白病等。此类溶酶体病的主要特点为发病率不高，多属常染色体隐性遗传，发病较缓慢。除有神经系统症状外，常有肝脾增大及骨关节受累。可通过羊水细胞酶分析进行宫内诊断。神经节苷脂是脑酰胺与低聚糖分子和涎酸结合而组成的葡萄糖脂，分布于神经组织的神经细胞膜上，在其正常分解代谢过程中，酸性β-半乳糖苷酶的先天缺陷可导致单涎脑酰胺四己糖苷在神经元内沉积，导致GM1神经节苷脂病；氨基己糖酶缺乏致使单涎脑酰胺三己糖苷在神经组织沉积，产生GM2神经节苷脂病。以上两型神经节苷脂病均为常染色体隐性遗传。酸性β-半乳糖苷酶的基因位于第3号染色体短臂(3p21.33)，该基因在人类有多种突变，因此临床发病年龄、病情严重程度及进

展快慢有很大差异。氨基己糖酶包括A和B两种同工酶，每种酶都由两个多肽链组成，酶A由α链和β链组成，酶B由两个β链组成。不同肽链缺陷导致的临床表现有差异。α肽链基因位于第15号染色体长臂(15q23-q24)，其基因突变主要见于犹太人。α肽链的缺陷主要导致中枢神经系统受累，一般无周围组织基质的蓄积，称为GM2神经节苷脂贮积症变异型B，又称泰-萨克斯病(Tay-Sachs disease)。β肽链基因位于第5号染色体长臂(5q11)，世界各民族均可发病，已发现该基因有多种突变形式。除神经系统外，其他器官受累表现较常见。③硅沉着病。认为它也是一种溶酶体病。肺内的巨噬细胞吞噬了大量的硅颗粒，此种颗粒聚集于溶酶体，硅酸与溶酶体膜之间的氢键反应破坏了溶酶体膜，大量溶酶体酶进入细胞质与血液，引起细胞自溶与死亡，而且这些颗粒还可刺激成纤维细胞分泌大量胶原，造成胶原纤维大量沉积，使肺组织弹性降低，肺功能明显受损。④类风湿关节炎。类风湿关节炎的病因还不清楚，有人认为是自身免疫病，但此病所表现出来的关节骨膜组织的炎症变化以及关节软骨细胞的腐蚀，被认为是细胞内溶酶体的局部释放所致。其原因可能是由于某种类风湿因子，如抗IgG被巨噬细胞、中性粒细胞等吞噬，促使溶酶体酶外逸。而其中的一些酶，如胶原酶，能腐蚀软骨，产生关节的局部损害，软骨消化的代谢产物，如硫酸软骨素，又能促使激肽的产生而参与关节的炎症反应。⑤休克。关于休克时溶酶体释放的机制，有人提出是由于pH降低和三羧酸循环受阻。休克时，微循环紊乱，发生功能障碍，组织缺血、

缺氧，细胞产能减少，使细胞膜和细胞器膜均不稳定，引起溶酶体通透性升高，溶酶体酶外漏，严重时甚至有溶酶体破裂，溶酶体酶对周围的自身蛋白发生消化，造成细胞与机体的损伤。休克时机体细胞内溶酶体增多，体积增大，吞噬体显著增加。溶酶体酶向组织内外释放，多位于肝和肠系膜等处，引起细胞和组织自溶。因此，在休克时，测定淋巴液和血液中溶酶体酶的含量高低，可作为细胞损伤程度的定量指标。通常以酸性磷酸酶、β-葡萄糖醛酸酶与组织蛋白酶为指标。

（金惠铭）

xìbāogǔjiàbìng
细胞骨架病 cytoskeleton disease 细胞骨架蛋白的成分、组装和分布异常致细胞功能障碍而引起的疾病。如肿瘤、某些神经系统疾病和遗传性疾病等。

病因和发病机制 细胞骨架病的原因很多，它们对微管和微丝的影响较明显（表）。

功能与代谢变化 细胞骨架异常可在多种疾病中发生，并产生不同的影响：①肿瘤与细胞骨架蛋白。肿瘤细胞恶变时细胞骨架蛋白结构和功能的异常是导致肿瘤生长失控的重要因素。肿瘤细胞内微丝减少，有时可出现片状的肌动蛋白凝聚小体。细胞内钙调蛋白增加，抑制了微管蛋白的聚集，所以微管数目减少、排列紊乱，使肿瘤细胞的形态和细胞器的功能发生异常。肿瘤细胞的浸润转移过程中某些细胞骨架成分的改变可增加癌细胞的运动能力。微管、微丝可作为肿瘤化疗药物的靶点，长春花碱、秋水仙碱和细胞松弛素等及其衍生物作为有效的化疗药物可抑制细胞增生，诱导细胞凋亡。另外，中间丝的不同类型严格地分布于不同类型的细胞中，可根据中间丝的种类区分上皮细胞、肌细胞、间质细胞、胶质细胞和神经细胞，

表　细胞骨架损伤的病因

病　因	微管损伤	微丝损伤
遗传性		
肌营养不良	微管解体	—
白细胞异常色素减退综合征	微管解体	—
镰状细胞贫血	微管解体	—
物理性		
低氧	微管减少	微丝减少
辐射	上皮微管增加	
化学性		
细胞松弛素	—	抑制微丝组成，刺激收缩
秋水仙碱	—	
长春碱	抑制微管组装	
灰黄霉素	影响已组装的微管	—
免疫性		
重症肌无力	自身抗体形成*	有针对微丝的抗体
慢性活动性肝炎		有针对微丝的抗体

注：*有针对平滑肌和骨骼肌原纤维的自身抗体生成

中间丝具有与其来源组织相关的特异抗原性，在转化细胞内又无变化，因此可作为细胞类型区分的特征性标志之一。绝大多数肿瘤细胞通常继续表达其来源细胞的特征性中间丝类型，即便在转移后，仍表达其原发肿瘤的中间丝类型。因此，可用于正确区分肿瘤细胞的类型及其来源，对肿瘤诊断起重要作用。②神经性疾病与骨架蛋白。这类疾病的骨架蛋白有异常表达，如阿尔茨海默病。患者的神经元中出现大量损伤的神经原纤维，它们由成对的螺旋状中间丝组成，含有过度磷酸化的tau蛋白，神经元中微管聚集缺陷，引起轴浆流阻塞，神经原纤维缠结形成，神经元发生信号转导障碍。另外，神经原纤维的异常表达与异常修饰又可导致某些神经系统疾病，如肌萎缩侧索硬化、幼稚型脊柱肌肉萎缩症，神经原纤维在运动神经元胞体和轴突近端的堆积是许多神经元退化型疾病的早期症状，使骨骼肌失去神经支配而萎缩，造成瘫痪，接着运动神经元丧失。NF-H的异常磷酸化也会导致疾病发生。在阿尔茨海默病的神经原纤维缠结和帕金森病的路易小体中都有高度磷酸化的NF-H存在。③其他疾病与骨架蛋白。有一些遗传性疾病的患者常有细胞骨架的异常或细胞骨架蛋白基因的突变。如角蛋白14基因突变导致人类遗传性皮肤病单纯型大疱性表皮松解症。威斯科特-奥尔德里奇综合征(Wiskott-Aldrich syndrome, WAS)是X连锁隐性遗传的免疫缺陷疾病，临床表现有血小板减少、湿疹、反复感染，并发细胞免疫和体液免疫缺乏。WAS患者T淋巴细胞的微丝异常，微绒毛数量减少，血小板和淋巴细胞变小。此外，还有些遗传病与骨架蛋白异常有关，如红细胞血影蛋白结构和功能异常引起的多种先天性溶血性贫血（遗传性球形红细胞增多症、椭圆形红细胞增多症）等。

（金惠铭）

xìbāo shìyìng
细胞适应 cellular adaption
细胞对内、外环境持续性刺激的非损伤性应答反应。实质是细胞生长和分化受到调整的结果，是介于正常与损伤之间的一种状态。很多情况下，细胞仅表现为生理代谢性适应，通过改变自身的代谢、功能和结构以达到机体一种新的平衡，从而耐受各种刺激得以存活。但适应是有限度的，若刺激因素超过了一定时间和强度，细胞将失去适应能力。

（陈国强 傅国辉）

wěisuō
萎缩 atrophy
已发育正常的细胞、组织或器官体积缩小。萎缩的器官常伴随实质细胞数目的减少。组织器官的未曾发育和发育不全不属于萎缩范畴。未曾发育和发育不全指的是器官或组织没有充分发育至正常大小，或处于根本没有发育的状态，抑或在胚胎期即无向某个器官发育的胚胎团。萎缩一般可以分为生理性和病理性两大类。

生理性萎缩是指在生理情况下，机体的某些组织器官，随着年龄的变化而发生的萎缩，是生命过程的正常现象，如胸腺青春期萎缩、性腺更年期后萎缩、法氏囊退化、老年人各器官的萎缩，尤以脑、心、肝、皮肤、骨最为明显。病理性萎缩可根据原因的不同，分以下几类：①营养不良性萎缩。包括两种类型，机体长期营养摄入不足、消耗过多造成的全身性萎缩，如长期饥饿、恶性肿瘤患者出现恶病质、慢性消耗性疾病等；局部性萎缩，如脑动脉粥样硬化后引起脑组织缺血造成的脑实质萎缩。②压迫性萎缩。由于器官和组织长期受压造成，如长期的脑积水，可以压迫脑组织，造成脑实质萎缩；垂体瘤压迫性视神经萎缩；尿路梗阻时肾盂积水造成肾实质萎缩等，关键在于一定的压力持续存在。③失用性萎缩。因器官组织长期工作负荷减少和功能低下所引起的萎缩，最常见的是肢体骨折后长期不活动所致的肌萎缩。④去神经性萎缩。下运动神经元或轴突破坏引起所支配器官组织的萎缩，如因神经、脑或脊髓损伤所引起的肌肉萎缩。⑤内分泌性萎缩。内分泌功能低下引起相应器官的萎缩，如腺垂体功能低下引起的甲状腺、肾上腺、性腺等器官萎缩，临床称西蒙病(Simonds disease)。

临床上，某种萎缩可由诸多因素共同作用引起。萎缩的机制尚未完全清楚，但可能涉及细胞内蛋白合成和降解的平衡，认为细胞的合成代谢低于分解代谢是引起萎缩的关键因素。轻度萎缩一般是可复的，只要消除了原因，萎缩的组织或器官便可逐渐恢复原状。严重的萎缩可引起细胞死亡。萎缩的器官体积缩小，重量减轻。镜下观察器官实质细胞体积变小，细胞数目变少。以心肌细胞、肝细胞及肾上腺皮质网状带的细胞最为常见。通常在萎缩的细胞质内可见脂褐素，脂褐素明显增多后，整个器官呈现棕褐色，称为褐色萎缩。实质细胞萎缩的同时，一般可伴有一定程度的代偿反应，造成间质细胞增生，以维持脏器原有的正常外观，这种情况称为假性肥大。

（陈国强 傅国辉）

féidà

肥大 hypertrophy

实质细胞的细胞器增多所致的细胞、组织和器官体积增大。可伴有细胞数量的增加。在性质上，肥大可分为生理性肥大和病理性肥大两种。生理性肥大，如举重运动员上肢骨骼肌的增长肥大。病理性肥大，如甲状腺素分泌增多引起的甲状腺滤泡上皮细胞肥大等。在原因上，肥大可分为代偿性肥大和内分泌性肥大等类型。功能性负荷增加引起的肥大称代偿性肥大，如高血压患者的左心室肥大（图）；

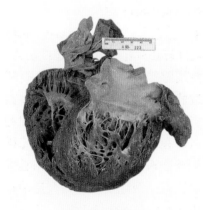

图　心室肥大

前列腺良性肥大时，肥大的前列腺使尿道内口狭窄，造成尿路梗阻和膀胱尿潴留，此时膀胱因克服排尿阻力而发生代偿性肥大。激素引起的肥大称内分泌性肥大，如妊娠期子宫平滑肌的肥大。永久性细胞构成的组织器官仅发生肥大，其他细胞构成的组织器官在肥大的同时常伴增生。

（陈国强　傅国辉）

zēngshēng

增生 hyperplasia

组织或器官的实质细胞数目增多。是细胞有丝分裂活跃的结果，也与细胞凋亡受到抑制有关。虽然增生与肥大是两个不同的过程，但发生机制有交叉，因此常合并发生。生理性增生包括代偿性增生和激素性增生，如损伤或部分切除后的组织增生，常见于肝脏切除后肝小叶的再生。激素性增生如青春期女性乳腺上皮和妊娠期子宫平滑肌的增生。病理性增生常见于过多激素刺激引起的增生，如雌激素过多引起的子宫内膜增生、乳腺增生，雄激素过多引起的前列腺增生。缺碘引起的甲状腺增生也是病理性增生。增生同样发生在炎症和修复过程中，是炎症愈合、创伤修复的重要环节。增生与肿瘤最大的区别在于，一旦促使细胞增生的外界因素消除增生则停止，但持续性病理性增生可发展为肿瘤性增生。

（陈国强　傅国辉）

huàshēng

化生 metaplasia

一种分化成熟的细胞被另外一种分化成熟的细胞所取代的过程。化生的细胞并不是由原来的成熟细胞直接转变而来，而是由该处具有分裂能力的未分化细胞、储备细胞或干细胞向另一方向分化而成，即重新程序化的结果。化生一般见于上皮组织，也可发生在间叶组织。化生只能在同类组织范围内出现，如柱状上皮可化生为鳞状上皮但是不能化生为结缔组织成分。分化过程受细胞因子、生长因子和细胞环境中细胞外基质成分产生的信号的影响，其中涉及许多组织特异性的基因和分化基因，如转化生长因子β超家族的某些因子可以使干细胞出现软骨或成骨方向的分化，抑制其向肌肉和脂肪的表型分化。这些因子作为外源性启动者，诱导特异性转录因子而引发表型特异性基因的序贯表达，形成完全分化的细胞。在很多情况下，化生的详细机制尚不完全明了。

上皮组织化生以鳞状上皮化生最常见，如长期吸烟者、慢性支气管炎或支气管扩张者，气管和支气管黏膜的纤毛柱状上皮可转化为鳞状上皮。若其持续存在，则有可能成为支气管鳞状细胞癌的基础；慢性宫颈炎时子宫颈的柱状上皮化生为鳞状上皮；肾盂膀胱结石时的移行上皮鳞状化生等。鳞状化生是正常不存在鳞状上皮的器官组织发生鳞状上皮癌的结构基础。鳞状上皮有时也可以发生腺上皮化生，例如巴雷特(Barrett)食管炎就是食管的鳞状上皮被柱状上皮所取代，在这个基础上可以发生食管腺癌。肠上皮化生：胃黏膜上皮转变为含有帕内特细胞(Paneth cell，旧称潘氏细胞)或杯状细胞的小肠或大肠组织，这种化生常见于胃体和（或）胃窦部。肠上皮化生常见于慢性萎缩性胃炎、胃溃疡及胃黏膜糜烂后黏膜再生时。

化生亦可发生在间叶组织：结缔组织可化生为骨、软骨或脂肪组织等，如骨化性肌炎时，由于外伤引起肢体近段皮下及肌纤维组织增生，并发生骨化生。这是新生的结缔组织细胞转化为成骨细胞的结果。老年人的喉及支气管软骨可化生为骨。

虽然化生是局部组织在病理情况下的一种适应性表现，在一定程度上对人体可能是有益的，增强了对环境因素的抵抗力，但因失去了原有正常组织的功能，局部的防御能力被削弱。如支气管黏膜鳞状上皮化生可增强局部的抵抗力，但同时也失去了原有上皮的功能，与肺鳞癌的发生有一定关系。所以化生是一种异常的增生，化生的因素持续存在可引起细胞发生恶变。

（陈国强　傅国辉）

发育异常 dysplasia

fāyù yìcháng

发育异常 dysplasia 发育过程中出现速度放慢或顺序异常。在人的一生中，身体生长迅速、身体各部分的比例产生显著变化的阶段有两个：一个是在产前期与出生后的最初半年；另一个则是青春期。青春期的快速生长发育，称为青春期急速成长。事实上，这种现象开始于性成熟之前或与性成熟同时开始，终止于性成熟后的半年到一年。发育异常的原因包括：①遗传因素。小儿生长发育的特征、潜力、趋向、限度等都受父母双方遗传因素的影响。如父母身材的高矮、皮肤的颜色、毛发的多少以及形态等，对子女都有一定程度的影响。②营养因素。也是影响小儿生长发育的重要因素之一。充足和调配合理的营养是生长发育的物质基础，营养不足则首先导致体重不增甚至下降，最终也会影响身高的增长和身体其他各系统的功能，如免疫功能、内分泌功能、神经调节功能。年龄越小，受营养的影响越大。③疾病因素。疾病对生长发育的影响也十分明显，急性感染常使体重不增或减轻，慢性感染则同时影响体重和身高的增长。内分泌疾病（如甲状腺功能减退症）对生长发育的影响更为突出，常引起骨骼生长和神经系统发育迟缓；先天性疾病（如唐氏综合征）对体格发育和智力发育也会产生明显影响；先天性子宫发育异常在生殖器官畸形中最常见。

（陈国强 傅国辉）

zhuǎnhuà

转化 transformation 某一基因型细胞从周围介质中吸收来自另一基因型细胞的脱氧核糖核酸(DNA)而使它的基因型和表型发生相应变化。1928年英国学者格里菲思(Griffith F)在肺炎球菌中发现转化现象。1944年美国细菌学家埃弗里(Avery OT)等从元素分析、酶学分析、血清学分析以及生物活性鉴定等方面证实了无细胞抽提物中引起肺炎球菌荚膜转化的转化因子是DNA，第一次为遗传物质是DNA而不是蛋白质提供了直接的证据。这种现象首先发现于细菌，也是细菌间遗传物质转移的多种形式中最早发现的一种，它不同于通过噬菌体感染传递遗传物质的转导以及通过细菌细胞的接触而转移DNA的细菌接合。在酵母菌和植物细胞中转化的主要障碍是细胞壁。把细胞壁用酶消化后便能有效地转化。

细菌的转化是指一种细菌菌株由于捕获了来自另外一种细菌菌株的DNA而导致形状特征发生遗传改变的生命过程。不同细菌转化过程有一定差异，但是也存在几个共同的特征：①感受态与感受因子。感受态是指细菌能够从周围环境中吸收DNA分子进行转化的生理状态。感受态主要受一类蛋白质（感受因子）的影响，感受因子可以在细菌间进行转移，从感受态细菌中传递到非感受态细菌中，可以使后者变为感受态。②供体。提供转化DNA的菌株称为供体菌株，接受转化DNA的细菌菌株则被称为受体菌株。③DNA摄取。当细菌结合点饱和后，细菌开始摄取外源DNA片段。④与外源性DNA片段整合。

真核生物的转化一般称转染，是转化的一种特殊形式。①细胞水平。编码目的外源蛋白的DNA在哺乳动物细胞中表达。已经建立多种方法可将克隆化的真核DNA导入哺乳动物细胞，包括磷酸钙或DEAE-葡聚糖介导、聚季铵盐、原生质体融合、电穿孔、脂质体、细胞核的直接微注射。无论用何种方法将DNA导入细胞，转染效率在很大程度上取决于所用细胞的型别。②活体水平。在高等动物中虽然现在还不能进行活体的转化，但可以把转化细胞注射到活体中，使它们取代活体中未转化的细胞。

转化的研究不但在理论上有重要意义，而且在基因工程中是将质粒或病毒载体引入宿主细胞的一种重要手段。它也可能为育种和遗传性疾病的基因治疗提供新的途径。

（陈国强 傅国辉）

xìbāo sǔnshāng

细胞损伤 cellular injury 机体内外环境变化超过细胞适应能力，使细胞代谢不能维持动态平衡所致的细胞相应的病理变化。多数疾病的发生源于细胞损伤，细胞损伤和死亡可导致机体功能障碍甚至结构的破坏。根据损伤程度的轻重，细胞损伤分为可逆性损伤和不可逆性损伤（图）。损伤的结果不仅取决于损伤因素的性质、持续的时间和强度，也取决于受损细胞的种类、所处状态、适应性和遗传性，即不同类型和不同分化状态的细胞对同一致病因素

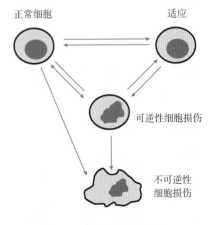

图 正常细胞发生适应及损伤反应结构示意图

的敏感性不同。细胞损伤的刺激因素有：缺氧、化学物质、物理因素、生物因素、免疫反应、遗传因素和营养失衡等。

不同原因引起细胞死亡的机制不尽相同，主要包括如下几点：①腺苷三磷酸(adenosine triphosphate, ATP)耗竭。细胞内很多合成和降解过程均需要ATP提供能量，ATP产生的主要途径为线粒体内需氧的氧化磷酸化，其次为无氧条件下的糖酵解反应。胞内ATP含量减少至正常的5%~10%可导致细胞肿胀、蛋白质合成减少、膜转运能力降低、脂肪变性等明显的损伤效应，上述改变最终引起膜受损及细胞损伤。②自由基积聚。自由基是指具有未配对外层电子的化学基团，可以是线粒体呼吸等细胞正常代谢过程的产物，也可由缺氧等致病因素所致的能量代谢障碍产生。生理状态下，细胞本身具有清除自由基的抗氧化系统，如脂溶性维生素E和维生素A、水溶性维生素C、谷胱甘肽及一些酶类等；若人体遭受外伤、大失血或中毒等重创，使自由基的产生和清除失衡，导致其与细胞内的有机物或无机物反应，特别是与生物膜和核酸的关键分子发生过氧化反应，最终造成膜及细胞结构的破坏。③钙稳态破坏。正常生理条件下，绝大多数细胞内Ca^{2+}存在于线粒体和内质网中，胞质内游离Ca^{2+}浓度相当低(<0.1μmol/L)，细胞外Ca^{2+}浓度则为1.1~1.3mmol/L，细胞内外Ca^{2+}浓度差的维持有赖于细胞膜钙转运系统的活性。在缺氧和某些毒素等的作用下，Ca^{2+}内流的净增加和线粒体、内质网中Ca^{2+}的释放，细胞内Ca^{2+}浓度可发生持续性升高，导致ATP酶、磷脂酶、蛋白酶、核酸内切酶等

多种胞内酶活性增高，引起膜受损及细胞损伤。④膜渗透功能缺陷。线粒体膜、细胞膜及其他细胞质膜的损伤可导致选择性膜渗透功能缺陷，造成胞外Na^+、Ca^{2+}离子及细胞外液内流；胞内蛋白、酶、辅酶、核酸流失，溶酶体酶外漏及多种胞内酶活性增高，最终导致细胞发生酶解性破坏。

(陈国强 蒋 益)

quēyǎngxìng sǔnshāng

缺氧性损伤 hypoxic injury 缺氧所致细胞膜、线粒体及溶酶体损伤。是引起细胞损伤最常见的原因。氧经过外呼吸进入血液，随血液运送到组织细胞，经内呼吸为细胞所利用。大气氧分压降低、血红蛋白质和量异常、红细胞生成减少、呼吸系统、心血管系统疾病和细胞内细胞色素氧化酶功能受抑均可导致细胞发生缺氧性损伤。其中，缺血是发生缺氧的主要原因。缺血性细胞损伤通常见于动脉硬化和血栓栓塞。动脉粥样硬化继发缺血性细胞损伤所致的心肌梗死和脑卒中仍然是中国城市人口的主要死亡原因。

与动脉粥样硬化继发的缺血性细胞损伤相比，机体对血栓栓塞引发的急性缺氧性损伤耐受性较差。例如，急性冠状动脉栓塞后如果没有及时复流，可在几分钟之内发生心肌梗死。细胞缺氧性损伤的主要机制（图）有：①缺氧首先引起线粒体氧化磷酸化过程障碍，腺苷三磷酸(ATP)生成减少。细胞膜ATP酶活性降低，钠泵功能降低以至衰竭，钠在细胞内蓄积，而细胞内钾外流，细胞水肿。②ATP减少和腺苷一磷酸(adenosine monophosphate, AMP)增加使磷酸果糖激酶活性增加，糖酵解作用增强，从而使细胞内pH降低。如果缺氧持续存在，细胞内游离Ca^{2+}浓度增加，导致ATP酶、磷脂酶、蛋白酶、核酸内切酶等多种胞内酶活性增高，引起细胞骨架改变。此时细胞核改变可不明显，线粒体形态基本正常，或轻度扩张或轻度致密，内质网扩张，整个细胞显著肿胀。如果缺氧状况改善，上述所有改变都是可逆的。如果缺氧状况持续不解除，则导致细胞发生不可逆性损伤。

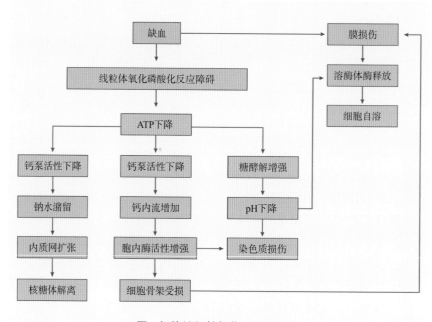

图 细胞缺氧性损伤的主要机制

线粒体损害可能是不可逆性细胞损伤最可靠的早期表现之一。此时形态学上表现为线粒体极度肿胀，可转化为小空泡状结构，基质内可出现富含钙的无定形致密小体，完全丧失氧化磷酸化的功能。同时，选择性膜渗透功能严重缺陷致溶酶体膜破损，释放出大量酸性水解酶。随着细胞pH下降，这些酶的活性增高，对细胞进行自身消化，导致整个细胞结构进行性解体，这一过程称为自溶。在细胞自溶过程中，细胞器进行性降解，细胞内酶漏出进入人体血液。因此，测量血中某些酶含量的变化可以推测细胞损伤的严重程度，如血清中丙氨酸和谷氨酸之间的氨基转移酶（丙氨酸转氨酶，ALT）含量的高低可反映肝细胞的损伤程度，血清中肌酸磷酸激酶的浓度改变可用来诊断心肌梗死。最终，坏死细胞可由大团磷脂构成的髓鞘样结构所取代。髓鞘样结构是指细胞质膜和（或）细胞器膜脂质片段的螺旋状或同心圆层状卷曲。

（陈国强 蒋 益）

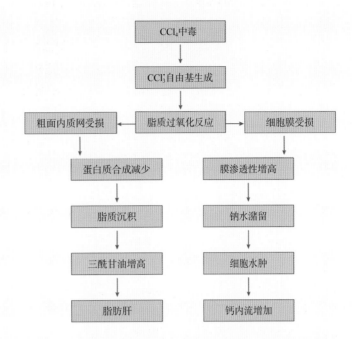

图　CCl₄中毒时CCl₃自由基导致肝细胞化学性损伤的主要机制

huàxuéxìng sǔnshāng
化学性损伤　chemical injury

化学物质和药物毒性作用所致的细胞损伤。能与细胞发生反应并且引起细胞损伤的物质称为毒物，其损伤的程度取决于毒物的种类、浓度、作用持续时间和作用部位。例如，微量的砷剂和氰化物可以在短时间内破坏大量细胞致机体死亡。长期暴露于污染空气或接触杀虫剂和除草剂也能引发细胞损伤。

化学性损伤源于毒物与细胞膜之间发生反应，致膜结构受损，膜通透性增加。主要涉及两个机制：①直接与关键分子结合。氯化汞中毒时，汞与细胞膜和其他蛋白质的巯基结合，从而引起膜通透性的增高和ATP酶依赖膜转运功能抑制，许多抗癌药物和抗生素都通过直接的细胞毒作用而引起细胞损伤。②代谢活化。绝大多数化学品本身并无生物毒性，但进入人体后在肝滑面内质网细胞色素P450混合功能氧化酶的作用下，转变成具有反应毒性的代谢产物。这种代谢产物虽然有部分可直接与膜蛋白和脂质进行共价结合，但最重要的机制还是通过代谢所形成的自由基致细胞损伤。

自由基引起细胞损伤主要机制包括：①生物膜的脂质过氧化作用。攻击不饱和脂肪酸中的双键，引起膜通透性的增加。②DNA损伤。氧自由基与DNA中胸腺嘧啶反应，引起单链断裂，这种损伤可引起细胞死亡或恶性转化。③蛋白质交联。作用于蛋白质中的巯基形成二硫键，引起酶活性丧失。例如，四氯化碳(CCl₄)曾广泛用于干洗业，为公认的肝脏毒物，急性四氯化碳中毒多因生产劳动中吸入其高浓度蒸气所致。CCl₄的毒性作用主要是其经肝细胞内质网中P450作用后可产生强毒性的三氯化碳(CCl₃)自由基，使质膜磷脂迅速发生脂质过氧化反应，导致细胞质膜结构和功能的破坏，引起肝细胞坏死（图）。

（陈国强 蒋 益）

qiānsǔnshāng
铅损伤　plumbic injury

环境中的铅经食物和呼吸途径进入人体，引起神经、消化、血液和免疫等系统发生损伤，严重时可发生脑病甚至导致死亡的现象。铅在人体内毫无生理作用，理想的血铅水平应为零。铅损伤的诊断应依据确切的接触史和以神经、消化、血液系统损害为主的临床表现及有关实验室检查，参考接触环境或接触材料的调查检测而定。依照现行国际标准，铅损伤可分为铅吸收和铅中毒。铅吸收是指患者有密切铅接触史，血铅含量低于100μg/L，虽无临床表现，但该血铅水平已具胎儿毒性，易使孕妇流产、早产及胎儿宫内发育迟缓；铅中毒是指患者体内血铅含量不低于100μg/L，可伴有不同程度的多器官、多系统、全身性临床表现，其中以神经系统、造血系统、消化系统和肾等的功能改变最为显著。长期处于低水平铅环境中，可引起脑细胞突触密度降低；短期内摄入大量铅化合物，可致脑组织产生细胞水肿、出血、脱髓鞘变性、海马结构萎缩，患者出现呆滞、食欲缺乏、呕吐、腹痛、腹泻、谵妄、抽搐、昏迷等症状，严重者出现癫痫或死亡。铅也可以通过抑制参与合成血红蛋白的酶活性，导致机体产生溶血性贫血。铅可直接作用于平滑肌，抑制其自主运动，并使其张力增高引起腹痛、腹泻、便秘、消化不良等胃肠功能紊乱。铅对肾脏的损伤可引起肾小管排泄及重吸收功能受损，出现糖尿、氨基酸尿和高磷尿。

(陈国强 蒋 益)

yīyǎnghuàtàn sǔnshāng

一氧化碳损伤 carbon monoxide injury　吸入一氧化碳所导致机体器官缺氧性损伤。体内血管吻合支少且代谢旺盛的器官、系统如中枢神经系统和心脏最易遭受损害。一氧化碳(CO)是无色、无味的气体，由含碳物质不完全燃烧而产生。炼钢、炼焦、烧窑等生产过程中炉门或窑门关闭不严，煤气管道泄漏，汽车尾气排放，可逸出大量的CO。长期大量吸烟、通风不良的室内用煤炉、火炕取暖、使用燃气热水器淋浴，或在密闭怠速运行的空调车内滞留时间过长都可导致CO进入体内。

CO损伤主要引起血液性缺氧。生理情况下，氧气进入人体后与血红蛋白(Hb)结合形成氧合血红蛋白(HbO_2)，经血液循环输送到全身组织被利用。CO经呼吸道进入人体后，与Hb生成碳氧血红蛋白(HbCO)。其结合的速度虽仅为O_2与Hb结合速率的1/10，但HbCO的解离速度却只有HbO_2解离速度的1/2100，因此CO与Hb的亲和力比O_2与Hb的亲和力大210倍。正常人血中可有0.4%的HbCO。当吸入气中含0.1%的CO时，血液中约50%的Hb与CO形成HbCO而失去携氧能力；当吸入气中含0.5%的CO时，血液中的HbCO可高达70%。此外，CO还能抑制红细胞内糖酵解，使2,3-二磷酸甘油酸生成减少，氧离曲线左移，HbO_2中的氧不易释出。高浓度的CO还能与细胞色素氧化酶中的二价铁离子相结合，直接抑制细胞内呼吸。脑内腺苷三磷酸在无氧情况下迅速耗尽，钠泵运转失常，钠离子蓄积于细胞内而诱发脑细胞水肿；脑内酸性代谢产物蓄积，血管内皮细胞发生肿胀，小血管迅速麻痹、扩张，血管通透性增加，脑细胞间质水肿，临床出现颅压增高甚至脑疝，危及生命。脑水肿可继发脑循环障碍，造成血栓形成、缺血性坏死以及广泛的脱髓鞘病变，导致急性一氧化碳中毒神经系统后遗症，患者出现肢体瘫痪、震颤麻痹、周围神经炎、自主神经功能紊乱、发作性头痛、精神障碍，甚至癫痫等，重者可致心律失常、呼吸困难、意识丧失、昏迷死亡。

(陈国强 蒋 益)

yǐchún sǔnshāng

乙醇损伤 ethanolic injury　摄入过量乙醇致中枢神经系统从兴奋转为抑制而危及生命的损伤。乙醇脂溶性极高，易通过血-脑脊液屏障而作用于中枢神经系统。生理状况下，机体摄入乙醇后，在短时间内经胃和小肠以原形吸收，并迅速分布于体内所有组织和体液。约90%的乙醇在肝脏分解代谢，小部分可经肾脏和肺排出体外。在肝细胞的不同亚结构中，存在着将乙醇氧化为乙醛的不同酶系，分别是：①定位于胞质内的乙醇脱氢酶。②定位于内质网内的微粒体乙醇氧化酶系。③定位于过氧化物酶体内的过氧化氢酶。生成的乙醛经乙醛脱氢酶氧化为乙酸，后者进入三羧酸循环，最后氧化成二氧化碳和水。

乙醇损伤的发生是自由基引起的，因为在乙醇氧化为乙醛的过程中伴随着大量自由基的产生，后者可攻击细胞膜中的不饱和脂肪酸，引起脂质过氧化反应，造成细胞成分间的交联，使细胞膜的结构遭到破坏而丧失正常功能。小剂量乙醇作用于大脑细胞突触后膜受体，使γ-氨基丁酸对脑的抑制功能减弱而出现兴奋作用。大剂量乙醇则可抑制延髓中枢引起呼吸、循环衰竭。长期酗酒可亦导致多系统器官功能和结构损伤，特别是肝脏和胃，患者可出现酒精中毒性肝炎、肝硬化、慢性胃炎、营养缺乏症、急慢性胰腺炎、原发性高血压、肌张力下降和免疫力减弱。

(陈国强 蒋 益)

gǒngsǔnshāng

汞损伤 mercuric injury　汞蒸气或汞化合物进入人体所导致的组织损伤。汞损伤以慢性中毒多见，主要发生在汞矿开采、汞合金冶炼以及照明灯、仪表、温度计、含汞药品、核反应堆冷却剂和防原子辐射材料等生产和使用过程中，以精神神经异常、牙龈炎、震颤为主要症状。汞俗称水银，银白色液态金属，在常温下易蒸发。大剂量汞蒸气吸入或汞化合物摄入，则发生急性中毒。慢性汞中毒的靶器官主要是中枢神经系统、消化道及肾；急性汞中毒的靶器官主要是肾，其次为消化道、肺等。

汞中毒导致细胞损伤的机制可概括为3点：①酶抑制作用。汞离子易与巯基结合，使与巯基有关的细胞色素氧化酶、丙酮酸激酶、琥珀酸脱氢酶等失去活性。汞还与氨基、羧基、磷酰基结合而影响功能基团的活性。这些酶和功能基团的活性受影响，阻碍了细胞生物活性和正常代谢，最终导致细胞变性和坏死。②激活 Ca^{2+} 介导的反应。汞离子可导致细胞外液 Ca^{2+} 大量进入细胞，激活细胞内的磷脂酶A分解磷脂，生成大量的花生四烯酸与氧自由基,造成细胞损伤。③免疫致病性。汞离子不仅可致肾小球发生免疫性损伤，还可抑制T细胞功能，从而使机体免疫调节功能障碍。

（陈国强 蒋 益）

wùlǐxìng sǔnshāng
物理性损伤 physical injury
机体过度暴露于极端温度、气压变化、电离辐射、强烈光照、机械应力和噪声等物理环境因素所致的损伤。

（陈国强 蒋 益）

zhòngshǔ
中暑 heatstroke 高温和湿度较大的环境致机体体温调节障碍而引起以水、电解质代谢紊乱及中枢神经系统和循环系统障碍为特征的疾病。根据发病机制和临床表现，中暑分为热痉挛、热衰竭和热射病3种情况。通常，在室温下(15~25℃)，人体散热主要靠辐射(60%)，其次为蒸发(25%)和对流(12%)，少量为传导(3%)。当周围环境温度超过皮肤温度(32~35℃)时，蒸发是人体主要散热方式。因此，在气温>35℃或湿度>60%时，某些原因使机体产热增加或散热障碍，可致机体发生中暑。中暑损伤主要是体温过高对细胞的直接损伤作用，引起酶变性、线粒体功能障碍、细胞膜稳定性丧失和有氧代谢途径中断，最终导致多器官功能障碍或衰竭。

（陈国强 蒋 益）

rèjìngluán
热痉挛 heat cramp 机体在高温环境下进行剧烈活动致大量出汗后发生的肢体与腹壁肌肉的痉挛现象。常在活动停止后发生，主要累及骨骼肌，同时伴有心率增快、血压升高等体征，但患者意识清醒且体温多为正常，补充食盐水即可缓解。热痉挛通常是受热导致虚脱的第一次警告，上述症状的出现可能与严重体钠、体钾丢失所致的水盐平衡失调及过度通气有关。

（陈国强 蒋 益）

rèshuāijié
热衰竭 heat exhaustion 高温环境下机体出现的血液循环功能衰竭。又称中暑衰竭。发病机制主要是机体对热环境不适应引起周围血管扩张、体液丢失过多，致有效循环血量不足。常发生于儿童、老年人和慢性病患者。临床表现为多汗、疲乏、头晕、头痛、恶心、呕吐和肌痉挛，可有明显脱水征、心动过速、直立性低血压和晕厥。体温轻度升高，无明显中枢神经系统损伤表现。根据病情轻重不同，检查可见血细胞比容增高、高钠血症、轻度氮质血症和肝功能异常。

（陈国强 蒋 益）

rèshèbìng
热射病 heat stroke 高温致人体体温调节功能失调、体内热量过度积蓄引发组织器官受损的急性疾病。是一种致命性疾病。发病机制主要是机体对热环境不适应引起体内热蓄积，导致中枢神经系统和循环系统衰竭，表现为高热(>40℃)和神志障碍。临床上分为两种类型：劳力性热射病和非劳力性热射病。劳力性主要是在高温环境下内源性产热过多；非劳力性主要是在高温环境下体温调节功能障碍引起散热减少。

（陈国强 蒋 益）

dòngshāng
冻伤 chilblain 寒冷因素作用于机体引起的局部乃至全身性损伤。按照发病的严重程度，冻伤分为冻疮、局部冻伤和冻僵3种情况。冻疮在低温(3~5℃)和潮湿的环境中即可发生，表现为局部发红发紫、肿胀、发痒或刺痛，有些可起水疱，尔后发生糜烂或结痂。局部冻伤多在0℃以下缺乏防寒措施情况下，耳、鼻、面部或肢体受到冷冻作用而发生损伤。冻僵指人体遭受严寒侵袭所造成的以神经系统和心血管系统损害为主的全身性疾病。冻伤引起组织损伤的主要机制是组织细胞内或细胞间形成冰晶，以及寒冷所致的局部或全身性微循环障碍，尤其是肢体远端血液循环较差的部位。

（陈国强 蒋 益）

jiǎnyābìng
减压病 decompression sickness 高压环境作业后减压不当使体内原已溶解的气体（主要是氮气）超过饱和界限，在血管内外及组织中形成气泡的全身性疾病。主要表现是疼痛和神经系统损伤。常见于深水作业者急速上浮、飞机座舱突然失压等情况。减压病引起损伤的主要机制是释出的氮气气泡可在血管内形成栓塞阻碍血液循环，或在骨骼等不能扩张的部位挤压组织及其周围血管，两者皆可造成细胞发生缺氧性损伤。轻度患者表现为皮肤症状，如瘙痒、丘疹、大理石样斑纹、皮下出血、水肿等；中度患者主要发生四肢大关节及其附近的肌肉关节痛；重度患者可出现神经系统、循环系统、呼吸系统和消化系统功能障碍。

(陈国强 蒋 益)

diànlí fúshè sǔnshāng

电离辐射损伤　ionizing radiation injury

电离辐射释放的高能量导致机体细胞损伤或死亡。某些物质引起电子离开原子时所产生的辐射总称为电离辐射，包括高速带电粒子α粒子、β粒子、质子和不带电粒子X射线、γ射线以及中子等。人类主要接收自然界的天然辐射，它来自于太阳、宇宙射线和地壳中存在的放射性核素。除此之外，人工辐射也已广泛应用于医学诊断和治疗以及核工业等各个领域。电离辐射损伤发生时，机体受损的程度与辐射的类型、剂量，接触的距离、时间以及细胞的种类相关。人体胃肠道、骨髓、淋巴结及性腺等部位的细胞由于增生分裂旺盛，较易受到辐射损伤，年龄越小也越易受到辐射的伤害。导致损伤的主要机制是电离辐射可直接破坏细胞核内DNA大分子结构，导致染色体发生断裂、缺失、易位等畸变结果，最终诱发各种疾病的产生，包括急性的皮肤病变和慢性的组织、器官癌变等。

(陈国强 蒋 益)

guāngzhào sǔnshāng

光照损伤　illumination injury

逾量光照对机体造成的损伤。光线照射（自然光照和人工光照），包括从波长10nm至1mm的紫外线、可见光和红外线，是生物生长和发育的必要条件之一。但是，长时间在白色强光下工作和生活

的人，视网膜和虹膜都会受到程度不同的损害，可出现视觉疲劳、视力下降等状况，白内障的发病率也可高达45%。其次，还使人头昏烦躁，甚至出现失眠、食欲缺乏、情绪低落、身体乏力等类似神经衰弱的症状。红外线是一种热辐射，对人体皮肤可造成高温伤害，也可导致眼底视网膜烧伤。紫外线可伤及机体的眼角膜和皮肤，紫外线对角膜的伤害作用是引起电光性眼炎，表现为剧痛、流泪、眼睑痉挛、眼结膜充血和睫状肌抽搐；紫外线对皮肤的伤害作用主要是引起红斑和小水疱，严重时会使表皮坏死。

(陈国强 蒋 益)

jīxiè yìnglì sǔnshāng

机械应力损伤　mechanical stress injury

致伤物以机械作用方式造成的机体组织结构或生理功能的损伤。按致伤物与成伤方式可分为钝器伤、锐器伤、火器伤。

无锐利锋刃或尖端的物体（如铁锤、木棍、石块、皮带、拳头等）作用于人体所造成的损伤称为钝器伤，因钝器重量、接触面大小、力的作用方向，特别是与人体相对运动的速度不同，钝器伤主要表现为：①表皮剥脱。致伤物擦过皮肤表面，使表皮与真皮相剥离，真皮外露，或伴有真皮血管破裂的损伤。②皮下出血。钝器作用于人体表面，使皮内或皮下血管破裂出血的现象。③挫裂伤。受钝器外力作用处的皮肤及软组织被挫灭与撕裂而形成的损伤。④骨折。外力的直接或间接作用，使骨的完整性受到破坏。⑤内脏破裂。暴力作用引起的内脏破裂、挫碎并发内出血。⑥肢体断离。巨大的外力作用，如爆炸、高空坠落、车辆辗压等，使人体躯干和四肢断离、内脏严重破裂

或挫碎。锐利刃口或尖端的物件，如菜刀、刺刀、匕首、斧刃、剪刀和玻璃碎片等作用于人体所造成的损伤称为锐器伤，依致伤物作用方式不同，可分为砍创、切创、刺创和剪创等，其共同特点是创缘整齐、创角尖锐、创壁和创底平整、创内无组织间桥、外出血明显。枪弹、雷管、手榴弹、地雷、炸弹等造成的损伤称为火器伤。机械性损伤的形成受作用力、致伤物及受伤机体3个基本因素的影响。作用力的大小、方向、作用时间，致伤物的种类和形态，人体的运动状态、受力部位的生理解剖特点及人体的健康状况等因素均直接影响着机械性损伤的形成和程度。

(陈国强 蒋 益)

zàoshēng sǔnshāng

噪声损伤　noise injury

噪声通过听觉器官作用于大脑中枢神经系统对听力及全身各个器官造成的损伤。其程度主要取决于噪声的频率、强度及暴露时间。噪声是声源做无规则振动时发出的声音，是一类使人烦躁或音量过强的声音，主要来源于交通运输、车辆鸣笛、工业噪声、建筑施工和社会噪声等。噪声对机体的损伤主要有：①影响听力。听力的损伤程度与噪声的频率和在噪声环境中暴露的时间有关。②影响学习工作，干扰睡眠。③影响心血管系统和内分泌系统。主要表现为心动过速、心律不齐、血压升高。④影响中枢神经系统。出现头痛、耳鸣多梦、记忆力减退、全身无力等症状。⑤影响儿童生长和智力发育。

(陈国强 蒋 益)

gǎnrǎnxìng sǔnshāng

感染性损伤　infectious injury

病原生物所致组织和细胞的损伤。

病原生物既可通过产生各种毒素、代谢产物、机械作用或干扰细胞代谢等途径损伤细胞，也可通过变态反应导致细胞损伤。病原生物对机体的损伤，不仅取决于病原体的类型、毒力和数量，而且取决于机体的免疫状态。常见的病原生物包括：细菌、病毒、立克次体、真菌、螺旋体和寄生虫等。病毒可通过在细胞内复制致宿主细胞坏死；细菌及其所释放的内毒素和外毒素可直接损伤组织；某些病原体（如结核杆菌）可诱发超敏反应（变态反应）而损伤组织；病原生物进入体内均可引发局部或全身性炎症反应。在炎症过程中，一方面病原生物可直接或间接造成组织和细胞的破坏，另一方面以血管系统为中心的一系列充血和渗出反应以稀释、杀伤和局限并消除损伤因子，通过实质和间质细胞的再生使受损的组织得以修复和愈合。在炎症过程中，既有损伤又有抗损伤。病原生物引起的损伤与机体抗损伤反应决定着炎症的发生、发展和结局。损伤过程占优势炎症加重，并向全身扩散；抗损伤反应占优势则炎症逐渐趋向痊愈。若病原生物持续存在，或机体的抵抗力较弱，则炎症转变为慢性。

（陈国强 蒋 益）

miǎnyì hé yánxìng sǔnshāng
免疫和炎性损伤 immunologic and inflammatory injuries
内源性或外源性抗原物质、致炎因子引起的，经免疫和炎症反应介导的组织损伤。机体的免疫和炎性反应具有防御病原生物侵袭的作用，免疫功能紊乱时，应答过程中的某些细胞（如淋巴细胞、巨噬细胞等）或化学物质（如组胺、抗体、淋巴因子、补体、蛋白酶等）亦可导致机体组织和细胞的损伤，

包括变态反应、自身免疫病、同种异体免疫（主要是移植物排斥反应）及免疫缺陷病。免疫应答过强而导致组织损伤称为变态反应或超敏反应。分为：① Ⅰ 型（速发型）。过敏原进入机体后，诱导 B 细胞产生 IgE 抗体，IgE 牢固地吸附在肥大细胞、嗜碱性粒细胞表面，相同的抗原再次进入致敏机体，与 IgE 抗体结合引发细胞脱颗粒并合成释放炎症介质。② Ⅱ 型（细胞毒型）。抗体（多属 IgG，少数为 IgM、IgA）首先同细胞本身抗原成分结合或抗原抗体复合物吸附于细胞表面，然后通过抗体和补体介导的细胞溶解、炎症细胞的募集和活化、免疫调理作用、抗体依赖细胞介导的细胞毒作用等四种不同途径杀伤靶细胞。③ Ⅲ 型（免疫复合物型）。因某些因素造成大量抗原-抗体复合物沉积引起组织损伤。④ Ⅳ 型（迟发型或细胞介导型）。机体初次接触抗原后，T 细胞转化为致敏淋巴细胞，使机体处于过敏状态。当相同抗原再次进入时，致敏 T 细胞识别抗原，出现分化、增生，并释放出许多淋巴因子，吸引、聚集并形成以单核细胞浸润为主的炎症反应，甚至引起组织坏死。自身免疫病是指机体对自身抗原发生免疫反应而导致自身组织损害所引起的疾病。免疫耐受丧失是自身免疫病的根本原因，遗传因素或某些病原微生物感染也可能是促发因素。移植物排斥反应是宿主免疫系统针对移植物的组织相容性抗原分子产生的由细胞和（或）抗体介导的超敏反应。免疫缺陷病是一组由于免疫系统发育不全或遭受损害所致的免疫功能缺陷引起的疾病，有两种类型：原发性免疫缺陷病，又称先天性免疫缺陷病，与遗传有关，多发

生在婴幼儿；继发性免疫缺陷病，又称获得性免疫缺陷病，可发生在任何年龄，多因严重感染，尤其是直接侵犯免疫系统的感染、恶性肿瘤、应用免疫抑制剂、放射治疗和化疗等引起。

（陈国强 蒋 益）

sǔnshāng de yíchuán yīnzǐ
损伤的遗传因子 injurious genetic factors
可致细胞结构改变及功能代谢异常的染色体畸变或基因突变等遗传因素。原发性高血压、糖尿病、动脉粥样硬化等疾病也具有遗传易感性因素。

（陈国强 蒋 益）

sǔnshāng de yíngyǎng shīhéng
损伤的营养失衡 injurious nutritional imbalances
可致细胞损伤的蛋白质、糖类、脂肪、维生素和微量元素等必需物质的缺乏或过剩。例如，蛋白质是细胞的主要结构成分，同时也参与机体大多数酶和激素反应。蛋白质缺乏可引起肠道黏膜吸收功能下降、胰腺外分泌功能减弱、营养不良性水肿及机体抵抗力下降。当糖和脂肪的代谢发生异常时，机体也会产生相应的病理生理改变，导致高血糖症或低血糖症、高脂血症或低脂血症的发生。

（陈国强 蒋 益）

gāoxuètángzhèng
高血糖症 hyperglycemia
机体空腹血糖高于 7.0 mmol/L 的病理状态。在某些生理情况下，如情绪激动致交感神经系统兴奋，促使肾上腺素等分泌增加，或一次性食入大量糖，均可使血糖浓度升高，称为生理性高血糖，受试者空腹血糖浓度均在正常水平，且无临床症状和意义。临床上最常见的病理性高血糖症是糖尿病。糖尿病是一种以慢性血葡萄糖（简称血糖）水平增高为主要特征的

代谢性疾病，源于胰岛素分泌缺陷和（或）胰岛素作用缺陷。糖尿病不是单一病因所致的疾病，而是复合病因的综合征，其发病与遗传、自身免疫和环境因素有关。糖尿病的临床特征是血糖浓度持续升高，甚至出现糖尿，重症患者常伴有脂类、蛋白质代谢紊乱，水、电解质、酸碱平衡紊乱。久病可引起多系统损害，导致眼、肾、神经、心脏、血管等组织、器官的慢性进行性病变，引起功能缺陷及衰竭。病情严重或应激时可发生急性代谢紊乱，如酮症酸中毒、高渗性昏迷等。

（陈国强 蒋 益）

dīzhīxuèzhèng

低脂血症 hypolipidemia 血浆中一种或几种脂质低于正常的病理状态。常见于罕见的家族性缺陷病或继发于甲状腺功能亢进、吸收不良综合征和营养不良。包括：①低β脂蛋白血症。较罕见的显性遗传，Apo B的基因突变所致，以低水平的β-低密度脂蛋白为特征。即使摄入正常饮食，血浆脂质仍低。②无β脂蛋白血症。罕见的隐性遗传，微粒体三酰甘油转移蛋白基因突变所致，以完全缺乏β脂蛋白、脂肪痢、棘形红细胞增多、视网膜无色素、运动失调和智能障碍为特征。所有的血浆脂质皆显著降低，无饭后脂血症。③低α脂蛋白血症。常为遗传因素所致，肥胖少动的生活方式、吸烟、糖尿病、肾病综合征及一些药物等因素亦可引起。低α脂蛋白血症与冠心病发病率上升有关联。④丹吉尔病（Tangier disease，无α脂蛋白血症）。罕见的家族性遗传病，病因未明。以复发性多神经病和肝脾增大为特征，血浆总胆固醇很低。

（陈国强 蒋 益）

gāozhīxuèzhèng

高脂血症 hyperlipidemia 脂代谢或转运异常使血浆中总胆固醇和（或）三酰甘油水平高于正常的病理状态。一般成年人空腹血清中总胆固醇(TC)超过5.72mmol/L和（或）三酰甘油(TG)超过1.70mmol/L，可诊断为高脂血症，包括高胆固醇血症、高三酰甘油血症和混合型高脂血症。高脂血症亦分为原发性和继发性两类。原发性与遗传有关，是基因缺陷使参与脂蛋白转运和代谢的受体、酶或载脂蛋白异常所致。继发性常见于控制不良的糖尿病、甲状腺功能减退症、肥胖、肝肾疾病、肾上腺皮质功能亢进等。生理状况下，血脂主要包括胆固醇和三酰甘油，在血循环中与蛋白结合成脂蛋白运输，脂蛋白主要包括：乳糜微粒、极低密度脂蛋白(VLDL)、低密度脂蛋白(LDL)、高密度脂蛋白(HDL)。三酰甘油是血浆中主要的脂蛋白转运底物，乳糜微粒是其最大携带者，90%的乳糜微粒通过特定酯酶转运，在脂肪的毛细血管和肌组织中，被水解成脂肪酸和甘油进入到脂肪细胞和肌细胞中被利用或储存。VLDL为血浆LDL的主要来源，在血浆中的半衰期为2~3天。高脂血症主要是VLDL产生过多或清除障碍以及VLDL转变成LDL过多所致。肥胖、糖尿病、酒精过量、肾病综合征或基因缺陷可引起肝脏VLDL产生过多。高脂血症主要临床表现包括两方面，即脂质在真皮内沉积所引起的黄色瘤及脂质在血管壁沉积所引起的动脉粥样硬化，冠心病、脑血管病和周围血管病等。因为黄色瘤的发生率不很高，动脉粥样硬化的发生和发展比较缓慢，所以患者可在相当长时间无任何症状，常常是在进行血液生化检验时才被发现。

（陈国强 蒋 益）

xìbāo xùjī

细胞蓄积 cellular accumulation 过多的物质在细胞内积聚。这些物质可以是正常或异常的，内源或外源的，有害或无害的。主要包括：①营养物质。如脂质、糖原、维生素和矿物质。②降解的磷脂。来自细胞膜组分的更新，储存在溶酶体内，可用于再循环。③不能代谢的物质。包括内源性物质因关键酶的缺失而不能进一步处理（遗传性蓄积病）；不溶的内源性色素（即脂褐素、黑色素）和外源性颗粒，如吸入的二氧化硅和炭末。④机体正常成分的过多负荷。包括铁、铜、胆固醇等。⑤异常的蛋白。这些蛋白质停留在细胞内可能会对细胞产生毒性，如帕金森病中的路易小体(Lewy body)和突变的α₁-抗胰蛋白酶。

病因和发病机制 细胞损伤或代谢异常是细胞内物质积聚的主要原因。

脂肪 异常的脂肪堆积最常见于肝脏。肝细胞总是含有一些脂肪，因为从脂肪组织释放的自由脂肪酸被肝脏摄取，进一步被氧化或转变成三酰甘油。绝大多数新合成的三酰甘油作为脂蛋白被肝脏分泌。当运送到肝脏的自由脂肪酸增多时（如糖尿病）或肝内脂质代谢出现紊乱时（如酒精中毒），三酰甘油在肝细胞内堆积。脂肪肝可通过细胞质内脂球的存在进行判定。其他组织、器官，包括心脏、肾脏和骨骼肌也储存脂肪。脂肪的蓄积多数是可逆的，没有证据显示胞质内过多的脂肪会干扰细胞的功能。

糖原 正常情况下细胞内储存的糖原量受血糖浓度的调控，高脂状态往往导致糖原储存增加。

因此，控制不好的糖尿病，肝细胞和肾近曲小管上皮细胞会因过多的糖原蓄积而变大。遗传性糖代谢缺陷可导致糖原贮积症，这类疾病因合成或分解糖原的酶缺陷而导致糖原过多贮积而继发细胞损伤和细胞死亡。

代谢产物 遗传性溶酶体贮积症是一种罕见的遗传性疾病，因为有效的溶酶体的酶装配与被消化物质的量之间的比例失调，以致在自噬与异噬过程中不能将后者水解，导致不能降解的代谢产物在细胞内蓄积，如脑苷脂类（戈谢病）、神经节苷脂（GM2神经节苷脂贮积症变异型B）或黏多糖的代谢产物（黏多糖贮积症）。这些疾病都是进行性的，但既可表现为无症状的器官增大，也可表现为迅速致死性的大脑疾病。

胆固醇 正常情况下胆固醇是细胞膜的基本成分，一般不形成蓄积，但在动脉粥样硬化和心血管疾病等病理情况下可在细胞内蓄积。动脉粥样硬化的最初损伤表现为动脉血管内膜中巨噬细胞内胆固醇和胆固醇酯的蓄积。随着疾病的进展，平滑肌细胞也蓄积胆固醇。严重的动脉粥样硬化可表现为细胞外的胆固醇沉淀。在多种胆固醇升高的疾病中（家族性高胆固醇血症、原发性胆汁性肝硬化），巨噬细胞储存胆固醇。皮下组织中这些细胞过多而聚集成团块称为黄色瘤。

异常的蛋白 很多获得性或遗传性疾病表现为细胞内异常蛋白的蓄积。这些蛋白质或因蛋白质氨基酸序列突变或因蛋白质折叠的获得性缺陷而出现四级结构异常。①α₁-抗胰蛋白酶缺乏。在α₁-抗胰蛋白酶缺乏症中，编码α₁-抗胰蛋白酶的基因突变而产生一个不溶蛋白。这一突变蛋白不容易从肝细胞内运出而导致细胞损伤和肝硬化。同时，由于缺乏α₁-抗胰蛋白酶，肺内蛋白酶水平过高，可导致肺气肿。②异常蛋白。如牛海绵状脑病是一种异常折叠蛋白的蓄积而引起的神经元变性。这种异常表现为正常的α螺旋转变为β片层折叠。这种蛋白可能与遗传突变有关。③出现路易小体（α-癥痕）。多见于帕金森病的黑质神经元内。④神经原纤维缠结（tau蛋白）。见于阿尔茨海默病的皮质神经元。⑤出现马洛里（Mallory）小体。多见于长期暴露于有害物质的肝脏，如酒精性肝炎。

脂褐素 正常情况下，亚细胞器的碎片如蛋白质、脂质在自噬泡内被持续分解。不饱和脂肪酸的过氧化和异源脂质蛋白复合体的形成使这些物质不容易被进一步消耗。这些不溶产物被储存在称为残体的小体内，形成脂褐素。随着细胞的老化，脂褐素的量也相应增加，故在老年人的肝小叶中心细胞和心肌细胞中可见许多黄褐色的脂褐素颗粒。因此，已老化器官的组织常呈暗褐色。脂褐素也见于正常人的附睾上皮细胞、睾丸间质细胞、肾上腺皮质网状带细胞和神经细胞的胞质中。脂褐素并不干扰细胞的正常功能。

黑色素 一种不溶的棕黑色色素，主要在皮肤的上皮细胞，眼和其他器官也有。它定位在细胞内称为黑体的细胞器内，由于某些酪氨酸氧化产物的多聚化而形成。黑色素的量决定了不同种族间皮肤以及眼睛颜色的差异。它因能够吸收紫外线而具有保护功能。黑色素的遗传性缺陷如先天性缺乏酪氨酸酶或酪氨酸酶功能减退可导致白化病。全身性黑色素增多见于艾迪生病和某些与性激素状态有关的疾病。局限性黑色素增多见于黑色素痣及恶性黑色素瘤等。

功能与代谢变化 细胞内物质积聚可以是可逆的，可以是进行性的，严重时可引起继发性损伤导致组织的坏死，甚至导致患者的死亡。

（陈国强 吴英理）

xìbāo zhǒngzhàng

细胞肿胀 cellular swelling

细胞膜依赖能量的离子泵功能障碍使细胞不能维持离子和液体的平衡所致的细胞胀大。几乎是所有细胞损伤最早的表现形式。多种因素如化学和生物毒性，病毒或细菌感染，缺血，过冷或过热等都可导致细胞肿胀。在光学显微镜下，细胞肿胀表现为细胞体积增大，胞质苍白，细胞核变大但多位于细胞中央部。细胞体积增大反映细胞内含水量增加。细胞肿胀早期，在胞质中可见含有液体的小而清亮的颗粒空泡，常规HE染片则呈嗜伊红小颗粒，故这种可逆性损伤又称为空泡变性或颗粒变性。电子显微镜下，这些空泡颗粒是肿胀的线粒体或内质网，线粒体内可见小的富含磷脂的无定形物质，粗面内质网上结合的多核糖体解离，但线粒体和内质网的数量并无明显减少。重度细胞肿胀，因受胞质中过多的水、钠进一步积聚充斥而致受累细胞极度肿胀，称气球样变性，常见于病毒性肝炎和四氯化碳中毒。此时器官的体积增大，包膜紧张，切面边缘外翻，色较苍白而无光泽，重量增加。去除病因后，肿胀的细胞结构和功能可完全恢复正常。

（陈国强 吴英理）

hántiě xuèhuángsù chénzhuózhèng

含铁血黄素沉着症 hemosiderosis

铁负荷过多致含铁血黄素沉

积在组织和器官的疾病。含铁血黄素为含铁而不含吡咯的黄褐色色素，仅在活细胞内生成。组织学表现为金黄色至黄褐色的细胞内颗粒（终末溶酶体）并使相关组织呈褐色。含铁血黄素沉积见于铁供应过多如输血性铁沉着症、铁利用障碍如血红素和（或）珠蛋白合成障碍、营养中毒性肝损伤如导致去铁蛋白缺乏患者。含铁血黄素沉积主要发生在脾、肝和骨髓等组织、器官的巨噬细胞内或细胞外，一般不损害实质细胞。但在血色病时含铁血黄素也可进一步沉积于肝、心、胰、内分泌腺等器官的实质细胞，并导致肝纤维化、心力衰竭和糖尿病。

（陈国强 吴英理）

yíngyǎngbùliángxìng gàihuà

营养不良性钙化 dystrophic calcification

全身钙-磷酸盐代谢正常时钙盐沉积在变性、坏死组织或其他异物内。临床上较常见。可见于结核坏死灶、脂肪坏死灶、动脉粥样硬化斑块、陈旧性瘢痕组织和血栓等。还见于坏死的寄生虫体、虫卵、石棉纤维和其他异物以及老化或损伤的新瓣膜。细胞内钙化始于坏死细胞的线粒体。细胞损伤后膜通透性增加，使钙离子内流增加，则线粒体摄取钙也增加。细胞外钙化则始于有膜包绕的小泡内的磷脂。这些磷脂可能来源于变性或老化的细胞。钙在这些小泡内通过与小泡膜的磷脂结合而被浓缩。磷脂经磷脂酶降解形成磷酸盐。损伤和坏死组织中变性的蛋白质极易与磷酸盐离子结合，再与钙形成磷酸钙沉淀。营养不良性钙化者的血磷、血钙的水平正常。营养不良性钙化常可引起器官功能异常，如心瓣膜钙化导致心力衰竭，动脉粥样硬化可造成心、脑、肾等器官损害等。

（陈国强 吴英理）

qiānxǐxìng gàihuà

迁徙性钙化 metastatic calcification

全身性钙磷代谢障碍致机体血钙或血磷含量升高而出现钙盐在未受损伤的组织内沉积。此种钙化较少见，可见于甲状旁腺功能亢进或恶性肿瘤分泌异位甲状旁腺素样物质、过多接受维生素D和肿瘤转移至骨引起的骨组织的快速广泛的破坏、骨佩吉特病、结节病、特发性婴儿高钙血症和肾衰竭等。迁徙性钙化时钙盐常沉积于正常泌酸的部位，如肺泡壁、肾小管的基膜和胃黏膜上皮。一般认为，这些局部的氢氧根离子含量高，在高钙血症的情况下形成氢氧化钙和混合盐羟磷灰石。迁徙性钙化对机体的影响依具体情况而有所不同。例如，血管壁钙化后可以变硬变脆，容易引起破裂出血。心瓣膜在变性坏死的基础上的钙化可使瓣膜变硬、变形，从而引起血流动力学发生改变。结核病灶的钙化，可使其内的结核杆菌失去活力，局部病变停止发展，病情处于相对稳定阶段。但是结核杆菌往往可在病灶中生活很长时间，一旦机体抵抗力低下，疾病可能复发。严重的肺钙化可损伤呼吸功能。肾的严重钙化可造成肾损害。

（陈国强 吴英理）

xìbāo sǐwáng

细胞死亡 cellular death

机体因理化和生物因素损伤或自身生理调控或应答病理因素造成细胞结构破坏和功能的不可逆性丧失。例如，极端冷热、辐射、强酸强碱、毒物、病原微生物等所致伤害，为维持生理自稳而启动程序性死亡，应答基因组损伤、氧化应激、营养缺乏等非生理因素，均可诱导细胞死亡。诱导原因不同，结局也不相同。

基于不同的标准，细胞死亡有多种分类方法。最常见的分类按照细胞死亡机制把细胞死亡分为程序性细胞死亡和非程序性细胞死亡，后者即坏死，往往由病理因素导致。程序性细胞死亡(programmed cell death, PCD)，往往由生理因素导致，是机体保持自身组织稳态的重要机制，其失调与自身免疫、肿瘤等疾病密切相关。PCD按发生机制可分为凋亡、自噬性程序性细胞死亡、副凋亡、胀亡、有丝分裂灾难等。

另外，克拉克(Clarke PG)按照细胞死亡的形态学特征分类，把程序性细胞死亡分为Ⅰ、Ⅱ、Ⅲ型。Ⅰ型程序性细胞死亡即凋亡，一般没有溶酶体的参与，且死后会被吞噬细胞所吞噬。Ⅰ型细胞死亡，包括典型性细胞凋亡、细胞有丝分裂灾难等。Ⅱ型程序性细胞死亡即自噬性程序性细胞死亡，其主要的形态学特征是自吞噬泡的形成，自吞噬泡和溶酶体融合后被消化，而细胞残骸会被吞噬细胞吞噬。Ⅲ型程序性细胞死亡即坏死样程序性细胞死亡，其主要的形态学特征是各种细胞器的肿胀、胞膜的破坏等，这类细胞死亡没有溶酶体的参与。Ⅲ型程序性细胞死亡又分为两个亚类ⅢA和ⅢB，其中ⅢB亚类胞膜破坏比较轻微，各类细胞器的肿胀表现比较明显，而且死亡后会被吞噬细胞吞噬。

（陈国强 王立顺）

huàisǐ

坏死 necrosis

物理、化学或生物因素刺激所致细胞被动死亡。坏死为非程序性细胞死亡。其病变在光学显微镜下通常要在细胞死亡若干小时后才能辨认。坏死往往从细胞肿胀、染色质消化、浆膜及细胞器膜结构破坏开始。坏死细胞的膜通透性增高，致使细胞肿胀、细胞器变形或肿大、内质网空泡形成、细胞器破裂；早期核无明显形态学变化，稍晚，由于核脱水使染色质浓缩、染色变深，核体积缩小；核染色质崩解为小碎片，核膜破裂，染色质碎片分散在胞质内；在脱氧核糖核酸酶的作用下，染色质的DNA分解，细胞核失去对碱性染料的亲和力，染色变淡，甚至只能见到核的轮廓。最后，核的轮廓也完全消失。

细胞坏死可由多种外部因素引起，包括损伤、感染、缺血、中毒和炎症等。例如，血管阻塞导致的缺血，可使肌组织由于缺氧而坏死，如心肌梗死。坏死的细胞，特别是含有溶酶体细胞器的细胞，会向周围释放有害的化学物质。溶酶体膜的破坏可以导致其所包含的酶的释放，破坏细胞的其他组分，并触发更多细胞坏死的链式反应。

某些坏死也可由细胞信号通路介导，由于很多和坏死形态相似的死亡被误认为是坏死，因此学者主张把传统意义的坏死分为两类，即坏死和坏死样程序性细胞死亡，后者归于程序性细胞死亡。

坏死的细胞裂解释放出内含物，常引起炎症反应；坏死的细胞不能有效地向免疫系统发出促进巨噬细胞趋化的化学信号，则坏死的细胞及组织不能被其及时吞噬，容易导致坏死细胞和组织积聚。因此，坏死组织常需要手术清除，称为清创术。组织坏死后因继发腐败菌的感染和其他因素的影响而呈现黑色、暗绿色等特殊形态改变，称为坏疽。愈合过程中常伴随组织器官的纤维化，形成瘢痕。

（陈国强 王立顺）

zìróng
自溶 autolysis 自身的酶所致的细胞结构破坏。自溶通常发生在损伤的细胞及尸体组织，在活细胞或组织不常见。正常情况下，细胞溶酶体的膜十分稳定，溶酶体的酶被包裹在溶酶体内，不会对细胞自身造成伤害。如果细胞受到严重损伤，造成溶酶体破裂，细胞就在溶酶体酶的作用下被降解。通常认为自溶与细菌无关，低温保存可以降低自溶现象的发生。

（陈国强 王立顺）

diāowáng
凋亡 apoptosis 内源或外源死亡信号激活细胞死亡途径并在有关基因的调控下发生的细胞程序性死亡。细胞凋亡与细胞坏死不同，细胞凋亡不是一个被动的过程，而是主动过程，是程序性细胞死亡的主要形式之一，是为更好地适应生存环境而主动启动的死亡过程，对于维持内环境稳定具有极其重要的生物学意义。

在20世纪60年代，随着光学显微镜和电子显微镜技术的发展，一些不同于细胞坏死的细胞凋亡的形态特征，包括细胞皱缩、染色质浓缩、细胞破裂、内吞噬等被发现。1972年，克尔（Kerr JF）及其同事提出了"凋亡"的概念。在希腊语中，apo的意思是脱离，ptosis的意思为落下，将这两个词组合成apoptosis用来描述与秋叶落下和花儿凋谢类似的细胞死亡现象。

形态学特征 早期可见细胞表面的微绒毛消失，细胞连接消失，细胞质密度增加，核染色质固缩进而裂解；内质网扩张，与质膜融合而形成泡状结构；细胞变圆、缩小，与相邻正常细胞脱离。随后可见凋亡小体的产生。凋亡细胞被分割成多个具有完整胞膜的凋亡小体，内含不同的细胞器及染色体片段。凋亡小体很快被邻近的细胞所吞噬，司吞噬的细胞多是单核-巨噬细胞，但有时也包括正常的上皮细胞、内皮细胞，甚至肿瘤细胞。细胞凋亡的过程并不导致溶酶体破裂，没有细胞内容物的外泄，因此不引起炎症反应。

细胞凋亡的一个显著特点是细胞染色体DNA的降解，这是一个较普遍的现象。由于染色体DNA的有控裂解是由内源性内切核酸酶切割的，并且切割的DNA片段大小有规律，染色体DNA恰好是在核小体与核小体的连接部位被切断，所产生的不同长度的DNA片段为180~200bp的整倍数，这正好是缠绕组蛋白寡聚体的长度，这种降解表现在琼脂糖凝胶电泳中就呈现特异的梯状图谱，坏死则呈弥漫的连续图谱（图1）。

调控机制 细胞凋亡的过程大致可分启动阶段和执行阶段。

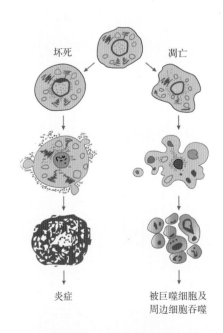

图1 细胞坏死以及细胞凋亡形态和结局的区别示意图

启动阶段是细胞在感受到相应的信号刺激后胞内一系列控制开关的开启或关闭，不同的外界因素启动凋亡的方式不同，所引起的信号转导也不相同。比较清楚的主要有死亡受体途径（外源性途径）和线粒体途径（内源性途径）以及备受关注的内质网应激。三条信号通路汇集于下游的效应半胱氨酸天冬氨酸蛋白酶(cysteinyl aspartate specific proteinase, caspase)。效应caspase在细胞凋亡的执行阶段能够直接引起重要蛋白质的降解和核酸酶的激活并最终导致细胞凋亡（图2）。

物中包括带有死亡结构域的Fas相关蛋白FADD。Fas又称CD95，是325个氨基酸组成的受体分子，Fas一旦和配体FasL结合，可通过Fas分子启动致死性信号转导，最终引起细胞一系列特征性变化，使细胞死亡。Fas作为一种普遍表达的受体分子，可出现于多种细胞表面。但FasL的表达却有其特点，通常只出现于活化的T细胞和自然杀伤细胞（natural killer cell，NK细胞）表面，因而已被活化的杀伤性免疫细胞，往往能够最有效地以凋亡途径置靶细胞于死地。Fas分子胞内段带有特殊的死亡结

与无活性的半胱氨酸天冬氨酸蛋白酶8(caspase8)酶原发生同嗜性交联，聚合多个caspase8的分子，caspase8分子由单链酶原转成有活性的双链蛋白，进而引起随后的级联反应，即caspases，后者作为酶原而被激活，引起下面的级联反应。细胞发生凋亡。肿瘤坏死因子(tumor necrosis factor, TNF)诱导的凋亡途径与此类似。

线粒体途径 线粒体是细胞生命活动控制中心，它不仅是细胞呼吸链和氧化磷酸化的中心，而且是细胞凋亡调控中心。细胞色素C从线粒体释放是细胞凋亡的关键步骤。释放到细胞质的细胞色素C在ATP存在的条件下能与凋亡相关因子1(Apaf-1)结合，使其形成多聚体，并促使caspase9与其结合形成凋亡复合体，caspase9被激活，被激活的caspase9能激活其他的caspase如caspase3等，从而诱导细胞凋亡。此外，线粒体还释放凋亡诱导因子等凋亡刺激因子，参与激活caspase。多数凋亡刺激因子通过线粒体激活细胞凋亡途经。死亡受体介导的凋亡途经也有细胞色素C从线粒体的释放。如对Fas应答的细胞中，一类细胞(type1)中含有足够的caspase8可被死亡受体活化，从而导致细胞凋亡，在这类细胞中高表达Bcl-2并不能抑制Fas诱导的细胞凋亡。在另一类细胞(type2)如肝细胞中，Fas受体介导的caspase-8活化不能达到很高的水平，因此这类细胞中的凋亡信号需要借助线粒体凋亡途径来放大，而且Bid——一种仅含有BH3结构域的Bcl-2家族蛋白，是将凋亡信号从caspase-8向线粒体传递的信使。

内质网应激 内质网(endoplasmic reticulum, ER)作为细胞内蛋白质合成、折叠加工的场所，对于

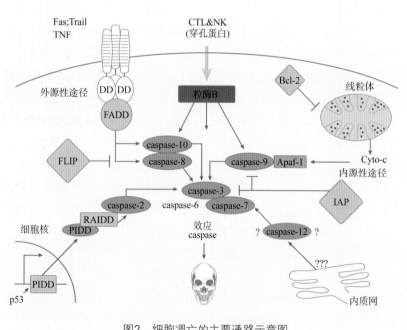

图2 细胞凋亡的主要通路示意图

死亡受体途径 各种外界因素是细胞凋亡的启动剂，它们可以通过不同的信号传递系统传递凋亡信号，引起细胞凋亡，如Fas-FasL。Fas是一种跨膜蛋白，属于肿瘤坏死因子受体超家族成员，它与FasL结合可以启动凋亡信号的转导引起细胞凋亡。它的活化包括一系列步骤：首先配体诱导受体三聚体化，然后在细胞膜上形成凋亡诱导复合物，这个复合

构域(DD)。三聚化的Fas和FasL结合后，三个Fas分子的死亡结构域相聚成簇，吸引了胞质中另一种带有相同死亡结构域的蛋白FADD。FADD是死亡信号转录中的一个连接蛋白，它由两部分组成：C端（DD结构域）和N端(DED)。DD结构域负责和Fas分子胞内段上的DD结构域结合，该蛋白再以DED连接另一个带有DED的后续成分，由此引起N段DED随即

细胞的存活及其正常功能的维持具有重要的作用。许多因素包括ATP、Ca^{2+}浓度及二硫键形成所需的氧化环境对于内质网内正常的蛋白质折叠都是必需的，这些因素的改变影响内质网内正常的蛋白质折叠加工，从而导致大量非折叠或错误折叠的蛋白累积在内质网腔中，被称为内质网应激，如低氧、低血糖、氧化损伤、高脂饮食、病毒感染等都可不同程度地诱发内质网应激。相应地，内质网应激也与许多疾病密切相关，包括神经退行性疾病、卒中、糖尿病、肿瘤等。

为了应对内质网应激所产生的不良影响，细胞会引发一系列信号转导反应，包括PERK、ATF-6以及IRE-l等，通过减少新生蛋白质合成，增强蛋白质折叠能力，促进非正确折叠蛋白质的降解称为非折叠蛋白反应(UPR)，然而，在较为严重的内质网应激情况下，如果UPR所激活的促细胞存活的反应不足以有效地减少内质网腔中非正确折叠蛋白的持续累积，那么细胞将开启凋亡程序。UPR可能通过下列途径诱导凋亡：CCAAT/增强子结合蛋白同源蛋白/GADD153基因的激活转录；C-Jun氨基酸末端激酶的激活通路；ER特有的caspase12的激活。

凋亡的执行　caspase在凋亡过程起着必不可少的作用，细胞凋亡的过程实际上是caspase不可逆有限水解底物的级联放大反应过程。凋亡启动阶段，caspase-8，caspase-10和caspase-9通过衔接与被募集到特定的起始活化复合体，形成同源二聚体构象改变，导致同源分子之间的酶切而自身活化，即开启细胞内的死亡程序，通过异源活化方式水解下游caspase，包括caspase3，caspase6和caspase7，将

死亡信号向下传递，同时将凋亡信号放大。

也有一些凋亡不依赖于caspase，而是通过凋亡诱导因子和EndoG等分子发挥效应。它们与经典凋亡在形态学上比较相似，但最大的区别在于，凋亡样程序性死亡的细胞核内的染色质凝集程度不高，在电镜下成不均匀的絮状结构，而不是染色质块。另外，DNA电泳时，凋亡样程序性死亡的细胞不出现梯带，DNA片段较大，约为50kb。

生物学功能　凋亡是研究最深入、功能最明确的一种程序性细胞死亡，在生理及病理生理学上有着极其重要的意义。

免疫系统发育及免疫应答　胸腺细胞经过一系列的阳性细胞选择和阴性细胞选择过程，形成$CD4^+$T细胞亚型及$CD8^+$T细胞亚型；同时，对识别自身抗原的T细胞克隆进行选择性消除，其细胞克隆死亡的机制主要是通过程序性细胞死亡。因此，形成了有免疫活性的淋巴细胞，又产生了对自身抗原的免疫耐受。正常的T细胞受到入侵的抗原刺激后，被激活并诱导出一系列的免疫应答反应。活化后的T细胞如果有生长因子存在，即发生增生反应，如果没有或只有较少的生长因子存在，则发生凋亡，防止这种免疫应答无限制地发展下去和过高的免疫应答。免疫活性细胞特别是淋巴因子激活的杀伤细胞，是过继性免疫治疗的一种重要形式。在抗肿瘤、抗病毒及免疫调节中有重要作用。这些免疫活性细胞在攻击肿瘤细胞、病毒感染的细胞时，可诱导靶细胞发生凋亡。

HIV病毒感染造成$CD4^+$T细胞减少　人类免疫缺陷病毒(human immunodeficiency virus, HIV)感染

所致获得性免疫缺陷综合征（艾滋病，acquired immune deficiency syndrome, AIDS），其主要发病机制是HIV感染后特异性地破坏$CD4^+$T细胞，通过细胞凋亡机制造成。$CD4^+$T细胞及与其相关的免疫功能缺陷，易导致机会性感染及肿瘤。这不仅阐明了AIDS时$CD4^+$T细胞减少的主要原因，为AIDS的治疗指明了重要的探索方向。

肿瘤的发生　肿瘤细胞中有一系列的原癌基因被激活以及抑癌基因的失活。这些基因及其表达产物也往往是细胞凋亡的重要调节因子。例如，Bcl-2家族的抗凋亡亚家族成员的激活，或促凋亡亚家族成员Bax及Bid等低表达，即阻断了肿瘤细胞的凋亡过程，使肿瘤细胞数目增加。因此，通过细胞凋亡角度和机制设计对肿瘤的治疗方法就是重建肿瘤细胞的凋亡信号传导系统，即抑制肿瘤细胞的生存基因的表达，激活死亡基因的表达。

神经系统退行性病变　已知阿尔茨海默病是神经细胞凋亡的加速而产生的。是一种不可逆的退行性神经疾病，淀粉样前体蛋白、早老蛋白-1(PS1)或早老蛋白-2(PS2)的突变导致家族性阿尔茨海默病。PS参与了神经细胞凋亡的调控，PS1、PS2的过表达能增强细胞对凋亡信号的敏感性。Bcl-2基因家族两个成员Bcl-XL和Bcl-2也参与对细胞凋亡的调节。

缺血性心脏病　细胞凋亡也是缺血性心脏病的主要病因，而Bcl-XL可以抑制心肌细胞的凋亡。因此，科学家拟利用纳米微粒作为载体，将抗凋亡基因Bcl-XL导入患者体内，以期为心肌细胞凋亡相关性疾病的基因治疗提供新的治疗方法。应用该研究策略已经在大鼠动物模型中获得较

好结果。

（陈国强 王立顺）

zìshì

自噬 autophagy

细胞通过溶酶体降解细胞自身的长寿蛋白、衰老细胞器与部分细胞质。是细胞在饥饿状态下把营养物质从生命活动中相对次要的过程向关键进程重新分布的主要机制。

1966年迪夫(De Duve C)和瓦提欧(Wattiaux R)在发现溶酶体的同时发现了细胞的自噬现象，1977年莫提摩(Mortimore GE)和施沃雷尔(Schworer CM)发现肝细胞处于饥饿状态时，自噬对其维持自身的稳态发挥着至关重要的作用。

形态学特征 自噬细胞形态学上最主要的特征是细胞内出现大量泡状结构，即双层膜自吞噬泡，吞噬泡内为胞质及细胞器。不同类型的细胞自噬，共性是通过溶酶体降解细胞内成分。最为人熟知的机制是首先在被降解的区域形成膜结构，把待降解的成分包裹起来，形成囊泡，并与溶酶体融合，进而被降解。自噬可以简单地分为四个环节，泡核化、泡延长、泡融合即自噬体形成、泡内容物降解及再利用。具体地说，在自噬发生初始阶段，细胞内需要被降解的物质周围形成双层膜样结构并将被降解物包裹，然后该膜样结构不断延伸并互相融合形成自噬体，最后自噬体外膜与溶酶体膜互相融合形成自噬溶酶体，并通过溶酶体酶降解由自噬体内膜与内容物组成的自噬小体，产生的小分子物质如氨基酸和ATP等被释放至细胞质内重新合成维持细胞生存所需的大分子物质，以利于细胞在不利环境下的生存。轻度的自噬是细胞保护机制，但是重度自噬可以诱发细胞程序性死亡，称为自噬性细胞死亡。

类型 自噬的类型包括以下8点：①过氧化物酶体吞噬。选择性吞噬过氧化物酶体，分为过氧化物酶体大吞噬和过氧化物酶体小吞噬。②线粒体自噬。选择性吞噬线粒体，分为线粒体大自噬和线粒体小自噬。③异源性自噬。选择性吞噬和降解细胞内细菌和病毒等外源性物质。④集合物自噬。选择性降解蛋白质集合物。⑤内质网自噬。选择性吞噬和降解内质网。⑥内含体自噬。选择性吞噬和降解内含体。⑦高尔基体自噬。选择性吞噬和降解高尔基体。⑧巨自噬。募集细胞器及长寿蛋白到双层膜结构的囊泡，在细胞内形成自噬体或自噬小泡。自噬体来自于小的膜结构自噬体前体的延长。自噬体的形成由LC Ⅲ介导，小自噬则是溶酶体通过内陷、前突和（或）分割溶酶体界膜直接吞噬胞质成分。

分子伴侣介导的自噬(chaperone-mediated autophagy, CMA)仅见于拥有共同序列的肽段，可以被包含HSP-70伴侣及共伴侣复合体识别。这种CMA底物伴侣复合体转移到溶酶体，被CMA的受体，溶酶体蛋白LAMP-2A识别，蛋白展开并借助HSP-70进入溶酶体膜。CMA与巨自噬和小自噬在如下两点不同：CMA底物在溶酶体膜的转运是一对一的，巨自噬和小自噬则是批量的；CMA具有高度选择性，仅针对特定的蛋白质。

调控机制 调控自噬的细胞转导信号有很多，其中比较清楚的是PI3K和mTOR。PI3K对早期吞噬泡的形成至关重要，mTOR则对吞噬泡的形成及成熟起抑制作用。另外，已知有十数种自噬相关基因(autophagy-related gene, ATG)分子参与吞噬泡的形成。当细胞处于氨基酸饥饿、营养缺乏或生长因子去除时，细胞的mTOR就会受到抑制，从而发生自噬。自噬是细胞在处于恶劣环境时的一种生存机制，但持续的自噬会导致程序性细胞死亡。

随着对自噬研究的不断深入，发现自噬过程的有序发生依赖于ATG的程序化表达。应用基因突变等研究手段，已发现酵母细胞中自噬相关基因30余种，这些基因分别参与自噬过程的不同阶段，随后在人类中也发现了部分相应的同源物。与此同时，阐明了检测细胞自噬活性的标志性分子。在自噬发生过程中，微管结合蛋白轻链3(LC3)蛋白，即酵母ATG8的人类同源物，存在翻译后修饰，即由未修饰形式的LC3-Ⅰ（细胞质内呈弥漫分布）转变为其羧基末端结合磷脂酰乙醇胺形式的LC3-Ⅱ（细胞质内呈点状分布），经PE修饰后的LC3-Ⅱ蛋白可以特异地定位于自噬体的内膜和外膜表面，因此，LC3-Ⅱ蛋白量的多少和LC3蛋白的定位分布变化在一定程度上可以反映自噬体形成的多少。另外，由于修饰化的LC3-Ⅱ蛋白疏水性的增加，所以通过SDS凝胶电泳可以区分LC3蛋白的两种形式，LC3-Ⅰ(18kD)和电泳运动速度稍增加的LC3-Ⅱ(16kD)。当然，最直观可靠的检测自噬活性的方法是应用透射电子显微镜直接观察自噬发生过程中，细胞内双层或单层膜的自噬体或自噬溶酶体的形成。此外，其他参与自噬发生过程的重要基因有beclin1、vps34、atg7和atg5等。

功能 自噬在细胞生长、发育和稳态中发挥重要作用，自噬降解损伤的细胞器、细胞膜和蛋白质，自噬的丧失是细胞损伤和老化的主要原因之一，自噬能阻止肿瘤和神经退行性病变等疾病。营养饥饿时，自噬的增加导致非关键成分的降解和营养物质额外释放，确保关键生命活动的继续。自噬在破坏细胞内的某些细菌中发挥作用。细胞内的病原体如结核分枝杆菌持续驻留细胞内并阻断细胞清除机制。促进感染细胞的自噬可以克服这种阻断机制，清除病原菌。除了单纯的降解病原菌，在类浆细胞树突状细胞等细胞中，自噬在通过模式识别检测病毒感染中发挥作用。疱疹性口腔炎时，病毒即被自噬体从胞质中识别转运到内质网，被模式识别成员toll样受体识别单链RNA，激活toll样受体，触发细胞内信号链，产生干扰素等细胞因子。

（陈国强 王立顺）

fùdiāowáng

副凋亡 para-apoptosis 非凋亡形式的程序性细胞死亡。

1995年，阿舍(Asher E)等提出了"副凋亡"的概念。2000年斯佩兰迪奥(Sperandio S)等在研究293T细胞系超表达胰岛素样生长因子Ⅰ受体时发现一种与经典凋亡不同的死亡表型，并定义为副凋亡。副凋亡的形态学特征是细胞质空泡化、线粒体和内质网肿胀，但没有核固缩现象。与坏死不同的是，副凋亡并不出现细胞膜的破坏。副凋亡英文单词由para-和apoptosis组成，para-的意思是"紧邻的、相关的"，这说明副凋亡是不同于凋亡的一种新的程序性细胞死亡方式。

形态学特点 与凋亡相比，副凋亡形式的程序性细胞死亡有着截然不同的形态学特点。细胞发生副凋亡时，体积变大，电子显微镜下可见细胞内出现大量由线粒体和内质网肿胀形成的胞质空泡。发生自噬性程序性细胞死亡的细胞在电镜下观察也可看到大量的胞质空泡，但这种空泡来源于溶酶体，与副凋亡中的空泡来源不同。

调控机制 在生化机制方面，副凋亡与凋亡发生的机制、调控及信号转导明显不同。副凋亡形式的程序性细胞死亡TUNEL(terminal deoxynucleotidyl transferase-mediated dUTP nick-end labeling)是阴性的，半胱氨酸天冬氨酶蛋白酶(caspase)抑制剂和Bcl-XL过表达不能阻断副凋亡形式的细胞死亡；这种程序性细胞死亡可被酶活性缺失的caspase9突变体所诱导，并且是apaf-1非依赖的。另有研究提示，丝裂原活化的蛋白激酶可介导副凋亡的发生；胰岛素样生长因子Ⅰ受体和TNF受体家族成员TAJ/TROY可诱发副凋亡的发生；AIP1/Alix是一种能和细胞中的钙结合死亡相关蛋白ALG-2相互作用的蛋白，它可抑制副凋亡的发生。上述研究均说明副凋亡是一种完全不同于凋亡的程序性细胞死亡方式。

副凋亡形式的程序性细胞死亡与凋亡相比也有许多共同特点。二者均可出现细胞膜表面磷脂酰丝氨酸的外翻和线粒体跨膜电位的下降；细胞发生副凋亡或凋亡，均可检测到细胞内程序性细胞死亡分子5(programmed cell death 5, PDCD5)表达量的显著增加，并且在副凋亡或凋亡诱导因素存在的情况下，PDCD5超表达可分别促进这两种方式程序性细胞死亡发生的程度。因此，PDCD5与副凋亡或凋亡的关系非常密切。

生物学功能 副凋亡在神经系统病理生理过程中发挥重要作用。神经肽P物质及其受体神经激肽Ⅰ受体可介导副凋亡，这种受体-配体相互作用广泛存在于中枢神经系统，在有关痛觉及抑郁的信号传导方面发挥重要作用。另外，抑制小脑颗粒神经元细胞表面钠泵造成细胞内酸中毒诱发的神经元细胞死亡的机制与副凋亡的发生机制十分相似。

在一项对骨髓纤维性硬化病的进展及预后和骨髓凋亡细胞比例之间相关性的统计学研究中，发现骨髓纤维性硬化病中的终末期巨核细胞-裸核巨核细胞缺乏作为凋亡典型特征的DNA片段化，更符合副凋亡的形态学特点。在对先天性血小板减少性紫癜患者骨髓巨核细胞形态学超微结构的研究中发现，3/4以上的骨髓巨核细胞呈现出副凋亡的典型形态学特点，将来源于先天性血小板减少性紫癜患者的血浆加入体外培养的巨核细胞，可诱导这些细胞出现副凋亡的形态学特点。这说明存在于先天性血小板减少性紫癜患者血浆中的某种成分可能参与了其巨核细胞副凋亡形式的程序性细胞死亡。巨核细胞特异性调控序列GATA-1缺失或突变导致血小板生成缺陷，骨髓纤维变性，从而引起血小板减少症。最近的一项研究指出，GATA-1缺失或突变的巨核细胞被中性粒细胞所包裹，其形态学特点与死于副凋亡的细胞酷似。

副凋亡在肿瘤的发生、发展过程中可起促进作用。硫氧环蛋白或过氧化氢酶超表达的肿瘤细胞发生高频率的非凋亡、非坏死形式的细胞死亡，即副凋亡，这种对氧化应激压力的高抵抗性大大促进了肿瘤的生长。

（陈国强 王立顺）

zhàngwáng

胀亡 oncosis 具有明显肿胀特点的细胞死亡。1995年，马伊诺(Majno G)和约里斯(Joris L)为与凋亡相区

别，把具有明显肿胀特点的细胞死亡命名为胀亡。胀亡的形态学特征是细胞肿胀，体积增大，胞质空泡化，肿胀波及细胞核、内质网、线粒体等胞内结构，胞膜起泡，细胞膜完整性破坏。由于胞内容物外溢，胀亡细胞周围有明显炎症反应。与凋亡通常出现核碎裂不同，胀亡细胞后期往往出现核溶解。

有研究者认为胀亡只是坏死前的一个被动性死亡阶段。但是最新的研究更倾向于胀亡是程序性的死亡方式。如在细胞中发现一种介导胀亡的膜特异性受体porimin，这种跨膜受体蛋白包括118个氨基酸，属于黏蛋白家族，在与抗porimin的单抗结合后，迅速导致胞膜出现致命性损伤，孔道形成，膜通透性增大，细胞胀亡。发现相对较高表达porimin mRNA的组织和细胞有人的气管、胚胎肾、子宫、胸腺、成人肝脏等。

对于胀亡发生的机制文献阐述较少，主要发现解耦联蛋白高表达的组织或细胞易发生胀亡，其原因是这些细胞缺乏ATP，故其膜上的离子泵功能丧失从而导致胀亡，而抑制解耦联蛋白可以抵抗胀亡却不能抵抗凋亡。另外，在抗Fas介导的凋亡中，用半胱氨酸天冬氨酸蛋白酶(caspase)广谱抑制剂Z-VAD.fmk预处理后，抗Fas诱导的凋亡被抑制，转向胀亡，而钙蛋白酶的抑制剂能够抑制胀亡的发生。Bcl-2家族在细胞凋亡中，作为线粒体途径的关键调控者，决定着细胞对凋亡刺激的敏感性。研究发现，Bax高表达、Bcl-XL低表达的细胞容易凋亡，Bcl-XL高表达、无caspase活性的细胞则出现胀亡。DNA损伤时细胞往往发生胀亡。PARP抑制剂则抑制胀亡，并活化caspase，促进

凋亡。提示胀亡可能有与凋亡不同的死亡机制。

（陈国强　王立顺）

yǒusīfēnliè zāinàn
有丝分裂灾难 mitotic catastrophe
有丝分裂早期染色体异常分裂或中晚期过渡时发生DNA损伤引起的特殊形式的细胞死亡。

1989年，丽莎·莫尔兹(Molz L)等发现在酵母的一种对热敏感的突变株中，细胞分裂时染色体分离发生异常，诱发细胞发生凋亡事件。一些学者便把这种在DNA发生损害时，细胞无法进行完全的分裂，从而导致四倍体或多倍体的现象，称其为细胞有丝分裂灾难。

形态特征　细胞出现G2/M期阻滞，中心体异常复制，出现多中心体，不能完成胞质分裂，形成多核细胞或核割裂现象，多核细胞具有静止衰老样的细胞表型，细胞体积增大、变平、衰老细胞特异的分子标志β-半乳糖苷酶被激活。

调控机制　有丝分裂灾难与细胞周期检查点异常、中心体或纺锤体结构异常以及DNA损伤存在密切的关系。DNA结构检查点对于DNA损伤药物诱导的有丝分裂灾难起着负调控作用。DNA结构检查点正常的细胞，一旦感受到受损伤的DNA就会阻断细胞周期的进程，启动修复机制，如果损伤过于严重则启动凋亡通路彻底清除受损细胞，受损细胞根本没有机会进入分裂期，避免有丝分裂灾难的发生。DNA结构检查点和有丝分裂灾难之间有密切的关系。药物作用或遗传因素造成G2/M期检查点基因表达的变化能促进DNA损伤诱导的有丝分裂灾难，这些基因包括ATM、ATR、Chk1、Chk2、Plk-1、Pin1

和Pin14-3-3等。另外，细胞发生有丝分裂灾难与p53关系密切，紫外线照射p53野生型小鼠胚胎成纤维细胞，可以引起G2期阻滞，cyclinB1表达有明显变化，很少发生有丝分裂灾难，而突变型p53中cyclinB1表达明显升高，大部分细胞发生有丝分裂灾难。纺锤体检查点是存在于动粒上的一个高度保守的有丝分裂监督系统，它确保了染色体的聚集、定位以及姐妹染色体分离过程的时空可调性，功能正常的纺锤体检查点能检测出一个未配对的染色体并组织细胞进行有丝分裂，纺锤体检查点未激活或功能异常将导致子代细胞的染色体数目不稳定，微管严重被破坏；纺锤体损伤将导致细胞快速发生有丝分裂灾难。

生物学功能　DNA发生损害时，如果细胞不能有效地阻断其细胞周期的进行，会导致染色体的异常分离，这些非正常分裂的细胞在下一轮有丝分裂中会继续导致细胞多倍体的形成从而成为癌变的基础。细胞有丝分裂灾难作为一种死亡机制可以使这种非正常分裂的细胞死亡。细胞有丝分裂灾难由多种分子调控，如CDK1、p53及存活蛋白等，其死亡信号传递有很大一部分与凋亡相重叠，可以避免产生染色体异常的细胞和肿瘤的发生。

（陈国强　王立顺）

tuōshuǐ
脱水 dehydration
体液量明显减少体液丢失量超过体重2%而出现功能、代谢紊乱的病理状态。正常成年男性体液总量约占体重的60%，由细胞膜将体液分隔成细胞内液（约占40%）和细胞外液（约占20%）。细胞外液又被毛细血管管壁分隔成组织间液（约占15%）和血浆（约占5%）。细

胞外液中有极少一部分分布在密闭的腔隙中，称透细胞液，因由上皮细胞分泌，又称分泌液或跨细胞液（约占2%），包括消化液、尿液、脑脊液、汗液、腹膜腔液、关节囊液等。体液丢失量超过体重的2%即是体液明显减少。

细胞外液　血浆与组织间液之间只隔一层毛细血管壁，除蛋白质含量不同外，电解质的性质和数量大致相同。正常人血浆或血清中的电解质阳阴离子总浓度280~310mmol/L。Na^+是血浆中主要的阳离子，血浆约含142mmol/L，占血浆中阳离子总数的90%以上，是保持细胞外液水分的主要因素。血浆中还含有K^+、Ca^{2+}、Mg^{2+}，其浓度虽小，但对维持神经肌肉的应激性有极其重要的作用。血浆中主要的阴离子是Cl^-和HCO_3^-，此外还有少量磷酸根、硫酸根和有机酸根等阴离子。由于细胞外液中的Cl^-和HCO_3^-多以NaCl和$NaHCO_3$的形式存在，NaCl是中性盐，而$NaHCO_3$的水溶液却是弱碱性，两者在血浆中的浓度比例，对保持血浆pH的稳定，维护机体酸碱平衡具有重大意义。

细胞内液　细胞内液的离子组成与细胞外液有很大差别。细胞内液的阳离子主要是K^+，约150mmol/L，占体内K^+总量的98%；其次是Mg^{2+}和少量Na^+。阴离子以磷酸根与蛋白质为主，其他阴离子(包括SO_4^{2-}、HCO_3^-、Cl^-等)含量都很少。细胞内液的电解质总量较细胞外液大，但是细胞内液中蛋白质阴离子和二价离子的含量较多，而这些离子所产生的渗透压较一价离子所产生的渗透压要小，因而在正常情况下，细胞内、外总的渗透压正好相等，且其阳离子所带的正电荷总数与阴离子所带负电荷的总数也一致，因而使体液呈电中性。

虽然各部位的体液量是相对恒定的，但各部位间的水和溶质却不断发生交换以维持各独特的组成。总体液量占体重的百分比随年龄和体脂量的不同而变化。脂肪是疏水性的，脂肪细胞几乎不含水，因此具有较多体脂的个体相对的体液量就少，从而不易耐受脱水。体液的量还与年龄有关，年龄愈小，体液占体重的百分比愈大；新生儿、婴幼儿、学龄儿童的体液分别占其体重的80%、70%和65%。到了老年，总体液量进一步减少，其部分原因是机体脂肪含量增加、肌肉含量减少以及对水钠的调节能力降低，因此当疾病发生时，这种体液量的正常降低也可能威胁到生命。

机体水的丢失主要是细胞外液的丢失，而钠离子是细胞外液中最主要的阳离子，因此脱水常伴有钠的丢失。水和钠的关系十分密切，临床上，水、钠代谢障碍往往同时存在，并且相互影响，故常将二者同时考虑。在分类时，一般是根据血钠的浓度及体液容量或者渗透压来分，根据血钠浓度变化，可分为低钠血症、高钠血症和正常血钠性水紊乱。根据水和钠的丢失比例及体液渗透压的改变，又可分为高渗性脱水（见低容量性高钠血症）、低渗性脱水（见低容量性低钠血症）和等渗性脱水三种类型。

（殷莲华）

gāonàxuèzhèng
高钠血症 hypernatremia
血清钠浓度高于150mmol/L伴或不伴细胞外液容量改变的水、钠代谢障碍的病理状态。此时血浆为高渗状态，但高钠血症患者体内Na^+总量可以减少、正常和增多。根据细胞外液量的变化可分为低容量性高钠血症、高容量性高钠血症和等容量性高钠血症。

（殷莲华）

dīróngliàngxìng gāonàxuèzhèng
低容量性高钠血症 hypovolemic hypernatremia
以水分丢失为主而钠丢失相对较少的水、钠代谢障碍的病理状态。又称高渗性脱水。患者血钠浓度>150mmol/L，血浆渗透压>310mmol/L。

病因和发病机制　主要是水摄入不足或丢失过多。

饮水不足　见于水源断绝、吞咽困难、丧失渴感、上消化道梗阻不能饮水者；婴儿、极度衰弱、昏迷或脑血管意外患者等不能自动饮水而又缺乏必要的护理时。此时，患者一方面摄水不足；另一方面通过皮肤、呼吸的不感性蒸发又不断丢失水分，使失水大于失钠，血浆渗透压升高。

水丢失过多　①经胃肠道丢失。严重呕吐、腹泻和消化道引流时虽丢失的是等渗液，如不给任何处理，加上不感性蒸发失水，会导致失水多于失钠。婴幼儿水样腹泻，粪便中钠浓度在60mmol/L以下，亦可导致失水大于失钠。②经皮肤、呼吸道失水过多。如发热或甲状腺功能亢进时，通过皮肤的不感性蒸发每日可失水数升，或高温作业，机体每小时出汗量可达1000ml以上（汗是低渗液）。此外，气管切开、过度通气也均可使水丢失过多。③经肾失水过多。如下丘脑垂体病变引起的中枢性尿崩症，由于抗利尿激素(antidiuretic hormone, ADH)合成、分泌不足，肾远曲小管和集合管对水的重吸收减少，肾脏排出大量低渗尿而造成失水过多。慢性肾炎、低钾性肾病等因肾小管上皮细胞受损，对ADH反应性降低或丧失可产生肾性尿崩症，或糖尿病患者因高血糖而产生渗透性利尿等也可丧失大量的水。

功能与代谢变化 有以下几方面。

口渴求饮 细胞外液渗透压升高可直接刺激饮水中枢，血容量减少通过肾素-血管紧张素系统产生的血管紧张素Ⅱ可刺激饮水中枢；脱水引起唾液腺分泌减少，口腔、咽喉部干燥等产生口渴。这是重要的保护机制，但在衰弱患者和老年人，口渴反应可不明显。

细胞内液变化 细胞内液渗透压低于细胞外液，细胞内水分向细胞外转移，使体液丢失以细胞内液更明显（图），可引起细胞脱水致使细胞皱缩。严重者由于脑细胞严重脱水导致脑体积缩小，颅骨与脑皮质之间的血管张力增大，可导致静脉破裂而出现局部脑出血和蛛网膜下隙出血，引起一系列中枢神经系统功能障碍，包括嗜睡、肌肉抽搐、昏迷，甚至死亡（图）。

图 高渗性脱水时体液分布变化示意图

细胞外液变化 早期或轻度脱水时，血容量变化不明显，醛固酮分泌可不增多。一般在液体丢失达体重4%时，即可引起醛固酮分泌增加，后者增强肾小管对Na^+的重吸收，它与ADH一起有助于维持细胞外液容量和循环血量，使其不致下降太多。ADH的分泌增多促使水重吸收增多，加上细胞内液向细胞外液转移，均使细胞外液得到水分的补充，既有助于渗透压回降，又有助于循环血量的恢复，故在低容量性高钠血症时细胞外液量及血容量的减少均没有低容量性低钠血症明显，因而，这类患者一般不出现外周循环衰竭。晚期或重度脱水时，细胞外液减少明显，导致血压下降，甚至发生休克。严重的病例，尤其是小儿，由于血容量降低使皮肤血管收缩，汗腺细胞脱水使汗腺分泌减少，从皮肤蒸发的水分减少，散热受到影响，从而导致体温升高，称之为脱水热。

尿的改变 ①尿量减少。细胞外液渗透压增高刺激下丘脑渗透压感受器，引起ADH分泌增多，使肾脏集合管和远曲小管上皮细胞对水的重吸收增加，从而引起尿量少和尿比重增高（尿崩症患者除外）。②尿钠变化。早期或轻症患者，由于血容量减少不明显，醛固酮分泌不增多，故尿中仍有钠排出。其浓度还可因水重吸收增多而增高；在晚期和重症病例，可因血容量减少，醛固酮分泌增多而致尿钠含量减少。

根据脱水程度可将高渗性脱水分为轻、中、重三度。①轻度。失水量相当于体重的2%~5%，患者口渴，尿少、汗少、黏膜干燥。②中度。失水量相当于体重的5%~10%，患者严重口渴、直立性低血压。③重度。失水量相当于体重的10%~15%，除以上症状外，还产生神经精神症状。

（殷莲华）

gāoróngliàngxìng gāonàxuèzhèng
高容量性高钠血症 hypervolemic hypernatremia 血容量和血钠均增高的水、钠代谢障碍的病理状态。主要原因是盐摄入过多或盐中毒。①医源性盐摄入过多。在治疗低渗性脱水或等渗性脱水患者时，给予了过多高渗盐溶液，如果始发原因是肾本身的疾病，患者将难以及时调控可能导致高容量性高钠血症。另外，在抢救心跳呼吸骤停的患者时，为了对抗乳酸中毒，常常给高浓度的碳酸氢钠，如果掌握不当，可造成高容量性高钠血症。②原发性钠潴留。在原发醛固酮增多症和库欣综合征的患者，由于醛固酮的持续超常分泌，远曲小管对钠、水的重吸收增加，常引起体钠总量和血钠含量的增加，并伴细胞外液量的扩张。高容量性高钠血症时细胞外液高渗，液体自细胞内向细胞外转移，导致细胞脱水，严重者引起中枢神经系统功能障碍。

（殷莲华）

děngróngliàngxìng gāonàxuèzhèng
等容量性高钠血症 isovolemic hypernatremia 血钠升高、血容量无明显改变的水、钠代谢障碍的病理状态。可以是先天性的，也可以是获得性的，但发病机制不十分清楚。病变部位可能在下丘脑，引起下丘脑的渗透压感受器阈值异常升高、渗透压调定点上移，饮水中枢和渗透压感受器对渗透压变化不敏感，只有当渗透压明显高于正常时，才能刺激抗利尿激素(antidiuretic hormone, ADH)的释放。然而，这类患者对口渴和ADH释放的容量调节是正常的，容量减少仍能照常引起口渴感和ADH的释放，产生抗利尿作用，以恢复血容量。因此，尽管有高钠血症存在，但血容量是正常的。等容量性高钠血症也可见于原发性高钠血症，临床表现为高钠血症、渴感减退或缺乏，患者通常都有中枢神经系统损伤的病史伴下丘脑的病变，推测其发病机制与下丘脑损伤有关。等容量性高钠血症体液容量无明显改变，因此循环障碍并不常见。但是，细胞外的高渗状态可引起脑细胞脱水皱缩，通过牵拉可导致静脉破裂而出现局部脑出血，以蛛网膜下隙出血最为常见。

（殷莲华）

低钠血症 hyponatremia 血清钠浓度低于130mmol/L伴或不伴细胞外液容量改变的水、钠代谢障碍的病理状态。是临床上十分常见的水、钠代谢紊乱。根据细胞外液量的变化可分为低容量性低钠血症、高容量性低钠血症和等容量性低钠血症。

（殷莲华）

低容量性低钠血症 hypovolemic hyponatremia 以失钠为主而水丢失相对较少的水、钠代谢障碍的病理状态。又称低渗性脱水。患者血钠浓度<130mmol/L，血浆渗透压<280mmol/L。

病因和发病机制 丧失大量消化液而只补充水分是最常见的原因。消化液一般为等渗液，严重呕吐、腹泻、肠瘘以及胃肠减压等可丢失大量消化液，如只补充水分（包括5%葡萄糖溶液），可导致细胞外液渗透压降低。经皮肤丢失体液后只补水，汗虽为低渗液，但大量出汗可伴有钠的丢失；大面积烧伤时，大量血浆自创面渗出，水、钠均丢失，如只补水分也可造成细胞外液低渗。肾性失钠见于：①长期使用排钠性利尿药。如呋塞米、依他尼酸（利尿酸）等，由于抑制了肾小管对氯化钠的重吸收，Na$^+$可随尿丢失。②肾上腺皮质功能不全（如艾迪生病）时，醛固酮分泌不足；或失盐性肾炎时肾小管上皮细胞发生病变，对醛固酮的反应性降低。③急性肾衰竭多尿期。肾小管功能尚未恢复，对水钠重吸收减少，可致水钠大量丢失。

在上述各种原因所导致大量丢失的体液中，钠浓度一般都不会明显高于血浆的钠浓度，即丢失的液体不是高渗的，因而不会直接引起低渗性脱水，只是在液体丢失后如果只注意补水分而忽视补充钠，才可能发生低渗性脱水。

功能与代谢变化 低渗性脱水时由于失钠大于失水，血清钠浓度降低，细胞外液渗透压降低，细胞内液渗透压相对较高，水由细胞外向细胞内转移（图），细胞

图 低渗性脱水时体液分布变化示意图

外液更少，细胞内液增多，有发生细胞水肿的倾向。低渗性脱水易出现周围循环障碍甚至休克。其机制为：①低渗性脱水在原发病因作用下，体液大量丢失。②细胞外液渗透压降低抑制抗利尿激素(antidiuretic hormone, ADH)的分泌，使肾脏远曲小管和集合管对水重吸收减少，早期尿量减少不明显，患者可排低比重尿。③体液向细胞内转移，使细胞外液进一步减少，容易发生低血容量性休克。外周循环衰竭症状出现较早，有直立性眩晕、血压下降、四肢厥冷、脉搏细速等症状。在三型脱水中，低渗性脱水最易引起休克。低渗性脱水早期因细胞外液低渗可无口渴，饮水减少，故机体虽缺水，但却不思饮，难以自觉从口服补充液体。晚期患者血容量显著降低时，ADH释放增多，肾小管对水的重吸收增加，可出现少尿。重症患者可由于血管紧张素Ⅱ水平增高引起饮水中枢兴奋产生口渴感觉。低渗性脱水时体液减少最明显的部位是细胞间液，因此患者较早出现皮肤弹性降低，眼窝下陷，皮肤黏膜干皱和婴幼儿囟门凹陷等脱水体征（脱水貌）。

经肾丢失钠的患者尿钠含量增多；肾外因素所致者，由于低血容量而导致肾素-血管紧张素-醛固酮系统激活，肾小管增加对钠的重吸收，可导致尿Na$^+$含量减少。重度低渗性脱水有神志淡漠、嗜睡、昏迷等中枢神经系统症状，这与脑细胞水肿引起的中枢功能障碍有关。

根据缺钠程度和临床表现，

低渗性脱水可分为三度：①轻度。相当于丢失0.5克/千克体重氯化钠，患者感乏力、头晕、直立时可发生晕厥。②中度。丢失0.5~0.78克/千克体重氯化钠，患者有食欲缺乏、恶心、呕吐等低盐综合征症状和血压降低、皮肤弹性减弱等表现。③重度。丢失0.75~1.25克/千克体重氯化钠，患者可有休克症状、少尿和木僵等表现。

（殷莲华）

gāoróngliàngxìng dīnàxuèzhèng
高容量性低钠血症 hypervolemic hyponatremia

水的摄入大于肾的排出，大量水分潴留体内致细胞内、外液容量扩大和渗透压降低的水、钠代谢障碍的病理状态。又称水中毒。血清Na$^+$浓度<130mmol/L，血浆渗透压<280mmol/L，但体内钠的总量可正常。由于大量水分潴留体内，导致体液量明显增多，可严重影响细胞的正常功能，并出现一系列以中枢神经系统功能障碍为主的症状和体征。水中毒临床较少见，但若不及时处理，常可发生严重后果甚至死亡。

病因和发病机制　关键是肾排水功能障碍，若摄水过多过快即可致大量水分潴留。

肾排水功能不足　正常情况下肾排泄水的能力很强，即使摄入大量的水，肾脏仍能将其排出以维持平衡，不会引起潴留，但在急、慢性肾功能不全的少尿期，因肾的排尿功能障碍而引起排尿显著减少，此时若给患者过多过快地静脉输液或大量饮水，肾又不能及时排出，可致水在体内潴留而引起水中毒。此外，心功能不全以及肝硬化腹腔积液合并肾血流量不足的患者，由于肾血流量减少，致肾排水功能不足。也

可见于疼痛、失血、外伤、休克、恐惧等各种原因引起的抗利尿激素(antidiuretic hormone, ADH)分泌增多使肾排水减少，如果同时入水又多，也可引起水中毒。所以，在实际工作中，必须提高对水中毒的认识，尤其尿少时补液要十分慎重，以防止水中毒发生。

水的摄入过多　在肾排水不足的情况下，如用无盐水灌肠、肠道吸收水分过多、精神性饮水过量和持续性大量饮水，静脉输入含盐少或不含盐的液体过多过快超过肾脏的排水能力等，均可发生水中毒。婴幼儿对水、电解质调节能力差，更易发生水中毒。

功能与代谢变化　根据水中毒发生的快慢，有急性和慢性水中毒的区分。通常在急、慢性肾衰竭患者，其肾小球滤过率显著减少致排水功能大大降低，这种患者水负荷稍有增加即可能发生严重的水中毒，称为急性水中毒。轻度或慢性水中毒患者症状多不明显，一般仅有软弱无力、恶心、呕吐、肌痛性痉挛及嗜睡等表现，体重常明显增加并可有唾液、泪液分泌过多等。急性水中毒则可致细胞外液量明显增加、血液稀释和细胞水肿，并引发中枢神经系统功能障碍。

细胞外液量增加，血液稀释　由于细胞内液容量两倍于细胞外液，水潴留时往往有2/3的水进入细胞内，因此轻度水中毒时细胞内、外液量增加可不明显，而且早期潴留在细胞间液中的水分尚不足以产生压凹性水肿，晚期或重度患者可出现凹陷症状。实验室检查可见血液稀释，血红蛋白浓度、血细胞比容降低，早期尿量增加（肾功能障碍者例外），尿比重下降。

细胞内水肿　细胞外液低渗

导致大量水自细胞外向细胞内转移，造成细胞内水肿。细胞内液容量增大或细胞水肿是水中毒的突出表现。

中枢神经系统症状　急性重度水中毒（血钠<120mmol/L，血浆渗透压<250mmol/L）主要引起脑细胞水肿和颅压增高，对中枢神经系统产生严重后果。此时可引起各种中枢神经系统受压的症状，如头痛、恶心、呕吐、记忆力减退、淡漠、神志混乱、失语、嗜睡、视盘水肿等，严重病例可发生枕骨大孔疝或小脑幕裂孔疝而导致呼吸心搏骤停，危及生命。水中毒尚能因循环血量增加使心血管系统负荷增大而引起肺水肿或心力衰竭。

（殷莲华）

děngróngliàngxìng dīnàxuèzhèng
等容量性低钠血症 isovolemic hyponatremia

血钠浓度下降、细胞外液容量可不改变或仅有轻度升高的水、钠代谢障碍的病理状态。血清Na$^+$浓度<130mmol/L，血浆渗透压<280mmol/L。此型尽管存在低钠血症，但患者体钠总量接近于正常。

等容量性低钠血症主要见于抗利尿激素分泌异常综合征。各种原因引起的抗利尿激素(antidiuretic hormone, ADH)分泌失调增多均可使肾远曲小管和集合管重吸收水增强。ADH分泌异常增多可见于：①恶性肿瘤。没有因体液渗透压增高或血容量减少的刺激，而ADH持续异常分泌的情况，可见于某些恶性肿瘤（如肺小细胞癌、胰腺癌、霍奇金病及非霍奇金淋巴瘤等）。②中枢神经系统疾病、外伤、感染和卟啉症等。③肺部疾病。肺结核、肺炎、真菌感染、肺脓肿等。④各种应激状态。大手术、创伤及强烈的精神刺激

等。⑤某些药物的作用。如异丙肾上腺素、吗啡和对乙酰氨基酚等有促进ADH释放或增强ADH的作用，氯磺丙脲既能刺激ADH的分泌，又能增强肾脏对ADH的敏感性。

轻度等容量性低钠血症对机体无明显影响。若机体出现明显的低钠血症，由于水从细胞外液向细胞内转移引起的脑细胞水肿可以导致的一系列中枢神经系统症状，如恶心、呕吐、甚至抽搐、昏迷等（见高容量性低钠血症）。

（殷莲华）

děngshènxìng tuōshuǐ
等渗性脱水　isotonic dehydration　细胞外液水和钠呈等比例丢失，血浆渗透压保持正常的水、钠代谢障碍的病理状态。部分患者即使开始时不按比例丢失，但经机体调节性代偿活动，血钠仍维持在130~150mmol/L，血浆渗透压仍保持在280~310mmol/L者，也属等渗性脱水。

任何原因所致的钠和水按比例丢失，亦即等渗液体丢失，在短期内均属等渗性脱水。常见于：①胃肠道丧失大量消化液。如严重呕吐、腹泻、小肠瘘、胃肠吸引未予补充者，因为消化液的钠浓度接近正常。②大量血浆丢失。大面积烧伤时创面大量渗出液。③大量抽放胸腔积液、腹腔积液。④低渗性脱水处理不及时，由于不感性汗蒸发水分，患者的细胞外液渗透压可回升至接近于等渗。

等渗性脱水主要丢失细胞外液，血浆容量和组织间液量均减少，细胞内液量则变化不大。临床上患者有明显的脱水体征、血压下降和外周循环衰竭及血液浓缩等类似低渗性脱水的特征。此时机体可通过抗利尿激素和醛固酮分泌增多，肾脏对水钠重吸收

加强，若患者发生等渗液丢失后未经及时处理，由于水分经皮肤和呼吸道不断蒸发，存在向高渗性脱水转变的倾向，引起细胞内水分向细胞外转移而致细胞内液减少，故等渗性脱水患者可有口渴、尿少等类似高渗性脱水的临床表现。

（殷莲华）

shuǐzhǒng
水肿　edema　过多液体在组织间隙或体腔中积聚的病理状态。这种积聚的液体是等渗液，一般不伴有细胞水肿。水肿不是独立的疾病，而是多种疾病的一种重要的病理状态。水肿可根据其分布的范围进行分类：发生在局部称局部水肿，如肺水肿、脑水肿、炎性水肿、淋巴水肿等。局部水肿常见于器官组织的局部炎症，静脉阻塞及淋巴管阻塞等情况。比较少见的血管神经性水肿也属局部水肿；水肿若遍及全身则称全身水肿，如心源性水肿、肾源性水肿、肝源性水肿、营养不良性水肿，多见于充血性心力衰竭、肾病综合征和肾炎以及肝脏疾病，也见于营养不良和某些内

分泌疾病。有的全身水肿至今原因不明，称特发性水肿。如水肿发生于体腔内，则称为积液或积水，如心包积液、胸腔积液、腹腔积液、脑积水等。

正常成人组织间液占体重的15%，这个量是相对恒定的，这种恒定依赖于机体对体内外液体交换平衡和血管内外液体交换平衡的完善调节。如果这种动态平衡遭到破坏而出现组织间液的生成大于回流和（或）钠、水潴留，即可引起水肿。

病因和发病机制　有以下几方面。

血管内外液体交换失衡导致组织间液增多　组织液是血浆经毛细血管滤过生成的，同时它又通过重吸收回到毛细血管。影响血管内外液体交换平衡的主要因素为：毛细血管血压、组织液静水压、血浆胶体渗透压和组织间液的胶体渗透压。组织间液量的多少，取决于有效滤过压的高低。

有效滤过压=（毛细血管血压+组织间液胶体渗透压）-（血浆胶体渗透压+组织间液静水压）（图）

正常人毛细血管动脉端的血压

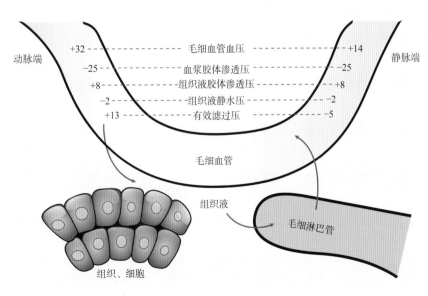

图　组织液生成与回流示意图

为32mmHg（不同组织中的毛细血管压是有差异的），到达静脉端为14mmHg。组织液静水压为−2mmHg（不同组织中也有不同的），血浆胶体渗透压为25mmHg，组织间液的胶体渗透压为8mmHg。在毛细血管动脉端的有效滤过压为13mmHg，液体从毛细血管进入组织间隙（组织液的生成）；而在毛细血管静脉端有效滤过压为−5mmHg，液体从组织间隙进入毛细血管（组织液的回流）。正常情况下，组织液的生成略大于回流，生成的组织液90%经重吸收回到血液，其余10%进入毛细淋巴管，形成淋巴液，最终经淋巴管汇入大静脉。在病理情况下，上述一或两个以上因素同时或相继失调，都可能成为水肿发生的重要原因。①毛细血管流体静压增高。毛细血管流体静压增高可导致有效流体静压增高，液体从毛细血管向外滤出增多，若组织间液的增多超过了淋巴回流的代偿限度，就会发生水肿。这种情况常见于静脉压升高。例如，静脉内血栓形成或静脉受压迫（妊娠时的子宫、肿瘤）可直接引起局部毛细血管静脉端压力增高；心力衰竭和肝硬化时则由于血液回流受阻，通过全身静脉压和肝门静脉压升高而造成心源性水肿和肝源性水肿。②血浆胶体渗透压降低。血浆胶体渗透压的高低主要取决于血浆蛋白含量，尤其是清蛋白的含量。一般认为血浆蛋白总量低于50g/L（正常为60~80g/L），清蛋白低于25g/L（正常为40~50g/L）就可发生水肿。血浆蛋白浓度降低的主要原因可以是蛋白质丢失过多，最常见于肾病综合征，大量蛋白质由尿中排出，数量可达10~20g/d；也可能是蛋白质合成减少，如严重的营养不良及胃肠吸收功能障碍、合

成蛋白质的原料不足或严重的肝细胞受损（如病毒性肝炎）时，肝细胞合成蛋白质的功能降低或丧失。此外，蛋白质分解代谢增强也可使血浆蛋白浓度降低，见于慢性消耗性疾病，如慢性感染、恶性肿瘤等；或血液稀释，血浆中非蛋白性液体成分明显增多，血浆蛋白因稀释而降低，如钠、水潴留或大量输入生理盐水等。③毛细血管通透性增高。正常时，只有微量蛋白质从毛细血管壁滤出，因而，在毛细血管内外形成了很大的胶体渗透压差。某些疾病可引起微血管壁通透性增高，血浆蛋白从毛细血管和微静脉壁滤出。于是，毛细血管静脉端和微静脉内的胶体渗透压下降，组织间液胶体渗透压上升，有利于液体的滤出，不利于液体回流。见于各种炎症，包括感染、烧伤、冻伤、化学伤，以及昆虫咬伤等。这些因素可直接损伤微血管壁或通过组胺、激肽等炎性介质的作用而使毛细血管通透性增高。这种水肿液的特点是蛋白含量较高，达30~60g/L，临床上可作为炎性水肿和非炎性水肿的鉴别指标。④淋巴回流受阻。淋巴回流是静脉回流的一个重要辅助部分，能把多余的组织液及其所含的蛋白质运回血液循环，具有重要的抗水肿作用。淋巴回流受阻，一方面使组织间液回流减少；另一方面，含有蛋白的淋巴液积聚在组织间隙也使组织间液胶体渗透压过高，促使水肿的形成。常见的原因有淋巴管炎症、恶性肿瘤压迫或阻塞淋巴管、乳腺癌根治术等摘除主要的淋巴管，可致相应部位水肿。丝虫病时，主要的淋巴管道被成虫堵塞，可引起下肢和阴囊的慢性水肿，水肿持续较久，还可因血浆蛋白的刺激作用

而引起结缔组织增生，称为象皮肿，该水肿液的特点是蛋白含量高，可达40~50g/L，原因是水和晶体物质回吸收到血管内，蛋白浓缩。

机体内外液体交换失衡导致钠、水潴留 正常情况下，水盐的摄入量和排出量处于动态平衡，这有赖于肾脏的调节作用以及体内的容量及渗透压调节。肾小管的重吸收率与肾小球的滤过率（glomerular filtration rate, GFR）之间关系密切。GFR增加，近端小管的重吸收率也随之增加；反之，GFR减少，近端小管的重吸收率也随之减少，此现象称为球-管平衡。钠、水潴留的基本机制就是球-管平衡失调，球-管平衡失调的情况见于以下几种。①肾小球滤过率下降。肾小球滤过钠、水减少，但在不伴肾小管重吸收相应减少可导致钠、水潴留。肾小球滤过率下降有原发和继发两类。广泛的肾小球病变，如急性肾小球肾炎，肾小球因内皮细胞肿胀和炎性渗出物积聚阻碍滤过。此外，充血性心力衰竭、肾病综合征和肝硬化伴腹腔积液等使有效循环血量明显减少、反射性地引起交感-肾上腺髓质系统兴奋，使入球小动脉收缩，肾血流量进一步减少，肾小球滤过率下降，而肾小管重吸收没有相应减少，也可引起肾排钠、水量减少。②肾血流重分布。正常时约90%的肾血流分布在靠近肾表面外2/3的皮质肾单位，其余不足10%的血流分布在髓质。皮质肾单位约占肾单位的85%，但其髓祥短，不能进入髓质高渗区，对钠、水重吸收功能较弱。近髓肾单位占15%，其肾小管深入髓质高渗区，对钠、水重吸收功能强。在某些病理情况下，如有效循环血量下降时通过皮质肾单位的血流明显减少，

而较大量的血流转入近髓肾单位，使钠、水重吸收增加。这种现象称为肾血流重分布。其机制可能是肾皮质交感神经丰富且肾素含量较高、形成的血管紧张素Ⅱ较多易引起小血管的收缩。③近曲小管重吸收钠、水增多。循环血量减少，可引起近曲小管重吸收钠、水增多。其机制与肾小球滤过分数（filtration fraction, FF）的增加有关。FF=肾小球滤过率/肾血浆流量。正常时约有20%的肾血浆流量经肾小球滤过。当充血性心力衰竭或肾病综合征时，有效循环血量减少，肾血流量减少，肾小球出球小动脉的收缩比入球小动脉收缩更明显，因而肾小球滤过率的下降不如肾血流下降明显，FF增加，使血浆中非胶体成分滤过量相对增多，流入肾小管周围毛细血管中的血浆蛋白浓度增高，流体静压则下降，促进近曲小管对钠、水的重吸收，导致钠、水潴留。另外，有效循环血量明显减少时，心房的牵张感受器兴奋性降低，心房钠尿肽分泌减少，对近曲小管的抑制作用减弱，从而导致钠、水潴留。心力衰竭、肾病综合征等患者出现的钠、水潴留与此有关。④远曲小管和集合管重吸收钠、水增加。肾小管这两段的重吸收钠、水的功能主要受肾外激素醛固酮和抗利尿激素的调控。醛固酮的作用是促进远曲小管对钠的重吸收增多，引起钠潴留。醛固酮分泌增多的常见原因有分泌增加和灭活减少。有效循环血量减少或肾脏病变引起肾血流量减少，肾灌注压下降，可刺激入球小动脉的牵张感受器，使近球细胞的肾素分泌增多。肾素将血浆中血管紧张素原转变为血管紧张素Ⅰ，后者在转化酶的作用下又转化为血管紧张素Ⅱ，

能刺激肾上腺皮质球状带分泌醛固酮，使肾小管对钠的重吸收增多，引起钠潴留。肝硬化患者肝细胞灭活醛固酮的功能减退，也是血中醛固酮含量增高的原因。抗利尿激素（antidiuretic hormone, ADH）的作用是促进远曲肾小管和集合管对钠、水的重吸收，是引起钠、水潴留的重要原因之一。当醛固酮分泌增多时，引起钠潴留，使血浆晶体渗透压升高，刺激下丘脑渗透压感受器，使神经垂体释放ADH，从而使肾小管加强对水的重吸收，由此引起水潴留。充血性心力衰竭时，有效循环血量减少使左心房壁和胸腔大血管的容量感受器所受的刺激减弱，也可反射性地引起ADH分泌增加。

水肿通常是几种因素同时或相继作用的结果。不同类型的水肿的发病机制并不完全相同；在同一类型的水肿的发生发展过程中，各种因素所起的作用亦不尽相同。因此，在治疗实践中，必须具体分析，选择最适方案。

功能与代谢变化 主要是过多液体在组织间隙或体腔中积聚形成局部或全身水肿，并产生一定影响。

水肿液的性状 根据水肿液蛋白含量的不同分为漏出液和渗出液。①漏出液一般为非炎性水肿，特点是水肿液的比重低于1.015；蛋白质的含量低于25g/L；细胞数少于$500×10^6$/L。②渗出液的特点是水肿液的比重高于1.018；蛋白质含量可达30~50g/L；可见多数的白细胞。后者由于毛细血管通透性增高所致，见于炎性水肿。

水肿的皮肤特点 皮下水肿是全身或局部水肿的重要体征。当皮下组织有过多的液体积聚时，皮肤肿胀、弹性差、皱纹变浅，

用手指按压时可能有凹陷（指压法阳性），称为压凹性水肿，又称为显性水肿。实际上，全身性水肿患者在出现凹陷之前已有组织液的增多，可达原体重的10%，但不足以达到指压阳性，称为隐性水肿。

水肿对机体的影响 水肿对机体有利的一面表现为：①水肿是循环系统的重要"安全阀"，在血容量明显增加时，大量液体及时转移到组织间隙中，可防止循环系统压力急剧上升，从而免除血管破裂和急性心力衰竭的危险。②炎性水肿具有一定的抗损伤作用，表现为稀释毒素、运送抗体、吸附有害物质、阻碍细菌扩散等。但是，水肿是一种病理过程，各型水肿对机体均有一定的危害。过量的液体积聚使组织间隙扩大，引起细胞与毛细血管之间距离加大，致使细胞的物质交换发生障碍。组织间液压力增高，还可使局部微血管受压而引起局部微循环障碍。因此重度和长期持续的水肿可引起局部组织、细胞的营养障碍。重要部位的水肿可以很快引起极为严重的后果，其影响的大小取决于水肿的部位、程度、发生速度及持续时间。例如，喉头水肿可立即引起窒息，肺水肿可引起严重的缺氧，脑水肿能引起颅内高压甚至脑疝，进而引起呼吸心搏骤停、猝死。

（殷莲华）

xīnyuánxìng shuǐzhǒng

心源性水肿 cardiac edema 原发于心功能障碍的全身性水肿。左心衰竭主要引起肺水肿，称为心源性肺水肿。右心衰竭则常引起全身性水肿，习惯上称为心性水肿。水肿液的分布与心力衰竭发生部位有关。血流动力学受重力因素的影响，心源性水肿一般

先出现于身体的下垂部位。能走动的患者，一般水肿先出现在足、踝和胫前区；若患者长期卧床，则水肿以骶部最明显。严重时水肿可波及全身，并可出现胸腔积液、腹腔积液和心包积液。右心衰竭时水肿的发生与多种因素有关，最主要机制有毛细血管流体静压增高和钠水潴留两个方面。

心力衰竭时心输出量下降，有效循环血量减少，可通过下述机制引起钠、水潴留和水肿：①肾血流量减少、血管收缩，可导致肾小球滤过率降低。②心力衰竭时在交感神经兴奋和血管紧张素Ⅱ的作用下，肾小球出球小动脉的收缩比入球小动脉强烈，肾小球滤过分数增高，近曲小管重吸收钠、水增加。③肾素-血管紧张素-醛固酮系统活性增高，醛固酮分泌增多，远曲小管重吸收钠加强。此外，肝淤血导致肝代谢减弱，以致对醛固酮的灭活减慢，也是使醛固酮增多的一个附加因素。血浆钠浓度增高又可引起抗利尿激素分泌增多，促使远曲小管与集合管对水吸收加强。④心房钠尿肽分泌减少，使肾小管重吸收钠增多。

心力衰竭时体静脉压增高源于3个因素：①心收缩力减弱。致排血量减少，血液淤滞在静脉系统，使静脉压和毛细血管流体静压增高。②静脉紧张度增高。心输出量减少通过颈动脉窦压力感受器反射地引起静脉壁紧张度升高，小静脉收缩使回心血量增加和静脉血管容量减少，从而导致静脉血压升高。③钠、水潴留使血容量增多。诸因素作用引起静脉血压升高，后者又引起毛细管流体静压增高。

此外，下述因素也与心源性水肿的发生有关：①血浆胶体渗透压下降。患者血浆蛋白浓度偏低，可能与食欲缺乏、蛋白质摄入少以及少量蛋白质丢失于水肿液中有关，更重要的是钠、水滞留引起的血浆稀释。②淋巴回流障碍。体静脉压增高可能使淋巴排入静脉系统遇到阻力。

心源性水肿的发病机制是综合性的，钠、水潴留和静脉压增高是不可缺少的基本因素。

（殷莲华）

shènyuánxìng shuǐzhǒng

肾源性水肿 renal edema
原发于肾功能障碍的全身性水肿。患者常在晨起时发现眼睑或面部水肿，病情严重者水肿可扩展到全身。由于无静脉压和毛细血管流体静脉压增高，水肿液分布在皮下组织疏松的部位。肾源性水肿分两种类型：①肾病性水肿。以大量蛋白尿所致的低蛋白血症为原因的水肿。②肾炎性水肿。肾小球滤过率明显下降导致的水肿。

肾病性水肿主要见于肾病综合征，发生机制：①低蛋白血症引起的血浆胶体渗透压下降是肾病性水肿发病的中心环节，低蛋白血症的原因是血浆蛋白（主要是清蛋白）大量随尿丢失，丢失量每天可达10~20g，大大超过蛋白合成的能力。②低蛋白血症的胶体渗透压下降，全身毛细血管的滤出增加，在引起组织间液增多的同时，也造成血浆容量的减少和有效循环血量下降，后者导致肾素-血管紧张素-醛固酮系统被激活，促进远曲小管对钠的重吸收。③有效循环血量减少激活了下丘脑-神经垂体引起抗利尿激素(antidiuretic hormone, ADH)释放增多；血管紧张素Ⅱ也引起ADH分泌增多，ADH通过促进集合管对水的重吸收参与肾病性水肿的形成。④心房钠尿肽分泌减少，

近曲小管对钠、水的重吸收增加，从而导致或促进水肿的发生。

肾炎性水肿主要见于急性肾小球肾炎患者。其发病机制是肾小球滤过率明显下降但不伴肾小管重吸收的相应减少，即球-管失衡导致钠、水潴留所致。①肾小球滤过率降低。肾小球血管内皮细胞和间质细胞发生肿胀和增生，炎性细胞渗出、纤维蛋白的堆积和充塞囊腔，导致通过肾小球的血流明显减少，进而引起肾小球滤过压下降。②肾小球的有效滤过面积下降。严重损伤的肾小球失去滤过功能，其结果是肾小球钠水滤过进一步下降。③肾小管重吸收钠、水的功能不仅没有降低，而且因肾血流减少继发引起的肾素-血管紧张素-醛固酮系统激活，使肾小管重吸收钠、水的功能加强。大量钠、水滞积于体内，引起血浆容量和血管外细胞外液量明显增多，组织间液增多而不能被淋巴回流所代偿，从而出现全身水肿。

（殷莲华）

gānyuánxìng shuǐzhǒng

肝源性水肿 hepatic edema
原发于肝疾病的体液异常积聚。往往以腹腔积液为主要表现，下肢及皮下水肿不明显。若患者长期保持坐位或立位，或因其他原因导致下肢静脉淤血，则下肢皮下水肿也会明显。患者因腹腔积液的牵张作用，加上肠道积气，可使腹部尤其两侧显著鼓胀；脐部外翻，腹腔内压过高易致肠疝，还可妨碍膈肌运动而影响呼吸。

肝源性水肿发病机制主要有：①肝静脉回流障碍。肝硬化时，由于肝内结缔组织增生和假小叶形成，肝血管特别是肝静脉的分支受压而扭曲，引起肝静脉压和肝窦内压增高，过多的液体

滤出，超过淋巴回流时便从肝表面、肝门流入腹腔，形成腹腔积液。②门静脉高压。肝门静脉内压增高时，肠系膜区的毛细血管流体静压增高，液体由毛细血管滤出明显增多，肠系膜淋巴液生成增多超过淋巴回流的代偿，导致肠壁水肿并滤入腹腔参与腹腔积液的形成。③钠、水潴留。腹腔积液形成后，血浆容量随之下降，造成有效循环血量减少，醛固酮和抗利尿激素(antidiuretic hormone, ADH)分泌增多，引起钠、水潴留；此外，肝功能受损，肝脏对醛固酮和ADH灭活降低，也可引起钠、水潴留。过量钠、水潴留加剧门静脉高压并使肝窦内压进一步升高，加速肝和肠系膜淋巴的生成，从而促进腹腔积液发展。④低蛋白血症。肝病时，由于肝细胞受损，肝脏合成清蛋白的能力下降，导致低蛋白血症，使血浆胶体渗透压降低，曾被认为是促进水肿形成的因素。但很多研究认为，消化道尤其是肝窦壁的毛细血管对血浆蛋白有较大通透性，因此正常时该区组织间液的蛋白质含量相当高，但在肝硬化时，组织间液胶体渗透压随着低蛋白血症的发展而下降，可以引起有效胶体渗透压升高。这可能成为抗腹腔积液发生的一种因素。

（殷莲华）

línbā shuǐzhǒng

淋巴水肿 lymphedema

淋巴管阻塞、破坏或发育异常引起淋巴液过度积聚和皮下组织肿胀的局部水肿。可分为原发性或继发性。

原发性淋巴水肿是在遗传基础上发生的一种水肿，称遗传性淋巴水肿。可发生于出生时（先天性淋巴水肿）、青春期（早发性淋巴水肿）以及少见的在生命后期（迟发性淋巴水肿）。这是一种

先天性淋巴管扩张症，致淋巴回流不畅，而造成单侧或双侧下肢水肿，可持续多年。女性较常见，患者足部、小腿以至整个下肢肿胀。在温暖季节、月经前、长时间肢体下垂后加重。患者通常无不适，检查时发现水肿广泛，手或足背有典型的肿胀，只部分凹陷，一般无皮肤变化或静脉功能不全的表现。

继发性淋巴水肿是感染所致，可见于丝虫病后期因虫体经血行入侵后阻塞了主要淋巴管道，长期慢性刺激引起淋巴结的慢性炎症阻碍了淋巴液的输送而致。可引起下肢皮下纤维结缔组织增生，脂肪硬化，肢体增粗、皮肤增厚、粗糙、坚韧如象皮，亦称象皮肿。也可见于足部皮肤真菌病，淋巴管道急性阻塞常因侧支的建立而代偿，故只有反复发作后才能引起水肿。恶性肿瘤侵入并堵塞淋巴管，如乳腺癌根治手术，由于摘除了主干通过的淋巴结而引起相应部位的水肿。在老年人，可由于盆腔或腹股沟恶性疾病或放射治疗后发生。淋巴水肿可因感染而发生并发症（淋巴管炎），表现为寒战，高热，中毒症状以及下肢红、热、肿胀。皮肤上可见淋巴管炎的红色条纹、腹股沟有增大和压痛的淋巴结。

（殷莲华）

nǎoshuǐzhǒng

脑水肿 cerebral edema

脑组织液体含量增多引起的脑容积和重量增加。轻者可无明显症状与体征。重者可引起一系列神经、精神症状和体征，比较典型的有头痛、头晕、呕吐、视盘水肿等颅压增高综合征，可出现半身轻瘫，严重患者可发生脑疝而导致死亡。

脑水肿可按病因和发病机制

的不同分为3类：①血管源性脑水肿。脑的毛细血管通透性很低，正常的血-脑脊液屏障只允许一些小分子溶质通过，因此组织间液几乎不含蛋白质。某些病因（脑外伤、脑肿瘤、脑梗死、脑出血等）可以引起脑内毛细血管的通透性增加，使含蛋白质的液体进入细胞间隙增多，其确切机制还不十分清楚，大多认为化学介质与氧自由基的损失是其中重要的因素。血管源性脑水肿的特点是白质的细胞间隙有大量液体积聚，而灰质无明显变化。②细胞中毒性脑水肿。水肿发生于细胞内，其机制为急性缺氧和代谢抑制物的作用，使腺苷三磷酸生成减少，细胞向外转运钠离子障碍，水分进入细胞导致脑水肿发生；氧自由基损伤脑细胞膜与亚细胞膜的结构和功能；水中毒时，细胞外液低渗，大量水分转入脑细胞内，见于急、慢性肾衰竭。③间质性脑水肿。水肿液主要来源于脑脊液，导水管被肿瘤或炎性增生所阻塞、压迫，脑脊液生成和回流通路受阻，室内压上升，脑脊液进入周围白质，引起间质水肿。

（殷莲华）

fèishuǐzhǒng

肺水肿 pulmonary edema

肺间质中过量液体积聚和（或）溢入肺泡腔。肺水肿是临床上较常见的急性呼吸衰竭的病因。表现为呼吸困难、端坐呼吸、发绀、咳嗽、咳白色或血性泡沫痰，两肺布满对称性湿啰音，影像学呈现为以肺门为中心的蝶状或片状模糊阴影，早期可有低氧分压、低二氧化碳分压及混合性酸中毒。

肺水肿的发生机制主要有：①肺毛细血管流体静压升高。任何因素引起肺静脉压力升高都可导致肺毛细血管流体静压增高，

组织液的生成远远大于回流，并超过淋巴回流的代偿能力时就可以发生肺水肿。常见原因有左心衰竭、严重休克时局部组织产生的激肽和组胺所致肺静脉显著收缩及纵隔肿瘤压迫引起的肺静脉、左心房受压或腔内梗阻等。②肺血容量急剧增加。患者存在心功能不全或急性肾功能不全时，短时间内大量输液可引起肺毛细血管流体静压增高与血浆胶体渗透压降低，二者皆可导致肺水肿的发生。③毛细血管和（或）肺泡上皮通透性增高。生物因子（如细菌、病毒）、理化因子（光气、氮气等）和氧中毒等及继发产生的炎症介质（组胺、激肽等）与蛋白水解酶都可以导致肺泡毛细血管膜通透性升高。④血浆胶体渗透压降低。血浆胶体渗透压降至15mmHg时，肺毛细血管血压上升到15mmHg，可以发生肺水肿。因此，在血浆蛋白减少的情况下，即使不伴有左侧心力衰竭，在补液过程中只给中度容量负荷就可导致肺水肿。⑤肺淋巴回流障碍。肺淋巴回流是一种重要的抗水肿因素。某些慢性肺部病变引起肺淋巴管闭塞限制了淋巴回流的代偿功能，容易发生肺水肿。

肺水肿的发生还可能与水通道蛋白1有关。敲除此蛋白可使肺毛细血管对水的通透性下降1/10，并可减轻肺动脉压力升高造成的肺水肿，但机制不清。

(殷莲华)

dīlǜxuèzhèng

低氯血症 hypochloremia 血清氯低于100mmol/L的氯代谢紊乱的病理状态。血氯正常范围为100~106mmol/L，血氯降低主要见于碱中毒。①代谢性碱中毒。见于幽门梗阻或严重呕吐失HCl过多时，氯与氢同时丢失，HCO_3^-取代

Cl^-产生代谢性碱中毒；②各种原因引起的失钾伴低钾低氯性碱中毒。如呋塞米、依他尼酸、氢氯噻嗪等排钾利尿药常引起的失钾、失氯多于失HCO_3^-，以致血Cl^-降低。代谢性碱中毒时HCO_3^-增加并取代了Cl^-，会出现低Cl^-现象。③其他。原发性醛固酮增多症、库欣综合征、巴特综合征中失钾常伴失氯；过快纠正呼吸性酸中毒，CO_2迅速排出，HCO_3^-相对过多；炎热季节或高温下作业、施工或高热出汗，由于水和氯化钠丢失，也会出现低氯；偶见于先天性氯化物泻、囊性纤维化伴汗液中失Cl^-多于失HCO_3^-，以及过量进食甘草浸膏及甘草次酸。

低氯血症可致代谢性碱中毒，并表现出相应症状。低氯也可造成低钙，如全身抽搐等，低氯还可使脑脊液晶体渗透压下降，严重时可以抑制呼吸。

(殷莲华)

gāolǜxuèzhèng

高氯血症 hyperchloremia 血清氯高于106mmol/L的氯代谢紊乱的病理状态。血氯正常范围为100~106mmol/L，快速输入过量等渗性盐溶液可导致高氯血症；此外，进服过多HCl、NH_4Cl、精氨酸盐酸盐、赖氨酸盐酸盐或肠道及肾小管丢失HCO_3^-过多从而使Cl^-回收过多，亦可引起血浆氯化物急剧升高并伴有高氯性酸中毒。高氯血症可影响肾组织对类二十烷酸类物质的释放，导致血管收缩以及肾小球滤过率下降。盐酸灌注引起的中重度高氯血症酸中毒可引起动脉血压下降。其他影响视不同原发病而异。

(殷莲华)

dījiǎxuèzhèng

低钾血症 hypokalemia 血清钾低于3.5mmol/L的钾代谢紊乱的

病理状态。一般情况下，血清钾降低表示机体总钾量减少，但在某些情况下，低钾血症患者的总钾量并不减少，而是源于钾分布异常，如细胞外钾转移至细胞内而显示血清钾降低。

病因和发病机制 钾摄入不足、丢失过多或跨细胞分布异常均可导致低血钾。

钾摄入不足 在正常饮食情况下，各种蔬菜、肉类及水果中含有丰富的钾，不易发生低钾血症，只有在胃肠道梗阻、昏迷及消化道手术后较长时间禁食的患者，在静脉补液中未充分补钾，才会发生低钾血症。神经性厌食症患者因为长期摄入不足，也可发生低钾血症。

钾丢失过多 常见于下列情况。

经胃肠道丢失 大量消化液丧失是低钾血症的常见原因，尤其是婴幼儿失钾的最重要原因。主要见于频繁呕吐、腹泻、大量胃肠吸引及肠瘘；滥用灌肠剂或缓泻剂。发生机制为：①消化液含钾量比血浆高，故消化液丧失必然丢失大量钾。②剧烈呕吐时，胃液丢失引起失钾的同时，还有胃酸的丢失，胃酸丢失可引起代谢性碱中毒，碱中毒亦可引起低钾血症。③大量丧失消化液导致血容量减少时，可继发性的引起醛固酮分泌增加，醛固酮不仅可以使肾排钾增多，还能促进结肠对钾的分泌。

经肾脏丢失 这是成人失钾的主要原因。可见于：①排钾性利尿药的长期使用。临床常用的利尿药中多数都具有排钾的作用。某些渗透性利尿药如甘露醇，可使原尿生成增多以及肾小管远端流速增加，引起钾的排出增多；乙酰唑胺抑制近曲小管碳酸酐酶活性，使肾小管上皮细胞生成和

排泌H^+减少，近曲小管对Na^+的重吸收也减少，导致流至远曲小管的Na^+量增多和Na^+-K^+交换增强；呋塞米、依他尼酸或氢氯噻嗪类利尿药抑制髓袢升支粗段和远曲小管起始部对Cl^-和Na^+的重吸收，既增加了远端流速，又使远端肾单位Na^+-K^+交换增强，促进钾的排出。无论哪种利尿药，长期使用均可引起血容量减少，此反应可使醛固酮分泌增多，促进肾脏保钠排钾。②肾脏疾病。远曲（Ⅰ型）肾小管性酸中毒致使远曲小管泌H^+功能障碍，引起体内H^+堆积所致的酸中毒。近曲（Ⅱ型）肾小管性酸中毒导致近曲小管重吸收HCO_3^-功能障碍所致的酸中毒，两者均可因Na^+-H^+交换减少而促使Na^+-K^+交换增强，因而K^+排出增多；后者还可因HCO_3^-重吸收减少，使远曲小管管腔中的负电性增强而促进K^+的排出增多。肾功能不全，如急性肾衰竭多尿期排出尿素增多，引起渗透性利尿和远端流速加快；间质性肾疾病如慢性肾炎或肾盂肾炎，因近曲小管和髓袢对钠、水重吸收障碍，使远端流速加快和Na^+-K^+交换增强。③肾上腺皮质激素过多。见于原发性和继发性醛固酮增多症、库欣综合征患者，醛固酮和皮质醇明显增多。促进肾远曲小管和集合管的Na^+-K^+交换而使钾排出增多。④远曲小管中不易吸收的阴离子增多。如HCO_3^-、HPO_4^{2-}、SO_4^{2-}、NO_3^-、青霉素代谢产物等，不易被远曲小管所吸收，其浓度在小管液中增多，可使小管腔中的负电性增高，促进钾的排泌。⑤低镁血症。机体缺镁时，髓袢升支粗段上皮细胞的Na^+-K^+-ATP酶失活，引起钾重吸收障碍和钾丢失。

经皮肤丢失　汗液中的钾浓度与血浆相仿，高温环境下进行强体力劳动，引起大量出汗，如只注意补充水未补充适当的电解质，加上肾脏仍可少量排钾，可引起低钾。

钾的跨细胞分布异常　细胞外液钾向细胞内转移而引起低钾血症，但体内总钾量未变，故属于分布异常。

碱中毒　碱中毒时细胞外液H^+减少，作为酸碱平衡紊乱的一种代偿机制，H^+从细胞内转移至细胞外，K^+进入细胞内，使血钾降低；此时，肾小管Na^+-H^+交换减弱而Na^+-K^+交换增强，故肾排钾也增加。

胰岛素过量使用　糖尿病时，细胞对葡萄糖利用障碍，糖原合成减少和糖原异生加强，细胞内高分子物质分解使钾转移至细胞外液，并通过糖尿病性利尿使钾丢失增多，机体处在钾总量减少的状态，此时大量使用胰岛素且不注意补钾，可引起低钾血症。其机制为：胰岛素可促进细胞摄取糖和糖原合成，糖原合成时需钾的参与，故钾可随葡萄糖进入细胞，血钾因而降低；胰岛素促进肌细胞膜Na^+-K^+-ATP酶活性增强，使细胞内Na^+排出增多，细胞外钾泵入细胞内增多，细胞外钾减少。

β肾上腺素能受体的激活　如β受体激动药肾上腺素、沙丁胺醇等可以通过cAMP的途径激活Na^+-K^+-ATP酶活性，促进钾从细胞外向细胞内转移。

家族性低钾性周期性瘫痪　是一种少见的遗传性疾病，发作时患者可发生一过性肢体瘫痪，实验室检查常有血钾降低，尿钾排出并不增加，反见减少，血钾降低主要是细胞外液钾转移入细胞内所致。促进钾进入细胞的因素（如剧烈运动、高糖饮食、应激状态等）可诱发周期性瘫痪。

某些毒物中毒　钡中毒可特异性阻断钾从细胞内流出的孔道，导致细胞外低钾。粗制生棉油（主要毒素为棉酚）中毒可以引起低血钾麻痹症，在中国某些产棉区也被称为"软病"。患者血清钾浓度明显降低，其确切机制尚未阐明，认为与细胞膜上钾通道被阻滞，钾外流减少有关。

功能与代谢变化　低钾血症引起的功能代谢变化及其严重程度与血钾降低的速度、幅度及持续时间有关。血钾降低速度越快，血钾浓度越低，对机体影响越大，但这种影响在不同个体之间存在较大差异。一般而言，血浆钾浓度低于2.5~3.0mmol/L才出现严重的临床症状。神经肌肉方面主要为软弱无力，心脏方面主要为心律失常、容易诱发洋地黄中毒，并有相应的心电图异常。另外，低钾血症还可引起酸碱平衡紊乱、肾损害和细胞代谢障碍。

对神经肌肉的影响　神经肌肉症状是低钾血症患者的突出表现，轻者（血钾<3mmol/L）表现为四肢软弱无力，常首先累及下肢；继而（血钾<2.5mmol/L）发展为肢体软瘫，不能翻身，重者可因呼吸肌麻痹而发生窒息甚至死亡。平滑肌无力表现为胃肠蠕动减弱、肠鸣音减少或消失，腹胀（肠胀气），甚至发生麻痹性肠梗阻。神经系统受累的表现为肌肉酸痛或感觉异常、肌张力降低，腱反射减弱或消失。少数患者可出现精神萎靡、反应迟钝、定向障碍、嗜睡甚至昏迷等中枢神经系统症状和体征。其发生可因起病缓急而不同。

急性低钾血症　细胞外液钾浓度（$[K^+]_e$）降低，细胞内液钾浓度（$[K^+]_i$）不变，$[K^+]_i$/$[K^+]_e$比值增大，细胞内钾外流增多，膜静息电位(Em)的绝对值增大，其与阈电位(Et)的距离(Em-Et)加大，使兴奋的刺激阈值增高，故引起神经、肌细胞的兴奋性降低，严重时兴奋性甚至消失，这也称为超极化阻滞（图1）。

慢性低钾血症　一般在同一低血钾水平上，慢性者比急性者临床表现明显轻微，这是因为慢性者起病缓慢，细胞外钾能通过细胞内钾逸出得到补充，所以 [K+]i/[K+]e 比值变化较小，临床上肌兴奋性降低的症状也不明显。

对心脏的影响　低钾血症对心脏的影响主要是引起心律失常，严重者发生心室颤动，导致心力衰竭。这与血钾明显降低引起心肌电生理异常改变有关。

心肌生理特性改变　①兴奋性增高。急性低钾血症时，[K+]i/[K+]e比值增大，Em的绝对值应该增大。但是，由于[K+]e降低时，心肌细胞膜对钾的通透性降低，细胞内钾外流减少，使 Em 绝对值反而减小，Em-Et间距减小，因而引起兴奋所需的阈刺激也小，即心肌细胞的兴奋性增高。②传导性降低。心肌细胞Em绝对值和Em-Et间距减小，使0期去极化速度减慢、幅度减小，兴奋位点与周边的电位差缩小，兴奋的扩布减慢，导致传导性降低。③自动节律性增高。自动节律性取决于自动节律性细胞4期自动去极化的速度。血清钾浓度降低时，心肌细胞膜[K+]e降低，对钾的通透性降低，钾外流减少，钠或钙内流相对增加，使去极化加快，引起自律性增高。④心肌收缩性的改变。心肌细胞的收缩性与动作电位2期Ca2+内流的速度有关。血清钾降低时，使心肌细胞膜对Ca2+的通透性增高，细胞内Ca2+浓度增加，心肌的兴奋收缩耦联过程加强，因此心肌的收缩性增高。但在严重或慢性低钾血症时，细胞内缺钾影响细胞代谢，使心肌结构破坏，所以心肌收缩性降低。

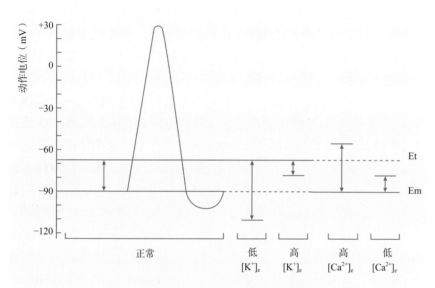

图1　细胞外液K+、Ca2+浓度和正常骨骼肌静息膜电位（Em）与阈电位（Et）的关系

心电图改变　心电图上可见QRS复合波增宽，ST段压低，T波低平、增宽、倒置，出现明显的U波，Q-T间期延长。严重低钾血症时还可见P波增高、P-Q间期延长和QRS波群增宽。以上心电图变化中，S-T段压低和T波后出现明显 U 波是低钾较具特征性的改变，与心肌细胞在低钾血症时电生理特性变化密切相关（图2）。

心肌功能改变　低钾血症时，由于心肌自动节律性增高，可出现窦性心动过速；复极化的延长可以使相对不应期和超常期延长，异位起搏点自动节律性增高，同时又有传导性降低使传导减慢以及有效不应期缩短，易引起兴奋折

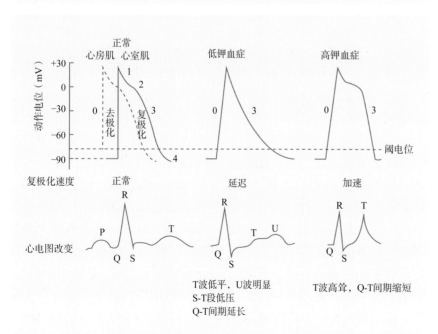

图2　血钾浓度对心肌细胞膜电位及心电图的影响

返。所以，低钾血症易发生期前收缩、室性心动过速、房室传导阻滞、心室颤动等各种心律失常。低钾血症时，洋地黄与Na^+-K^+-ATP酶的亲和力增高而增强了洋地黄的毒性作用，因此心肌对洋地黄类强心药物的敏感性增加并显著降低其治疗的效果。

对酸碱平衡的影响 低钾血症可引起碱中毒，一方面是细胞外液钾浓度降低时，细胞内钾即向细胞外弥散，并与细胞外液H^+进行交换引起碱中毒；另一方面是细胞外液K^+减少时，肾小管上皮细胞内$[K^+]$降低，分泌K^+减少，肾排H^+增多，同时，肾小管分泌氨增加，与H^+以NH_4^+的形式随尿排出；缺钾也能使远曲小管减少对氯的重吸收，引起机体缺氯，两者都能使HCO_3^-重吸收增多。此时机体为碱中毒，但尿液中H^+增多而呈酸性，故将这种碱中毒时排出酸性尿的现象称反常性酸性尿。

对肾的影响 慢性低钾患者肾功能的主要损害表现为多尿和低比重尿。肾损害在形态上比较典型的表现在髓质集合管，出现肾小管上皮细胞肿胀、增生等。

对机体其他方面的影响 低钾血症时除因胰岛素分泌减少可使血糖增高外，组织细胞的蛋白质合成降低。以血钾降低程度的不同，可有精神不振、淡漠、反应迟钝、嗜睡或昏迷等不同中枢神经系统症状；缺钾患者可表现为恶心、呕吐、食欲缺乏、肠鸣音减弱和麻痹性肠梗阻等。这主要是由于血清钾降低时，消化道平滑肌的兴奋性降低，肌张力下降而导致胃肠运动减弱所造成。另外，严重缺钾的患者，可以发生缺血缺氧性肌痉挛、坏死和横纹肌溶解。

（殷莲华）

gāojiǎxuèzhèng
高钾血症 hyperkalemia 血清钾浓度高于5.5mmol/L的钾代谢紊乱的病理状态。高钾血症时，细胞内钾一般不会过多，有时反会钾减少。

病因和发病机制 钾排出减少、细胞内大量钾外流或摄入过多均可导致高血钾。

钾排出减少 肾脏排钾减少是引起高钾血症的主要原因。①肾功能障碍。如急性肾衰竭少尿期可因肾小球滤过率明显减少和（或）肾小管泌钾减少而导致钾在体内潴留；慢性肾衰竭早期，虽有肾小球滤过率减少，但排钾并不明显减少，故可无高钾血症。但晚期可因完整肾单位的极度减少，肾小球滤过率显著降低而导致钾排出减少，引起高钾血症。因此，少尿、无尿时多伴有高钾血症；此外，肾小管中毒、长期缺血导致的肾小管损伤，间质性肾炎、系统性红斑狼疮等疾病引起的肾小管损害，其泌钾功能障碍也可引起高钾血症。②盐皮质激素缺乏。如艾迪生病(Addison disease)、双侧肾上腺切除，可因醛固酮缺乏导致远曲小管Na^+重吸收减少和K^+排出减少，同时肠道对钾的排泌也会减少。③长期应用保钾利尿药。螺内酯和氨苯蝶啶等抗醛固酮利尿药，具抑制肾小管保钠排钾的作用，减少钾的排出。

细胞内钾外流增多 细胞内大量钾外流可以引起血钾升高，此时机体总钾量可以正常。①酸中毒。酸中毒时细胞外液H^+浓度增高，向细胞内弥散，并与细胞内K^+交换，可使细胞外液K^+浓度增高。酸中毒时还可因肾远曲小管泌H^+增多，Na^+-H^+交换增加而使Na^+-K^+交换减少，也可使血钾增高。②缺氧。缺氧时，因腺苷三

磷酸(adenosine triphosphate, ATP)生成不足，细胞膜Na^+-K^+泵功能降低导致细胞内Na^+增多而细胞外K^+增多。③组织损伤和血管内溶血。如挤压伤综合征或大面积烧伤时，因广泛组织损伤，细胞内钾可大量释放至细胞外；在血型不合输血时，可因红细胞的大量破坏使细胞内K^+大量释放至细胞外；恶性淋巴瘤或白血病化疗后，大量肿瘤细胞的死亡均可引起血清钾浓度升高。如同时伴有肾功能不全，排钾减少，则可使血清钾浓度急剧升高而危及生命。④胰岛素缺乏。见于胰岛素分泌不足的糖尿病患者，其发生机制是胰岛素缺乏妨碍了钾进入细胞内及高血糖形成的血浆高渗透压使血钾升高。血浆渗透压增高引起细胞内脱水，加上糖代谢障碍，细胞分解代谢加强使大量的钾释放到细胞外。⑤高钾性周期性瘫痪。是一种常染色体显性遗传性疾病，患者在应激和剧烈运动后肌细胞内K^+转移至细胞外，引起血清钾浓度增高，并引起骨骼肌麻痹，一定时间后可自行恢复，其原因可能与肌细胞膜功能异常有关。⑥某些药物的使用。β受体阻断药以及洋地黄类药物中毒等可以通过干扰Na^+-K^+-ATP酶活性而妨碍钾向细胞内转移；肌肉松弛药氯化琥珀胆碱能增加骨骼肌膜对K^+通透性，使细胞内钾外溢，导致高钾血症。

钾摄入过多 肾功能正常时，经胃肠道摄入过多钾一般不会发生高钾血症。在肾功能不全的情况下，如口服钾盐过多或静脉输入钾过多，均可引起高钾血症。

功能与代谢变化 高钾血症对机体的影响主要与血钾升高的速度和程度有关，血钾升高得越快越高，对机体的危害越大。

对神经肌肉的影响 血清钾浓度增高的速度和程度不同，对神经肌肉的影响亦不同。

急性高钾血症 ①血钾浓度轻度增高（5.5~7mmol/L）时，$[K^+]_i/[K^+]_e$ 比值轻度降低可致 K^+ 外流减少，静息电位负值减小并与阈电位之间的距离缩短，故使神经肌肉的兴奋性增高。主要表现为感觉异常、刺痛等症状，但常被原发病症状所掩盖。②急性重度高钾血症（血清钾 7.0~9.0mmol/L）可使 $[K^+]_i/[K^+]_e$ 比值显著降低，K^+ 外流受抑制，静息电位明显升高（负值变小），甚至可等于或超过阈电位，呈去极化阻滞状态，兴奋性消失（见低钾血症 图1）。表现为肌肉软弱无力，腱反射减弱或消失，严重者可出现软瘫和呼吸肌麻痹而危及生命。

慢性高钾血症 主要是病程缓慢，通过代偿细胞内外钾浓度梯度变化不大，$[K^+]_i/[K^+]_e$ 比值变化不明显，因此神经肌肉症状不明显。

对心脏的影响 主要与心肌细胞电生理的改变有关。高钾血症对心肌的毒性作用极强，严重者可以出现心室颤动和心搏骤停，这是高钾血症患者死亡的主要原因。

心肌生理特性改变 ①兴奋性改变。血清钾浓度轻度升高时，心肌兴奋性增高；血清钾浓度显著升高时，心肌兴奋性降低甚至消失。慢性高钾血症对心肌的兴奋性影响不大。其发生机制与高钾血症时神经-肌肉的变化机制相似。②自动节律性降低。高钾血症时心肌自动节律性降低，主要机制是细胞膜对 K^+ 的通透性增高，复极化4期 K^+ 外流增加而 Na^+ 内流相对缓慢，静息膜电位下降（负值增大），到达阈电位的时间延长，故舒张期自动去极化速度减慢，引起心肌自动节律性降低。③传导性降低。心肌细胞膜静息电位绝对值变小，与阈电位之间的距离缩短使 Na^+ 内流减慢，0期钠通道不易开放，去极化的速度和幅度均降低，因此心肌兴奋传导的速度也减慢。严重高钾血症时，可因严重传导阻滞和心肌兴奋性消失而发生心搏骤停。④收缩性减弱。血清钾浓度增高时，细胞外液 K^+ 浓度增高抑制了心肌细胞膜对 Ca^{2+} 的通透性，使 Ca^{2+} 内流减少，故兴奋收缩耦联障碍，心肌收缩性降低。

心电图的变化 高钾血症时心电图的特征性变化是T波高尖，这是3期复极化加速所致；复极化的加速可使动作电位时程缩短，心电图上表现为Q-T间期缩短；心房内、房室和心室内的传导阻滞，可表现为P波压低、增宽或消失，P-R间期延长，QRS综合波增宽（见低钾血症 图2）。

心肌功能改变 动作电位时程缩短使有效不应期缩短，加上传导缓慢或单向阻滞也易引起兴奋折返，造成包括心室颤动在内的心律失常。重度高钾血症者可因严重传导阻滞和兴奋性丧失而导致心搏骤停。

对酸碱平衡的影响 血清钾浓度增高时，K^+ 可进入细胞内，并与细胞内 H^+ 交换，引起细胞内 H^+ 转移到细胞外而使细胞外 $[H^+]$ 增高，导致代谢性酸中毒，同时因肾远曲小管排泌 K^+（Na^+-K^+ 交换）增加，排 H^+（Na^+-H^+ 交换）减少，导致 H^+ 在体内潴留而引起代谢性酸中毒，此时由于尿液中 $[H^+]$ 降低而呈偏碱性，但体内却为酸中毒，故将这种酸中毒时排出碱性尿的现象称为反常性碱性尿。

（殷莲华）

低钙血症 hypocalcemia 血清蛋白浓度正常时，血清钙浓度低于 2.2mmol/L 或血清 Ca^{2+} 浓度低于 1mmol/L 的钙代谢紊乱的病理状态。

病因和发病机制 有以下几方面。

维生素D代谢障碍 主要见于食物中维生素D缺少或紫外线照射不足；消化系统疾病造成维生素D吸收障碍，如梗阻性黄疸、慢性腹泻、脂肪泻等；肝肾功能障碍和遗传性 1α-羟化酶缺乏所引起维生素D羟化障碍等；活性维生素D不足引起肠吸收钙减少；尿丢失钙增加导致低钙血症及钙缺乏。

甲状旁腺功能减退 ①甲状旁腺激素(parathyroid hormone, PTH)缺乏。见于甲状旁腺手术或甲状腺手术误切甲状旁腺、遗传因素或自身免疫导致甲状旁腺发育障碍或损伤。②PTH亢进。假性甲状旁腺功能低下患者，PTH的靶器官受体异常，破骨减少，成骨增加，造成一过性低钙血症。

慢性肾衰竭 ①肾排磷减少，血磷增高。因血液钙磷乘积为一常数，磷增高则钙降低。②肾实质破坏，$1,25$-$(OH)_2D_3$ 生成不足，维生素D羟化障碍，肠钙吸收减少。③血磷升高，肠道分泌磷酸根增多，在肠内与食物钙结合形成难以溶解的磷酸钙，使肠吸收钙减少。④肾毒物损伤肠道，影响肠道钙磷吸收。⑤慢性肾衰竭时，骨骼对PTH敏感性降低，骨动员减少。此外，由于低蛋白饮食和食欲缺乏也可使钙摄入不足。

低镁血症 可使PTH分泌减少，PTH靶器官对PTH反应性降低，骨盐 Mg^{2+}-Ca^{2+} 交换障碍。

急性胰腺炎 机体对PTH的反应性降低，胰高血糖素和降钙素分泌亢进，胰腺炎症和坏死释放出的脂肪酸与钙结合成钙皂而影响肠吸收。

其他 低清蛋白血症（肾病综合征）、妊娠、大量输血等。

功能与代谢变化 有以下几方面。

对神经-肌肉的影响 血钙降低时，神经-肌肉兴奋性增高，表现为烦躁不安、手足抽搐、肠痉挛、惊厥甚至癫痫大发作。

对骨骼的影响 钙缺乏时可致骨钙化障碍，在小儿出现维生素D缺乏引起的佝偻病，表现为囟门闭合迟缓、方颅、鸡胸、念珠胸、手镯、O形或X形腿等；成人可表现为骨质软化、骨质疏松和纤维性骨炎等。

对心肌的影响 钙对心肌细胞钠内流有竞争性抑制作用，称为膜屏障作用。低血钙对钠内流的膜屏障作用减小，心肌兴奋性和传导性升高。但因膜内外Ca^{2+}的浓度差减小，Ca^{2+}内流减慢，致动作电位平台期延长，不应期亦延长。新生儿低钙血症可致心力衰竭。心电图表现为Q-T间期和ST段延长，T波低平或倒置。

其他 婴幼儿缺钙时，免疫力低下，易发生感染。慢性缺钙可致皮肤粗糙、脱屑、色素沉着、毛发稀疏、指（趾）甲易脆等。

（殷莲华）

高钙血症 hypercalcemia 血清蛋白浓度正常时，血清钙浓度高于2.75mmol/L或血清Ca^{2+}浓度大于1.25mmol/L的钙代谢紊乱的病理状态。

病因和发病机制 有以下几方面。

甲状旁腺功能亢进 原发性甲状旁腺功能亢进常见于甲状旁腺腺瘤、增生或腺癌，这是高血钙的主要原因。继发性甲状旁腺

功能亢进见于维生素D缺乏或慢性肾衰竭等所致的长期低血钙，刺激甲状旁腺代偿性增生，此时由于甲状旁腺素过多，促进溶骨、肾重吸收钙和维生素D活化等，引起高钙血症。

恶性肿瘤 乳腺癌、骨肿瘤、白血病和恶性肿瘤骨转移等是引起血钙升高的最常见原因。这些肿瘤细胞不但可释放甲状旁腺素(parathyroid hormone, PTH)相关蛋白，具有PTH活性，导致血钙增高；而且还可分泌破骨细胞激活因子，后者能激活破骨细胞。恶性肿瘤骨转移可引起骨质破坏，骨钙外流，导致血钙增高。肾癌、胰腺癌、肺癌等即使未发生骨转移亦可引起高钙血症，这与前列腺素（尤其是PGE_2）的增多导致溶骨作用有关。

肠吸收钙增多 见于维生素D中毒。治疗甲状旁腺功能低下或预防佝偻病而长期服用大量维生素D可造成中毒，维生素D在体内的半衰期长，过量的维生素D一方面使肠钙吸收增加，另一方面使骨组织破坏活跃，骨钙外流，导致血钙增高。由维生素D中毒所致的高钙高磷血症可引起头痛、恶心等一系列症状及软组织和肾的钙化。

甲状腺功能亢进 甲状腺素具有溶骨作用，中度甲状腺功能亢进患者约20%伴有高钙血症。

其他 肾上腺功能不全（如艾迪生病）、维生素A摄入过量、类肉瘤病、应用使肾对钙重吸收增多的噻嗪类药物等。

功能与代谢变化 有以下几方面。

对神经-肌肉的影响 高血钙对中枢及外周神经均有抑制作用，使神经、肌肉兴奋性降低，轻度表现为记忆力减退、抑郁、

四肢肌肉松弛、张力减退、腱反射减弱等；重者可出现失忆、木僵和昏迷。

对心肌的影响 高血钙膜屏障作用增强，心肌兴奋性、传导性均降低，Ca^{2+}内流加速，以致动作电位平台期缩短，复极加速。心电图表现为Q-T间期缩短，房室传导阻滞。严重者可发生致命性心律失常使心搏骤停。

对肾的影响 肾对高血钙很敏感，主要损伤肾小管，表现为肾小管水肿、坏死、基膜钙化等，早期表现为浓缩功能障碍；晚期可见肾小管纤维化、肾钙化、肾结石；严重时可发展为肾衰竭。

其他 高钙血症可出现血管壁、关节、肾、软骨、胰腺、鼓膜等多处异位钙化灶，并引起相应组织器官功能的损害。血清钙大于4.5mmol/L可发生高钙血症危象，如严重脱水、高热、心律失常、意识不清等，患者易死于心搏骤停、坏死性胰腺炎和肾衰竭等。

（殷莲华）

低磷血症 hypophosphatemia 血清无机磷浓度低于0.8mmol/L的磷代谢紊乱的病理状态。病因包括吸收、排泄和分布方面的障碍：①小肠磷吸收减低。见于饥饿、吐泻、$1,25-(OH)_2D_3$不足、吸收不良综合征、使用结合磷酸的制酸剂（氢氧化铝凝胶、碳酸铝、氢氧化镁）等。②尿磷排泄增加。见于急性酒精中毒、原发性或继发性甲状旁腺功能亢进、肾小管性酸中毒、范可尼综合征(Fanconi syndrome)、维生素D抵抗性佝偻病、代谢性酸中毒、糖尿病等，使用糖皮质激素和利尿药。③磷向细胞内转移。见于呼吸性或代谢性碱中毒时可激活磷酸果酸激酶，在促使葡萄糖和果糖磷酸化

的过程中有大量的磷转移至红细胞内；应用促进合成代谢的胰岛素、雄激素和糖类（静脉注射葡萄糖、果糖、甘油）及进食恢复综合征(refeeding syndrome, RS)。

低磷血症主要引起腺苷三磷酸合成不足和红细胞内2,3-DPG减少。轻者无症状，重者可导致严重临床后果，但症状通常无特异性。患者可表现肌无力、肌麻痹以及感觉异常、虚弱、步态蹒跚、骨痛、佝偻病和病理性骨折。严重低磷血症可出现心肌和膈肌收缩力减低所致的组织缺氧及急性呼吸衰竭；甚至出现神经系统的明显损害和神经精神症状，如易激惹、发音障碍、精神错乱、木僵、抽搐、昏迷，甚至死亡。

（殷莲华）

gāolínxuèzhèng

高磷血症　hyperphosphatemia

血清无机磷浓度成人高于1.61mmol/L，儿童高于1.90mmol/L的磷代谢紊乱的病理状态。高磷血症的原因有以下几点：①急、慢性肾功能不全。是高磷血症最常见原因。肾小球滤过率在0.3~0.5ml/s及以下时，肾排磷减少，血磷升高。继发性甲状旁腺素(parathyroid hormone, PTH)分泌增多，骨盐释放增加。②骨磷释放增加。某些继发性甲状旁腺功能亢进患者，因PTH溶骨作用增强，骨磷释放增加，可导致血磷升高。也可见于甲状旁腺功能低下（原发性、继发性和假性）时，尿排磷减少导致血磷增高。③磷进入细胞外液增多。应用含磷缓泻剂或灌肠剂，维生素D中毒，磷进入细胞外液增多。此外，磷从细胞内移到细胞外，也可导致细胞外液磷增多，见于急性酸中毒、骨骼破坏、高热、恶性肿瘤（化疗）等。

高磷血症可抑制肾脏1α-羟化酶，使维生素D代谢障碍，同时抑制骨的重吸收，而骨的重吸收是骨重建的必须步骤，因此高磷血症是肾性骨营养不良发生的重要发病因素。其临床表现与高磷血症影响磷与钙的结合有关，主要是诱导低钙血症和异位钙化，由于钙磷沉淀导致的低钙血症，可引起患者手足搐搦以及低钙血症的其他临床表现，如肾的钙化所造成的肾功能进行性损害。而慢性肾衰竭患者皮肤顽固瘙痒就可能与皮肤的钙化有关。

（殷莲华）

dīměixuèzhèng

低镁血症　hypomagnesemia

血清镁浓度低于0.75mmol/L的镁代谢紊乱的病理状态。

病因和发病机制　有以下几方面。

摄入不足　一般膳食含镁丰富，而且肾脏具有保镁功能，故正常饮食不会发生缺镁。若长期禁食、食欲缺乏或长期静脉输注无镁的肠外营养液又未补镁，可引起镁的摄入不足。

吸收障碍　主要见于小肠病变，如广泛小肠手术切除、严重腹泻（脂肪泻）、长期胃肠道瘘或急性胰腺炎等，可使镁在消化道吸收减少，但少量镁仍随尿排出而导致低镁血症。

排出过多　可经消化道排出过多，见于剧烈呕吐、严重腹泻和持续胃肠引流等。也可经肾排出过多。见于：①药物作用。大量应用利尿药，如呋塞米、依他尼酸等可抑制髓袢升支粗段对镁的重吸收，或甘露醇、尿素或高渗葡萄糖通过渗透性利尿作用使镁随尿排出增多；洋地黄类强心苷、促肾上腺皮质激素和糖皮质激素均可促进镁的排出；庆大霉素造成的肾小管坏死可引起肾保

镁功能障碍。②高钙血症。钙和镁在肾小管中重吸收时有相互竞争作用，故任何原因所致的高钙血症均可使肾小管重吸收镁减少。③严重甲状旁腺功能减退。由甲状旁腺素减少使肾小管对镁的重吸收减少，因而肾排镁增多。④甲状腺功能亢进。甲状腺素可抑制肾小管重吸收镁。⑤糖尿病酮症酸中毒。酸中毒一方面可妨碍肾小管对镁的重吸收，另一方面高血糖又可引起渗透性利尿。⑥肾疾病。急性肾衰竭多尿期、慢性肾盂肾炎、肾积水和硬化等，可产生渗透性利尿和肾小管功能受损，导致肾排镁过多。⑦酒精中毒。酒精可抑制肾小管对镁的重吸收。⑧醛固酮增多症。无论是原发性还是继发性醛固酮增多症，都可因醛固酮增多而抑制肾小管对镁的重吸收。

细胞外镁转入细胞内　胰岛素治疗糖尿病酮症酸中毒时，糖原合成时需要镁，可使镁转入细胞内过多而引起细胞外液镁减少。运动员在剧烈运动时大量出汗可随汗液丢失镁。

功能与代谢变化　有以下几方面。

对神经-肌肉的影响　低镁血症时神经-肌肉的应激性增高，表现为肌肉震颤、手足搐搦、低钙击面征(Chvostek sign)阳性、腱反射亢进等。其发生机制是：Mg^{2+}竞争性抑制Ca^{2+}进入轴突的作用减弱，Ca^{2+}进入增多引起轴突释放乙酰胆碱增多，使神经-肌肉接头处兴奋传递加强；Mg^{2+}能降低终板膜上乙酰胆碱能受体对乙酰胆碱的敏感性，低镁血症时这种抑制作用减弱；低镁血症减弱了Mg^{2+}对神经和骨骼肌应激性的抑制作用。镁对平滑肌也有抑制作用，因此低镁血症时胃

肠道平滑肌兴奋，可引起呕吐或腹泻。

对中枢神经系统的影响 镁对中枢神经系统具有抑制作用，血镁降低时抑制作用减弱，表现为幻觉、焦虑、易激惹等症状，甚至出现癫痫发作、谵妄、精神错乱、定向力失常、惊厥、昏迷等。其机制可能为：①Mg^{2+}阻滞中枢兴奋性N-甲基-D-天冬氨酸受体的作用减弱，引起癫痫发作。②Mg^{2+}抑制中枢神经系统的作用减弱，引起惊厥、昏迷等。③Na^+-K^+-ATP酶活性及cAMP水平的异常改变也可能参与了作用。

对心血管系统的影响 ①心律失常。低镁血症时较易发生心律失常，以室性心律失常为主，严重者可引起心室颤动导致猝死。其机制可能为：细胞外液镁浓度降低时，由于心肌细胞膜静息电位绝对值变小，心肌兴奋性增高；其次，Mg^{2+}对心肌快反应自律细胞的缓慢而恒定的钠内流的阻断作用减弱，导致钠内流相对加速，自动去极化加快，自动节律性增高；再者，Na^+-K^+-ATP酶活性减弱，引起心肌细胞内缺钾而导致心律失常。②高血压。低镁血症时易伴发高血压。主要机制是：血管平滑肌细胞内钙含量增高，使血管收缩，外周血管阻力增大。低镁还可增强儿茶酚胺等缩血管物质的作用，引起血压升高。③冠心病。低镁血症在冠心病的发生发展中起一定作用。主要机制是心肌细胞代谢障碍和冠状动脉痉挛。导致冠状动脉痉挛的原因，包括低镁血症时Mg^{2+}拮抗Ca^{2+}的作用减弱；血管内皮细胞产生舒血管内皮介质减少；以及加强了儿茶酚胺等缩血管物质的作用。

对代谢的影响 可引发：①低钾血症。髓袢升支对钾的重吸收依赖于肾小管上皮细胞中的Na^+-K^+-ATP酶，此酶需Mg^{2+}的激活。镁缺乏使Na^+-K^+-ATP酶活性降低，导致肾保钾功能减退。②低钙血症。镁缺乏使腺苷酸环化酶活性下降，导致甲状旁腺分泌甲状旁腺素减少，同时靶器官对甲状旁腺的反应性减弱，使肠道吸收钙、肾小管重吸收钙和骨钙动员均发生障碍，导致血钙浓度降低。

（殷莲华）

gāoměixuèzhèng

高镁血症 hypermagnesemia

血清镁浓度高于1.25mmol/L的镁代谢紊乱的病理状态。其发生的原因和机制有：①摄入过多。常见于静脉内补镁过多过快。②排出过少。正常肾有很强的排镁能力，即使口服或注射较多的镁也不至于引起高镁血症。但在急、慢性肾衰竭伴有少尿或无尿、严重脱水伴有少尿和有效循环血量减少使肾小球滤过率降低，均可致排镁减少；甲状腺功能减退时由于甲状腺素合成和分泌减少，其抑制肾小管重吸收镁的作用减弱，以及肾上腺皮质功能减退（如艾迪生病）时醛固酮减少，肾保钠排镁作用减弱，也可使随尿排镁减少。③细胞内镁转移到细胞外。主要见于分解代谢占优势的疾病，如糖尿病酮症酸中毒使细胞内镁转移到细胞外。

血清镁浓度不超过2mmol/L时，临床上很难察觉。只有血清镁浓度升至3mmol/L或更高才有明显的临床表现：①对神经-肌肉的影响。表现为肌无力甚至弛缓性麻痹，严重者发生呼吸肌麻痹。主要机制是高浓度血镁有箭毒样作用，能使神经-肌肉连接点释放的乙酰胆碱量减少，抑制神经-肌肉兴奋的传递。②对中枢神经系统的影响。镁能抑制中枢神经系统突触的传递，从而抑制中枢的功能活动，因此高镁血症时常有腱反射减弱或消失，甚至发生嗜睡或昏迷。③对心血管系统的影响。高镁血症时易发生心律失常，表现为心动过缓和传导阻滞。主要是由于高浓度的镁能抑制房室和心室内传导，并降低心肌兴奋性。若血清镁浓度达7.5~10mmol/L，可发生心搏骤停。④对平滑肌的影响。高镁血症对平滑肌有显著抑制作用，可使血管扩张，导致外周阻力和动脉血压下降；内脏平滑肌抑制可引起嗳气、腹胀、便秘和尿潴留等临床表现。

（殷莲华）

suān-jiǎn pínghéng wěnluàn

酸碱平衡紊乱 acid-base disturbance

酸碱负荷过度或调节机制障碍导致体液酸碱度稳定性破坏的代谢障碍的病理状态。又称酸碱失衡。人体的体液环境必须具有适宜的酸碱度才能维持正常的代谢和生理功能。虽然在生命活动过程中，经常摄取各种酸性或碱性食物，并不断产生酸性或碱性代谢产物，但血浆的酸碱度仅在范围很窄的弱碱性区间内变动（动脉血pH 7.35~7.45，平均7.40）。这是依靠体内各种缓冲系统以及肺和肾的调节功能来实现的。尽管机体对酸碱负荷有很大的缓冲能力和有效的调节功能，但许多因素可以引起酸碱负荷过度或调节机制障碍而导致酸碱失衡。在很多情况下，酸碱平衡紊乱是某些疾病或病理过程的继发性变化。一旦发生酸碱平衡紊乱，又会使病情更加严重和复杂，对患者的生命造成严重威胁。因此，及时发现和正确处理常常是治疗成败的关键。

血液pH取决于HCO_3^-与H_2CO_3的浓度之比，pH 7.4时其比值为

20:1。根据血液pH的高低，酸碱平衡紊乱可分为两大类，pH降低称为酸中毒，pH升高称为碱中毒。HCO_3^-浓度主要受代谢性因素的影响，其浓度的原发性降低或升高所致酸碱平衡紊乱，称为代谢性酸中毒或代谢性碱中毒；H_2CO_3含量主要受呼吸性因素的影响，其浓度的原发性升高或降低所致酸碱平衡紊乱，称为呼吸性酸中毒或呼吸性碱中毒。在单纯型酸中毒或碱中毒时，虽然体内酸性或碱性物质的含量已经发生改变，经机体代偿调节是血液pH仍在正常范围者，称为代偿性酸中毒或碱中毒。如果血液pH低于或高于正常范围，则称为失代偿性酸中毒或碱中毒，这可以反映机体酸碱平衡紊乱的代偿情况和严重程度。在临床工作中，患者的情况是复杂的，在同一患者不但可以发生一种酸碱平衡紊乱，也可同时存在两种或两种以上的酸碱平衡紊乱。单一失衡，称为单纯型酸碱平衡紊乱，两种或两种以上酸碱失衡紊乱同时存在则称为混合型酸碱平衡紊乱。

检测酸碱平衡的常用指标有：①pH和H^+浓度。是溶液酸碱度的简明指标，血液中H^+很少，因此广泛使用H^+浓度的负对数即pH来表示。血浆的pH取决于HCO_3^-/H_2CO_3的比值。凡pH低于7.35为失代偿性酸中毒，凡pH高于7.45为失代偿性碱中毒，但pH本身不能区分酸碱平衡紊乱的类型是代谢性还是呼吸性。pH在正常范围内，可以表示酸碱平衡正常，也可表示处于代偿性酸、碱中毒阶段，或同时存在程度相近的混合型酸中毒、碱中毒，使pH变动相互抵消。所以进一步测定动脉血二氧化碳分压计算出H_2CO_3和HCO_3^-是非常重要的。②动脉血二氧化碳分压

($PaCO_2$)。是血浆中呈物理溶解状态的CO_2分子产生的张力。由于CO_2通过呼吸膜弥散快，$PaCO_2$相当于肺泡气CO_2分压($PaCO_2$)，因此测定$PaCO_2$可了解肺泡通气情况，即$PaCO_2$与肺泡通气量成反比，通气不足时$PaCO_2$升高；通气过度时$PaCO_2$降低。所以$PaCO_2$是反映呼吸性酸碱平衡紊乱的重要指标。正常值为33~46mmHg，平均40mmHg。$PaCO_2 < 33$mmHg，表示肺通气过度，CO_2排出过多，可见于呼吸性碱中毒或代偿后的代谢性酸中毒；$PaCO_2 > 46$mmHg，表示肺通气不足，有CO_2潴留，可见于呼吸性酸中毒或代偿后代谢性碱中毒。③标准碳酸氢盐(standard bicarbonate, SB)。是指全血在标准条件下，即动脉血二氧化碳分压为40mmHg，温度38℃，血红蛋白氧饱和度为100%测得的血浆中HCO_3^-的量。由于标准化后HCO_3^-不受呼吸因素的影响，所以是判断代谢因素的指标，正常范围是22~27mmol/L，平均24mmol/L。SB在代谢性酸中毒时降低，代谢性碱中毒时升高。但在呼吸性酸或碱中毒时，由于肾脏的代偿作用，也可以继发性增高或降低。④实际碳酸氢盐(actual bicarbonate, AB)。是指在隔绝空气的条件下，在实际动脉血二氧化碳分压、体温和血氧饱和度条件下测得的血浆HCO_3^-浓度。因而受呼吸和代谢两方面的影响，正常人AB与SB相等。两者数值均低表明有代谢性酸中毒，两者数值均高表明有代谢性碱中毒；AB与SB的差值反映了呼吸因素对酸碱平衡的影响。若SB正常，AB>SB，表明有CO_2滞留，可见于呼吸性酸中毒；反之AB<SB，则表明CO_2排出过多，见于呼吸性碱中毒。⑤缓冲碱(buffer base, BB)。是血液

中一切具有缓冲作用的负离子碱的总和。包括血浆和红细胞中的HCO_3^-、Hb^-、HbO_2^-、Pr^-和HPO_4^{2-}，通常以氧饱和的全血在标准状态下测定，正常值为45~52mmol/L（平均值为48mmol/L）。缓冲碱也是反映代谢因素的指标，代谢性酸中毒时BB减少，而代谢性碱中毒时BB升高。⑥碱过剩(base excess, BE)。是指标准条件下，用酸或碱滴定全血标本至pH 7.40时所需的酸或碱的量(mmol/L)。若用酸滴定，使血液pH达7.40，则表示被测血液的碱过多，BE用正值表示；如需用碱滴定，说明被测血液的碱缺失，BE用负值来表示。全血BE正常值范围为-3.0~$+3.0$mmol/L，BE不受呼吸因素的影响，是反映代谢因素的指标，代谢性酸中毒时BE负值增加；代谢性碱中毒时BE正值增加。

（殷莲华）

dàixièxìng suānzhòngdú

代谢性酸中毒 metabolic acidosis 细胞外液H^+增加和（或）HCO_3^-丢失所致血浆HCO_3^-减少、pH降低的酸碱平衡紊乱。

病因和发病机制 主要涉及下述几个环节。

酸性物质生成或摄入过多 ①产生过多。常见于各种休克所致急性循环衰竭、机体缺氧，因糖氧化不全、糖酵解加强，乳酸增多，发生乳酸性酸中毒。糖尿病、饥饿、长期发热时，体内脂肪大量分解，酮体生成增多。酮体中的乙酰乙酸和β-羟丁酸都是强酸性物质，因而产生酮症酸中毒。②外源性固定酸摄入过多。大量摄入阿司匹林（乙酰水杨酸）可引起水杨酸中毒，HCO_3^-因缓冲H^+而浓度下降，水杨酸根潴留；长期或大量服用含氯的酸性药物，如氯化铵、盐酸精氨酸

或盐酸赖氨酸,在体内易解离出HCl。例如,氯化铵经肝合成尿素,并释放出HCl。$2NH_4Cl+CO_2 \xrightarrow{\text{肝}} (NH_2)_2CO+2HCl+H_2O$。

肾排酸保碱功能障碍 ①肾衰竭。严重肾衰竭患者,体内固定酸不能由尿排泄,特别是硫酸和磷酸在体内积蓄,H^+浓度增加导致HCO_3^-浓度降低,硫酸根和磷酸根浓度在血中增加;重金属(汞、铅等)及药物(磺胺类)的影响,使肾小管排酸障碍,而肾小球功能一般正常。②肾小管功能障碍。Ⅰ型肾小管性酸中毒的发病环节是由于远曲小管的泌H^+功能障碍,尿液不能被酸化,H^+在体内蓄积导致血浆HCO_3^-浓度进行性下降;Ⅱ型肾小管性酸中毒是由于Na^+-H^+转运体功能障碍,碳酸酐酶活性降低,HCO_3^-在近曲小管重吸收减少,尿中排出增多导致血浆HCO_3^-浓度降低。肾小管酸中毒可引起反常性碱性尿。③应用碳酸酐酶抑制剂。大量使用碳酸酐酶抑制剂如乙酰唑胺可抑制肾小管上皮细胞内碳酸酐酶活性,使H_2CO_3生成减少,泌H^+和重吸收HCO_3^-减少。

碱性物质丧失过多 ①碱性消化液丧失过多。如严重腹泻、肠瘘、十二指肠引流等,使含有大量HCO_3^-的碱性消化液丢失。②肾上腺皮质功能低下。醛固酮分泌减少,肾小管对Na^+的重吸收减少,致使HCO_3^-从尿中丢失。③大量输注生理盐水。不仅稀释了细胞外液中的HCO_3^-,而且使Cl^-过量增加(生理盐水中含Na^+和Cl^-各154mmol/L)。当Cl^-增多时,肾小球滤液中的Na^+可与Cl^-一起被重吸收,致使H^+-Na^+交换和K^+-Na^+交换减少,H^+和K^+可被保留,同时HCO_3^-再生或回收也减少。④大面积烧伤。大量血浆渗出,也伴有HCO_3^-丢失。

高血钾 各种原因引起细胞外液K^+增多时K^+与细胞内H^+交换,引起细胞外H^+增加,导致代谢性酸中毒。

机体的代偿调节 体液的缓冲系统、细胞内外离子的交换以及肺和肾的调节是维持酸碱平衡的重要机制,也是发生酸碱平衡紊乱后机体进行代偿的重要环节。代谢性酸中毒时,机体的代偿调节主要有以下表现。

体液的缓冲及细胞内外离子交换的调节 代谢性酸中毒时,血液中增多的H^+立即被血浆缓冲系统进行缓冲,HCO_3^-及其他缓冲碱不断被消耗。细胞内的缓冲多在酸中毒2~4小时后,约1/2 H^+通过离子交换方式进入细胞内被细胞内缓冲系统缓冲,而K^+从细胞内向细胞外转移,以维持细胞内外电平衡,故酸中毒易引起高血钾。

肺的代偿调节作用 代谢性酸中毒功能代偿主要靠肺和肾的调节,特别是肺的调节十分迅速和强大。血液H^+浓度增加、pH降低,可通过刺激颈动脉体和主动脉体化学感受器,反射性引起呼吸中枢兴奋,增加呼吸的深度和频率,明显改变肺的通气量。代谢性酸中毒时,当pH由7.4降到7.0时,肺泡通气量由正常4L/min增加到30L/min以上,呼吸加深加快,称为酸中毒深大呼吸,又称库氏(Kussmal)呼吸,是代谢性酸中毒的主要临床表现,其代偿意义是使血液中H_2CO_3浓度(或$PaCO_2$)继发性降低,维持HCO_3^-/H_2CO_3的比值接近正常,使血液pH趋向正常。呼吸的代偿反应是非常迅速的,一般在酸中毒10分钟后就出现呼吸增强,30分钟后即达代偿,12~24小时达代偿高峰,代偿最大极限时,$PaCO_2$可降到10mmHg(1.33kPa)。

肾的代偿调节作用 除肾功能异常引起的代谢性酸中毒外,其他原因引起的代谢性酸中毒是通过加强肾的排酸保碱能力来发挥代偿作用的。代谢性酸中毒时,肾通过加强泌H^+、泌NH_4^+及回收HCO_3^-使HCO_3^-在细胞外液的浓度有所恢复。代谢性酸中毒时,肾小管上皮细胞中的碳酸酐酶和谷氨酰胺酶活性增强,使尿中可滴定酸和NH_4^+排出增加,并重新生成HCO_3^-,肾小管泌NH_4^+增加是最主要的代偿机制,因为H^+-Na^+交换增加,肾小管腔内H^+浓度增加,降低了肾小管细胞与管腔液H^+的浓度差,使肾小管上皮细胞继续排H^+受限。但管腔内H^+浓度越高,NH_4^+的生成与排出越快,产生的HCO_3^-越多。通过以上反应,肾加速酸性物质的排出和碱性物质的补充,由于从尿中排出的H^+增多,尿液呈酸性。但低钾血症和肾小管酸中毒是由于肾小管上皮细胞泌H^+增加,引起反常性碱性尿。肾的代偿作用较慢,一般要3~5天才能达高峰。在肾功能障碍引起的代谢性酸中毒时,肾的纠酸作用几乎不能发挥。

通过以上代偿调节,代谢性酸中毒的血气分析参数变化规律是pH下降,实际碳酸氢盐(AB)、标准碳酸氢盐(SB)及缓冲碱(BB)均降低,碱剩余(BE)负值加大。通过呼吸代偿,$PaCO_2$继发性下降,AB<SB。

功能与代谢变化 代谢性酸中毒主要引起心血管系统和中枢神经系统的功能障碍。

对心血管系统的影响 严重的代谢性酸中毒能产生致死性室性心律失常,心肌收缩力降低以及血管对儿茶酚胺的反应性降低。

室性心律失常 代谢性酸中毒时出现的室性心律失常与血钾

升高密切相关，高血钾的发生除与细胞外H^+进入细胞内与K^+交换致K^+逸出外，还与酸中毒对肾小管上皮细胞泌H^+增加，而排K^+减少有关。重度高血钾由于严重的传导阻滞和心室颤动，心肌兴奋性消失，可造成致死性心律失常和心搏骤停。

心肌收缩力降低　酸中毒时引起心肌收缩力减弱的机制可能是：H^+增多可竞争性抑制Ca^{2+}与心肌肌钙蛋白亚单位结合，从而抑制心肌的兴奋收缩耦联，降低心肌收缩性，使心输出量减少；H^+影响Ca^{2+}内流；H^+影响心肌细胞肌质网释放Ca^{2+}。酸中毒还可引起肾上腺髓质释放肾上腺素，发挥其对心脏的正性肌力作用，但酸中毒严重时又可阻断肾上腺素对心脏的作用，引起心肌收缩力减弱，心肌弛缓，心输出量减少。一般而言，pH降至7.2时，上述两种相反的作用几乎相等，心肌收缩力变化不大，pH小于7.2时，则因肾上腺素的作用被阻断而使心肌收缩力减弱。中度酸中毒时，由于儿茶酚胺的释放常引起心动过速。pH降至≤7.1，则可出现心动过缓，这是酸中毒可抑制乙酰胆碱酯酶而使乙酰胆碱堆积所致。心肌的上述变化可因同时出现的其他电解质变化而变化。

血管系统对儿茶酚胺的反应性降低　H^+增多也可降低心肌和外周血管对儿茶酚胺的反应性，使血管扩张，血压下降。尤以毛细血管前括约肌最为明显，使血管容量扩大，回心血量减少。所以休克时，首先要纠正酸中毒，才能增加血管平滑肌对血管活性药物的反应性，减轻血流动力学的障碍。

对中枢神经系统的影响　代谢性酸中毒时引起中枢神经系统的代谢障碍，主要表现为意识障碍、乏力，知觉迟钝，甚至嗜睡或昏迷，最后可因呼吸中枢和血管运动中枢麻痹而死亡，其发生机制为：酸中毒时生物氧化酶类的活性受到抑制，氧化磷酸化过程减弱，致使ATP生成减少，因而脑组织能量供应不足；pH降低时，脑组织内谷氨酸脱羧酶活性增强，使γ-氨基丁酸增多，后者对中枢神经系统具有抑制作用。

对骨骼系统的影响　慢性肾衰竭伴酸中毒时，不断从骨骼释放钙盐以进行缓冲，故不仅影响骨骼的发育，延迟小儿的生长，而且引起纤维性骨炎和肾性佝偻病。在成人则可导致骨软化症。

（殷莲华）

yīnlízǐ jiànxì

阴离子间隙　anion gap, AG

血浆中未测定的阴离子与未测定的阳离子的差值。是一项受到广泛重视并有助于判断酸碱平衡的指标。正常机体血浆中的阳离子与阴离子总量相等，均为151mmol/L，从而维持电荷平衡。Na^+占血浆阳离子总量的90%，称为可测定阳离子。HCO_3^-和Cl^-占血浆阴离子总量的85%，称为可测定阴离子。血浆中未测定阳离子(undetermined cation, UC)包括K^+、Ca^{2+}和Mg^{2+}。血浆中未测定的阴离子(undetermined anion, UA)包括Pr^-、HPO_4^{2-}、SO_4^{2-}和有机酸阴离子。AG是一个计算值，即AG=UA-UC。因血浆中的阴、阳离子总当量数（或总电荷数）完全相等，临床实际测定时，AG可用血浆中常规可测定的阳离子Na^+与常规测定的阴离子Cl^-和HCO_3^-的差算出，即：$Na^+ + UC = HCO_3^- + Cl^- + UA$

$$AG = UA - UC$$
$$= Na^+ - (HCO_3^- + Cl^-)$$
$$= 140 - (24 + 104)$$
$$= 12 \text{mmol/L}$$

波动范围是12±2mmol/L（图）。

AG可增高也可降低，但增高的意义较大，有助于区分代谢性酸中毒的类型和诊断混合型酸碱平

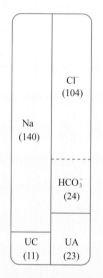

图　血浆阴离子间隙图解
（单位mmol/L）

衡紊乱。目前多以AG>16mmol/L，作为判断是否有AG增高型代谢性酸中毒的界限，常见于固定酸增多的情况，如磷酸盐和硫酸盐潴留、乳酸堆积、酮体过多及水杨酸中毒、甲醇中毒等。AG增高还可见于与代谢性酸中毒无关的情况下，如脱水、使用大量含钠盐的药物和骨髓瘤患者释出本周蛋白(Bence Jones pnotein)过多的情况下。

AG降低在诊断酸碱失衡方面意义不大，仅见于未测定阴离子减少或未测定阳离子增多，如低蛋白血症等。

（殷莲华）

yīnlízǐ jiànxì zēnggāoxíng dàixièxìng suānzhòngdú

阴离子间隙增高型代谢性酸中毒　high AG metabolic acidosis

含氯以外的各种固定酸的血浆浓度增高所致的代谢性酸中毒。又称正常血氯型代谢性酸中毒。此型特点是HCO_3^-减少，阴离子间隙

(anion gap, AG)增高，而血氯浓度正常。常见原因有：体内固定酸生成增多，见于各种原因引起的乳酸性酸中毒、酮症酸中毒、水杨酸中毒；肾排出固定酸减少，肾衰竭时由于肾小球滤过率严重降低使磷酸和硫酸排出障碍等。此型酸中毒时，由于固定酸中的H^+被HCO_3^-缓冲，其酸根（乳酸根、β-羟丁酸根、乙酰乙酸根、$H_2PO_4^-$、SO_4^{2-}、水杨酸根）增高，这部分酸根均属未测定的阴离子，所以AG值增大，而Cl^-值正常（图）。

（殷莲华）

乳酸性酸中毒 lactic acidosis

血乳酸持久高于5mmol/L和血pH低于7.35的代谢性酸中毒。

乳酸性酸中毒的可能原因有：①缺氧。人体在缺氧的情况下体内糖的无氧酵解增强，乳酸生成明显增加，如心、肺功能障碍或者血管阻塞均可造成氧气供应不足。也可见于心力衰竭、多种休克（心源性、内毒素性、低血容量性）、贫血、窒息等。②药物应用。有些药物如双胍类、山梨醇、

木糖醇、甲醇、乙醇等醇类药物，对乙酰氨基酚以及水杨酸盐的应用均可引起体内乳酸堆积。其中双胍类药物尤其是苯乙双胍能增强无氧酵解，抑制肝脏及肌肉对乳酸的摄取，抑制糖异生作用，从而导致乳酸性酸中毒。③系统性疾病。系统性疾病常引起机体肝肾功能障碍，致使体内多余的乳酸代谢障碍，排出减少而导致乳酸堆积。可见于急性病毒性或药物中毒性肝炎伴功能衰竭、尿毒症、白血病、败血症、惊厥、胰腺炎及胃肠病等。最常见于糖尿病急性并发症，如感染、酮症酸中毒、糖尿病非酮症高渗综合征，造成乳酸堆积，诱发乳酸性酸中毒。糖尿病患者常有丙酮酸氧化障碍及乳酸代谢缺陷，因此平时即存在高乳酸血症。糖尿病患者合并的心、肝、肾疾病使组织器官灌注不良致低氧血症，患者糖化血红蛋白水平增高，血红蛋白携氧能力下降，易造成局部缺氧引起乳酸生成增加；此外肝肾功能障碍影响乳酸的代谢、转化及排出，进而导致乳酸性酸中毒。因此，

糖尿病患者常表现为乳酸性酸中毒与酮症酸中毒同时存在。④先天性代谢异常。有先天性葡萄糖-6-磷酸酶缺陷（糖原贮积症Ⅰ型）、果糖-1,6二磷酸酶缺陷、丙酮酸脱氢酶及羧化酶缺陷、氧化磷酸化缺陷者均可引起体内乳酸代谢异常，导致酸中毒。⑤其他。酗酒、一氧化碳中毒、乳糖过量偶可诱发乳酸性酸中毒。

一旦发生乳酸性酸中毒，轻者可仅表现为乏力、恶心、食欲降低、头晕、嗜睡、呼吸稍深快；重者可有口唇发绀、呼吸深大、血压下降、脉弱、心率快，并可有脱水表现、意识障碍、四肢反射减弱、肌张力下降、瞳孔扩大、深度昏迷或出现休克。

（殷莲华）

酮症酸中毒 keto-acidosis β-羟丁酸和乙酰乙酸在体内堆积所致代谢性酸中毒。

酮体是脂肪的代谢产物，由β-羟丁酸、乙酰乙酸和丙酮组成。其中β-羟丁酸和乙酰乙酸是酸性物质，在体内堆积可使血的pH下降(<7.35)。酮体生成增多见于体内脂肪被大量动员时，多发生于糖尿病、严重饥饿和酒精中毒等。①糖尿病。由于严重的胰岛素缺乏，与胰岛素作用相反的激素如胰高血糖素、儿茶酚胺、生长激素、肾上腺皮质激素对代谢的影响更显著，使葡萄糖利用减少，脂肪分解加速，大量脂肪酸进入肝，形成过多的酮体，过多的酮体既不能被有效利用，又超过了外周组织的氧化能力及肾排出能力，在血液中大量积蓄，使其浓度达500~3000mg/L（正常值为1mg/L）。正常人每日尿酮体总量为100mg，糖尿病患者约为1g/d，酮症酸中毒时最多可排出40g/d，在合并肾

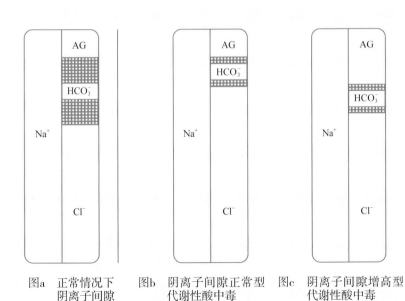

图a　正常情况下阴离子间隙　　图b　阴离子间隙正常型代谢性酸中毒　　图c　阴离子间隙增高型代谢性酸中毒

图　正常和代谢性酸中毒时阴离子间隙的变化示意图

功能障碍时，酮体不能由尿排出，故虽发生酮症酸中毒，但尿酮体阴性或仅微量。糖尿病时发生的酮血症和酮尿症总称为糖尿病酮症。②饥饿或禁食。体内糖原消耗后大量动用脂肪供能，也可出现酮症酸中毒。

糖尿病酮症酸中毒患者突出表现为：糖尿病症状加重，烦渴、尿量增多、疲倦乏力等，但无明显多食。消化系统症状为明显食欲缺乏、恶心、呕吐，饮水后也可出现呕吐。还常出现头晕、头痛、表情淡漠、嗜睡、烦躁，呼吸加深加快。呼吸系统表现为呼吸深而快，呈酸中毒深大呼吸，又称库氏(Kussmal)呼吸。动脉血pH低于7.0时，由于呼吸中枢麻痹和肌无力，呼吸渐浅而缓慢。呼出气体中可能有丙酮味（烂苹果味）。病情进一步恶化，则尿量减少，皮肤干燥，眼球下陷，脉搏细弱快速且不规则，血压下降，四肢冰冷，呈脱水状。少数患者可出现腹部剧痛，甚至被误诊为外科急腹症。

（殷莲华）

yīnlízǐ jiànxì zhèngchángxíng dàixièxìng suānzhòngdú

阴离子间隙正常型代谢性酸中毒 normal AG metabolic acidosis

HCO_3^-浓度降低而血中固定酸浓度正常，伴Cl^-浓度代偿性升高的代谢性酸中毒。其特点是阴离子间隙正常，血氯浓度升高，又称高血氯性代谢性酸中毒（见阴离子间隙增高型代谢性酸中毒图）。常见原因有消化道直接丢失HCO_3^-，肾泌H^+和重吸收HCO_3^-功能减弱。见于轻、中度肾衰竭、肾小管性酸中毒、高钾血症、使用碳酸酐酶抑制药和摄入过多含氯的成酸性盐（如氯化铵等）。

（殷莲华）

dàixièxìng jiǎnzhòngdú

代谢性碱中毒 metabolic alkalosis

细胞外液碱增多或H^+丢失所致血浆HCO_3^-增多、pH趋于升高的酸碱平衡紊乱。

病因和发病机制 凡使H^+丢失或HCO_3^-进入细胞外液增多的因素都可以引起血浆HCO_3^-浓度升高。正常情况下，当血浆HCO_3^-浓度超过26mmol/L时，肾可减少对HCO_3^-的重吸收，使血浆HCO_3^-浓度恢复正常，具有纠正代谢性碱中毒的能力。但某些因素，如有效循环血量不足、缺氯等，可造成肾对HCO_3^-的调节功能障碍，血浆HCO_3^-保持在高水平，导致代谢性碱中毒。代谢性碱中毒的常见原因有以下几种：

酸性物质丢失过多 可经胃或经肾丢失。

经胃丢失 常见于剧烈呕吐及胃液引流使富含HCl的胃液大量丢失。正常情况下胃黏膜壁细胞富含碳酸酐酶，能将CO_2和H_2O催化生成H_2CO_3，H_2CO_3解离为H^+和HCO_3^-，然后H^+与来自血浆中的Cl^-形成HCl，进食时分泌到胃腔中，而HCO_3^-则返回血液，造成血浆中HCO_3^-一过性增高，称为餐后碱潮，直到酸性食糜进入十二指肠后，在H^+刺激下，十二指肠上皮细胞与胰腺分泌的大量HCO_3^-与H^+中和。病理情况下，剧烈呕吐使胃液丢失引发代谢性碱中毒的机制为：胃液中H^+丢失，使来自胃壁、肠液和胰腺的HCO_3^-得不到H^+中和而被吸收入血，造成血浆浓度升高；胃液中Cl^-丢失可引起低氯性碱中毒；胃液中K^+丢失可引起低钾性碱中毒；胃液大量丢失引起有效循环血量减少也可通过继发性醛固酮增多引起代谢性碱中毒。

经肾丢失 主要原因有利尿药和肾上腺皮质激素。①利尿药。髓袢利尿药（呋塞米）或噻嗪类利尿药可抑制肾髓袢升支对Cl^-的主动重吸收，使Na^+的被动重吸收减少，到达远曲小管的尿液流量增加，NaCl含量增高，促进远曲小管和集合管细胞泌H^+和泌K^+增加，以加强对Na^+的重吸收，Cl^-以氯化铵形式随尿排出。另外，肾小管远端流速增加的冲洗作用使肾小管内H^+浓度急剧降低，促进了H^+的排泌。H^+经肾大量丢失使HCO_3^-大量被重吸收，以及因丧失大量含Cl^-的细胞外液形成低氯性碱中毒。②肾上腺皮质激素过多。肾上腺皮质增生或肿瘤可引起原发性肾上腺皮质激素分泌增多，而细胞外液容量减少、创伤等刺激可引起继发性醛固酮分泌增多，这些激素尤其是醛固酮可通过刺激集合管泌氢细胞的H^+-ATP酶（氢泵），促进H^+排泌，也可通过保Na^+排K^+促进H^+排泌，造成低钾性碱中毒。此外，糖皮质激素过多，如库欣综合征时因皮质醇也有盐皮质激素的活性，也可发生代谢性碱中毒。

HCO_3^-过量负荷 常为医源性，见于消化道溃疡病患者服用过多的$NaHCO_3$，或矫正代谢性酸中毒时滴注过多的$NaHCO_3$；摄入乳酸钠、乙酸钠之后或大量输入含柠檬酸盐抗凝的库存血，这些有机酸盐在体内氧化可产生$NaHCO_3$，1L库存血所含的柠檬酸盐可产生30mmol HCO_3^-；脱水时只丢失H_2O和NaCl可造成浓缩性碱中毒，以上均可使血浆$NaHCO_3$浓度升高。但应指出，肾具有较强的排泄$NaHCO_3$的能力，正常人每天摄入1000mmol的$NaHCO_3$，2周后血浆内HCO_3^-浓度只是较轻微上升，只有肾功能受损后服用大量碱性药物时才会发生代谢性碱中毒。

H⁺向细胞内移动 低钾血症时细胞外液K⁺浓度降低,引起细胞内K⁺向细胞外转移,同时细胞外的H⁺向细胞内移动,可发生代谢性碱中毒。此时,肾小管上皮细胞内缺钾,K⁺-Na⁺交换减少,代之H⁺-Na⁺交换增多,H⁺排出增多,HCO₃⁻重吸收增多,造成低钾性碱中毒。一般代谢性碱中毒时尿液呈碱性,但在低钾性碱中毒时,由于肾泌H⁺增多,尿液反而呈酸性,称为反常性酸性尿。

此外,肝衰竭时,血氨过高,尿素合成障碍也常导致代谢性碱中毒。

机体的代偿调节 包括血液缓冲和细胞内外离子交换以及肺和肾的代偿调节作用。

血液的缓冲和细胞内外离子交换的调节作用 代谢性碱中毒时,H⁺浓度降低,OH⁻浓度升高,OH⁻可被缓冲系统中弱酸(H₂CO₃、HHbO₂、HHb、Hpr、H₂PO₄⁻)所缓冲,但因大多数缓冲系统的组成中,碱性成分远多于酸性成分,故对碱性物质的缓冲有限。同时细胞内外离子交换,细胞内H⁺逸出,而细胞外液K⁺进入细胞内,从而产生低钾血症。

肺的代偿调节 呼吸的代偿反应数分钟即可出现,在24小时后可达最大效应。由于H⁺浓度降低,抑制呼吸中枢,呼吸变浅变慢,肺泡通气量减少,PaCO₂或血浆H₂CO₃继发性升高,以维持HCO₃⁻与H₂CO₃的比值接近正常,使pH有所降低。但这种代偿是有限度的,很少能达到完全的代偿。因为随着肺泡通气量减少,不但有PaCO₂升高,还有PaO₂降低,PaO₂降低可通过对呼吸的兴奋作用,限制PaCO₂的过度升高。因此,即使严重的代谢性碱中毒时,PaCO₂也极少能超过55mmHg。

肾的代偿调节 肾的代偿作用发挥较晚,血浆H⁺减少和pH升高抑制肾小管上皮的碳酸酐酶和谷氨酰胺酶活性,故泌H⁺和泌NH₄⁺减少,HCO₃⁻重吸收减少,血浆HCO₃⁻浓度有所下降,HCO₃⁻排出增多。代谢性碱中毒时肾排出HCO₃⁻增多的最大代偿时限需3~5天,所以急性代谢性碱中毒时肾代偿不起主要作用。应注意在缺氯、缺钾和醛固酮分泌增多所致的代谢性碱中毒时因肾泌H⁺增多,尿呈酸性。

通过以上体液缓冲、肺和肾的代偿,代谢性碱中毒的血气分析参数变化规律为pH升高,实际碳酸氢盐(AB)、标准碳酸氢盐(SB)及缓冲碱(BB)均升高,AB>SB,碱过剩(BE)正值加大。呼吸抑制,通气量下降,PaCO₂继发性升高。

功能与代谢变化 轻度代谢性碱中毒患者通常无症状,或出现与碱中毒无直接关系的表现,如细胞外液量减少而引起的无力、肌痉挛、直立性眩晕;低钾血症引起的多尿、恶心、呕吐等。但是,严重的代谢性碱中毒则可出现多种功能代谢变化。

对中枢神经系统的影响 碱中毒时,因pH增高,γ-氨基丁酸转氨酶活性增强,谷氨酸脱羧酶活性降低,故γ-氨基丁酸分解加强而生成减少,由于γ-氨基丁酸对中枢神经系统抑制作用减弱,患者有烦躁不安、精神错乱、谵妄、意识障碍等中枢神经系统等症状。代谢性碱中毒时,脑脊液H⁺浓度降低,呼吸中枢抑制,可使呼吸变浅变慢。

对血红蛋白氧离的影响 血液pH升高可使血红蛋白与O₂的亲和力增强,血红蛋白氧离曲线左移,血红蛋白不易将结合的O₂释出,造成组织供氧不足。脑组织对缺氧特别敏感,因此可出现精神症状,严重时还可以发生昏迷。

对神经-肌肉的影响 碱中毒时,即使血总钙量正常,血pH升高可使游离钙减少,导致神经、肌肉的应激性增高,表现为腱反射亢进,面部和肢体肌肉抽动、手足搐搦。此外,若患者伴有明显的低钾血症所致的肌无力或麻痹,则暂时不出现抽搐,一旦低钾血症纠正,抽搐症状即可发生。

对钾代谢的影响 碱中毒往往伴有低钾血症。这是因为碱中毒时,细胞外H⁺浓度降低,细胞内H⁺与细胞外K⁺交换;同时,由于肾小管上皮细胞在H⁺减少时,H⁺-Na⁺交换减弱而K⁺-Na⁺交换增强,使K⁺大量从尿中丢失,导致低钾血症。低钾血症除可引起神经肌肉症状外,严重时还可以引起心律失常。

(殷莲华)

yánshuǐ fǎnyìngxìng jiǎnzhòngdú

盐水反应性碱中毒 saline-responsive alkalosis 补充盐水可以纠正的代谢性碱中毒。主要见于呕吐、胃液吸引及应用利尿药时,由于伴随细胞外液减少、有效循环血量不足,也常有低钾和低氯存在,影响肾排出HCO₃⁻能力,使碱中毒得以维持。给予等张或半张的盐水来扩充细胞外液,补充Cl⁻能促进过多的HCO₃⁻经肾排出使碱中毒得到纠正。

对盐水反应性碱中毒患者,只要口服或静注等张(0.9%)或半张(0.45%)的盐水即可恢复血浆HCO₃⁻浓度。作用机制是:扩充了细胞外液容量,消除了"浓缩性碱中毒"成分的作用;生理盐水含Cl⁻高于血浆,通过补充血容量和补充Cl⁻使过多的HCO₃⁻从尿中排出;远曲小管液中Cl⁻含量增加,则使皮质集合管分泌HCO₃⁻增强。

检测尿pH和尿Cl⁻浓度可以判断治疗效果。反常性酸性尿患者治疗前因肾排H⁺增加使尿pH多在5.5以下；细胞外液容量和血Cl⁻恢复后，则开始排出过剩的HCO_3^-，故尿pH可达7.0以上，偶尔超过8.0。这类碱中毒除利尿药能引起Cl⁻缺乏外，多数情况下Cl⁻经尿排出不多，尿Cl⁻浓度常在15mmol/L以下。因此，治疗后尿pH碱化及尿Cl⁻浓度增高说明治疗有效。

虽然盐水可以恢复血浆HCO_3^-浓度，但并不能改善缺钾状态。因此，伴有高度缺钾患者，应补充K^+，只有补充KCl才有效。其他阴离子如HCO_3^-、醋酸根、柠檬酸根替代Cl⁻，均能促进H⁺排出，使碱中毒得不到纠正。此外，临床上也使用NaCl、盐酸精氨酸和盐酸赖氨酸治疗。对游离钙减少的患者也可补充$CaCl_2$，总之补氯即可排出HCO_3^-。

（殷莲华）

yánshuǐ dǐkàngxìng jiǎnzhòngdú
盐水抵抗性碱中毒 saline-resistant alkalosis

补充盐水不能纠正的代谢性碱中毒。常见于全身性水肿、原发性醛固酮增多症、严重低血钾及库欣综合征等。此种碱中毒主要是肾上腺盐皮质激素的直接作用和低钾血症引起，因此单纯用生理盐水进行治疗无效。

（殷莲华）

hūxīxìng suānzhòngdú
呼吸性酸中毒 respiratory acidosis

以CO_2排出障碍或吸入过多致血浆H_2CO_3浓度升高、pH趋于降低的酸碱平衡紊乱。患者血液中H_2CO_3高于46mmHg，称为高碳酸血症。

病因和发病机制

$PaCO_2$原发性升高导致呼吸性酸中毒的原因不外乎外环境CO_2浓度过高，吸入CO_2过多（通风不良）或外呼吸通气障碍而致的CO_2排出受阻，临床上以后者更为多见。常见的原因为：①呼吸中枢抑制。颅脑损伤、脑炎、脑血管意外、呼吸中枢抑制剂（吗啡、巴比妥类）及麻醉剂用量过大或酒精中毒等。②呼吸道阻塞。喉头痉挛和水肿、溺水、异物堵塞气管，常造成急性呼吸性酸中毒。慢性阻塞性肺部疾病(chronic obstructive pulmonary disease, COPD)、支气管哮喘等则是慢性呼吸性酸中毒的常见原因。③呼吸肌麻痹。急性脊髓灰质炎、脊神经根炎、有机磷中毒、重症肌无力、家族性周期性瘫痪及重度低血钾时，呼吸运动失去动力，可造成CO_2排出障碍。④胸廓病变。胸部创伤、严重气胸或胸膜腔积液、严重胸廓畸形等均可严重影响通气功能，引起呼吸性酸中毒。⑤肺部疾病。例如急性心源性肺水肿、重度肺气肿、肺部广泛性炎症、肺组织广泛纤维化、通气功能障碍合并急性呼吸窘迫综合征等，均可因通气障碍而发生呼吸性酸中毒。⑥CO_2吸入过多。较为少见，例如在通风不良的环境下，空气中CO_2含量升高，而吸入CO_2过多，或人工呼吸器管理不当，通气量过小而使CO_2排出困难。

分类

呼吸性酸中毒按病程可分为两类：①急性呼吸性酸中毒。常见于急性呼吸道阻塞、急性心源性肺水肿、中枢或呼吸性麻痹引起的呼吸暂停等。②慢性呼吸性酸中毒。见于气道及肺部慢性炎症引起的COPD及肺广泛性纤维化或肺不张，一般指$PaCO_2$高浓度潴留持续达24小时以上者。

机体的代偿调节

体内产生大量H_2CO_3时，由于碳酸氢盐缓冲系统不能缓冲挥发酸，血浆其他缓冲碱含量较低，缓冲H_2CO_3的能力极为有限。呼吸性酸中毒发生的最主要环节是肺通气功能障碍，所以呼吸系统往往不能发挥代偿作用，主要靠血液非碳酸氢盐缓冲系统和肾代偿。急性呼吸性酸中毒时，肾的代偿作用十分缓慢，主要靠细胞内外离子交换及细胞内缓冲，这种调节与代偿十分有限，常表现为代偿不足或失代偿状态。

细胞内外离子交换和细胞内缓冲作用是急性呼吸性酸中毒时的主要代偿方式。血红蛋白系统是呼吸性酸中毒时较重要的缓冲体系。急性呼吸性酸中毒时，CO_2在体内潴留，使血浆H_2CO_3浓度不断升高，而HCO_3^-对H_2CO_3并无缓冲能力，因而H_2CO_3离解为H⁺和HCO_3^-后，H⁺与细胞内K^+进行交换，进入细胞内的H⁺可被蛋白质缓冲，血浆HCO_3^-浓度有所增加，有利于维持HCO_3^-与H_2CO_3的比值；此外，血浆中的CO_2迅速弥散入红细胞，在碳酸酐酶的作用下，与水生成H_2CO_3，再解离为H⁺和HCO_3^-。H⁺主要被血红蛋白和氧合血红蛋白缓冲，HCO_3^-则与血浆中Cl⁻交换，结果血浆HCO_3^-有所增加，而Cl⁻则降低（图）。但这种离子交换和缓冲十分有限，往往$PaCO_2$每升高10mmHg，血浆HCO_3^-仅增高0.7~1mmol/L，不足以维持HCO_3^-与H_2CO_3的正常比值，所以急性呼吸性酸中毒时pH往往低于正常值，呈失代偿状态。

慢性呼吸性酸中毒时，由于肾的代偿作用，可以呈pH变化不明显的代偿性呼吸性酸中毒。$PaCO_2$和H⁺浓度升高持续24小时以上可刺激肾小管上皮细胞内碳酸酐酶和线粒体中谷氨酰胺酶活性增加，促使肾小管上皮排泌H⁺和NH_4^+及对HCO_3^-的重吸收增加。这种作用的充分发挥常需

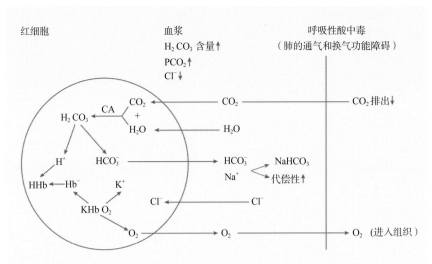

红细胞　　　　　　血浆　　　　　呼吸性酸中毒
　　　　　　　　H_2CO_3 含量↑　（肺的通气和换气功能障碍）
　　　　　　　　PCO_2↑
　　　　　　　　Cl^-↓

图　呼吸性酸中毒时血红蛋白的缓冲作用和红细胞内外的离子交换
注：CA.碳酸酐酶

3~5天才能完成，因此急性呼吸性酸中毒来不及代偿，而在慢性呼吸性酸中毒时，肾的保碱作用较强大，而且随$PaCO_2$升高，HCO_3^-也成比例增高，大致$PaCO_2$每升高10mmHg，血浆HCO_3^-浓度增高3.5~4.0mmol/L，能使HCO_3^-与H_2CO_3比值接近20:1，因而在轻度和中度慢性呼吸性酸中毒时pH变化不如急性呼吸性酸中毒明显。

长期呼吸性酸中毒时，糖酵解的限速酶——磷酸果糖激酶受到抑制，因此可减少细胞内乳酸的产生，这也是一种代偿机制。

呼吸性酸中毒血气分析的参数变化：$PaCO_2$增高，pH降低。通过肾等代偿后，代谢性指标继发性升高，即实际碳酸氢盐(AB)、标准碳酸氢盐(SB)及缓冲碱(BB)值均升高，碱过剩(BE)正值加大。$PaCO_2$增高，所以AB>SB。

功能与代谢变化　呼吸性酸中毒，对机体的影响与代谢性酸中毒相似，也可引起心律失常、心肌收缩力减弱、外周血管扩张、血钾升高等。除此之外，$PaCO_2$升高可引起一系列血管运动和神经精神方面的障碍。

对CO_2舒张血管的影响　高浓度的CO_2能直接引起脑血管扩张，使脑血流增加、颅压增高。然而，高浓度CO_2又能刺激血管运动中枢，间接引起血管收缩，且其强度大于直接的扩血管作用；但是由于脑血管壁上无α肾上腺素能受体，CO_2潴留可引起脑血管舒张，脑血流量增加，常引起持续性头痛，尤以夜间和晨起时为甚。

对中枢神经系统的影响　如果酸中毒持续较久，或严重失代偿性急性呼吸性酸中毒时可发生CO_2麻醉，患者可出现精神错乱、震颤、谵妄或嗜睡，甚至昏迷，临床称为肺性脑病。CO_2为脂溶性，能迅速通过血-脑脊液屏障，HCO_3^-则为水溶性，通过屏障极慢，因而脑脊液中的pH降低比一般细胞外液更显著，这可解释为何中枢神经系统的功能紊乱在呼吸性酸中毒时较代谢性酸中毒时更为显著。

（殷莲华）

hūxīxìng jiǎnzhòngdú

呼吸性碱中毒　respiratory alkalosis　肺通气过度致血浆H_2CO_3浓度原发性减少、pH趋于升高的酸碱平衡紊乱。患者血液中H_2CO_3低于33mmHg，称为低碳酸血症。

病因和发病机制　肺通气过度是各种原因引起呼吸性碱中毒的基本发生机制。

低氧血症和肺疾病　初到高原地区者，吸入气氧分压过低或某些患有心肺疾病、胸廓病变的患者可因缺氧刺激呼吸运动增强，CO_2排出增多。但外呼吸功能障碍如肺炎、肺梗死、间质性肺疾病等给氧后，并不能完全纠正过度通气，说明还有其他因素参与。牵张感受器和肺毛细血管旁感受器在肺疾病时过度通气的发生机制中具有重要意义。

呼吸中枢受到直接刺激或精神性障碍：中枢神经系统疾病如脑血管障碍、脑炎、脑外伤及脑肿瘤等均可刺激呼吸中枢引起过度通气；癔病发作也可引起精神性通气过度；某些药物如水杨酸、铵盐类药物可直接兴奋呼吸中枢致通气增强；革兰阴性杆菌败血症也是过度通气的常见原因。

机体代谢旺盛　见于高热、甲状腺功能亢进，血温过高和机体分解代谢亢进可刺激呼吸中枢兴奋，通气过度使$PaCO_2$降低。

人工呼吸机使用不当　常因通气量过大而引起严重呼吸性碱中毒。

分类　呼吸性碱中毒可按发病时间分为急性呼吸性碱中毒和慢性呼吸性碱中毒两类：①急性呼吸性碱中毒。常见于人工呼吸机使用不当引起的过度通气、高热和低氧血症时，一般指$PaCO_2$在24小时内急剧下降导致pH升高。②慢性呼吸性碱中毒。常见于慢性颅脑疾病、肺部疾病、肝脏疾病、缺氧和氨兴奋呼吸中枢引起持久的$PaCO_2$下降导致pH升高。

机体的代偿调节　呼吸性碱中毒时，虽然$PaCO_2$降低对呼吸中枢有抑制作用，但只要刺激肺通气过度的原因持续存在，肺的代偿调节作用就不明显。如果有效肺泡通气量超过每日产生的CO_2排出的需要，可使血浆H_2CO_3浓度降低，pH升高。低碳酸血症而致的H^+减少，可因血浆HCO_3^-浓度降低而得到代偿。这种代偿作用包括迅速发生的细胞内缓冲和缓慢进行的肾排酸减少。

细胞内外离子交换和细胞内缓冲作用 急性呼吸性碱中毒时，血浆H_2CO_3浓度迅速降低，血浆HCO_3^-相对增高，约在10分钟内，H^+从细胞内移出至细胞外并与HCO_3^-结合，血浆HCO_3^-浓度下降，H_2CO_3浓度有所回升。一方面细胞内的H^+即与细胞外的Na^+和K^+交换；另一方面HCO_3^-进入红细胞，Cl^-和CO_2逸出红细胞，促使血浆H_2CO_3回升，HCO_3^-降低（图）。进入血浆的H^+来自细胞内缓冲物（如HHb、$HHbO_2$、细胞内蛋白质和磷酸盐等），也可来自细胞代谢产生的乳酸。因为碱中毒能促进糖酵解使乳酸生成增多，其机制可能与碱中毒影响血红蛋白释放氧从而造成细胞缺氧和糖酵解增强有关。

一般动脉血二氧化碳分压每下降10mmHg，血浆HCO_3^-浓度降低2mmol/L。

肾的代偿调节 慢性呼吸性碱中毒时才会发生肾的代偿调节，这是因为肾的代偿调节是个缓慢的过程，需几天时间才能达到完善，故急速发生的通气过度，可因时间短促而肾代偿调节作用来不及发挥，使血液中受代谢性因素影响的酸碱指标基本无变化。在持续较久的慢性呼吸性碱中毒，低碳酸血症持续存在的情况下，$PaCO_2$的降低使肾小管上皮细胞代偿性泌H^+和泌NH_3减少，随尿排出却增多，因此血浆中HCO_3^-代偿性降低。

慢性呼吸性碱中毒时，由于肾的代偿调节和细胞内缓冲，平均$PaCO_2$每降低10mmHg(1.3kPa)，血浆HCO_3^-浓度下降5mmol/L，从而有效地避免了细胞外液pH发生大幅度变动。

呼吸性碱中毒的血气分析参数变化：$PaCO_2$降低，pH升高，实际碳酸氢盐(AB)<标准碳酸氢盐(SB)，代偿后代谢性指标继发性降低，AB、SB及缓冲碱(BB)均降低，碱过剩(BE)负值加大。

功能与代谢变化 呼吸性碱中毒比代谢性碱中毒更易出现眩晕、四肢及口周围感觉异常、意识障碍及抽搐等。抽搐与低Ca^{2+}有关。神经系统功能障碍除与碱中毒对脑功能的损伤有关外，还与脑血流量减少有关，因为低碳酸血症可引起脑血管收缩。精神性过度换气患者的某些症状，如头痛、气急、胸闷等，属精神性的，与碱中毒无关。

多数严重的呼吸性碱中毒患者血浆磷酸盐浓度明显降低。这是因为细胞内碱中毒使糖原分解增强，葡萄糖-6-磷酸盐和1,6-二磷酸果糖等磷酸化合物生成增加，消耗了大量的磷，致使细胞外液磷进入细胞内。此外，呼吸性碱中毒也可因细胞内外离子交换和肾排钾增加而发生低钾血症；因血红蛋白氧离曲线左移使组织供氧不足。

（殷莲华）

双重性酸碱失衡 double acid-base imbalance 两种类型酸碱平衡紊乱同时存在的酸碱失衡。双重性酸碱失衡可以有不同的组合形式，通常将两种酸中毒或两种碱中毒合并存在使pH向同一方向移动称相加性或酸碱一致型酸碱平衡紊乱。若是一种酸中毒与一种碱中毒合并存在使pH向相反方向移动，称相消性或酸碱混合型酸碱平衡紊乱。

酸碱一致型酸碱平衡紊乱 两种酸中毒或两种碱中毒合并存在，如呼吸性酸中毒合并代谢性酸中毒；呼吸性碱中毒合并代谢性碱中毒。

呼吸性酸中毒合并代谢性酸中毒 两种酸中毒合并存在，常见于严重的通气障碍引起呼吸性酸中毒，同时因持续缺氧而发生代谢性酸中毒，为临床上常见的

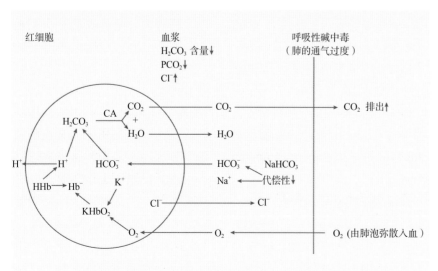

图 呼吸性碱中毒时血红蛋白的缓冲作用和红细胞内外的离子交换
注：CA.碳酸酐酶

一种混合型酸碱平衡紊乱类型。例如：心搏和呼吸骤停、慢性阻塞性肺疾病合并心力衰竭或休克；糖尿病酮症酸中毒并发肺部感染引起呼吸衰竭。此型由于呼吸性和代谢性因素指标均朝酸性方面变化，因此HCO_3^-减少时呼吸不能代偿，$PaCO_2$增多时，肾也不能代偿，二者不能相互代偿，呈严重失代偿状态，pH明显降低，并形成恶性循环，患者实际碳酸氢盐(AB)、标准碳酸氢盐(SB)及缓冲碱(BB)均降低，AB>SB，血浆K^+浓度升高，AG增大。

代谢性碱中毒合并呼吸性碱中毒 两种碱中毒合并存在，常见于高热伴呕吐患者，高热可引起通气过度出现呼吸性碱中毒，又因呕吐，大量胃液丢失而出现代谢性碱中毒；肝衰竭、败血症和严重创伤的患者分别因高血氨、细菌毒素和疼痛刺激呼吸中枢而发生通气过度，加上利尿药应用不当或呕吐而发生代谢性碱中毒。此型因呼吸性和代谢性因素指标均向碱性方面变化，$PaCO_2$降低，血浆HCO_3^-浓度升高，二者之间起不到相互代偿的关系，呈严重失代偿，预后较差。血气指标SB、AB、BB均升高，AB<SB，$PaCO_2$降低，pH明显升高，血浆K^+浓度降低。

酸碱混合型酸碱平衡紊乱 一种酸中毒与一种碱中毒合并存在，使pH向相反方向移动，如呼吸性酸中毒合并代谢性碱中毒、代谢性酸中毒合并呼吸性碱中毒、代谢性酸中毒合并代谢性碱中毒。

呼吸性酸中毒合并代谢性碱中毒 常见于慢性阻塞性肺疾病患者引起慢性呼吸性酸中毒，如因呕吐或心力衰竭而应用大量排钾利尿药，均可引起Cl^-和K^+的丧失而发生代谢性碱中毒。特点：

$PaCO_2$和血浆HCO_3^-浓度均升高，而且升高的程度超出彼此的正常代偿范围，AB、SB、BB均升高，BE正值加大，pH变动不大，略偏高或偏低，也可以在正常范围内。

代谢性酸中毒合并呼吸性碱中毒 可见于糖尿病、肾衰竭或感染性休克及心肺疾病等危重患者伴有发热或机械通气过度；慢性肝病、高血氨、并发肾衰竭时；水杨酸或乳酸盐中毒、有机酸（水杨酸、酮体、乳酸）生成增多，水杨酸盐刺激呼吸中枢可发生典型的代谢性酸中毒合并呼吸性碱中毒的混合性酸碱失衡。特点：HCO_3^-和$PaCO_2$均降低，二者不能相互代偿，均小于代偿的最低值，pH变动不大，甚至在正常范围。

代谢性酸中毒合并代谢性碱中毒 常见于尿毒症或糖尿病患者因频繁呕吐而大量丢失H^+和Cl^-；严重胃肠炎时呕吐加严重腹泻并伴有低钾和脱水的患者。特点：血浆HCO_3^-升高和降低的原因同时存在，彼此相互抵消，常使血浆HCO_3^-及血液pH在正常范围内，$PaCO_2$也常在正常范围内或略高略低变动。对AG增高性的代谢性酸中毒合并代谢性碱中毒者，测量AG值对诊断该型有重要意义。若为单纯型代谢性酸中毒，AG增大部分应与HCO_3^-减少部分相等。AG正常型代谢性酸中毒合并代谢性碱中毒则无法用AG及血气分析来诊断，需结合病史全面分析。

（殷莲华）

sānchóngxìng hùnhéxíng suān-jiǎn shīhéng

三重性混合型酸碱失衡 triple acid-base imbalance

三种类型酸碱平衡紊乱同时存在的酸碱失衡。同一患者不可能同时存在呼吸性酸中毒和呼吸性碱中毒，因此三重性混合型酸碱失衡只有两

种类型，即呼吸性酸中毒合并阴离子间隙增高型代谢性酸中毒和代谢性碱中毒，呼吸性碱中毒合并阴离子间隙增高型代谢性酸中毒和代谢性碱中毒。

呼吸性酸中毒合并阴离子间隙(anion gap, AG)增高型代谢性酸中毒和代谢性碱中毒：特点是$PaCO_2$明显增高，AG>16mmol/L，HCO_3^-一般也升高，Cl^-明显降低。可见于Ⅱ型呼吸衰竭合并呕吐或应用利尿药不当者，由于Ⅱ型呼吸衰竭患者CO_2潴留引起呼吸性酸中毒，PaO_2降低，乳酸增多，引起AG增高型代谢性酸中毒，呕吐或利尿药使用不当又可导致代谢性碱中毒。

呼吸性碱中毒合并AG增高型代谢性酸中毒和代谢性碱中毒：其特点是$PaCO_2$降低，AG大于16mmol/L，HCO_3^-可高可低，Cl^-一般低于正常。可见于肾衰竭合并呕吐和发热者，由于发热时呼吸加快通气过多引起呼吸性碱中毒，而肾衰竭时固定酸增高，可引起AG增高型代谢性酸中毒，呕吐又可导致代谢性碱中毒。

三重性混合型酸碱失衡比较复杂，常发生于各种危重病，判断较为困难，必须在充分了解原发病情的基础上，结合实验室检查进行综合分析后才能得出正确结论。

（殷莲华）

quēyǎng

缺氧 hypoxia

因组织氧供应不足或对氧的利用障碍致组织代谢、功能甚至结构异常的病理状态。缺氧在临床上极为常见，尤其在高原、高空环境中，是引起多种疾病甚至死亡的重要原因。

病因和发病机制 空气中的氧经肺呼吸作用进入血液，在循环系统的推动下，随血液运行全身，为组织、细胞所利用。其中

任一环节发生障碍，都可导致缺氧。根据原因可将缺氧分为乏氧性、循环性、组织性和血液性缺氧四种类型。吸入气氧分压降低或外呼吸功能障碍引起乏氧性缺氧。全身或局部组织血液循环障碍致组织供氧不足引起循环性缺氧。任何影响线粒体电子传递链或氧化磷酸化的因素，及线粒体结构性损伤都可使组织、细胞利用氧的能力减弱，引起组织性缺氧。血红蛋白数量减少或性质改变时，血液携氧能力降低引起血液性缺氧。不同原因引起的缺氧的机制不同，血氧变化的特点也不同（图1）。临床上可依据血氧指标的变化判定缺氧的程度和类型。常用的血氧指标有：①血氧分压(PO_2)。为血液中物理溶解氧产生的张力。②血氧含量($C-O_2$)。为100ml血液中实际含有的物理溶解与化学结合的氧量。③血氧容量($C-O_2max$)。为100ml血液中的血红蛋白，在氧分压为150mmHg，二氧化碳分压为40mmHg，温度为38℃时，所能携氧的毫升数。④血氧饱和度(SO_2)。为血液中已经与氧结合的血红蛋白占血液总血红蛋白的百分比。

功能与代谢变化　包括机体代偿性反应和损伤性变化。轻度缺氧时以机体代偿性反应为主；急性缺氧和严重缺氧时机体来不及或不能完全代偿时，引起功能与代谢障碍。各型缺氧对机体的影响既有相似之处，又各有特点。以下介绍乏氧性缺氧时机体的变化。

对呼吸系统的影响　PaO_2低于60mmHg可兴奋刺激颈动脉体和主动脉体化学感受器，使呼吸加深加快，肺泡通气量增加，肺泡气氧分压和PaO_2升高。急性乏氧性缺氧时，呼吸增强是最重要的代偿性反应。除了增加肺通气量外，还可因吸气时胸内负压增大，静脉回流量增多，使心输出量和肺血流量增多，促进氧的摄取和运输。

血液性或组织性缺氧者PaO_2不降低，呼吸一般不增强；循环性缺氧累及肺循环时，可使PaO_2下降，呼吸加深加快。少数人进入高原后可因乏氧性缺氧发生肺水肿，称为高原肺水肿，表现为呼吸困难、发绀、咳嗽、咳粉红色泡沫痰，双肺有湿性啰音。其发生机制：①肺血管收缩。缺氧时肺组织大量释放儿茶酚胺、组胺、内皮素、血栓素A_2等血管活性物质，使肺小动脉发生强烈不均一收缩，收缩较弱的部位发生超量灌流，毛细血管内压力异常升高，液体从血管内漏出。②肺微血管通透性增高。缺氧时活性氧、血管内皮生长因子、白介素-1、肿瘤坏死因子-α等产生释放增多，导致肺毛细血管壁通透性增高，液体渗出。③肺泡内液体清除障碍。缺氧影响肺泡上皮的钠水主动转运系统的功能，使之对肺泡内钠水的清除能力降低。当PaO_2低于30mmHg时，缺氧可直接抑制呼吸中枢，导致中枢性呼吸衰竭，表现为呼吸抑制、呼吸频率和节律异常、肺通气量降低。

对循环系统的影响　急性缺氧时交感神经兴奋，表现为心输出量增加、肺动脉压升高及血流重分布；慢性缺氧时组织毛细血管密度可明显增加。

心输出量增加　可提高组织血流量和供氧量，具有重要代偿意义。其发生机制包括：①心率加快。肺通气量增加，肺牵张感受器受刺激，反射性地兴奋交感神经，使心率加快。②心肌收缩力增强。交感神经兴奋，儿茶酚

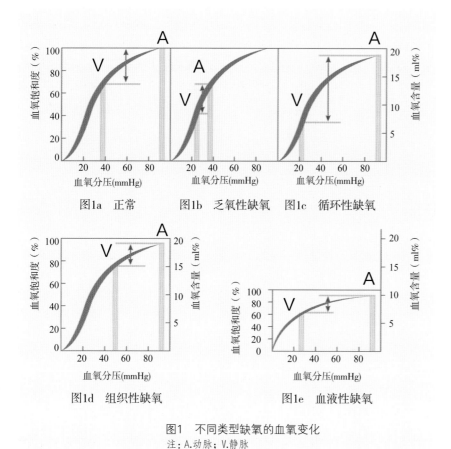

图1a　正常　　图1b　乏氧性缺氧　　图1c　循环性缺氧

图1d　组织性缺氧　　图1e　血液性缺氧

图1　不同类型缺氧的血氧变化

注：A.动脉；V.静脉

胺大量释放，作用于β受体增强心肌收缩性。③静脉回流量增加。主要因呼吸运动加强所致。

肺动脉压升高　急性缺氧可引起肺动脉特别是肺小动脉收缩，即缺氧性肺血管收缩(hypoxic pulmonary vasoconstriction, HPV)反应，使肺动脉压升高。HPV对肺泡缺氧具有代偿意义，当局部肺泡气PO_2降低时，流经该部位的血液氧合不充分，肺小动脉收缩，使血流向通气充分的肺泡转移，有利于维持通气/血流比例和PaO_2。慢性缺氧时由于长期HPV，同时肺血管结构发生改建，形成持续稳定的缺氧性肺动脉高压(HPH)。HPV的发生机制主要有：①缺氧对血管平滑肌收缩的直接作用。缺氧可抑制肺血管平滑肌细胞膜上的钾离子通道，K^+外流减少，细胞膜去极化，电压依赖性钙离子通道开放，钙离子内流增多，引起平滑肌细胞收缩。肺动脉平滑肌细胞膜上有电压依赖性钾通道(K_V)、钙激活钾通道(K_{Ca})和ATP敏感性钾通道(K_{ATP})三类钾通道，其中参与HPV的主要是K_V钾通道。②神经调节。肺血管上分布有α和β肾上腺素能受体，其中以α受体为主。缺氧时交感神经兴奋，作用于α受体引起肺血管收缩。③体液因素。肺血管内皮细胞、肺泡巨噬细胞等可合成和释放多种血管活性物质，包括缩血管物质如内皮素、血管紧张素Ⅱ、血栓素A_2、白三烯等，和舒血管物质如一氧化氮、前列环素、前列腺素E_1等。缺氧时，缩血管物质释放增加，舒血管物质生产减少，导致肺血管收缩。长期慢性缺氧不仅引起HPV，还可引起以肺血管平滑肌细胞和成纤维细胞增生、肥大为主的肺血管结构改建，表现为管壁增厚，管腔狭窄，顺应

性降低，血管阻力增大，形成持续的肺动脉高压，加重右心负荷，可引起肺源性心脏病。

血流重分布　缺氧时交感神经兴奋，皮肤、内脏等α受体密度高的器官血管收缩，血流量减少。心、脑血管α受体密度低，对儿茶酚胺的反应弱，再加上局部乳酸、腺苷等代谢产物的扩血管作用，血流量增加。

毛细血管增生　缺氧时缺氧诱导因子1(hypoxia inducible factor 1, HIF-1)增多，诱导血管内皮生长因子表达增高，促进组织内毛细血管增生，以脑、心和骨骼肌内毛细血管增生明显。毛细血管增生缩短氧的弥散距离，改善细胞供氧。

对血液系统的影响　乏氧性缺氧时红细胞和血红蛋白明显增加，血红蛋白氧解离曲线右移。

红细胞和血红蛋白增加　缺氧时红细胞和血红蛋白增多与缺氧程度、性别和个体差异等有关。缺氧程度愈重则红细胞增生愈显著，男性较女性显著。多数人进入高原后红细胞增加到一定程度趋于稳定，少数人则进行性增加，

甚至发生高原红细胞增多症。缺氧时红细胞和血红蛋白增多主要是由于HIF-1诱导肾脏生成和释放促红细胞生成素增多，后者刺激骨髓多能干细胞向红系转化，促进红系原始细胞增殖、成熟和网织红细胞释放入血。

血红蛋白氧解离曲线右移 2,3-二磷酸甘油酸(2,3-DPG)是红细胞内糖酵解过程的中间产物，可调节血红蛋白与氧的亲和力。2,3-DPG可与脱氧血红蛋白结合，稳定其空间构型使其不易与氧结合；同时，2,3-DPG是一种酸性物质，增多时可以降低红细胞内pH，通过玻尔效应使血红蛋白与氧的亲和力降低。缺氧时红细胞生成2,3-DPG增多，其机制是：①生成增加。缺氧时氧合血红蛋白减少，脱氧血红蛋白增多，后者可与2,3-DPG结合（图2），使红细胞内游离2,3-DPG减少，酶促反应向着生成2,3-DPG的方向移动，2,3-DPG的生成增加。另外，缺氧时，过度通气引起呼吸性碱中毒，加之脱氧血红蛋白稍偏碱性，可通过升高pH激活磷酸果糖激酶，使糖酵解作用增强，2,3-DPG合成增加。

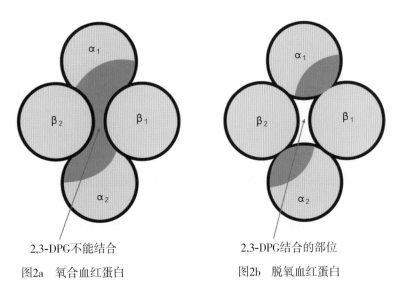

2,3-DPG不能结合
图2a　氧合血红蛋白

2,3-DPG结合的部位
图2b　脱氧血红蛋白

图2　2,3-DPG中央孔穴与Hb结合特性

②分解减少。pH增高可抑制2,3-DPG磷酸酶活性，2,3-DPG分解减少。血红蛋白氧解离曲线右移有利于氧的释放，具有代偿意义。

对中枢神经系统的影响　脑组织供能以高耗氧的有氧代谢为主，对缺氧非常敏感。脑灰质耗氧量比白质多5倍，其缺氧耐受性更差。正常人脑静脉血氧分压(PvO_2)约为34mmHg，若低于28mmHg可出现精神错乱，低于19mmHg则可出现意识丧失，低于12mmHg将危及生命。急性缺氧可导致情绪激动、头痛、记忆力下降、运动不协调等；慢性缺氧时则表现为注意力不集中、易疲劳等。

缺氧时中枢神经系统损伤的结构基础主要为脑细胞损伤和脑水肿。缺氧时脑水肿的发生机制为：①脑血管扩张。缺氧直接引起脑血管扩张，脑血流量增加，毛细血管内压升高，组织液生成增多。②毛细血管通透性增高。缺氧和代谢性酸中毒可使脑毛细血管通透性增高，导致间质性脑水肿。③脑细胞水肿。缺氧时能量代谢障碍，腺苷三磷酸(ATP)生成不足，可抑制钠泵功能，导致脑细胞内钠、水潴留。④体内钠、水潴留。缺氧时肾血流量下降，钠、水排出减少。⑤毛细血管破裂出血。脑水肿可使颅压升高，压迫脑细胞。

对组织和细胞的影响　缺氧时细胞的代偿反应机制主要有氧感受和缺氧诱导基因表达。①氧感受。较公认的细胞氧感受器是一种含血红素蛋白，如辅酶Ⅱ氧化酶，可以感受细胞周围环境的氧浓度改变，并将O_2转变为H_2O_2，将低氧信号传导入细胞。②缺氧诱导基因表达。HIF-1是一种核转录因子，在缺氧诱导基因表达中起关键作用。缺氧可以抑制HIF-1蛋白降解，诱导其核转位，进而促进血管内皮生长因子、促红细胞生成素、血红素氧合酶-1、磷酸果糖激酶等多种缺氧相关基因的表达，参与血管增生、红细胞增生、能量代谢调整等缺氧反应。

缺氧时，组织、细胞可通过多种方式增强用氧能力、增加氧供、降低氧耗。①氧利用能力增强。慢性缺氧时细胞线粒体数目增多，膜表面积增大，琥珀酸脱氢酶、细胞色素氧化酶等呼吸酶数量和活性增加，细胞利用氧的能力增强。②糖酵解增强。缺氧时细胞氧化呼吸作用抑制，ATP生成减少，ATP/ADP比值下降，使糖酵解的限速酶磷酸果糖激酶活性增强，糖酵解作用加强，以补偿能量生成的不足。③肌红蛋白增加。慢性缺氧时肌肉组织中肌红蛋白含量增多。肌红蛋白结构类似血红蛋白，具有携氧能力，其与氧的亲和力显著高于血红蛋白（图3）。例如，当氧分压为10mmHg时，血红蛋白氧饱和度为10％，而肌红蛋白氧饱和度可达70％。因此，肌红蛋白增多可以摄取更多的氧，在细胞内起到贮存氧的作用，当氧分压进一步降低时释出氧供细胞利用。④细胞低代谢状态。缺氧时细胞耗能过程减弱。如细胞合成代谢降低，糖类、蛋白质合成减少，离子泵功能抑制，可以减少能量消耗，缓解氧供需矛盾。

缺氧性细胞损伤主要有细胞膜、线粒体及溶酶体损伤：①细胞膜损伤。缺氧时细胞膜通透性增高，使细胞内外液离子浓度改变，从而影响细胞膜电位。同时，由于细胞膜通透性增高，Na^+顺浓度梯度内流，细胞内Na^+浓度升高，激活Na^+-K^+泵并消耗ATP。严重缺氧时，ATP生成减少，Na^+-K^+泵功能抑制，细胞内Na^+进一步增多。细胞外液的水随Na^+进入细胞内，导致细胞水肿。K^+是蛋白质合成代谢所必需的，细胞膜通透性增高时K^+外流，细胞内缺钾，影响细胞合成代谢和酶活性，进一步

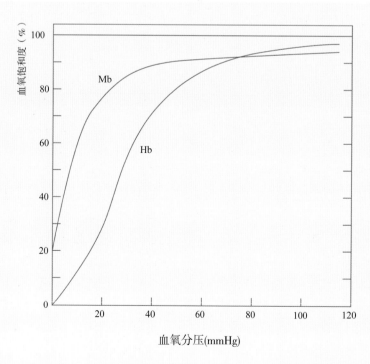

图3　血红蛋白（Hb）和肌红蛋白（Mb）在38℃和pH 7.40时的氧解离曲线

降低ATP生成和抑制离子泵的功能。缺氧时细胞膜对Ca^{2+}通透性增高，细胞外Ca^{2+}顺浓度梯度内流增加。细胞内Ca^{2+}逆浓度梯度外流和肌质网摄Ca^{2+}均需耗能。缺氧时ATP缺乏，使细胞内Ca^{2+}的外流和肌质网Ca^{2+}摄取减少，胞质内钙超载。Ca^{2+}可进入线粒体，抑制线粒体呼吸功能。Ca^{2+}浓度增高可激活磷脂酶，分解膜磷脂，导致溶酶体损伤和溶酶体酶释放，加重细胞损伤。Ca^{2+}增多还可激活钙依赖的蛋白水解酶，促进自由基的生成和细胞损伤。②线粒体损伤。急性缺氧时，线粒体呼吸功能降低，ATP生成减少。严重缺氧可引起线粒体结构损伤，表现为线粒体肿胀、嵴崩解、钙盐沉积、线粒体外膜破裂、基质外溢等。其损伤机制，一是线粒体氧化应激作用增强，自由基生成增多；二是大量钙在线粒体内聚集形成磷酸钙沉积，损伤线粒体。③溶酶体损伤。缺氧时糖酵解增强及脂肪酸氧化不全可导致酸中毒。pH降低和钙超载可激活磷脂酶，使溶酶体膜磷脂分解，通透性增高。表现为溶酶体肿胀、破裂，溶酶体酶大量释出，可导致细胞及周围组织溶解、坏死。

（高钰琪　高文祥）

fáyǎngxìng quēyǎng
乏氧性缺氧　hypoxic hypoxia

由于吸入气氧分压降低或呼吸功能障碍或静脉血流进入动脉所致的缺氧。

吸入气氧分压降低常见于海拔3000米以上的高原、高空或通风不良的坑道、矿井。吸入气氧分压取决于大气压和氧含量。大气压降低或吸入气氧含量降低都可导致吸入气氧分压降低，肺泡气氧分压、流经肺泡的动脉血氧分压、血红蛋白氧饱和度和血氧含量均随之降低，又称为低张性缺氧。呼吸道狭窄或阻塞、胸腔疾病、肺部疾病、呼吸中枢抑制或呼吸肌麻痹等病变导致的肺通气障碍、换气功能障碍与通气/血流比例失调，均可影响氧的摄入或向血液的弥散，引起动脉血氧分压、血红蛋白氧饱和度和血氧含量降低，又称呼吸性缺氧。静脉血分流入动脉多见于房间隔或室间隔缺损伴肺动脉狭窄或肺动脉高压、法洛四联症等先天性心脏病，其右心压力高于左心，可出现右向左分流。大量静脉血分流入动脉，使动脉血氧分压和氧含量降低。

乏氧性缺氧血气变化的主要特点为动脉血氧分压、氧含量及血红蛋白氧饱和度均降低。动脉血氧分压在60mmHg以上时，氧饱和度的变化幅度不大。若动脉血氧分压降至60mmHg以下，动脉血氧含量和血红蛋白氧饱和度显著下降，导致组织缺氧。血液与组织间的氧分压差是驱使氧向组织弥散的主要动力，动脉血氧分压降低，氧向组织的弥散减少，动-静脉血氧含量差减小。慢性缺氧时，组织利用氧的能力增强，动-静脉血氧含量差可不降低。急性乏氧性缺氧时血氧容量一般正常；慢性乏氧性缺氧时血红蛋白含量代偿性增加，可使血氧容量增高。乏氧性缺氧时，由于动脉血氧分压降低，毛细血管血液中脱氧血红蛋白浓度增加，达到或超过50g/L时可使皮肤、黏膜呈青紫色，称为发绀。血红蛋白正常者，发绀程度大致反映了组织缺氧的程度。

（高钰琪　高文祥）

xuèyèxìng quēyǎng
血液性缺氧　hemic hypoxia

血红蛋白含量减少或性质改变致血液载运氧能力降低所致缺氧。发生原因主要有：①血红蛋白含量减少。严重贫血时红细胞和血红蛋白减少，血氧容量降低，导致血氧含量减少。②一氧化碳(CO)中毒。CO可与血红蛋白结合形成碳氧血红蛋白(HbCO)，其与血红蛋白的亲和力比氧高210倍。HbCO不能结合O_2，且可抑制红细胞内糖酵解，使2,3-DPG生成减少，氧解离曲线左移，HbO_2不易释放O_2。③高铁血红蛋白血症。亚硝酸盐、过氯酸盐及磺胺衍生物等可将血红素中的二价铁氧化成为三价铁，形成高铁血红蛋白。其中的三价铁因与羟基结合牢固而不能与氧结合，同时还使其余二价铁与氧的亲和力增高，血红蛋白向组织释放氧减少，引起组织缺氧。食用大量腌菜后，其中所含的硝酸盐被肠道细菌还原为亚硝酸盐，吸收入血后可致高铁血红蛋白血症。

血液性缺氧血气变化的主要特点是血氧容量和血氧含量减少，动脉血氧分压和血氧饱和度正常。贫血患者由于血氧容量减少，血液流经毛细血管时氧分压迅速下降，使血液与细胞间的氧分压差减小，弥散到组织、细胞的氧减少，动-静脉氧含量差降低。一氧化碳中毒时，体内实际的血氧容量和血氧含量降低，但在体外检测时血液经氧充分饱和后，其血氧容量可正常。HbCO和高铁血红蛋白可使血红蛋白与氧的亲和力增高，血红蛋白释放氧减少，动-静脉氧含量差减小。

贫血患者皮肤、黏膜呈苍白色；一氧化碳中毒患者皮肤、黏膜呈樱桃红色；高铁血红蛋白血症患者皮肤、黏膜呈咖啡色或青石板色，称为肠源性发绀。

（高钰琪　高文祥）

xúnhuánxìng quēyǎng

循环性缺氧 circulatory hypoxia

组织血流量减少所致的缺氧。又称低血流性缺氧或低动力性缺氧。发生原因有：①全身性循环障碍。常见于心力衰竭和休克。心输出量减少、静脉回流受阻、微循环障碍，可致全身性血流量减少，多个组织、器官缺氧。②局部性循环障碍。动脉硬化、血管炎、血栓形成和栓塞、血管痉挛或受压时，局部组织血流量减少引起缺氧。

循环性缺氧血气变化的主要特点是动-静脉氧含量差增大，而动脉血氧分压、氧容量、氧含量和氧饱和度均正常。循环性缺氧时，毛细血管内血液流速缓慢，使其与组织、细胞气体交换时间延长，细胞摄氧量增加，动-静脉氧含量差增大。但单位时间内细胞摄氧量降低，导致细胞缺氧。动脉供血减少所致的缺血性缺氧，组织、器官呈苍白色；由于静脉回流障碍所致的缺血性缺氧，组织、器官可出现发绀。

（高钰琪 高文祥）

zǔzhīxìng quēyǎng

组织性缺氧 histogenous hypoxia

因组织、细胞利用氧的能力减弱而引起的缺氧。又称组织中毒性缺氧。发生原因有：①线粒体功能障碍。进入细胞的氧80%~90%用于线粒体氧化磷酸化，任何影响线粒体电子传递或氧化磷酸化的因素均可致组织性缺氧。多种药物和毒物可阻断呼吸链电子传递，抑制线粒体氧化磷酸化。例如，氰化物中毒时，细胞色素aa3铁原子被氧化，形成氰化高铁细胞色素aa3，使其失去电子传递功能，阻断呼吸链。寡霉素和2,4-二硝基苯酚等可使线粒体氧化磷酸化解耦联，腺苷三磷酸(adenosine triphosphate, ATP)生成减少，导致组织缺氧。②呼吸酶合成减少。多种维生素参与了呼吸酶的组成。例如，维生素B_1参与丙酮酸氧化脱羧所需辅酶的组成，维生素B_2参与组成黄素单核苷酸(flavin mononucleotide, FMN)和黄素腺嘌呤二核苷酸(flavin adenine dinucleotide, FAD)，维生素PP参与组成NAD^+。这些维生素缺乏可致线粒体氧化磷酸化障碍。③线粒体损伤。高温、严重缺氧、大剂量辐射损伤、细菌毒素等多种理化和生物因素可损伤线粒体，引起细胞生物氧化障碍，ATP生成减少。

组织性缺氧时动脉血氧分压、血氧含量、血氧容量和血氧饱和度均正常。由于组织细胞利用氧能力减弱，动-静脉血氧含量差减小。组织性缺氧时，由于毛细血管中氧合血红蛋白含量增高，皮肤、黏膜呈鲜红色。

（高钰琪 高文祥）

quēyǎng yòudǎo yīnzǐ 1

缺氧诱导因子1 hypoxia-inducible factor 1, HIF-1

缺氧诱导表达的一种调控基因表达的转录因子蛋白。于1992年西门扎(Semenza GL)在缺氧组织中发现而命名。随后他人又发现另外两种缺氧诱导表达的转录因子：HIF-2和HIF-3。三种因子共同构成HIF蛋白家族(HIFs)。

组成和结构 HIF-1是α和β两个亚基组成的二聚体。人HIF-1α的mRNA编码序列全长2481bp，由15个外显子组成，在不同种属间有高度的同源性。人HIF-1α蛋白由826个氨基酸组成。尽管不同种属HIF-1α蛋白大小和结构存在差异，但在4个关键的蛋白质功能区高度保守：bHLH区和PAS区，是HIF-1α与亚基HIF-1β以及靶基因序列DNA结合所必需的；PAS域与O_2依赖的HIF-1调节有关；位于氨基末端(531~575aa)和羧基末端(786~826aa)的转录活化区TAD，它们之间由一个抑制性区ID分隔开，TADs与HIF-1α的转录激活活性有关；位于氨基末端(17~74aa)和羧基末端(718~721aa)的核定位信号区(NLSs)，其中羧基末端的NLSs起主要作用，是HIF-1α向核内转移所必需的；一个位于401~603aa、富含Pro-Ser-Thr的O_2依赖的降解功能区(ODD)，该区域决定了HIF-1α蛋白在常氧时被泛素-蛋白酶体系统降解，其中380~417aa和556~572aa的亚结构域是决定HIF-1α泛素化-降解的关键部位。因此，亚基α(HIF-1α)的合成、降解以及活化受氧浓度的调节，它是缺氧调控HIF-1功能的核心。HIF-1β是一个组成性表达的蛋白。

作用 缺氧条件下，HIF-1α蛋白水平增加，核转位，并与HIF-1β亚基以及其他转录激活蛋白包括p300/CBP等结合形成复合体，通过HIF-1α上的bHLH结构域与基因启动子上游的缺氧反应元件结合，从而启动基因的转录。缺氧反应元件是HIF-1靶基因DNA启动子上游的重要元件。已发现的HIF-1的靶基因有近百种，包括参与血管新生、红细胞增生、糖酵解、葡萄糖转运等多个过程中的关键蛋白。除了在缺氧的病理生理过程中发挥重要作用外，HIF-1调控的多种基因在肿瘤的发生、耐药、干细胞分化等过程中也起着重要作用。

功能的调节 HIF-1功能的调节因素（图）：①HIF-1α的稳定性。缺氧时HIF-1α的转录水平较常氧时并无显著差别，但常氧条件，HIF-1α蛋白水平极低，而缺氧时HIF-1α蛋白水平显著增加，这

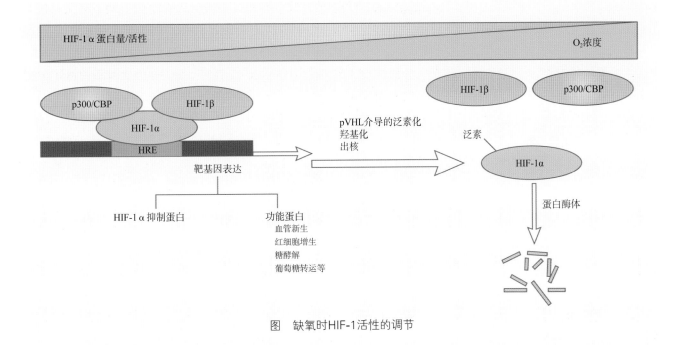

图 缺氧时HIF-1活性的调节

主要源于O₂依赖的脯氨酸羟化酶 (proline hydroxylase, PHD) 介导的pVHL-泛素-蛋白酶体的降解作用在缺氧条件下被抑制，HIF-1α的稳定性增加。p53能与HIF-1α直接结合，抑制HIF-1的稳定性及转录激活功能。ARD1能使HIF-1α的赖氨酸乙酰化，促进pVHL-HIF-1α的结合，从而降低HIF-1α的稳定性。②O₂依赖的天冬胺酰羟基化酶（缺氧诱导因子抑制因子，FIH-1）的去羟基化作用。FIH-1使HIF-1α天冬氨酸羟基化，通过破坏HIF-1α-p300的结合而抑制HIF-1的转录激活功能。③HIF-1α-p300的结合水平。CITED2/CITED4能抑制HIF-1α-p300结合。④HIF-1的抑制蛋白。除PHD、FIH-1外，细胞中还存在其他一些HIF-1的抑制蛋白。抑制抑癌基因PTEN使HIF-1活性增加，过表达PTEN导致HIF-1α下调。⑤HIF-1α的剪接异构体。选择剪接是将前体mRNA的某个或某些外显子选择性的拼接或剪切，从而导致由一种前体mRNA形成多个成熟的mRNA，编码不同蛋白的一个转录后加工过程。

从1999年发现第一个HIF-1α选择剪接异构体以来，已有越来越多的HIF-1α选择剪接异构体被克隆，它们是无DNA结合区、转录激活区和ODD区的HIF-1α短肽，通过与HIF-1α竞争性的结合，从而以显性负调节的方式抑制有功能的HIF-1复合体的组装。⑥HIF-1的激活蛋白。已知的有MAPK、HDM2、mTOR、p300和Hsp90等。

（高钰琪 谭小玲）

quēyǎng nàishòuxìng
缺氧耐受性 tolerance to hypoxia
细胞、组织、器官或有机体对缺氧的耐受能力。

人体对缺氧的耐受性与缺氧的程度、持续时间等因素密切相关。此外，年龄、机体或组织的功能代谢状态以及不同的个体或人群也是影响缺氧耐受性的重要因素。机体对缺氧的耐受性与年龄有关。刚出生的动物对缺氧的耐受性高，这可能与体内糖酵解过程较强和心肌内糖原含量较多有关。随着年龄的增长，机体对缺氧的耐受性降低。老年人肺部残气量增加，肺泡通气量、气体弥散量减少，故动脉血氧分压降低。此外，老年人血管阻力增加，血流速度变慢，循环系统代偿功能也降低，加之细胞膜通透性的变化和某些线粒体呼吸酶活性降低，因此对缺氧的耐受性降低。机体各器官、组织和细胞对缺氧的耐受性存在很大差异。中枢神经系统对缺氧的耐受性最差，其他组织耐受缺氧的次序依次为：心肌<骨骼肌<骨和结缔组织。在整个机体中，脑是决定机体缺氧耐受性的最关键因素。脑本身无氧代谢能力差，能量储备少，正常活动所需的能量几乎全部来自葡萄糖的有氧氧化，因此对缺氧尤为敏感。中枢神经系统中，大脑皮质对缺氧的耐受能力最差，其次为中脑、小脑、延髓、脊髓。发热、甲状腺功能亢进时，机体的基础代谢率高，耗氧多，对缺氧耐受性差。体力活动、情绪激动等可增加机体的耗氧量，也使机体对缺氧的耐受能力降低。中枢神经抑制、人工低温等则因能降低机体耗氧率，增加对缺氧的耐受能力，因此低温麻醉可用于心脏

外科手术，以延长手术所必需的阻断血流的时间。机体对缺氧的耐受性还存在明显的个体和群体差异性。一些对缺氧敏感的人，在低于海拔3000米的高原就可出现明显的高原反应，甚至发生高原肺水肿等急性重症高原病。高原缺氧所引起的高原肺水肿具有明显的家族易感性。藏族是世界上居住高原历史最长的民族，他们对高原环境具有良好的适应性。在高原进行运动时，其最大通气、最大心输出量、最大耗氧量均显著高于移居汉族。藏族对高原的适应是整体的、综合性的全面适应，这可能是经历长期高原自然环境选择而获得遗传适应的结果。

(高钰琪 黄庆愿)

缺氧预适应 hypoxic preconditioning

quēyǎng yùshìyìng

机体经短时间适度缺氧对更长时间或更严重缺氧损伤的抵御和保护效应。又称预缺氧。1986年默里(Murry CE)等根据对心脏重复缺血后心脏耐缺血损伤的观察，提出"缺血预适应"概念。随后大量整体动物和离体细胞研究均证明，缺氧预适应如缺血预适应一样，可对许多组织、器官产生保护作用。缺氧预适应的效果受缺氧的程度、时间和总次数以及动物的年龄等因素的影响。理论上，产生缺氧预适应效果的缺氧程度应能引起机体出现一定的生理性反应，但对每次缺氧的持续时间和预缺氧的总次数的认识存在较大分歧。缺氧预适应的机制很复杂，涉及整体、组织、细胞和分子多个层次，既包括缺氧诱导的特异性反应，也包括缺氧诱导的非特异性反应。缺氧预适应可能与缺氧改变了颈动脉体化学感受器和（或）自主神经对缺氧的反应性有关。动物实验发现，随着重复低氧暴露次数增多，动物耗氧率逐次指数式地降低；同时伴动物体温逐次降低；大脑皮质与海马区的自发和诱发电活动的频率和幅度逐次降低；心率和呼吸频率逐次降低。因此，缺氧预适应的机制可能还与重复缺氧刺激导致动物或细胞出现低代谢状态有关。细胞和分子水平的研究表明，缺氧预适应可改变细胞的信号传导，改变细胞内许多因子的表达，并可通过自由基、腺苷以及细胞膜上的各种受体和离子通道等改变细胞对缺氧的反应性。缺氧预适应的效果不仅局限于直接遭受缺氧暴露的器官组织本身，而且在一定条件下还可增强未直接遭受预缺氧组织器官对缺氧的耐受能力，产生所谓的远程（异位）缺氧预适应和交叉（多能）缺氧预适应。

(高钰琪 黄庆愿)

高原习服 high-altitude acclimatization

gāoyuán xífú

平原人或动物进入高原环境后机体发生代偿性变化，逐步适应的过程。在此过程中，机体所产生的功能、代谢和形态改变是可逆的，不具有遗传性。缺氧是高原环境影响机体的主要因素，机体对高原环境的习服也主要是围绕氧的摄取-运输-利用这条轴线来进行的。在进入高原初期，机体的习服反应以呼吸、循环系统的功能增强为主，随着在高原驻留时间的延长，组织、细胞的代偿反应也参与其中。人体对高原环境的习服是一个渐进的、逐步建立和完善的过程，一般可分为初步习服、基本习服和完全习服。初步习服是指进入高原7天以上，高原反应症状基本消失，安静状态下呼吸、脉搏明显下降，血压基本恢复，轻度劳动作业后无明显不适。基本习服是指进入高原1个月以上，安静状态下呼吸、脉搏恢复，血压稳定，红细胞计数及血红蛋白含量增加到一定程度后趋于稳定，中度劳动作业后无明显不适，体力劳动能力达中等以上水平。完全习服是指进入高原6个月以上，红细胞计数及血红蛋白含量稳定于正常水平，重度劳动作业后无明显不适，体力劳动能力达良好以上水平。影响高原习服的因素很多，海拔高度、在高原的居留时间、机体的生理和精神、心理状况以及登高速度和劳动强度、营养状况等都可影响人体对高原的习服进程。另外，人体对高原的习服也存在明显的个体差异性。

(高钰琪 黄庆愿)

高原适应 high-altitude adaptation

gāoyuán shìyìng

世居高原的人或动物经进化形成遗传性解剖与生化特征，使之习惯生活在高原环境的过程。是机体对高原低氧环境产生良好整体功能的全面适应，而且作为生物学性状固定下来，经过遗传机制传给子孙后代。在世界范围内，由于不同民族居住高原的时间不同，他们对高原的适应特性不同，居住高原历史久远者比居住历史短者具有更好的适应性。居住在青藏高原的藏族人是世界上公认的对高原低氧环境适应最佳的人群。据推测，他们在高原居住时间有2.5万~5万年，经过长期高原环境，尤其是低氧压力的选择，对高原低压缺氧产生了很强的适应能力。这种适应能力的本质可能是自然选择的作用使遗传物质发生了改变，从而在基因水平上获得了对高原低压缺氧环境强大的适应能力。此外，藏羚羊、美洲驼、牦牛及鼠兔等高原土生动物,已在高原环境中生存繁殖了无数代,在长期的生物进化中,经历了高原环境的自然选择,对高原环境已经充分适应。

高原世居人群对于低氧环境的适应主要表现在:①气体交换效率高,低氧通气反应钝化不明显。从静息到运动状态,高原世居藏族和移居汉族肺泡-动脉血氧分压差均逐渐增大,但藏族的绝对增大值小于汉族,说明藏族人肺气体交换效率更高,有利于维持较高的动脉血氧分压和氧饱和度。低氧通气反应是平原人进入高原后机体最早和最重要的代偿方式,但随着在高原居留时间的延长,低氧引起的通气反应逐渐减弱,出现低氧通气反应钝化现象,但高原地区世居藏族可始终保持较好的低氧通气反应。②缺氧性肺动脉增压反应钝化。高原世居藏族肺动脉压力和阻力显著低于移居汉族和其他高原世居者。世居藏族的肺小动脉平滑肌缺如可能是缺氧性肺动脉增压反应钝化的形态学基础。③红细胞增生反应受限。高原世居藏族的血红蛋白浓度比同一海拔高度的移居汉族和安第斯高原居民低10~40g/L,并且随海拔高度的上升,其血红蛋白浓度的增加也小于安第斯高原居民。④在高原环境的劳动能力较强。

(高钰琪 黄庆愿)

yǎngzhòngdú
氧中毒 oxygen intoxication 长时间吸入高氧分压气体所致的组织、细胞损伤。氧中毒的发生主要取决于吸入气的氧分压而不是氧浓度。常见于使用水下呼吸器的潜水者、高浓度氧环境下的早产儿以及高压氧治疗的患者。氧疗时如果吸入0.5个大气压以上氧持续48小时,或长期吸入>60%高浓度氧,均有可能发生氧中毒。氧中毒早期可出现定向力障碍、呼吸困难、视力变化等症状。临床上把中枢神经系统、肺和眼损伤为主的氧中毒分别称为脑型、肺型、眼型氧中毒。①脑型氧中毒。又称惊厥型氧中毒或急性氧中毒,指机体在吸入2~3个大气压以上的氧气后,短时间内出现惊厥等中枢神经症状(6个大气压的氧数分钟,4个大气压氧数十分钟)。早期可能出现面颊肌肉的纤维性颤动,视觉、听觉和感觉异常等前驱症状,继而出现抽搐、晕厥、昏迷,甚至死亡。高压氧治疗时,患者出现神经症状,应区分脑型氧中毒与由缺氧引起的缺氧性脑病。前者先抽搐后昏迷,抽搐时患者是清醒的;后者则先昏迷后抽搐。对氧中毒者应控制吸氧,但对缺氧性脑病者则应加强氧疗。②肺型氧中毒。较长时间吸入0.6~2个大气压的氧气,导致以肺部损害为主的氧中毒。肺型氧中毒的发生、发展经历时间相对较长,又称为慢性氧中毒。一般人在吸入1个大气压的氧10小时后,初期出现鼻黏膜充血、口干、咽痛、咳嗽、胸骨后不适;随后频繁咳嗽、胸骨后疼痛、呼吸窘迫、肺活量减少、动脉血氧分压(PaO_2)下降。氧疗的患者如发生氧中毒,吸氧反而使PaO_2下降,加重缺氧,造成难以调和的治疗矛盾,故氧疗时应控制吸氧的浓度和时间,防止氧中毒的发生。③眼型氧中毒。高浓度氧和高压氧引起视觉系统损害的氧中毒。主要发生于早产、低出生体重等有吸氧史的新生儿。表现为视网膜广泛的血管阻塞、成纤维组织浸润、晶体后纤维增生。是新生儿氧疗不当引起的并发症,常导致视力障碍,严重者可致盲。

一般认为氧中毒引起细胞受损的机制与活性氧的毒性作用有关。在处理措施上以支持治疗为主,重要的是预防和早期发现。

(高钰琪 蔡明春)

yánzhèng
炎症 inflammation 具有血管系统的活体组织受到损伤刺激而发生多种细胞、因子参与的防御性免疫病理反应。以血管和血细胞反应为基础,损伤发生时,机体血管内液体和白细胞随循环系统运送到损伤部位,白细胞经过黏附、渗出、趋化、吞噬和释放,限制和杀灭损伤因子,清除坏死组织,发挥强大而复杂的防御保护作用。单细胞和不具血管的多细胞生物遇到有害及损伤因素时,可表现出吞噬和清除等反应,但不是典型的炎症反应。炎症只发生于具备血管系统的脊椎动物和人类。多种来自体内外的物理(如高热、低温、射线)、化学(如强酸、强碱、毒物)、生物(如细菌、病毒、真菌)及免疫(如变应原、抗原抗体复合物)因素等作用于机体,可激活多种炎症细胞,产生和释放炎症介质,导致红、肿、热、痛和功能障碍等局部反应以及发热、外周血白细胞增加及全身炎症反应综合征(systemic inflammatory response syndrome, SIRS)等全身性反应。炎症是损伤和抗损伤的统一体。一方面,炎症时液体的渗出可稀释毒素,白细胞的激活促进病原体及坏死组织的吞噬和清除,有利于组织的再生和修复,使致病因子局限在炎症部位而不致蔓延全身;另一方面,炎症对机体也具有潜在的危害,是临床上十分常见的病理过程,与许多疾病(如疖、痈、肺炎、肝炎、肾炎等)的发生发展密切相关。严重的损伤因素可导致SIRS,

后者可引起多器官功能障碍综合征(multiple organ dysfunction syndrome, MODS)。

分类 根据持续时间的长短，炎症可分为超急性炎症、急性炎症、亚急性炎症和慢性炎症4类。超急性炎症起病急，呈暴发性经过，反应剧烈，持续时间仅数小时至数天，组织和器官在短期内即发生严重损害，甚至导致机体死亡，如青霉素或某些血清制品所致的过敏；急性炎症常持续数天，一般不超过1个月，如急性阑尾炎、急性扁桃体炎等；亚急性炎症多由急性炎症转化而来，其病程介于急性炎症与慢性炎症之间，常历时1个月至数月，如亚急性重型肝炎；慢性炎症持续数月至数年，因长期的损伤与修复反应，可导致组织的增生、改建，常有严重的继发性功能障碍，如类风湿关节炎引起关节畸形、慢性肝炎引起肝硬化等。

病因 凡能引起组织细胞损伤并诱导机体发生抗损伤反应的因素，都可引起炎症。可分为感染和非感染因素两大类。

感染因素 来自宿主体外的各种病原体是引起炎症最为常见的病因，主要包括：①细菌及其毒素。根据染色的不同，细菌分为革兰阴性菌和革兰阳性菌。大肠杆菌、伤寒杆菌、淋球菌、脑膜炎球菌等革兰阴性菌的菌壁含有脂多糖(lipopolysaccharide, LPS)，又称内毒素(endotoxin, ET)，是最常见的致炎因子，具有极强的致炎性。肺炎球菌、金黄色葡萄球菌、溶血性链球菌等革兰阳性菌能分泌各种外毒素，也具有显著的致炎性。肽聚糖是革兰阳性菌细胞壁的骨架，其激活炎症反应的作用与LPS相似，在体外能激活白细胞产生炎症介质。革兰阳

性菌的全菌体被吞噬细胞吞噬后也可引起炎症。②病毒。人类的致病病毒多数为包膜病毒，包膜中的脂蛋白可能是病毒的主要致炎性物质。③真菌。其致炎因素是全菌体及菌体内所含的荚膜多糖和蛋白质。④寄生虫。如疟原虫、血吸虫、肺吸虫等感染机体可引起炎症并伴有发热。⑤其他微生物。如立克次体、衣原体、钩端螺旋体等致病微生物的胞壁中亦含有脂多糖，其致炎性可能与此有关。此外，还有许多病原微生物并不产生特异的致炎物质或其致炎物质目前尚不清楚，可能与其在体内繁殖并引起相应的抗原表达，启动免疫反应，使单核-巨噬细胞、淋巴细胞、受染细胞等激活、合成、释放细胞因子有关。

非感染因素 指来自于体外的理化因素和体内产生的某些具有致炎作用的物质。①体外理化因素。物理因素包括高温、低温、强烈的机械力、紫外线、射线等；化学因素包括强酸、强碱、强氧化剂等。②体内致炎物。包括尿酸盐结晶、硅酸盐结晶、某些类固醇代谢产物、体内正常的代谢产物在病理条件下的堆积（如尿素）、免疫复合物以及组织坏死过程中释放的多种炎症因子等。

发病机制 炎症的发生机制十分复杂。各种致炎因素均可直接或间接激活多种炎症细胞，导致血管通透性增加，促使吞噬细胞发生黏附、渗出、趋化、吞噬及释放反应，并促进炎症细胞释放多种促炎或抗炎介质，炎症介质又进一步激活炎症细胞，二者互为因果。急性炎症时，炎症灶以中性粒细胞浸润为主，组织表现为变性、坏死和渗出；慢性炎症时，炎症灶以淋巴细胞和单核细胞浸润为主，组织表现为增生

性病变。炎症的发生机制主要涉及急性炎症时的炎症细胞活化、炎症介质产生及其表达调控和慢性炎症时的组织增生。

炎症细胞活化 炎症细胞包括中性粒细胞、单核-巨噬细胞、血管内皮细胞、血小板和成纤维细胞等。在致炎因素的刺激下炎症细胞出现变形、黏附、渗出、趋化、吞噬及释放等反应，从而启动炎症反应的过程称炎症细胞活化。其主要包括以下几个过程：①白细胞的黏附与渗出。炎症时白细胞黏附于血管内皮并穿越血管壁是炎症反应的主要特征之一，这个过程包括白细胞的捕获、滚动、慢速滚动、扣押、黏附增强、血管内爬行、穿越血管壁等步骤（图1）。这一过程受到严密的调控，选择素和整合素在其中发挥了重要作用。炎症起始阶段，在各种致炎因子的刺激下，通过选择素和选择素配体的相互作用，白细胞被活化的毛细血管后微静脉的内皮细胞捕获，并在血管剪切力作用下向前滚动。选择素包括P-选择素、E-选择素和L-选择素。L-选择素可组成性表达于大多数类型的白细胞；E-选择素由活化的内皮细胞转录合成；P-选择素存在于胞内的贮存颗粒中，活化时外化表达于血小板和内皮细胞上。P-选择素糖蛋白配体1是三种选择素的生理配体，几乎在所有白细胞表面表达。选择素触发的信号通路介导白细胞的慢速滚动。β_2整合素的活化是白细胞活化的一个重要环节，可介导白细胞的黏附增强、伸展、在内皮表面的扣押。细胞骨架的变化导致细胞变形及伸出伪足，使活化后的白细胞在血管内爬行。稳定黏附的白细胞经内皮细胞间途径或经跨内皮细胞途径穿越血管壁，渗出至组织

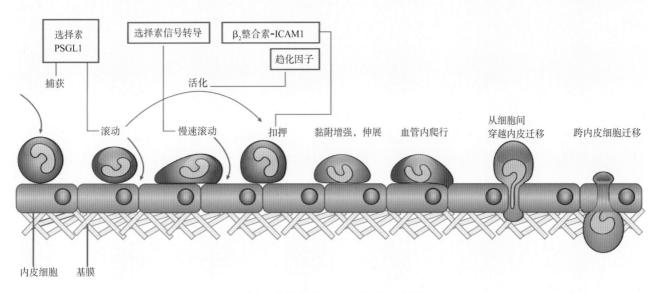

图1　白细胞黏附及跨血管迁移示意图

②白细胞的趋化作用。白细胞从血管内渗出后，向趋化因子高的部位作定向移动，最终在损伤部位集结。趋化因子在炎症部位呈浓度梯度分布，在病灶的中心浓度最高，在病灶的周围浓度随距离增加而下降。趋化因子分外源性和内源性两类。外源性趋化因子主要是细菌的可溶性产物，内源性趋化因子包括补体成分（尤其是C5a）、白三烯B$_4$、趋化性细胞因子如白介素-8、单核细胞趋化蛋白-1和淋巴细胞趋化蛋白等。③白细胞的吞噬作用。聚集于炎症灶的白细胞可吞噬、杀灭及降解病原体和组织碎片。吞噬细胞主要有中性粒细胞和巨噬细胞，其次还有嗜酸性粒细胞。中性粒细胞又称小吞噬细胞，占外周血白细胞总数的60%左右，急性炎症反应时最早到达炎症部位。中性粒细胞的胞质富含中性颗粒。中性颗粒中含有酸性水解酶、中性蛋白酶、髓过氧化物酶、阳离子蛋白、溶菌酶、磷脂酶A$_2$、碱性磷酸酶、胶原酶、乳铁蛋白等，是杀灭和降解病原体和组织碎片的重要场所。血液中单核细胞进

入组织后，体积增大，活性增强，转化为巨噬细胞。巨噬细胞的溶酶体中含有大量酸性水解酶和过氧化物酶，通常在急性炎症的后期达到炎症部位，主要清除炎症灶内死亡的细菌、细胞、组织碎片及其他异物。嗜酸性粒细胞体积略大于中性粒细胞，吞噬功能较弱，主要吞噬抗原抗体复合物。其嗜酸性颗粒中所含蛋白质对寄生虫有毒性作用。吞噬细胞首先通过调理素识别并黏着被吞噬物，然后周边伸出伪足包绕，形成吞噬体。吞噬体进入胞质后与初级溶酶体融合形成吞噬溶酶体，然后释出溶酶体酶杀灭及降解被吞噬物。与此同时，吞噬细胞中NADPH氧化酶被激活，耗氧量剧增，使还原型辅酶Ⅱ(NADPH)氧化而产生大量超氧阴离子(O_2^-)，O_2^-可经歧化反应转变为过氧化氢(H_2O_2)，而H_2O_2在白细胞髓过氧化物酶作用下，与Cl$^-$作用生成次氯酸。O_2^-和H_2O_2具有一定的杀菌功能，当次氯酸形成后，杀菌能力大大增强。病原体被杀伤后可被溶酶体水解酶降解。④白细胞的释放反应与组织损伤。白细胞在

活化过程中释放大量活性氧、蛋白水解酶、炎症介质和趋化性物质，一方面可杀灭病原体和清除坏死组织，同时也可诱发和加重炎症反应和组织损伤。⑤微血管内皮细胞的活化与血管通透性改变。致炎因素激活微血管内皮细胞，导致细胞发生收缩反应和损伤，使微血管通透性增加，血管中大量蛋白质渗出，引起炎性水肿。炎性水肿有利于稀释局部毒素；同时，血浆外渗，微血管内血液浓缩，血液黏滞性增加，血流速度减慢，利于白细胞的黏附、聚集和渗出；渗出液中所含抗体、补体等有利于消灭病原体和毒素，所含纤维蛋白原可形成纤维蛋白网，阻碍病原体的扩散，并为炎症后期的修复提供纤维支架。但持续的炎性水肿可导致局部循环障碍、器官功能障碍。纤维蛋白如不能及时降解，将导致纤维化的产生。

炎症介质的产生及其调节　炎症介质产生增多的机制主要涉及两个方面：①转录调控机制。即致炎因素通过作用于炎症细胞膜上的受体，激活细胞内信号转导

通路而激活相关转录因子，使炎性细胞因子基因转录增加。炎症细胞膜上具有识别病原体相关分子模式的受体，即模式识别受体，可识别大多数病原体共有的结构或成分，如革兰阴性菌的脂多糖（lipopolysaccharide, LPS）、革兰阳性菌的膜磷壁酸、肽聚糖、细菌DNA和病毒的双链RNA等。炎症发生时，炎症因子及病原体释放的各种产物可与这些受体结合，激活炎症细胞内的丝裂原活化蛋白激酶（MAPK）以及NF-κB/IκB信号转导通路，使NF-κB、AP-1、C/EBP、CREB和NF-IL6等转录因子活化，从而导致炎症介质的表达增加。对于LPS引起炎症介质表达增加的机制已比较清楚，即革兰阴性菌感染机体后，使LPS释放入血，与血浆中LPS结合蛋白（LBP）结合，经单核-巨噬细胞膜上的模式识别受体分子CD14识别并与之形成复合物，继而激活Toll样受体4（TLR4），在MD-2蛋白的辅助下，TLR4将LPS信号跨膜转导至细胞内，通过下游转接蛋白MyD88、IRAK等的连续转导作用，进一步激活细胞内多条信号转导通路，如通过激活MAPK通路导致NF-IL6、AP-1、CREB等核转录因子的活化入核，或通过IL-1受体相关激酶4（IRAK-4）和TNF受体相关因子6（TRAF-6）的作用，激活IκB激酶（IκK），活化的IκK再作用于IκB，使之磷酸化并被胞质中的蛋白酶降解，从而解除对NF-κB的抑制作用，导致NF-κB活化并进入细胞核。上述转录因子的活化导致炎症介质基因的表达上调（图2）。②酶促生成机制。通过激活各种酶促反应，炎症介质的表达增加。例如，多种致炎因子可激活磷脂酶A_2和环加氧酶而促进前列腺素类和血栓烷类炎症介质

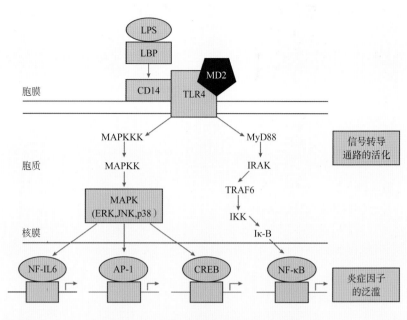

图2　LPS上调炎症介质表达的机制示意图

的产生；激活脂加氧酶而促进白三烯的产生；激活黄嘌呤氧化酶、NADPH氧化酶而促进O_2^-的产生；激活诱导型一氧化氮合酶而促进一氧化氮的产生；激活激肽、补体、凝血、纤溶等系统中的多种蛋白酶而导致大量血浆源性炎症介质的产生等。

组织增生　多见于慢性炎症。在致炎因子、组织崩解产物或某些理化因子的长期刺激下，炎症局部的巨噬细胞、内皮细胞、成纤维细胞、上皮细胞及实质细胞可增生。这种增生反应促进损伤组织的修复。许多生长因子参与刺激间质和实质细胞的增生，其机制与再生和修复过程相似。血小板衍生生长因子和纤维黏连蛋白分解产物能刺激成纤维细胞的增生并产生大量的胶原。巨噬细胞衍生的可溶性因子可在活体内刺激血管新生。淋巴细胞促分裂因子可促进血管内皮细胞增生和肉芽组织生成。因此，慢性炎症时常伴有瘢痕形成，造成组织器官结构破坏，严重影响器官功能。

功能与代谢变化　损伤因子作用于机体后，首先使局部血管扩张、血流加快、液体渗出以及大量中性粒细胞活化、趋化和炎症介质释放，渗出物增多压迫周围组织及炎症介质的作用会导致炎症局部产生红、肿、热、痛和器官功能障碍。例如，急性乳腺炎时乳房部有发红、肿胀、发热和疼痛的表现；类风湿关节炎时除有上述表现外，还伴有关节的活动障碍。也有些炎症并不出现以上炎症的局部典型症状，仅表现为功能障碍，如急性肾小球肾炎时，机体主要表现为泌尿功能障碍。有些炎症一开始就是全身性反应，再逐渐造成局部组织的损伤，如动脉粥样硬化时全身性的脂质代谢障碍导致多种炎症细胞活化和炎症介质的产生，在血管局部引起变质、渗出和增生等基本的炎性病变进而形成斑块。

若致炎因素过强或持续时间过久，机体的局部炎症反应不足以将其清除，活化的炎症细胞和炎症介质可随血液扩散到全身，引起全身性炎症反应，主要表现为发热、外周血白细胞增多及全

身炎症反应综合征。此时机体呈现高代谢，即在静息时全身氧耗量和能量消耗均增高，糖、脂肪、蛋白质分解增加，出现高血糖，血浆中游离脂肪酸、酮体和氨基酸增多，肌肉蛋白质分解加强，尿氮排出增多，出现负氮平衡。这种高代谢，本质上是机体对损伤的一种积极的防御性应激反应，但分解代谢过强或持续时间过长，将导致能量消耗过多，心肺负担加重。同时，蛋白质的大量分解将进一步加重组织器官的损伤，促进多器官功能障碍综合征的发生。

（肖献忠）

yánzhèng jièzhì

炎症介质 inflammatory mediator

巨噬细胞、中性粒细胞及组织细胞活化后产生或在血浆中经激活产生，参与或引起炎症反应的化学物质。炎症介质种类繁多，根据化学性质主要分为胺类、脂类和肽类。根据来源分为细胞源性炎症介质和血浆源性炎症介质。细胞源性炎症介质包括血管活性胺、花生四烯酸代谢产物、白细胞产物、细胞因子、血小板激活因子、一氧化氮等。血浆源性炎症介质包括激肽系统、补体系统、凝血系统和纤溶系统被激活后形成的活化产物，如缓激肽、凝血酶、纤维蛋白降解产物、C3a等。根据其对炎症反应的作用性质的不同分为促炎介质和抗炎介质，二者相互作用、相互拮抗。适量的抗炎介质有助于限制炎症，恢复机体内环境的稳定。但抗炎介质释放过量并占优势，则可引起机体免疫功能抑制和感染扩散。炎症介质的产生主要是致炎因素作用于炎症细胞膜上的受体，激活细胞内信号转导通路而激活相关转录因子，使炎性细胞因子基因转录增加或致炎因素通过激活血浆中各种酶促反应而产生。炎症介质主要通过作用于靶细胞上相应的受体而发挥作用。炎症介质的作用十分复杂，可激活炎症细胞，进一步促进更多炎症介质的产生和释放；可激活和损伤血管内皮细胞，引起血管通透性增加，血浆外渗，导致局部组织肿胀；可引起微血管舒缩功能障碍，并激活凝血系统，促进微血栓形成，导致微循环血液灌流障碍；炎症介质中的多种细胞因子如肿瘤坏死因子-α(TNF-α)、白介素-1(IL-1)、白介素-6(IL-6)和干扰素-γ(IFN-γ)可引起发热，促进分解代谢，导致高代谢；某些炎症介质如缓激肽、组胺、前列腺素、5-羟色胺(5-HT)和P物质等可从损伤部位释放，直接激活伤害性感受器，引起疼痛；某些炎症介质如TNF-α可引起细胞凋亡，导致器官功能障碍。一种炎症介质可作用于一种或多种靶细胞，而一种靶细胞同样也可受多种炎症介质的影响，从而形成复杂的炎症介质调控网络。炎症介质不仅是机体发挥免疫防御作用的物质基础，也具有潜在的致损伤能力。致炎因素过强、作用时间过长或机体的免疫功能低下，可致炎症介质的"瀑布样"释放，使炎症反应失控，引发全身炎症反应综合征和多器官功能障碍综合征。因此，炎症介质是治疗各种炎症性疾病的重要靶点。

胺类介质 又称血管活性胺，是氨基酸脱羧、修饰产生的一类炎症介质，包括组胺和5-羟色胺。组胺由组氨酸经组氨酸脱羧酶催化生成，是最早发现的一种化学炎症介质，由肥大细胞、嗜碱性粒细胞及组胺能神经元在各种致炎因素的作用下脱颗粒后释放，通过与靶细胞上相应的受体结合而发挥各种不同的生物学效应。组胺有4种受体亚型，即$H_1\sim H_4$受体。组胺与血管内皮细胞的H_1受体结合，使细胞内的环鸟苷酸(cGMP)增多，通过一氧化氮(NO)增多扩张小血管；使胞质内肌动蛋白和肌球蛋白收缩，内皮细胞间紧密连接间隙增大而增加微血管壁通透性；收缩非血管平滑肌特别是支气管平滑肌。组胺与H_2受体结合可使细胞内环腺苷酸(cAMP)增加，平滑肌松弛，胃酸分泌增加；抑制嗜碱性粒细胞、中性粒细胞、淋巴细胞释放介质；下调丝裂原和抗原诱导的淋巴细胞增生；抑制促炎介质IL-1、IL-6和TNF-α的产生。组胺与IL-1和TNF-α之间具有负反馈的调节作用，IL-1可刺激组胺生成，而组胺的增高又可负反馈抑制IL-1和TNF-α的生成，发挥抑炎作用。组胺与H_3受体结合后可抑制组胺的合成和释放，对组胺释放发挥负反馈调节作用。组胺的致炎作用具有自限性，其作用的减弱或消失可能与这种组胺释放的反馈性抑制有关。组胺与肥大细胞表面H_4受体结合后可促进肥大细胞趋化及其细胞内Ca^{2+}的增加而活化，从而参与免疫调节和炎症反应（表）。5-羟色胺主要源于血小板、中枢神经系统及肠道的嗜铬细胞，由色氨酸经羟化、脱羧生成，作用与组胺相似。此外，组织损伤时，局部炎症处血小板可发生聚集，释放5-羟色胺，可引起疼痛。低浓度5-羟色胺(1ng/ml)即具有致痛作用。5-羟色胺为脑内重要的神经递质，参与睡眠、摄食、体温、精神活动的调节。其外周作用具有明显的种属差异，可引起鼠类动物的气道平滑肌收缩和微血管壁通透性增加，但对人的气道和

表 组胺的受体分布及其效应

受体类型	受体所在组织	效 应
H₁	支气管、胃肠、子宫等平滑肌 皮肤血管、毛细血管 心房、房室结	收缩 扩张、通透性和渗出增加 收缩增强，传导减慢
H₂	胃壁细胞 血管 心室、窦房结	胃酸分泌增多 舒张 收缩加强，心率加快
H₃	中枢与外周神经末梢	负反馈性调节组胺合成与释放
H₄	炎症反应有关的组织和造血细胞	作为重要的炎症性受体参与粒细胞的分化，介导肥大细胞和嗜酸性粒细胞的趋化

血管壁通透性的影响却不明显。

脂类介质 致炎因素作用下细胞膜磷脂经酶促降解产生的具有致炎作用的化学物质。主要包括二十烷类炎症介质和血小板活化因子(platelet-activating factor, PAF)。二十烷类炎症介质是由前列腺素(prostaglandin, PG)、白三烯(leukotriene, LT)、血栓素(thromboxane, TX)等含二十个碳原子的化合物组成的一大类炎症介质。膜磷脂成分磷脂酰胆碱或磷脂酰肌醇分别在磷脂酶A_2和磷脂酶C作用下分解产生花生四烯酸，后者再经环加氧酶生成PG和TX（图1）。PG和TX中最重要的是PGE_2、PGI_2和TXA_2。炎症时，内源性PGE_2常为低浓度。低浓度PGE_2主要起促炎作用，可舒张小血管，增加微血管通透性，促进局部炎性水肿的形成，作用虽较组胺和缓激肽弱，但作用时间更持久；可趋化白细胞引起明显白细胞浸润；是强烈的中枢性发热介质，使体温调节中枢的体温调定点升高引起发热。但高剂量给予或者持续给予PGE_2可抑制肥大细胞、单核细胞、嗜酸性粒细胞和中性粒细胞释放炎症介质，发挥重要的抑炎作用。PGI_2可扩张血管，抑制血小板聚集；TXA_2主要在血小板合成，具有强烈的收缩血管和聚集血小板的作用，与PGI_2的作用相反。LT由花生四烯酸经5′-脂氧化酶生成，主要包括LTB_4、LTC_4和LTD_4等。LTB_4是已发现的最强的趋化因子，可促进中性粒细胞聚集、趋化和脱颗粒，也可促进单核-巨噬细胞的趋化和活化，增加微血管通透性，引起血浆外渗和炎症局部水肿，使机体痛阈持续性降低，导致疼痛。LTC_4和LTD_4主要促进支气管平滑肌收缩，趋化嗜酸性粒细胞，使炎性细胞和嗜酸性粒细胞广泛浸润，导致气道对刺激的敏感性增高，同时可刺激支气管黏膜腺体大量分泌黏液，在支气管哮喘的发病中起重要作用。PAF可由白细胞、血小板、内皮细胞、肺、肝和肾等多种细胞和器官产生，在炎症或缺血等急性刺激下生成增加。首先由激活的PLA_2裂解膜磷脂上的游离脂肪酸而生成溶血PAF，后者再经乙酰转移酶作用生成PAF。PAF具有广泛的生物学活性，如促进中性粒细胞的趋化性聚集，促进其黏附于血管内皮细胞，使之脱颗粒及释放溶酶体酶，产生大量活性氧、LT等炎症介质；促进血小板黏附、聚集并释放组胺等，发挥炎症效应；强烈收缩支气管平滑肌，引起支气管高反应性和支气管哮喘发生。因此，PAF已成为治疗哮喘的重要靶点。小剂量的PAF可使炎症细胞对炎症介质

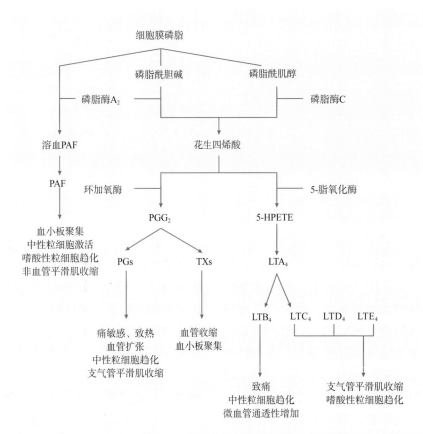

图1 脂类炎症介质的生成及其在炎症反应中的作用

的敏感性升高，而大剂量的PAF可引起低血压和急性肺损伤。

肽类介质 指在致炎因素作用下，血浆内凝血、纤溶、补体和激肽系统活化，致使某些多肽前体发生裂解而生成的及感觉神经末梢释放的多种肽类致炎物质，主要包括纤维蛋白肽、纤维蛋白（原）降解产物、缓激肽、补体裂解产物及感觉神经肽等。血浆内凝血、纤溶、激肽和补体4个系统相互调控和相互制约，任一系统的过度激活都能影响其他系统，产生大量肽类介质。致炎因素激活凝血系统后导致凝血酶原激活物形成，使凝血酶原转化为凝血酶，凝血酶又使纤维蛋白原转化为纤维蛋白，在此过程中释放出小分子酸性多肽A和B，即纤维蛋白肽。凝血系统被激活的同时，纤溶系统同时被激活，血管内皮细胞、白细胞和组织细胞均能产生纤溶酶原激活物，使纤溶酶原转变为纤溶酶。纤溶酶可水解纤维蛋白原及纤维蛋白，产生各种二聚体及多聚体片段，即纤维蛋白（原）降解产物。补体系统是存在于人或动物血清中的一组具有酶活性的糖蛋白，激肽、纤溶酶和炎症渗出物中的蛋白水解酶等可使补体系统激活。补体的致炎作用常是多种活化的补体成分共同作用的结果，其中C3a和C5a是重要的炎症介质。炎症早期补体活化，合成和释放增加，随后被大量结合和消耗，因而临床常通过测定补体的总量和补体C3水平的变化了解炎症相关性疾病的发展过程。激肽系统由激肽释放酶原、激肽释放酶、激肽原、激肽及其受体组成。激肽释放酶根据其来源分为两大类，即血浆激肽释放酶和组织激肽释放酶，血浆激肽释放酶主要由肝细胞表达，

可使血浆中高分子激肽原变成缓激肽；组织激肽释放酶在体内分布广泛，在胰、脾、肾、腺垂体、中性粒细胞和中枢神经系统都有表达，可使血浆中的低分子激肽原变成胰激肽，后者在氨基肽酶的作用下进一步变为缓激肽。缓激肽通过与缓激肽受体结合后发挥作用（图2，图3）。此外，由感觉神经末梢释放的一些肽类物质称为感觉神经肽，如速激肽（包括P物质，神经激肽A、B等）、降钙素基因相关肽等，可介导神经源性炎症的发生。肽类介质可使支气管平滑肌收缩，黏液腺和气道上皮分泌黏液增加，参与呼吸道的炎症反应；可扩张血管并增加微血管通透性，使血浆和炎症细胞外渗，造成组织水肿、炎症细胞浸润，介导某些炎症性疾病如类风湿关节炎的发生；可趋化

炎症细胞，促进炎症细胞黏附于血管内皮细胞并向炎症区域浸润，参与炎症反应；某些肽类介质如激肽、感觉神经肽还参与痛觉信号的传递，与炎症时的疼痛有关。

除上述胺类、脂类、肽类炎症介质外，炎症介质还包括自由基、细胞因子、趋化因子等。

（肖献忠）

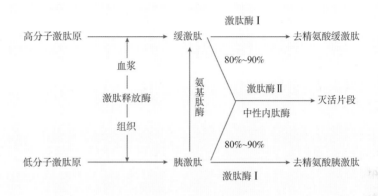

图2 激肽的生成与代谢过程

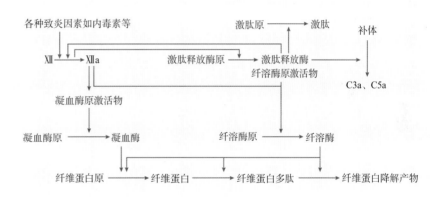

图3 炎症过程中凝血、纤溶、激肽及补体系统的相互作用

ziyóujī

自由基 free radical 外层轨道上含单个不配对电子的原子、原子团和分子。例如，超氧阴离子自由基(O_2^-)、羟自由基(OH·)、一氧化氮(NO)、脂质自由基。正常情况下自由基对于机体的氧化还原反应、防御感染、抵抗病原微生物的侵袭具有重要作用，但大量产生，可造成细胞损伤。以氧为中心的自由基称为氧自由基(oxygen free radical, OFR)，主要

包括O_2^-和$OH\cdot$，是炎症时造成组织损伤的重要炎症介质。组织缺血缺氧及再灌注损伤时，次黄嘌呤和黄嘌呤在活化的黄嘌呤氧化酶的作用下产生O_2^-；炎症反应时，被激活的中性粒细胞在吞噬的过程中由于耗氧量的急剧增加，摄入的70%~90% O_2在细胞内还原型辅酶Ⅱ(NADPH)氧化酶的催化下，接受NADPH的一个电子形成O_2^-。在Cu^{2+}、Fe^{2+}的存在下，O_2^-可进一步与过氧化氢反应生成$OH\cdot$（图）。正常情况下OFR可杀灭体内的病原微生物，参与对生命活动的调控，提高机体的抗病能力。但在炎症过程中，OFR大

氧化氮合酶(NOS)的作用下转化为左旋瓜氨酸的过程中产生。已知NOS具有两种亚型，一种是组成型NOS(cNOS)，广泛存在于血管内皮细胞、血小板、中性粒细胞及神经组织中，分为神经型NOS(nNOS)和内皮型NOS(eNOS)，另一种是诱导性NOS(iNOS)，正常情况下不表达，在细胞因子及内毒素的诱导下由血管内皮细胞、炎性细胞、心肌细胞等产生。NO的作用具有双重性，生理状态下，由eNOS诱导合成的少量NO具有保护作用，可扩张血管、降低血压、松弛平滑肌、调节酶活性和免疫、抗氧化损伤等；炎症时，

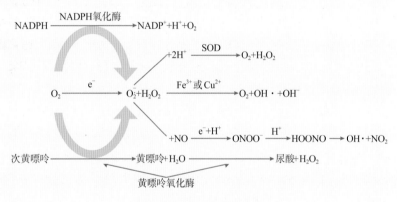

$$NADPH \xrightarrow{\text{NADPH氧化酶}} NADP^+ + H^+ + O_2$$

$$O_2 \xrightarrow{e^-} O_2^- + H_2O$$

$$O_2^- + H_2O \xrightarrow[\text{+2H}^+]{SOD} O_2 + H_2O_2$$

$$O_2^- + H_2O \xrightarrow{Fe^{3+}\text{或}Cu^{2+}} O_2 + OH\cdot + OH^-$$

$$\text{+NO} \xrightarrow{e^- + H^+} ONOO^- \xrightarrow{H^+} HOONO \longrightarrow OH\cdot + NO_2$$

$$\text{次黄嘌呤} \longrightarrow \text{黄嘌呤} + H_2O \longrightarrow \text{尿酸} + H_2O_2$$

黄嘌呤氧化酶

图 氧自由基的生成过程

量产生，可通过攻击细胞的蛋白质、脂类和核酸产生细胞毒性作用，如使细胞膜脂质过氧化、结构破坏，膜受体蛋白及酶蛋白失活，碱基羟化影响遗传信息的正确表达，DNA断裂引起染色体畸变或细胞死亡，从而导致组织器官的功能障碍。OFR作为强氧化剂除具有细胞毒性外，还可激活炎性细胞内的核转录因子-κB，启动炎症因子的基因转录和表达，炎症介质产生增加，引起和（或）放大炎症信号，使炎症反应加剧。NO有一个不配对的电子，为气体自由基分子，由左旋精氨酸在一

炎性介质诱导细胞产生iNOS，从而产生大量NO。高浓度的NO具有潜在的毒性作用，如使血管扩张后导致血流量增加；使微血管通透性增加而导致血浆外渗，引起间质水肿；使血管持续扩张而导致血压下降，引起组织器官缺血和炎症损伤加重。NOS抑制剂可逆转休克时的顽固性低血压。此外，高浓度NO还能与O_2^-反应生成毒性更强的物质如过氧亚硝酸根(ONOO$^-$)和$OH\cdot$，这可能是NO造成广泛细胞损伤的重要作用环节。

（肖献忠）

xìbāo yīnzǐ

细胞因子 cytokine 活化的免疫细胞和某些非免疫细胞主动分泌的小分子量可溶性蛋白质或多肽。具有调控细胞增殖分化、传递细胞间分子信息、调节免疫应答、参与组织修复、刺激造血功能和介导炎症反应等作用。

分类 根据其来源分为：主要由淋巴细胞产生的淋巴因子；主要由单核-巨噬细胞产生的单核因子；其他细胞如血管内皮细胞等产生的细胞因子。根据其作用机制的不同分为效应性细胞因子和调节性细胞因子。根据其主要功能分为：白介素、干扰素、肿瘤坏死因子、集落刺激因子、生长因子、趋化性细胞因子等。

特点 尽管细胞因子种类繁多，产生和作用的细胞多样，生物学活性广泛，发挥作用的机制不同，但绝大多数细胞因子具有以下共同的特点。①结构特点。多为小分子量的分泌型糖蛋白或多肽，分子量大小不等，但一般不超过8000。②分泌特点。多为诱导产生，少数细胞能在正常和静息状态下自发地分泌某些细胞因子，但大部分细胞必须经过激活后才能合成和分泌细胞因子。在细胞激活数小时后的培养上清液中即可检测出细胞因子，24~72小时水平达最高；由多种细胞产生，即一种细胞可分泌多种细胞因子，多种细胞可产生同一种细胞因子；迅速合成与降解，细胞因子不以前体形式贮存在细胞内，而是经过适当刺激后迅速合成，一旦合成后便分泌至细胞外发挥生物学作用，刺激消失后合成亦较快地停止并被迅速降解。③生物学作用特点。高效性：极微量的细胞因子就能发挥显著的生物学效应，因为细胞因子与其靶细

胞表面特异性受体具有很高的亲和力；多效性：一种细胞因子可作用于不同的靶细胞产生多种生物学活性，不同细胞因子作用于同一靶细胞可产生相同、相似或相互拮抗的生物学活性；协同性和网络性：细胞因子之间通过合成和分泌的相互调节、受体表达的相互调控、生物学效应的相互影响而组成细胞因子网络，取得协同效应，即一种细胞因子可增强另一种细胞因子的某种生物学活性，甚至取得两种细胞因子单用时所不具有的新的独特的效应；近距离与远距离作用：低浓度细胞因子大多是以自分泌方式和旁分泌方式短暂性地产生并在局部发挥作用，高浓度时进入血液循环，引起全身炎症反应综合征。

功能 多种细胞因子参与了炎症的发生、发展过程，其中白介素-1(interleukin-1, IL-1)、白介素-6(IL-6)、白介素-8(IL-8)、肿瘤坏死因子(tumor necrosis factor, TNF)、高迁移率蛋白B1(high mobility group box-1 protein, HMGB1)等是促进炎症反应发生发展，并且是引起机体发热的最重要的炎症介质。

TNF 一类能造成肿瘤细胞死亡的细胞因子。根据其来源和结构不同分为TNF-α和TNF-β。TNF-α具有广泛生物学作用：可促进IL-1、IL-6、IL-8、血小板活化因子、白三烯等多种促炎介质的生成，并可激活磷脂酶A_2，使其下游的炎症介质增加，启动"瀑布样"炎症级联反应，使炎症反应扩大；参与创伤、感染后的高代谢反应，引起发热、脂肪和蛋白消耗、机体氧耗量增加等；激活凝血系统和补体系统，抑制纤溶反应，促发弥散性血管内凝血；直接或间接增加毛细血管通透性，

引起组织水肿，并通过诱导或促进血管内皮细胞释放NO，使血管扩张和血浆外渗，导致血压下降，重者造成持续性低血压，加重组织缺血和损伤。

IL-1 在多种致炎因素的刺激下，由多种细胞产生的多肽物质。IL-1可通过激活巨噬细胞和内皮细胞参与炎症反应，促进伤口愈合，刺激造血功能等，虽不能直接活化白细胞，但可加重TNF-α的作用，在调节炎症介质基因表达、介导组织细胞损伤等方面与TNF-α的作用相似，是引起发热的主要内生致热原。

IL-6 内毒素、IL-1、TNF、血小板生长因子等诱导单核-巨噬细胞、淋巴细胞、内皮细胞和成纤维细胞等分泌的细胞因子，可以促进B细胞增生分化和产生抗体，对肝细胞、T细胞、神经组织、造血系统也具有广泛效应。IL-6是重要的促炎细胞因子，作为一种内生致热原，可以引起发热，并且刺激肝细胞合成急性期蛋白，同时IL-6也具有抗炎作用，在体外可抑制巨噬细胞表达和释放IL-1和TNF-α。

HMGB1 一种高度保守的核蛋白，因其在凝胶电泳中迁移速度快而得名。在细胞核内它主要参与稳定核小体、易化基因转录、调节类固醇受体活性。在多种损伤因素作用下，HMGB1由激活的单核-巨噬细胞等主动分泌或由坏死细胞被动释放到细胞外，可激活单核-巨噬细胞产生多种炎症介质，诱导内皮黏附分子的表达及损伤上皮细胞的屏障功能等，促进炎症反应的发展、加重。与IL-1、TNF-α和IL-6等炎症因子相比，HMGB1常出现在内毒素刺激后16~24小时，明显晚于其他早期炎性因子，并且持续时间

更长，因而被认为是参与炎症发生和发展的重要晚期炎症介质。

鉴于在炎症和免疫反应中的上述作用，细胞因子及其拮抗剂已成为当前治疗炎症相关疾病新药研发中的重要靶点。

（肖献忠）

qūhuà yīnzǐ

趋化因子 chemokine 能吸引中性粒细胞、单核-巨噬细胞等炎症细胞向炎症灶移动的小分子物质。趋化因子在炎症部位呈浓度梯度分布，在病灶的中心浓度最高，在病灶的周围浓度随距离增加而下降，可吸引白细胞向趋化因子浓度高的部位做定向移动并最终在病灶中心集结。

分类 分为外源性和内源性两类。外源性趋化因子主要是细菌的可溶性产物，内源性趋化因子包括补体成分（尤其是C5a）、白三烯B_4、趋化性细胞因子等。趋化性细胞因子指由白细胞和某些组织细胞分泌的一类对不同白细胞具有趋化作用的细胞因子家族。其分子量多为8000~10 000，由70~90个氨基酸组成。迄今已发现人趋化性细胞因子有60多种，而其受体有20多种。大部分趋化因子氨基端（N端）含4个保守的半胱氨酸（C）残基，根据其半胱氨酸的排列方式，可分为4类：CXC、CC、CX3C、XC（C代表半胱氨酸，X代表任一氨基酸）。在CXC类趋化因子中，两个半胱氨酸的中间含有一其他氨基酸；在CC类趋化因子中，两个半胱氨酸是相邻的；在CX3C类趋化因子中，两个半胱氨酸之间含有三个其他氨基酸；而在XC类趋化性细胞因子中，只有第2个和第4个氨基酸是半胱氨酸。CXC类趋化因子主要趋化中性粒细胞；CC类趋化因子以单核细胞趋化蛋白-1为

代表，主要趋化单核细胞、淋巴细胞和嗜酸性粒细胞、嗜碱性粒细胞；XC类趋化因子主要表达于胸腺，以淋巴细胞趋化蛋白为代表，作用于CD8$^+$T淋巴细胞；CX3C亚家族的唯一成员分形素，是唯一的膜结合性趋化因子，主要作用于单核细胞和中性粒细胞。趋化因子受体属G蛋白耦联的7次跨膜型受体超家族，其肽链N端在细胞外，C端在细胞内，肽链的细胞内区有与G蛋白结合的结构，并在C端含丝氨酸/苏氨酸，可磷酸化，参与信号转导。与相应的趋化因子各亚家族相对应，趋化因子受体也可分为CXCR、CCR、XCR、CX3CR 4个家族。CXCR包括CXCR1~CXCR6；CCR 包括 CCR1~CCR11；CX3CR包括CX3CR1和DARC；而XCR只有XCR1一个成员。趋化性细胞因子和受体的结合并不是严格特异的，一种趋化因子可结合几种受体，一种受体也可结合几种趋化因子。这些趋化性细胞因子可刺激白细胞的趋化性，吸引中性粒细胞、单核-巨噬细胞、嗜酸性粒细胞、嗜碱性粒细胞和淋巴细胞等炎症细胞移动到炎症灶，促进病原体和异物的吞噬和清除，并促进炎症细胞释放炎症介质，直接参与炎症过程。

功能　趋化因子除介导炎症细胞迁移外，还参与调节血细胞发育、胚胎期器官发育、血管生成、细胞凋亡等，并在肿瘤发生、发展、转移、病原微生物感染、移植物排斥反应等病理过程中发挥作用。

（肖献忠）

quánshēn yánzhèngfǎnyìng zōnghézhēng

全身炎症反应综合征 systemic inflammatory response syndrome, SIRS

在各种严重感染或非感染因素作用下，机体炎症细胞全面活化和炎症介质大量释放所致的难以控制的全身"瀑布样"炎症反应的病理状态。1992年美国胸科医师学会和美国危重病医学会认为，具备以下2项或2项以上的体征即可诊断为SIRS：体温>38℃或<36℃；心率>90次/分；呼吸频率>20次/分或PaCO$_2$<32mmHg；外周血白细胞计数>12×10^9/L或<4×10^9/L，或未成熟粒细胞>10%。由于上述标准过于宽松，2001年多个学会召开联席会议，对相关指标进行了修订，提出了更为严格的诊断标准，即在上述一般指标和炎症反应指标的基础上，增加了血流动力学、器官功能障碍和组织灌流障碍等参数。SIRS与感染、脓毒症、脓毒性休克、多器官功能障碍综合征等关系密切，属于同一病理过程的不同发展阶段。

病因和发病机制　SIRS的病因包括感染和非感染因素两大类。感染性因素包括细菌、病毒、真菌等引起的全身感染，临床多见于胆管感染、腹腔感染和肺部感染等；非感染因素包括多发性创伤、大面积烧伤、严重休克、胰腺炎等。约70%的SIRS源于感染。此外，机体免疫缺陷（如自身免疫病）、恶病质、药物中毒等也可诱发或者促进SIRS的发生和发展。

SIRS的发生机制与炎症细胞的广泛活化和炎症介质的大量产生有关。上述病因作用于各种炎症细胞（如中性粒细胞、单核-巨噬细胞等），使其发生变形、黏附、渗出、趋化、吞噬，并分泌和释放各种炎症介质、溶酶体酶、氧自由基或凝血因子的过程称为炎症细胞的活化。SIRS时，在强烈的致炎因素作用下，全身炎症细胞被广泛激活，所释放的炎症介质进一步作用于炎症细胞，形成

正反馈放大效应，促发炎症介质的"瀑布样"释放。炎症介质种类繁多，根据其来源可分为细胞源性炎症介质和血浆源性炎症介质，前者包括细胞因子（如肿瘤坏死因子-α、白介素-1、白介素-2、白介素-6、白介素-8等）、胺类介质（如组胺、5-羟色胺等）、脂类介质（如前列腺素E$_2$、血栓素A$_2$和血小板活化因子），后者指在致炎因素作用下，血浆中的凝血、纤溶、补体、激肽系统激活后的活化产物。其中，肿瘤坏死因子-α和白介素-1是参与SIRS最重要的炎症介质，肿瘤坏死因子-α是激活炎症介质"瀑布样"释放的重要初级细胞因子。SIRS时，上述炎症介质大量产生，导致微循环灌流障碍和器官功能障碍。随着炎症反应的激活，机体的抗炎反应也增强，二者在不同的环节上相互作用、相互拮抗，构成极其复杂的炎症调控网络。促炎介质与抗炎介质的平衡有利于机体抵御外界的各种有害刺激和维持内环境的稳定。促炎介质的过度释放、促炎介质与抗炎介质的平衡失调是导致SIRS的重要机制（图）。

功能与代谢变化　SIRS以过度炎症反应、高动力循环状态和持续高代谢为特征。患者可表现为发热、心跳与呼吸频率加快；高动力循环表现为心输出量增加和外周阻力下降，但仍存在组织灌注不足，引起血乳酸增加和动-静脉氧差下降；高代谢状态表现为静息状态下机体耗氧量和能量消耗增加，糖、脂肪和蛋白质合成代谢减少，分解代谢加快，致使机体能量物质消耗过多，血糖、血浆中游离脂肪酸和游离氨基酸水平升高，尿氮排出增多，出现负氮平衡等。SIRS时，上述严重代谢紊乱对全身组织器官造

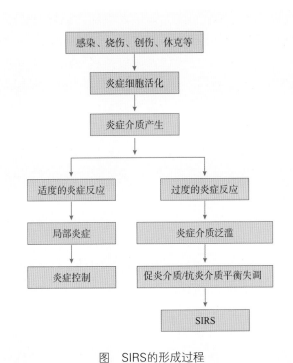

图 SIRS的形成过程

成损伤，导致或促进多器官功能障碍综合征的发生。

（肖献忠）

dàichángxìng kàngyánfǎnyìng zōnghé zhēng

代偿性抗炎反应综合征 compensatory anti-inflammatory response syndrome, CARS

全身炎症反应综合征时机体为对抗过度炎症反应而产生大量抗炎介质致使机体免疫功能受抑的病理状态。感染或创伤时，机体炎症细胞被激活并释放大量的促炎介质，同时内源性的抗炎介质和抗炎性内分泌激素的产生也增多，对促炎介质发挥拮抗作用，维持体内促炎与抗炎力量的平衡。适量的抗炎介质有助于限制炎症，恢复机体内环境的稳定。抗炎介质释放过量并占优势，将引起免疫功能的抑制和对感染的易感性增高。1996年，美国危重病学家博恩(Bone R)将这一过程定义为CARS。此时机体表现为：T、B细胞和树突状细胞凋亡加速，单核-巨噬细胞吞噬功能下降，以

及抗原递呈功能下降，具有免疫抑制效应的调节T细胞水平上升等。创伤和感染首先启动促炎反应，即肿瘤坏死因子-α、白介素-1、白介素-6、白介素-8、血小板活化因子等促炎介质产生增多。随后，以白介素-10、转化生长因子-β、白介素-1ra、白介素-4、前列腺素E_2等为代表的抗炎介质大量产生，导致机体的免疫功能抑制。实际上，当机体遭遇创伤或感染时，促炎和抗炎反应几乎同时启动，没有先后次序之分，即在机体发生全身炎症反应综合征(SIRS)时，免疫功能同时发生障碍。因此，CARS既是机体对SIRS的一种内源性的防御机制，也是一种潜在的损伤机制，可加重感染因素对机体的损伤。

（肖献忠）

hùnhéxìng jiékàngfǎnyìng zōnghé zhēng

混合性拮抗反应综合征 mixed antagonist response syndrome, MARS

全身炎症反应综合征与代偿性抗炎反应综合征之间可能存在的既拮抗又促进复杂相互作用的混合状态。1996年美国危重病学家博恩(Bone R)首次提出。在全身炎症反应综合征(SIRS)早期，代偿性抗炎反应综合征(CARS)可抑制SIRS的发生和发展，即致炎因素作用于机体后激活各种炎性细胞，不仅产生促炎介质，也产生抑炎介质。在炎症的局部，促

炎介质和抑炎介质的平衡有助于控制炎症，维持机体内环境的稳定。当致炎因素过强或持续时间过长时，炎症反应扩散至全身。在促炎介质大量产生的同时，抑炎介质亦大量产生。这些抑炎介质可抑制促炎介质的产生及其致炎作用，阻断促炎介质的正反馈放大效应，抑制SIRS所致的细胞死亡和多器官功能障碍综合征的发生；当抑炎介质占优势时，则以CARS为主，导致机体免疫功能抑制。此时，CARS又可促进SIRS的发生和发展。即CARS时，由于免疫功能的抑制，机体对病原体的易感性增加，可能导致继发感染或使原感染病原体进一步播散，从而促进SIRS的进一步发展，引起新一轮的SIRS/CARS恶性循环的产生。博恩提出"MARS"术语时，并未对MARS的内涵进行准确定义，只是推测了SIRS/CARS发生发展中的可能变化，并提出了上述值得关注的问题。

（肖献忠）

fārè

发热 fever

致热原作用使体温调定点上移所致调节性体温升高的状态。人和哺乳类动物都具有相对稳定的体温，以适应正常生命活动的需要。正常成人体温维持在37℃左右，昼夜间波动或个体间差异均不超过1℃。个体处在极端寒冷或酷热环境中时，体温的变化也很少超过0.6℃。发热不是体温调节障碍，而是将体温调节到较高水平。体温升高也不都是发热，它可分为调节性体温升高和非调节性体温升高，前者即发热。发热时体温调节功能仍正常，只不过是由于调定点上移，体温调节在高水平上进行而已。除发热之外，还有属于非调节性体温升高的过热，两者合称病理

性体温升高。此外，剧烈运动、月经前期、心理应激等也可致体温升高，称为生理性或非病理性体温升高。

发热不是独立的疾病，而是多种疾病的重要病理过程和临床症状，也是疾病发生的重要信号之一。在整个病程中，体温曲线变化往往反映病情变化，对判断病情、评价疗效和估计预后，均有重要参考价值。

病因 发热主要是体内外致热物质作用于机体，激活产内生致热原细胞（单核细胞、巨噬细胞、内皮细胞、淋巴细胞、星状细胞以及肿瘤细胞等）产生和释放内生致热原(endogenous pyrogen, EP)（见致热原），EP再经一些后继环节引起体温升高——发热。发热激活物又称EP诱导物，包括外致热原（见致热原）和某些体内产物。

发病机制 发热是一种调节性体温升高，各个环节都在体温调节中枢的调节下工作，其过程涉及致热信号传入的途径、内生致热原、发热中枢调节介质、调定点等。

体温调节中枢 体温调节中枢位于视前区下丘脑前部(preoptic anterior hypothalamus, POAH)，那里有温度敏感神经元，对来自外周和深部温度信息起整合作用。损伤该区可导致体温调节障碍。将微量致热原或发热介质注射于POAH可引起明显的发热反应，在发热时该部位可测到显著升高的发热介质。而另外一些部位，如中杏仁核(MAN)、腹中膈(VSA)和弓状核则对发热时的体温产生负向影响。破坏这些部位可使体温上升超过正常难以逾越的热限。因此认为，发热时的体温调节涉及中枢神经系统的多个部位。

致热信号传入中枢的途径　血液循环中产生的EP，进入脑内并到达体温调节中枢引起发热，可能存在以下途径。

EP通过血-脑脊液屏障转运入脑　这是一种较直接的信号传递方式。在血-脑脊液屏障的毛细血管床部位分别存在白介素-1、白介素-6、肿瘤坏死因子的可饱和转运机制，推测其可将相应的EP特异性地转运入脑。另外，作为细胞因子的EP也可能从脉络丛部位渗入或易化扩散入脑，通过脑脊液循环分布到POAH。但这些推测还缺乏有力的证据。

EP通过终板血管器作用于体温调节中枢　终板血管器(OVLT)位于视上隐窝上方，紧靠POAH，是血-脑脊液屏障的薄弱部位。该处存在有孔毛细血管，对大分子物质有较高的通透性。EP可能由此入脑。

发热中枢调节介质　EP无论以何种方式入脑，但它们仍然不是引起调定点上升的最终物质，EP可能是首先作用于体温调节中枢，引起发热中枢介质的释放，继而引起调定点的改变。发热中枢介质可分为两类：正调节介质和负调节介质。正调节介质有前列腺素E(PGE)、Na^+/Ca^{2+}比值、环腺苷酸(cAMP)、促肾上腺皮质激素释放激素(CRH)、一氧化氮(NO)等；负调节介质有精氨酸加压素(AVP)、黑素细胞刺激素(α-MSH)、膜联蛋白A_1等。

发热时，来自体内外的发热激活物作用于产生EP的细胞，引起EP的产生和释放，EP再经血液循环到达颅内，在POAH或OVLT附近，引起中枢发热介质的释放，后者相继作用于相应的神经元，使调定点上移。由于体温调定点高于中心温度，体温调节中枢乃

对产热和散热进行调整，从而把体温升高到与调定点相适应的水平。在体温上升的同时，负调节中枢也被激活，产生负调节介质，进而限制调定点的上移和体温的上升。正负调节相互作用的结果决定体温上升的水平（图）。也正因为如此，发热时体温很少超过41℃，从而避免了高热引起脑细胞损伤，这是机体的自我保护功能和自稳调节机制使然，具有极其重要的生物学意义。发热持续一定时间后，随着激活物被控制或消失，EP及增多的介质被清除或降解，调定点迅速或逐渐恢复到正常水平，体温也相应被调控下降至正常。

功能与代谢变化 除了原发病所引起的各种改变外，发热时的体温升高、EP以及体温调节效应可引起一系列代谢和功能变化。

物质代谢的改变 体温升高时物质代谢加快。一般认为，体温每升高1℃，基础代谢率提高13%，所以发热患者的物质消耗明显增多。如果持久发热，营养物质没有得到相应的补充，患者就会消耗自身的物质，导致体重下降。

糖代谢 发热时由于产热的需要，能量消耗大大增加，因而对糖的需求增多，糖的分解代谢加强，糖原贮备减少。尤其在寒战期糖的消耗更大，乳酸的产量也大增。正常情况下，肌肉主要依靠糖和脂肪的有氧氧化供给能量。寒战时肌肉活动量加大，对氧的需求大幅度增加，摄氧不足而致产生氧债，此时肌肉活动所需的能量大部分依赖无氧代谢供给。据粗略计算，肌肉剧烈活动时，从有氧氧化得到的能量只及糖酵解供给能量的1/5，因而产生大量乳酸。寒战停止后，随着氧债的

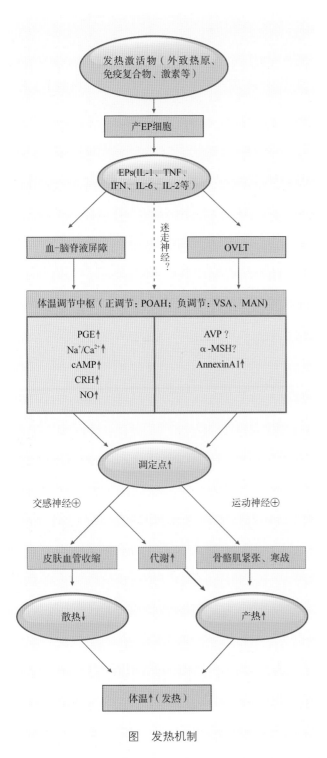

图　发热机制

偿还，乳酸可被逐渐消除。

脂肪代谢　发热时因能量消耗的需要，脂肪分解明显加强。由于糖原贮备不足，加上发热患者食欲较差，营养摄入不足，机体乃动员脂肪贮备。另外，交感-肾上腺髓质系统兴奋性增高，脂解激素分泌增加，也促进脂肪加速分解。值得一提的是棕色脂肪组织

(brown adipose tissue, BAT)的代谢反应。BAT参与非寒战性产热的作用早已被认识，但它在发热时的反应近年来才引起重视。多数哺乳类动物含有BAT，其含量一般小于体重的2%，但血管丰富，受交感神经支配和去甲肾上腺素调控，后者作用于肾上腺素受体而引起BAT产热。人体也含有BAT，尤其是在婴儿期，但随年龄增长其功能逐渐减退。

蛋白质代谢　正常成人每日需摄入30~45g蛋白质才能维持总氮平衡。发热时由于高体温和EP的作用，患者体内蛋白质分解加强，尿氮比正常人增加2~3倍。此时如果未能及时补充足够的蛋白质，将产生负氮平衡，蛋白质分解加强可为肝脏提供大量游离氨基酸，用于急性期蛋白的合成和组织修复。

水、盐及维生素代谢　在体温上升期，肾血流量减少，尿量和Na^+和Cl^-的排泄都减少。但到退热期，因尿量恢复和大量出汗，Na^+、Cl^-排出增加。高温持续期的皮肤和呼吸道水分蒸发的增加

及退热期的大量出汗可导致水分大量丢失，严重者可引起脱水。发热患者糖、脂肪和蛋白质分解代谢加强，维生素的消耗也增多。

生理功能改变　发热时多种器官系统的生理功能均可能受到影响。

中枢神经系统功能改变　发热使神经系统兴奋性增高，特别是高热(40~41℃)时，患者可出现烦躁、谵妄、幻觉，有些患者可出现头痛。对于小儿，高热容易引起抽搐（热惊厥）。有些高热患者神经系统可处于抑制状态，出现淡漠、嗜睡等，可能与白介素-1的作用有关。

循环系统功能改变　发热时心率加快，体温每上升1℃，心率约增加18次/分，儿童可增加得更快。心率加快主要是热血对窦房结的刺激所致。另外，代谢加强，耗氧量和二氧化碳生成量增加也是影响因素之一。在一定限度内（150次/分）心率增加可增加心排血量，超过此限度心输出量反而下降。心率过快和心肌收缩力加强还会增加心脏负担，在心肌劳损或心脏有潜在病灶的人容易诱发心力衰竭。在寒战期间，心率加快和外周血管的收缩可使血压轻度升高；高温持续期和退热期因外周血管舒张，血压可轻度下降。

呼吸功能改变　发热时血温升高可刺激呼吸中枢并提高呼吸中枢对二氧化碳的敏感性，兼之代谢加强、二氧化碳生成增多，共同促使呼吸加快加强，从而有更多的热量从呼吸道散发。

消化功能改变　发热时消化液分泌减少，各种消化酶活性降低，故食欲缺乏、口腔黏膜干燥、腹胀、便秘。

机体防御功能改变　发热对

机体防御功能的影响利弊兼有。

抗感染能力改变 关于发热对机体抗感染能力的影响，研究资料尚不一致，有的认为发热能增强免疫细胞功能，提高抗感染能力；有的则认为发热可降低免疫细胞功能，降低机体抗感染能力。

对肿瘤细胞的影响 发热时产EP细胞所产生的大量EP除引起发热外，大多具有抑制或杀灭肿瘤细胞的作用。另外，肿瘤细胞对热比正常细胞敏感，正常细胞可耐受的高热，肿瘤细胞则受到抑制甚至被部分灭活。因此，发热疗法已被用作肿瘤治疗的措施之一。

急性期反应 急性期反应是机体在细菌感染和组织损伤时所出现的一系列急性时相的反应。EP在诱导发热的同时也引起急性期反应。主要包括急性期蛋白的合成增多、血浆微量元素浓度的改变及白细胞计数的改变。家兔静脉注射IL-1和TNF后，在体温升高的同时，伴有血浆铁和锌含量的下降，血浆铜浓度和循环白细胞计数的增高。IL-1通过中枢和外周两种途径引起急性期反应，而TNF可能只通过外周靶器官起作用。IFN静脉注射也可引起铁和锌浓度的下降。急性期反应是机体防御反应的一个系列。

发热对机体防御功能的影响利弊并存，有人认为这可能与发热程度有一定关系。中等程度的发热可能有利于提高宿主的防御功能，但高热就有可能产生不利的影响。例如中性粒细胞和巨噬细胞在40℃条件下其化学趋向性、吞噬功能及耗氧量都增加，但在42℃或43℃下则降低。因此，发热对防御功能的影响不能一概而论，应全面分析，具体对待。

（陆大祥）

guòrè

过热 hyperthermia 体温升高超过调定点水平的非调节性体温升高。是病理性体温升高的一种类型（图）。在某些情况下，体温调节障碍（如体温调节中枢损伤）或散热障碍（皮肤鱼鳞病和环境高温所致的中暑等）及产热器官功能异常（甲状腺功能亢进）等，导致体温调节机构不能将体温控制在与调定点相适应的水平上，体温升高至调定点水平以上，属被动性体温升高（亦为非调节性体温升高），此时的体温调定点并未发生移动。

（陆大祥）

nèidúsù

内毒素 endotoxin, ET 革兰阴性菌胞壁中所含的脂多糖类毒素。菌体破裂时释出。革兰阴性菌的典型菌群有大肠杆菌、伤寒杆菌、淋球菌、脑膜炎球菌、志贺菌等。这类菌群的致热性除全菌体和胞壁中所含的肽聚糖外，最突出的是其胞壁中所含的内毒素（图）。ET的主要成分为脂多糖(lipopolysaccharide, LPS)，具有高度水溶性，是效应很强的发热激活物，常掩蔽全菌体被吞噬的致热效应。ET是所有革兰阴性菌细胞壁的组成部分。它包含于细胞壁的最外层，附着于肽聚糖，可能有特异的脂

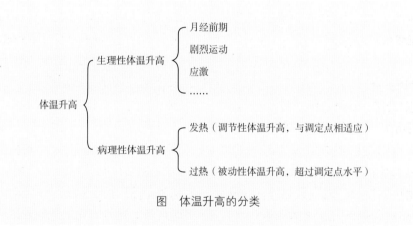

图 体温升高的分类

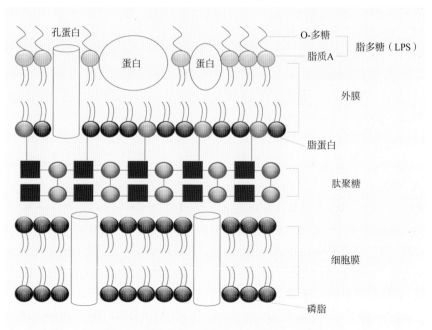

图 革兰阴性菌细胞膜的内毒素结构模式图

蛋白分子穿插于LPS与肽聚糖之间。LPS分子包含3个基本亚单位：O-多糖（或O-特异侧链）、R-核心（或核心多糖）和脂质部分。LPS的脂质部分可被酸性水解分离，A段是脂溶性部分，称为脂质A(lipid A)。

ET是最常见的外致热原，耐热性高（干热160℃ 2小时才能灭活），一般方法难以清除，是血液制品和输液过程中的主要污染物。ET无论是体内注射或体外与产EP细胞一起培养，都可刺激EP的产生和释放，这可能是其主要致热方式。虽然有人观察到，大剂量ET静脉注射时可以通过血-脑脊液屏障，但多数持否定态度。ET反复注射可致动物产生耐受性，即连续数日注射相同剂量的ET，发热反应逐渐减弱。

（陆大祥）

zhìrèyuán

致热原 pyrogen 导致机体体温异常升高的物质。包括外致热原和内生致热原。来自体外的致热物质称为外致热原，是主要的发热激活物。内生致热原(endogenous pyrogen, EP)是体内产内生致热原细胞在发热激活物的作用下产生和释放的能引起体温升高的物质。

内生致热原 1948年，比森(Beeson PB)从正常家兔无菌性腹腔渗出液粒细胞中获得一种物质，将其给正常家兔静脉注射后10~15分钟体温开始上升，1小时前后达高峰。由于其来自白细胞，故称其为白细胞致热原(leucocytic pyrogen, LP)。1955年，阿特金斯(Atkins)和伍德(Wood)证明，在注射了ET的家兔循环血中出现一种与LP有同样特性的致热物质。因其来自体内，所以称其为内生致热原。后来证实，LP与EP是同一种物质。现已有多种具有类似作用的内源性致热物质被发现，它们都是产EP细胞（能够产生和释放EP的细胞）在发热激活物的作用下所释放的产物，故统称为EP。其种类包括如下：

白介素-1(interleukin-1, IL-1) 早期发现的LP或EP实际上主要是IL-1。IL-1是单核细胞、巨噬细胞、内皮细胞、星形细胞、角质细胞及肿瘤细胞等多种细胞在发热激活物的作用下所产生的多肽类物质，已发现两种亚型：IL-1α和IL-1β。IL-1α是酸性蛋白质，其基因编码的多肽前体分子分子量是31 000，成熟型分子量为17 000；IL-1β是中性蛋白质，其基因编码的多肽前体分子分子量为31 000，成熟型分子量为17 500。IL-1α和IL-1β虽仅有26%的氨基酸序列相同，但作用于相同的受体，有相同的生物学活性。IL-1受体广泛分布于脑内，但密度最大的区域位于靠近体温调节中枢的下丘脑外侧。实验中发现，IL-1对体温中枢的活动有明显的影响。用微电泳法将提纯的IL-1导入大鼠的视前区下丘脑前部(preoptic anterior hypothalamus, POAH)，能引起热敏神经元的放电频率下降、冷敏神经元放电频率增加，这些反应可被水杨酸钠阻断。IL-1给鼠、家兔等动物静脉内注射均可引起典型的发热反应，50纳克/千克体重就可引起体温升高0.5℃以上，大剂量可引起双相热。在ET引起发热的动物，循环血内也有大量IL-1出现。IL-1不耐热，70℃ 30分钟即丧失活性。

肿瘤坏死因子(tumor necrosis factor, TNF) 也是重要的EP之一。多种外致热原都可诱导巨噬细胞、淋巴细胞等产生和释放TNF。TNF也具有许多与IL-1相类似的生物学活性。TNF有两种亚型：TNF-α和TNF-β。重组人TNF-α(rhTNF-α)由157个氨基酸组成，分子量17 000，rhTNF-β由171氨基酸组成，分子量25 000，二者有相似的致热活性。TNF不耐热，70℃ 30分钟失活。将TNF给家兔、大鼠等动物静脉内注射可引起明显的发热反应，并可被环加氧酶抑制药布洛芬阻断。一般剂量TNF-α（50~200纳克／千克体重）给家兔静脉内注射仅引起单相热，大剂量（10微克／千克体重）可引起双相热。像IL-1一样，给动物脑室注射TNF同样可以引起明显的发热反应，并伴脑室内前列腺素E(PGE)含量升高。TNF-α能刺激IL-1β产生，IL-1β也可诱导TNF-α产生。

干扰素(interferon, IFN) 是一种具有抗病毒、抗肿瘤作用的蛋白质，主要由白细胞产生，有多种亚型，与发热有关的是IFN-α和IFN-γ。提纯的和人工重组的IFN在人和动物都具有致热效应并可引起脑内或组织切片中PGE含量升高。其发热反应有剂量依赖性，可被PG合成抑制剂阻断。与IL-1和TNF不同的是，IFN反复注射可产生耐受性。IFN不耐热，60℃ 40分钟可灭活。IFN的分型取决于氨基酸序列和抗原结构。IFN-β与IFN-α有明显的氨基酸同源性，但IFN-β对人体的致热性低于IFN-α。IFN-γ不同于IFN-α，只有约17%的同源性。

白介素-6(interleukin-6, IL-6) 是一种由184个氨基酸组成的蛋白质，分子量21 000，是由单核细胞、成纤维细胞和内皮细胞等分泌的细胞因子，ET、病毒、IL-1、TNF、血小板衍生生长因子等都可诱导其产生和释放。IL-6能引起各种动物的发热反应，但作用弱于IL-1和TNF。给兔、鼠静脉或脑室内注射IL-6，可致体温明显升高，布洛芬或吲哚美辛可阻断其作用；在鼠和兔等动物发热期间，血浆或脑脊液中IL-6的活性均见增高。TNF-α和IL-1β都能诱导IL-6的产生，IL-6则下调TNF-α和IL-1β的表达。在小鼠病毒性脑膜炎、脑炎以及自身免疫性脑脊髓炎时，脑脊液中的IL-6明显增多。这些感染都直接涉及中枢神经系统。IL-6基因定位于7号染色体。蛋白激酶C激活途径和cAMP依赖途径对IL-6基因表达有重要调节作用。在IL-6作用的靶细胞上均有IL-6受体，由两条肽链组成，一条是分子量约为8000的配基结合部分，另一条是负责信号转导的跨膜蛋白gp130。IL-6与配基结合部分结合后gp130即被活化，使信号向细胞内转导。

内生致热原的产生和释放 是一个复杂的细胞信息传递和基因表达调控的过程。这一过程包括产EP细胞的激活、EP的产生释放。所有能够产生和释放EP的细胞都称为产EP细胞，包括单核细胞、巨噬细胞、内皮细胞、淋巴细胞、星状细胞以及肿瘤细胞等。这些细胞与发热激活物如脂多糖(LPS)结合即被激活，从而启动EP的合成。LPS激活细胞有两种方式：在上皮细胞和内皮细胞首先是LPS与血清中LPS结合蛋白(LBP)结合，形成复合物，然后LBP将LPS转移给可溶性CD14(sCD14)，形成LPS-sCD14复合物再作用于细胞上受体，使细胞活化。而在单核-巨噬细胞则LPS与LBP形成复合物后，再与细胞膜CD14(mCD14)结合，形成三重复合物，作用于跨膜蛋白Toll样受体(TLR)。TLR将信号通过MyD88依赖性和非依赖性的信号转导途径，激活核转录因子(NF-κB)，最终启动IL-1、TNF、IL-6等细胞因子的基因表达、

合成。EP在细胞内合成后即可释放入血。

外致热原 来自体外的致热物质称为外致热原，主要是病原生物，包括细菌、病毒、真菌、螺旋体及疟原虫等。

细菌 ①革兰阳性菌。主要有葡萄球菌、链球菌、肺炎球菌、白喉杆菌和枯草杆菌等。此类细菌的感染是常见的发热原因。除了全菌体致热外，其代谢产物也是重要的致热物质，如葡萄球菌释放的可溶性外毒素、A族链球菌产生的致热外毒素以及白喉杆菌释放的白喉毒素等。此外，从革兰阳性菌断裂的细胞壁碎片中还能找到致热性物质。如葡萄球菌和链球菌的细胞壁匀浆经一定方法提取，可获得一种肽聚糖，具有致热性。用溶菌酶处理能使其失去致热性。肽聚糖能通过CD14依赖的信号途径激活单核细胞分泌致热性细胞因子。②革兰阴性菌。典型菌群有大肠杆菌、伤寒杆菌、淋球菌、脑膜炎球菌、志贺菌等。这类菌群的致热性除全菌体和胞壁中所含的肽聚糖外，最突出的是其胞壁中所含的内毒素(endotoxin, ET)。ET的主要成分为脂多糖(lipopolysaccharide, LPS)，具有高度水溶性，是效应很强的发热激活物。ET是所有革兰阴性菌细胞壁的组成部分，它包含于细胞壁的最外层，附着于肽聚糖，可能有特异的脂蛋白分子穿插于LPS与肽聚糖之间。LPS分子包含3个基本亚单位：O-多糖(或O-特异侧链)、R-核心(或核心多糖)和脂质部分。LPS的脂质部分可被酸性水解分离。A段是脂溶性部分，称为脂质A。ET是最常见的外致热原，耐热性高（干热160℃ 2小时才能灭活），一般方法难以清除，是血液制品和输液过程中的主要

污染物。ET无论是体内注射或体外与产EP细胞一起培养，都可刺激EP的产生和释放，这是其主要的致热方式。ET反复注射可致动物产生耐受性，即连续数日注射相同剂量的ET，发热反应逐渐减弱。③分枝杆菌。典型菌群为结核杆菌。其全菌体及细胞壁中所含的肽聚糖、多糖和蛋白质都具有致热作用。

病毒 病毒感染所致疾病是人体常见的传染病。常见的有流感病毒、重症急性呼吸综合征(SARS)病毒、麻疹病毒、柯萨奇病毒等。流感和SARS等病症最主要的症状之一就是发热。给动物静脉内注射病毒，在引起发热的同时循环血中出现EP；将白细胞与病毒在体外一起培育也可产生EP。病毒是以其全病毒体和其所含的血细胞凝集素致热。流感病毒尚含有一种毒素样物质，也可引起发热。病毒反复注射也可使动物产生耐受性。

真菌 许多真菌感染引起的疾病也伴有发热，如白念珠菌感染所致的鹅口疮、肺炎、脑膜炎；组织胞浆菌、球孢子菌和副球孢子菌引起的深部感染；新型隐球菌所致的慢性脑膜炎等。真菌的致热因素是全菌体及菌体内所含的荚膜多糖和蛋白质。

螺旋体 螺旋体感染也是引起发热的原因之一。常见的有钩端螺旋体、回归热螺旋体和梅毒螺旋体。钩端螺旋体引起钩体病，其溶血素和细胞毒因子为致热原；回归热螺旋体感染致回归热，其代谢裂解产物入血后引起高热；梅毒螺旋体感染所致低热，源于其外毒素。

疟原虫 疟原虫感染人体后，其潜隐子进入红细胞并发育成裂殖子，当红细胞破裂时，大量裂

殖子和代谢产物（疟色素等）释放入血，引起高热。

体内产物 下列体内产物也能激活产EP细胞产生和释放EP。

抗原抗体复合物 抗原抗体复合物对产EP细胞有激活作用。用牛血清清蛋白致敏家兔，然后将其血清转移给正常家兔，再用特异性抗原攻击受血动物，可引起后者明显的发热反应。但牛血清清蛋白对正常家兔无致热作用。这表明抗原抗体复合物可能是产EP细胞的激活物。

类固醇 体内某些类固醇产物有致热作用，睾酮的中间代谢产物本胆烷醇酮是其典型代表。石胆酸也有类似作用。将本胆烷醇酮给人体肌内注射，可引起明显的发热反应。人体白细胞与本胆烷醇酮一起培育，经几小时激活也能产生和释放EP。给人体肌内注射本胆烷醇酮，引起发热的潜伏期为8~12小时，然后体温骤升，伴有寒战、肌痛、头痛并偶有呕吐。注射后12~16小时达到发热高峰，24小时退热。

（陆大祥）

zhōngshū fārè jièzhì
中枢发热介质 central mediator of fever

体温调节中枢内产生的能介导调定点改变的物质。内生致热原(endogenous pyrogen, EP)，无论以何种方式入脑，仍然不是引起调定点上升的最终物质，EP可能是首先作用于体温调节中枢，引起中枢发热介质的释放，继而引起调定点的改变。中枢发热介质可分为两类：正调节介质和负调节介质。

正调节介质 已有多种物质被证实为能使调定点升高的中枢发热介质。

前列腺素E(prostaglandin E, PGE) 将PGE注入猫、鼠、兔等动物脑室内引起明显的发热反应，体温升高的潜伏期比EP短，同时还伴有代谢率的改变，其致热敏感点在视前区下丘脑前部(POAH)；EP诱导的发热期间，动物脑脊液中PGE水平也明显升高。PGE合成抑制剂如阿司匹林、布洛芬等都具有解热作用，并且在降低体温的同时，也会降低脑脊液中PGE的浓度。内毒素(endotoxin, ET)和EP都能刺激下丘脑组织合成和释放PGE。这有力地支持PGE作为发热介质。动物脑室内给予PGE的前体花生四烯酸也可以引起明显发热。

Na⁺/Ca²⁺比值 早在20世纪20年代学者们就已注意到某些无机离子注入脑内能影响动物体温。30年代初，Hasama系统观察了各种离子对体温的影响，发现Mg^{2+}、Ca^{2+}可引起体温下降，K^+、Na^+、Ba^{2+}可引起体温升高。70年代以来，研究主要集中在Na^+、Ca^{2+}两种离子上，逐渐摒弃了其他离子调节体温的可能性。给多种动物脑室内灌注Na^+可使体温很快升高，灌注Ca^{2+}则使体温很快下降；降钙剂(EGTA)脑室内灌注也引起体温升高。在用标记的^{22}Na和^{45}Ca灌注猫脑室的研究中还发现，在致热原性发热期间，^{45}Ca流向脑脊液，而^{22}Na则被保持在脑组织中。这表明：Na^+/Ca^{2+}比值改变在发热机制中可能担负着重要的中介作用，EP可能先引起体温中枢内Na^+/Ca^{2+}比值升高，再通过其他环节促使调定点上移。

环腺苷酸(cAMP) 越来越多的事实支持cAMP作为重要的发热介质：①外源性cAMP（二丁酰cAMP，Db-cAMP）注入猫、兔、鼠等动物脑室内迅速引起发热，潜伏期明显短于EP性发热。②Db-cAMP的中枢致热作用可被磷酸二酯酶抑制剂（减少cAMP分解）ZK62711和茶碱增强，或被磷酸二酯酶激活剂（加速cAMP分解）尼克酸减弱。腺苷酸环化酶抑制剂（抑制cAMP生成）苏林金菌外毒素对外源性cAMP引起的发热没有影响，但能减弱致热原和PGE引起的发热。③在ET、葡萄球菌、病毒、EP以及PGE诱导的发热期间，动物脑脊液中cAMP均明显增高，后者与发热效应呈明显正相关。但高温引起的过热期间（无调定点的改变），脑脊液中cAMP不发生明显的改变。④ET和EP双相热期间，脑脊液中cAMP含量与体温呈同步性双相变化，下丘脑组织中的cAMP含量也在两个高峰期明显增多。鉴于上述研究，许多学者认为cAMP可能是更接近终末环节的发热介质。

促肾上腺皮质激素释放激素(corticotrophin-releasing hormone, CRH) 是一种41肽的神经激素，主要分布于室旁核和杏仁核。应激时，CRH刺激垂体合成释放ACTH、β-内啡肽及黑素细胞刺激素等。在下丘脑-垂体-肾上腺皮质轴中发挥重要作用。同时，中枢CRH也具有垂体外生理功能。CRH是一种发热体温中枢正调节介质。IL-1、IL-6等均能刺激下丘脑释放CRH，中枢注入CRH可引起动物脑和结肠温度明显升高。用CRH单克隆抗体中和CRH或用CRH受体阻断剂抑制CRH的作用，可完全抑制IL-1b、IL-6等EP的致热性。

一氧化氮(NO) 作为一种新型的神经递质，广泛分布于中枢神经系统。在大脑皮质、小脑、海马、下丘脑视上核和室旁核、终板血管器(OVLT)和POAH等部位均含有一氧化氮合酶。NO与发热有关，其机制可能涉及三个方面：通过作用于POAH、OVLT等部位，介导发热时的体温上升；通过刺激棕色脂肪组织的代谢活动导致产热增加；抑制发热时负调节介质的合成与释放。

负调节介质 发热时的体温升高极少超过41℃，即使大大增加致热原的剂量也难越此热限。这就意味着体内必然存在自我限制发热的因素。现已证实，体内确实存在一些能够对抗体温升高或能够降低体温的物质，主要包括精氨酸加压素、黑素细胞刺激素及其他一些发现于尿中的发热抑制物。

精氨酸加压素(arginine vasopressin, AVP) 是下丘脑视上核和室旁核合成的神经垂体肽类激素，也是一种与多种中枢神经系统功能（如心血管中枢和学习记忆功能）有关的神经递质，对其解热作用主要有以下几方面的研究。①AVP脑内微量注射或经其他途径注射具有解热作用，这已在大鼠、猫、兔、羊、豚鼠等多种动物实验中得到证实。②在不同的环境温度中，AVP的解热作用对体温调节的效应器产生不同的影响：在25℃时，AVP的解热效应主要表现在加强散热，而在4℃时，则主要表现在减少产热。这说明AVP是通过中枢机制来影响体温的（有人认为是影响调定点）。③AVP拮抗剂或受体阻断剂能阻断AVP的解热作用或加强致热原的发热效应。AVP有V1和V2两种受体，解热可能是通过V1受体起作用。大鼠IL-1性发热可被AVP减弱，但脑内注射AVP拮抗剂DDAVP可完全阻断这种解热效应；V1受体阻断剂则可明显增强IL-1性发热。

黑素细胞刺激素(α-melano-cyte-stimulating hormone, α-MSH) 是腺垂体分泌的多肽激素，由13个氨基酸组成，以下研究资料证明其有解热或降温作用：①α-MSH脑室内或静脉内注射都有解热作用，并且在不影响正常体温的剂量下就表现出明显的解热效应。②在EP性发热期间，脑室中膈区α-MSH含量升高，而且将α-MSH注射于此区可使发热减弱，说明其作用位点可能在这里。③α-MSH的解热作用与增强散热有关。在使用α-MSH解热时，兔耳皮肤温度增高，说明散热加强（兔主要依靠调整耳壳皮肤血流量来控制散热）。④内源性α-MSH能限制发热的高度和持续时间。将α-MSH抗血清预先给家兔注射（以阻断内源性α-MSH的作用），再给IL-1致热，其发热高度明显增加，持续时间显著延长。

膜联蛋白A1 又称脂皮质蛋白-1，是20世纪80年代发现的一种钙依赖性磷脂结合蛋白。它在体内分布十分广泛，但主要存在于脑、肺等器官中。糖皮质激素发挥解热作用依赖于脑内膜联蛋白A1的释放。向大鼠中枢内注射膜联蛋白A1,可明显抑制IL-1β、IL-6、IL-8、CRH诱导的发热反应。这表明，膜联蛋白A1有可能是一种发热体温调节中枢的负调节介质。

（陆大祥）

nèishēng zhìlěngyuán

内生致冷原 endogenous cryogen, EC 存在于多种动物体内的能使体温下降的物质。它平时以活性形式经肾脏排出体外。克鲁格(Kluger MJ)等首先把这种降温物质称为内生致冷原，有学者研究提出IL-10可能是重要的内生致冷原之一。

（陆大祥）

tǐwēn tiáodìngdiǎn

体温调定点 temperature set point 恒温动物体内存在的维持体温恒定的调节参照点。体温的调节方式一般以"调定点学说"来解释。该学说认为体温调节类似于恒温器的调节，在体温调节中枢内有一个调定点，体温调节机构围绕着这个调定点来调控体温。当体温偏离调定点时，反馈系统（温度感受器）将偏差信息输送到控制系统，后者将这些信息综合分析，与调定点比较，然后通过对效应器（产热和散热）的调控把中心温度维持在与调定点相适应的水平。调定点的正常设定值在37℃左右。已确认体温调节的高级中枢位于视前区下丘脑前部，延髓、脊髓等部位也对体温信息有一定程度的整合功能，被认为是体温调节的次级中枢所在。另外，大脑皮质也参与体温的行为性调节。

发热是调节性体温升高，体温调定点上移而引起的体温升高。过热是非调节性体温升高，体温调定点并未发生移动。

（陆大祥）

fārè shíxiàng

发热时相 fever phases 发热时体温曲线的动态变化及持续时间。机体发热过程大致可分为三个时相，体温上升期、高温持续期、体温下降期（图）。

体温上升期 在发热的开始阶段，由于正调节占优势，故调定点上移，此时，原来的正常体温变成了"冷刺激"，中枢对"冷"信息起反应，发出指令经交感神经到达散热中枢，引起皮肤血管收缩和血流减少，导致皮肤温度降低，散热随而减少，同时指令到达产热器官，引起寒战和物质代谢加强，产热随之增加。寒战

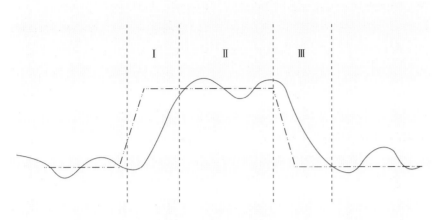

图 典型发热过程的三个时相

注：Ⅰ体温上升期；Ⅱ高温持续期；Ⅲ体温下降期
——·——调定点动态曲线；———体温曲线

是骨骼肌不随意的节律性收缩，由于是屈肌和伸肌同时收缩，所以不表现外功，肢体不发生伸屈运动，但产热率较高，代谢可比正常增加4~5倍。有人认为，寒战是由寒战中枢的兴奋引起的，此中枢位于下丘脑后部，靠近第三脑室壁，正常时它被来自视前区下丘脑前部(preoptic anterior hypothalamus, POAH)的热敏神经元的神经冲动所抑制，当POAH受冷刺激时，这种抑制被解除，随即发生寒战。皮肤温度下降也可刺激冷感受器通过传入途径兴奋寒战中枢。中枢发出的冲动沿两侧传导通路到达红核，再由此经脑干下降至脊髓侧索，经此侧索内的红核脊髓束和网状脊髓束传导到脊髓前角运动神经元，由此发出冲动到运动终板，进而引起肌肉节律性收缩，故此期的热代谢特点是：机体一方面减少散热，另一方面增加产热，结果使产热大于散热，体温因而升高。此期由于皮肤温度下降，患者感到发冷或恶寒（其实此时的中心温度已经开始上升）。另外，因立毛肌收缩，皮肤可出现"鸡皮疙瘩"。

高温持续期（高峰期） 当体温升高到调定点的新水平时，便不再继续上升，而是在这个与新调定点相适应的高水平上波动，所以称高温持续期，也称高峰期或稽留期。因为此期体温已与调定点相适应，所以寒战停止并开始出现散热反应。此时体温调节中枢以与正常相同的方式来调节产热和散热，不同的是在一个较高的水平上进行调节。因散热的反应皮肤血管较为扩张、血液量增加，皮肤温度上升，患者不再感到寒冷，反而由于皮温高于正常而有酷热的感觉，皮肤的"鸡皮疙瘩"也消失。此外，皮肤温度的升高加强了皮肤水分的蒸发，因而皮肤和口唇比较干燥。此期持续时间因病因不同而异，从几小时（如疟疾）、几天（如大叶性肺炎）到1周以上（如伤寒）。

体温下降期（退热期） 经历了高温持续期后，由于激活物、内生致热原（EP）及发热介质的消除，体温调节中枢的调定点返回到正常水平。这时由于血温高于调定点，POAH的温敏神经元发放频率增加，通过调节作用使交感神经的紧张性活动降低，皮肤血管进一步扩张，散热增强，产热减少，体温开始下降，逐渐恢

复到与正常调定点相适应的水平。此期由于高血温及皮肤温度感受器传来的热信息对发汗中枢的刺激，汗腺分泌增加，引起大量出汗，严重者可致脱水。退热期持续几小时或一昼夜，甚至几天。临床上将常见的体温下降方式分为两种。①骤退。指体温于数小时内迅速下降至正常，有时可略低于正常，常伴有出汗过多，多见于疟疾、急性肾盂肾炎、大叶性肺炎及输液反应等，亦可见于病情骤然恶化时的情况。②渐退。指体温在数天内逐渐降至正常，如伤寒、风湿热等。

（陆大祥）

rèxiàn

热限 febrile ceiling 发热时体温上升的最高限度。发热时的体温升高极少超过41℃，即使大大增加致热原的剂量也难越此热限。这就意味着体内必然存在自我限制发热的因素。发热体温正负调节学说认为，发热体温调节中枢可能由两部分组成，一个是正调节中枢，主要包括视前区下丘脑前部等，另一个是负调节中枢，主要包括腹中隔、中杏仁核等。当外周致热信号通过这些途径传入中枢后，启动体温正负调节机制，一方面通过正调节介质使体温上升，另一方面通过负调节介质限制体温升高。正负调节相互作用的结果决定调定点上移的水平及发热的幅度和时程。现已证实，体内确实存在一些能够对抗体温升高或能够降低体温的物质（见中枢发热介质）。

（陆大祥）

rèxíng

热型 type of fever 机体发热时体温曲线的不同形态（形状）。不同的病因所致的热型常不同，常见的热型有以下几种。

稽留热 体温恒定维持在39℃以上、时间达数天或数周、24小时内体温波动范围不超过1℃的热型(图1)。常见于大叶性肺炎、斑疹伤寒及伤寒高热期。

弛张热 体温常在39℃以上，波动幅度大，24小时内波动范围超过2℃，但都在正常水平以上。因常见于败血症，故又称败血症热型(图2)。其他还常见于风湿热、重症肺结核及化脓性炎症。

间歇热 体温骤升至高峰后维持数小时，然后又迅速降至正常水平，无热期(间歇期)可持续1天至数天，如此高热期与无热期反复交替出现，常见于疟疾、急性肾盂肾炎等(图3)。

波状热 体温升至39℃或以上，数天后又下降至正常水平，持续数天后又逐渐升高，如此反复多次(图4)。常见于布氏杆菌病。

回归热 体温急剧上升至39℃或以上，持续数天后又骤然下降至正常水平。高热期与无热期各持续若干天后规律性交替一次(图5)。可见于回归热、霍奇金病等。

不规则热 指发热的体温曲线无一定规律，可见于结核病、风湿热、支气管肺炎、渗出性胸膜炎等(图6)。

不同的发热性疾病各具有相应的热型，热型的不同有助于发热病因的诊断和鉴别诊断。但必须注意的是：抗生素、解热药物或糖皮质激素的使用，均可使某些疾病的特征性热型变得不典型或者呈现不规则的热型。热型也与个体反应的强弱有关，如老年人患休克型肺炎时可仅有低热或者无发热，而不具备肺炎的典型热型(稽留热)。所以，临床上应结合发热患者的具体情况进行病因学分析。

(陆大祥)

yìngjī

应激 stress 躯体或心理刺激达到一定强度所致的以神经内分泌和免疫系统变化为特征的全身性非特异性适应反应。能致应激反应的刺激称为应激源。应激或应激反应是生物体在长期进化的过程中获得的，有利于机体在变动的环境中维持自身稳态。

1929年，美国生理学家坎农(Cannon WB)发现动物在处于紧急环境或者受到威胁的时候，肾上腺有一种体液因子释放入血，同时有血压升高，并称此种因子为交感素。之后证实交感素是去甲肾上腺素和肾上腺素的混合物，作者把动物的上述反应称为格斗-逃跑反应，并提出了交感神经系统在机体紧急情况下起重要平衡作用的紧急学说。

加拿大内分泌生理学家塞里(Selye)是第一个在医学领域中提出应激和应激源概念的。他认为机体在遭受有害刺激时会出现一种非特异性的适应性反应，称为普遍性适应综合征或应激综合征，并将能引起应激反应的刺激称为应激源。塞里强调了垂体-肾上腺皮质系统激活在应激中的作用，并且首次将应激分为良性应激和劣性应激。"二战"之后，理化和生物学因素所致疾病的死亡率明显降低。随着城市化、工业化进程加快，社会竞争加剧，心理因素在应激和疾病发生发展中的作用日益受到关注。

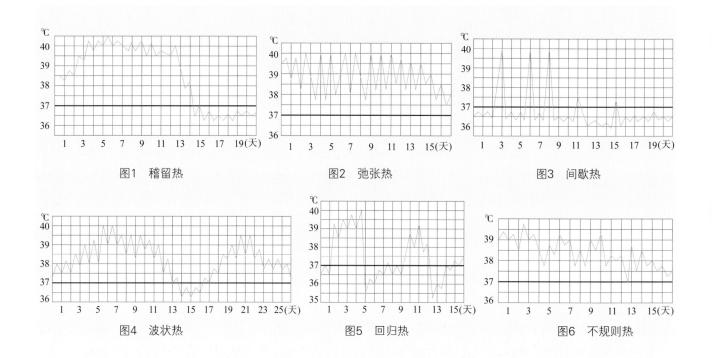

图1 稽留热   图2 弛张热   图3 间歇热

图4 波状热   图5 回归热   图6 不规则热

病因和分类 根据应激源的种类、作用时间和强度以及对机体的影响，应激反应可分为：躯体应激和心理应激；急性应激和慢性应激；良性应激和劣性应激。良性应激指适度的应激，因可增强机体应对各种事件的能力，故对机体有利；劣性应激指过强或持续时间过长的应激，因可造成器官功能障碍和代谢紊乱，故对机体有害。

发生机制和基本表现 应激反应很复杂，涉及从细胞分子到整体的多层面改变。不同应激源导致的应激反应并不完全相同，但是对多种应激源，特别是躯体性应激，最重要的非特异性改变是神经内分泌系统和免疫系统（图1）

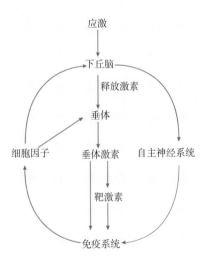

图1　应激激活的神经内分泌和免疫系统

的激活及由此导致的有机体代谢和器官功能的变化。

应激时神经内分泌反应　应激时最重要的神经内分泌反应是交感-肾上腺髓质系统和下丘脑-垂体-肾上腺皮质系统(hypothalamus-pituitary-adrenal cortex system, HPA)的强烈兴奋。此外，还可出现其他多种神经内分泌的变化。

交感-肾上腺髓质系统　应激时重要的神经内分泌反应之一是交感-肾上腺髓质系统的兴奋，表现为血浆去甲肾上腺素和肾上腺素浓度迅速升高。在强烈应激时，血浆去甲肾上腺素可升高10~45倍，肾上腺素升高4~6倍。交感-肾上腺髓质系统的强烈兴奋主要参与调控机体对应激的急性反应，介导一系列代谢和心血管代偿机制以克服应激源对机体的威胁或对内环境的干扰。交感-肾上腺髓质系统对心脏的兴奋和对外周阻力血管、容量血管的调整可使应激时的组织供血更充分、合理；该系统的激活还能通过α受体抑制胰岛素分泌，通过β受体刺激胰高血糖素分泌，进而升高血糖以增加组织的能源供应等。上述作用促使机体紧急动员，使机体处于一种唤起状态，有利于应付各种变化的环境。但强烈的交感-肾上腺髓质系统的兴奋也能引起明显的能量消耗，甚至导致血管痉挛、某些部位组织缺血以及致死性心律失常等。

下丘脑-垂体-肾上腺皮质激素系统　应激时无论是从躯体直接来的应激传入信号或是经边缘系统整合的下行应激信号，皆可使下丘脑的促肾上腺皮质激素释放激素(corticotropin-releasing hormone, CRH)分泌增多。CRH是HPA轴激活的关键环节，能通过促进垂体分泌促肾上腺皮质激素(adrenocorticotropic hormone, ACTH)，使肾上腺皮质分泌糖皮质激素(glucocorticoid, GC)增多。GC分泌增多是应激最重要的反应之一。正常未应激的成人每日分泌皮质醇25~37mg。应激时其分泌量迅速增加，如外科手术导致的应激可使每日皮质醇的分泌量超过100mg。手术后如无并发症，皮质醇通常于24小时内恢复至正常水平。但若应激源不能短时间去除，则血浆皮质醇浓度会持续升高，如大面积烧伤患者，血浆皮质醇增多可维持2~3个月。GC分泌增多对机体抵抗有害刺激起着极为重要的作用。动物实验表明，与完整动物相比，相同的有害刺激更容易导致切除双侧肾上腺动物死亡。应激时GC提高机体抵抗力的机制迄今未完全阐明，但至少和以下因素有关：①促进蛋白质分解和糖异生，使应激时肝糖原得到补充，从而将血糖维持在高水平；肾上腺皮质功能不全的动物，应激时很容易发生低血糖。②有些激素只有在GC存在时才能发挥其效应，这被称为GC的允许作用；如动物去肾上腺，循环系统对儿茶酚胺的反应性减弱甚至不反应，因此应激时容易发生低血压和循环衰竭。儿茶酚胺、胰高血糖素和生长素引起脂肪动员增加、糖原分解增加等代谢效应也必须有GC存在。③稳定溶酶体膜，防止或减轻溶酶体酶对组织细胞的损害。④抑制巨噬细胞和中性粒细胞的活化，抑制炎症介质和促炎细胞因子的生成，具有抗炎、抗免疫的自稳作用。但GC持续增加也会对机体产生一系列不利影响，表现为明显抑制免疫系统，使机体的免疫力下降，易发生感染；可产生一系列代谢改变，如血脂升高、血糖升高，并参与形成胰岛素抵抗等。此外，还能通过抑制甲状腺轴和性腺轴，导致内分泌紊乱和性功能减退，对儿童可导致其生长发育的迟缓。

中枢神经系统(CNS)　是应激反应的调控中心，机体对大多数应激源的感受都包含有认知的因素，丧失意识的动物在遭受躯体创伤时，可不出现应激时的多数神经内分泌改变；昏迷患者对包括躯体损伤在内的多种刺激也不出现应激反应，表明CNS特别是CNS的皮质高级部位在应激反应中具有调控整合作用。与应激最密切相关的CNS部位包括：大脑皮质、边缘系统、杏仁体、海马、下丘脑、脑桥的蓝斑等结构。这些部位在应激时可出现活跃的神经传导、神经递质和神经内分泌的变化，并出现相应的功能改变。脑干蓝斑及其相关的去甲肾上腺素（NE）能神经元是交感-肾上腺髓质系统的中枢位点，上行主要与大脑边缘系统有密切的往返联系，成为应激时情绪/认知/行为变化的结构基础。下行则主要至脊髓侧角，行使调节交感-肾上腺髓质系统的功能。应激时蓝斑区NE能神经元激活和反应性增高，持续应激还使该脑区的酪氨酸羟化酶（NE合成限速酶）活性升高，蓝斑投射区（下丘脑、海马、杏仁体）的NE水平升高，机体出现紧张、兴奋和专注程度的升高；过度时则会产生焦虑、害怕或愤怒等情绪反应。此外，脑干的NE能神经元还与室旁核分泌CRH的神经元有直接的纤维联系，该通路可能是应激启动HPA轴的关键结构之一。下丘脑的室旁核是HPA轴的中枢位点，其上行主要与杏仁复合体、海马结构、边缘皮质有广泛的往返联系，与蓝斑亦有丰富的交互联络，其分泌的CRH是应激反应的核心神经内分泌因子之一，其重要功能是调控应激时的情绪行为反应，大鼠脑室内直接注入CRH可引起剂量依赖的行为情绪反应。适量的CRH增多可促进适应，使机体兴奋或有愉快感；但大量的CRH增加，特别是慢性应激时的持续增加则造成适应机制障碍，出现焦虑、抑郁、食欲和性欲减退等。这是慢性重症患者几乎都会出现的共同表现。

CRH还是内啡肽释放的促激素，应激时内啡肽升高与CRH增加相关。CRH也促进蓝斑-去甲肾上腺素能神经元的活性，与后者形成交互影响。

其他　①胰高血糖素和胰岛素。应激时，交感神经兴奋，可以通过作用于胰岛的A细胞使胰高血糖素分泌增多，作用于胰岛的B细胞抑制胰岛素的分泌，其结果使血糖水平明显增加，有助于满足机体在应激时对能量的需求。应激时外周组织还可表现出对胰岛素的反应性降低，出现胰岛素抵抗，其机制尚不完全清楚，可能与应激时大量产生的应激激素（如糖皮质激素）和细胞因子（如TNF-α）能干扰胰岛素的信号转导途径及效应有关。胰岛素抵抗的生理意义在于减少胰岛素依赖组织（如骨骼肌）对糖的利用，以保证创伤组织和胰岛素非依赖组织（如脑、外周神经等）能获得充分的葡萄糖。②调节水、盐平衡的激素。运动、情绪紧张、创伤、疼痛、手术等应激源可引起抗利尿激素（antidiuretic hormone, ADH）分泌增加。而这些应激源也可激活肾素-血管紧张素-醛固酮系统，使血浆中醛固酮增多。增多的ADH和醛固酮可促进肾小管上皮细胞对水和钠的重吸收，减少尿量，从而有利于维持血容量。③β-内啡肽。β-内啡肽主要在腺垂体合成，也可在其他组织细胞（如免疫细胞）中产生。多种应激源（创伤、休克、感染等）可使其分泌增多，β-内啡肽有很强的镇痛作用，可减轻创伤患者的疼痛及其诱发的其他不良应激反应。β-内啡肽和ACTH都来自阿黑皮素原这一共同的前体，因此血中β-内啡肽水平增高能抑制ACTH和GC的分泌，此外还能抑制交感-肾上

腺髓质系统的活性，以避免这两个系统在应激过程中被过度激活，因此在应激反应的调控中发挥重要作用。此外，应激时还可引起其他神经内分泌的变化，如促甲状腺激素释放激素（TRH）、促甲状腺激素、促性腺激素释放激素（GnRH）、黄体生成素（LH）、卵泡刺激素（FSH）及T₄、T₃等减少，催乳素等增多。

应激时免疫系统的反应　免疫反应是应激反应的重要组成部分。在急性损伤性应激时，不仅出现外周血吞噬细胞数目增多、活性增强、补体增高等非特异性免疫反应，免疫系统还能感受病毒、细菌、毒素、抗原等刺激，产生多种细胞因子和抗体，导致特异性的免疫反应。

免疫系统能和神经内分泌系统相互影响，共同参与对应激的调控。神经内分泌系统主要通过神经纤维、神经递质和激素调节免疫系统的功能，已证明免疫细胞，如巨噬细胞和T细胞、B细胞具有包括肾上腺素受体和糖皮质激素受体在内的多种神经-内分泌激素的受体。应激时神经内分泌的改变可通过相应受体正向或负向调节免疫系统的功能。如已知糖皮质激素与其受体结合后，能抑制核转录因子NF-κB的转录活性，抑制多种细胞因子（如白介素-1、白介素-6和肿瘤坏死因子-α等）、趋化因子（如白介素-8等）以及细胞黏附分子等表达，从而抑制免疫细胞的功能。反之，免疫系统也可通过产生的多种神经-内分泌激素和细胞因子，改变神经-内分泌系统的活动。如干扰素可与阿片受体结合，产生阿片肽样镇痛作用。TNF可促使星形胶质细胞表达脑啡肽，并促进下丘脑分泌CRH，进而使ACTH和GC

分泌增多。白介素-1可直接作用于CNS，使体温升高，代谢增加，食欲降低，促进CRH、生长激素、促甲状腺激素的释放而抑制催乳素、黄体生成素的分泌。白介素-2可促进CRH、ACTH、内啡肽的释放等。由于免疫细胞的游走性，它们分泌的激素和因子既可在局部产生较显著的生理或病理作用，亦可进入循环产生相应的内分泌激素样作用。

功能与代谢变化 应激时可出现以下功能和代谢变化。

代谢变化 应激反应时，由于糖皮质激素、儿茶酚胺、胰高血糖素等促进分解代谢的激素释放增多，而胰岛素分泌相对不足和胰岛素抵抗，导致高代谢率（图2）。如正常成年人在静息条件下，每天能量的需要量为2 000kcal(8368kJ)左右，而一个大面积烧伤患者每天能量的需要量可高达5 000kcal(20920kJ)，约相当于正常人从事重度体力劳动时的代谢率。

糖代谢变化 应激时糖原分解增多，和外周组织对葡萄糖的利用减少，出现应激性高血糖，严重者出现应激性糖尿。这些变化和应激的强度平行，在严重创

伤、烧伤，这些变化可持续数周，被称为创伤性糖尿病。

脂肪代谢变化 应激时脂肪的动员和组织对脂肪酸的利用增加。严重创伤后，机体消耗的能量75%~95%来自脂肪的氧化，因此，血中游离脂肪酸和酮体有不同程度的增加。

蛋白质代谢变化 应激时蛋白质分解加强，血中氨基酸主要是丙氨酸浓度增加，尿素氮排出量增加，出现负氮平衡。

上述变化的防御意义在于为机体应付"紧急情况"提供足够的能量。如果持续时间过长，则患者会出现体重下降。由于负氮平衡，蛋白质缺乏，患者发生贫血，创面愈合迟缓，抵抗力降低。因此对严重的、持续时间长的应激反应患者，要注意补充营养物质和胰岛素。

器官功能变化 应激时神经内分泌反应、免疫反应和代谢功能的变化，将导致机体各系统器官的功能改变。例如，上述应激时交感-肾上腺髓质系统活性增加，儿茶酚胺分泌增多，肾上腺皮质分泌大量糖皮质激素，加上肾素-血管紧张素系统激活、ADH等释放，在心血管系统，表现为

心率增快、心肌收缩力增强、心输出量增加、外周血管收缩、血压升高。消化系统的典型表现为胃肠血管收缩，小肠活动和分泌抑制，出现食欲减退。但某些人在慢性应激时也会出现进食增加，甚至诱发肥胖症。儿童在情绪紧张时可出现胃部不适；某些个体的心理应激可诱发肠平滑肌的收缩、痉挛，出现便意、腹痛、腹泻或便秘等。呼吸系统表现为支气管扩张，呼吸运动增加；急性损伤性应激时，血液的非特异性抗感染能力增强，外周血白细胞数目增多、中性粒细胞核左移；由于血小板数增多，血中多种凝血因子（如血浆纤维蛋白原、凝血因子 V、Ⅷ 等）增多，抗凝血酶 Ⅲ 等浓度也升高，表现为凝血活性增强。这既有抗感染、抗损伤出血的有利一面，也有促进血栓形成和发生弥散性血管内凝血的不利一面。泌尿功能的主要变化表现为尿少，尿比重升高，水钠排泄减少。

（卢　建）

yìngjīyuán

应激源 stressor 能引起应激反应的因素。可粗略地分为三类：①外环境因素。包括物理（如温度过高或过低、噪声、电磁辐射、紫外线、低压、电击等）、化学（如各种化学毒物、药物、环境污染物等）和生物（如病原体、生物毒素）因素。②个体内环境因素。主要为内环境失衡，包括血液成分和量的改变（如低氧、低血压、低血糖等）、器官功能紊乱（心肺功能障碍、心律失常）以及性压抑等。创伤和手术所致的出血、疼痛等也可造成应激反应。③心理社会环境因素（见心理应激）。

机体对应激源反应的分类 根据应激源的性质和种类，应激反

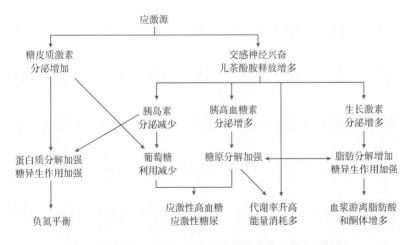

图2　应激时糖、脂肪、蛋白质代谢的变化及其主要机制

应可分为躯体应激和心理应激。前者主要由理化、生物学因素和个体内环境紊乱所引起，后者主要由社会心理因素引起。躯体和心理应激之分并不严格，这是因为许多应激源既引起躯体应激，也可同时导致心理应激。如手术既可导致躯体的损伤和疼痛，也可导致心理紧张。根据应激源的作用时间，应激可分为急性应激和慢性应激。急性应激指机体受到突然刺激，如突发的天灾人祸、意外受伤等所致的应激。过强的急性应激源可诱发心源性猝死、急性心肌梗死（如在原有冠心病的基础上）以及精神障碍等。慢性应激如长期处于高负荷的学习和工作状态，可导致消瘦、诱发高血压和产生抑郁等。心理和社会因素作为应激源可引起良性应激和劣性应激。前者如适度的工作压力可以促进体内的物质代谢和调动器官的储备功能，增加人的活力，并可使人集中注意力，提高认知、判断和应对各种事件的能力。但是如应激反应过强、过久，各器官系统长期高负荷运转，陷入过度消耗状态，抵抗力下降，则可导致机体代谢紊乱和器官功能障碍，严重者可引起疾病甚至死亡。

影响机体对应激源反应强度的因素 机体应激反应的强度除取决于应激源的种类及作用强度和时间外，还受个体由遗传和生活方式决定的生理状况和心理因素，以及个体对社会生活事件的认知和评价的影响。能导致某些人明显应激反应的因素可能对另一些人不起作用。如同样的工作和学习压力，一些人可出现紧张和焦虑不安，另一些人却应付自如。即使是同一个人，在不同的时间、不同的条件下，对相同应激源的反应强度也可不同。积极的人生态度和良好的心情以及适度的锻炼可以减缓压力和削弱应激源的影响，而不良的生活习惯（如大量饮酒、吸毒等）能加重应激反应。

（卢 建）

pǔbiànxìng shìyìng zōnghézhēng
普遍性适应综合征 general adaptation syndrome, GAS 机体应对有害刺激所表现出的病理状态。1936年加拿大内分泌生理学家塞里(Selye H)在《自然》杂志发表的论文中描述了一种可由细菌感染、中毒、X线、外伤等多种刺激引起的病理三联症（肾上腺肿大，胃肠道溃疡和胸腺淋巴结退化），称为普遍性适应综合征或应激综合征，并将其分为三期：①警觉期。此期在应激作用后迅速出现，为机体保护防御机制的快速动员期。以交感-肾上腺髓质系统的兴奋为主，并伴有肾上腺皮质激素的增多。警觉反应使机体处于最佳动员状态，有利于机体的战斗或逃避。但此期持续时间较短。②抵抗期。如果应激源持续作用于机体，在产生警告反应之后，机体将进入抵抗或适应阶段。此时，以交感-肾上腺髓质兴奋为主的一些警告反应将逐步消退，表现出肾上腺皮质激素分泌增多为主的适应反应。机体的代谢率升高，炎症、免疫反应减弱，胸腺、淋巴组织可见缩小。机体表现出适应和抵抗能力增强。但同时有防御贮备能力的消耗，对其他应激源的抵抗力可下降。③衰竭期。这一阶段的特征是持续强烈的有害刺激使得机体因储备耗尽或肾上腺皮质衰竭，不能产生足够的应激激素，从而导致机体抵抗能力丧失，可出现死亡。

上述三个阶段并不一定都依次出现，多数应激只引起第一、二期的变化，只有少数严重的应激反应才进入第三期。

塞里的上述学说探索了内在生理因素对外源致病因素的反应，他认为应激是机体的一种非特异保护适应机制，除交感-肾上腺髓质外，垂体-肾上腺皮质系统在应激中也发挥重要作用。对大多数应激源，应激反应有利于恢复和维持自稳态。但如果强烈的刺激持续作用于机体，则对机体有害，并最终导致内环境紊乱和疾病，塞里的应激学说不仅奠定了应激的理论基础，还促进了临床内分泌学的发展，并为临床上广泛应用适应性激素作为治疗手段提供了理论根据。

（卢 建）

wěntài
稳态 homeostasis 正常机体在神经系统和体液的调节下，通过各个器官和系统的协调活动，共同维持内环境相对稳定的状态。19世纪法国生理学家贝尔纳德(Claude Bernard)首先提出了"内环境恒定"的概念。他认为机体处于不断变化的外环境和比较稳定的内环境中。内环境指体内细胞生存的环境，即细胞外液，包括血浆、组织液和淋巴液，其特点是理化特性及其组成成分的数量和性质处于相对恒定状态，这是维持生命的必要条件。在此基础上，美国生理学家坎农(Cannon WB)于20世纪20年代末进一步提出了"内环境稳态"的概念。他认为内环境的稳态并不是静止不变的，而是在不断变动中所达到的一种相对稳定的状态。表现为内环境的理化特性如温度、渗透压、酸碱度、电解质、营养物质、氧、二氧化碳、水分和代谢产物等的性质、成分和数量只在很小的范围发生变动，如体温维持在37℃左右，血浆pH维持在7.4左右等。内环境的变化，如细胞新陈代谢，会不断发生物质交换，扰乱或破坏内环境的稳态；外环境因素的改变，如温度等变化也会导致内环境的不稳定，因此稳态是正常机体在神经系统和激素/体液的调节下，通过各个器官和系统（如消化、呼吸、血液循环、排泄、免疫等系统）的协调活动来实现的。其中负反馈调节是维持机体内环境稳态的重要机制。例如，颈动脉窦和主动脉弓存在压力感受器。血压升高时，感受器受到刺激，使其发放神经冲动增多，传至心血管中枢，迷走神经兴奋性增强，交感神经兴奋性减弱，导致心输出量减少，小动脉舒张，血压下降。而血压下降后，颈动脉窦所受刺激减弱，上述反射活动减弱，使心脏的活动加强和小动脉收缩，血压又回升。又如，细胞外液的容量和渗透压也保持相对稳定的状态，当机体大量饮水时，血液的渗透压下降，刺激下丘脑中的渗透压感受器，使神经垂体的抗利尿激素分泌减少，导致肾小管上皮细胞对水的重吸收减少，肾排尿增加，通过这种调节使内环境的渗透压恢复正常。再如，肺的呼吸活动可以补充细胞代谢消耗的O_2，排出代谢产生的CO_2，维持细胞外液中O_2和CO_2的稳态。此外，肺通过排出CO_2（可挥发性的酸），而肾通过排除代谢产生的固定酸，在维持体内酸碱平衡的稳态中发挥重要作用。总之，内环境稳态的维持有赖于各器官功能状态的稳定、机体包括神经内分泌在内的各种调节机制的正常以及血液的纽带作用。内环境的稳态是机体维持正常生命活动的必要条件，内环境稳态失衡可以导致疾病。

（卢　建）

yìwěntài

异稳态 allostasis 通过改变维持机体内环境稳态。又称非稳态、稳态应变。1988年由斯特林(Sterling P)和艾尔(Eyer J)提出。1993年，两位著名的美国神经科学家麦克尤恩(McEwen BS)和斯太拉(Stellar E)在一篇题为"应激与个体：疾病的发生机制"的重要综述中进一步丰富了异稳态理论，并将其引入到应激的研究领域。他们提出异稳态是一种伴随多种中间介质产生的，为维持或重建稳态的主动积极的适应过程，是机体维持稳态所必需的能力。机体暴露于一个慢性的应激环境会出现适应性反应，表现为激素（如肾上腺皮质激素、儿茶酚胺等）和其他介质（细胞因子和组织介质等）的产生明显增加，从而满足机体适应的需要。这些反应与以往提到的应激反应类似。他们将应激源导致的反应称为异稳态反应，而在应激反应中被激活的神经-内分泌-免疫系统则被称为异稳态系统。

经典的稳态是人们最早认识的最基础的支持机体生命的调节系统，如压力感受器感受血压的变化，血浆渗透压的变化引起神经垂体释放抗利尿激素，下丘脑对体温的调节反应和中枢化学感受器对动脉血二氧化碳分压变化的反应等。但是经典的稳态理论过于简单，并不能很好地解释机体对内外环境改变所产生的各种反应和机体复杂的调整过程。异稳态调节更广泛，且不依赖于调定点。比如，休克时血压降低到正常水平以下，此时生存受到威胁，机体可通过减少肾脏、皮肤及胃肠道的血流来维持心、脑主要器官的血液供应，从而维持生

命。显然，在某些情况下，机体的某些生理功能参数的调定点会被重新调整，机体可通过一部分功能系统的改变来影响另一部分系统的变化，以维持机体的存活。可见机体应对内外环境的变化或应激时需要不同层次的反应和复杂的调节机制以重建或保持稳态。经典稳态中，负反馈机制旨在减少可变性，维持机体的稳定性。然而，在异稳态理论中，更加关注可变性，因为它考虑了一个动态生命系统的正常变异，意味着内环境为维持生命具有强大的适应各种环境挑战的能力。因此，异稳态的概念是稳态概念的补充和延伸，它强调机体应对生理的、心理的和环境变化/挑战或应激性刺激所产生的灵活适应过程。如果异稳态反应有效，适应性改变就会发生，机体就会免于损害。在有些情况下，异稳态反应持续时间延长、反应不充足、因多个应激源的重复刺激反应过度或没有适应性改变发生，异稳态就会导致多种脏器出现适应不良或损害。异稳态概念的提出对理解慢性应激对机体的影响和慢性应激相关疾病的治疗具有重要指导意义。

（卢　建）

yìwěntài fùhè

异稳态负荷 allostatic load 应激时异稳态系统反应延长，或因重复刺激导致其过度激活，或其不能正常发挥作用的状态。长时间的异稳态负荷可导致疾病。异稳态负荷是在异稳态和异稳态反应的基础上提出来的。在异稳态反应或应激反应中被激活的神经-内分泌-免疫系统亦被称为异稳态系统。

麦克尤恩(McEwen BS)认为4种情况可导致异稳态负荷：①重复刺激或应激导致异稳态系统频

繁的激活，分泌过多的应激激素，经数周至数年后，可导致异稳态负荷和生理病理变化。例如，预期性焦虑能使促肾上腺皮质激素、肾上腺素分泌增加。因此，长时间的焦虑和期望可能会导致异稳态负荷。对于高危人群而言，应激导致的血压持续升高能引起心血管疾病。②机体应对同类型应激源的适应性差，使得机体在刺激后到达应激稳态的时间延长。例如，多数人首次在大庭广众前演讲都会因紧张而发生应激反应，在经历了反复演讲后就会适应。但有些人尽管反复多次对公众演讲，还是会发生应激反应。③应激终止后机体缺乏停止异稳态反应的能力。例如，有些人在急性应激反应（如数学考试）后，血压不能及时恢复到正常，长此以往可加速动脉粥样硬化的形成。曾有抑郁症病史的妇女，由于长期的异稳态负荷，使血清中皮质醇水平长时间增加，导致骨中无机盐的密度降低，促进了骨质疏松的形成。高强度运动训练也能提高交感神经系统和下丘脑-垂体-肾上腺轴的兴奋性，引起异稳态负荷，导致体重下降、闭经、神经性厌食症等疾病。④异稳态系统对应激刺激反应低下，不能产生正常的代偿作用，致其他系统的活性增强。例如，在应激反应时，如果肾上腺皮质激素分泌不足，则抑炎作用减弱，致使炎性细胞数量和活性增加。

这4种类型的过度活化或非有效控制的异稳态反应可单独或组合发生。长期的异稳态负荷可使多种脏器出现适应不良或损害，并导致明显的病理生理学改变，如动脉硬化、免疫功能抑制、神经元损伤等。个体的行为和生活方式包括锻炼、饮食习惯、吸烟、

饮酒、对待挑战的方式等能影响异稳态和异稳态负荷。例如，吸烟能使血压升高，加速动脉粥样硬化；适度的锻炼能预防治疗心血管疾病。

（卢 建）

jíxìngqī dànbái

急性期蛋白 acute phase protein, AP 急性期反应中浓度发生明显变化（其中多数是增加）的血浆蛋白。急性期反应是指感染、炎症、组织损伤等应激源诱发机体产生的快速反应，表现为体温升高，外周血白细胞数增多、分解代谢增强和一些血浆成分，如AP含量的明显改变等。

种类和含量改变 急性期反应时血浆中含量增加的AP种类繁多，可分为5类，即参与抑制蛋白酶作用的AP（如α_1抗胰蛋白酶等）；参与血凝和纤溶的AP（如凝血因子Ⅷ、纤维蛋白原、纤溶酶原等）；属于补体成分的AP；参与转运的AP（如血浆铜蓝蛋白等）；其他一些AP，如C反应蛋白、纤维连接蛋白、血清淀粉样物质A等。最早发现的AP是C反应蛋白；它因能与肺炎球菌的荚膜成分C-多糖体起反应故而得名。

AP属分泌型蛋白，主要由肝细胞合成，巨噬细胞、内皮细胞、成纤维细胞和中性粒细胞也可少量产生。正常血浆中AP含量一般较低或甚微。在急性期反应过程中有些AP可增加20~1000倍。如C反应蛋白，血清淀粉样物质A可增加千倍以上；有些AP则增加2~5倍，如α_1抗胰蛋白酶等；铜蓝蛋白和C3等则只有少量增加。急性期反应时也有浓度减少的血浆蛋白，称为负性AP，如清蛋白、转铁蛋白等。

功能 AP的功能相当广泛，主要有：①抑制蛋白酶的作用。

创伤、感染等引起的应激时，体内蛋白水解酶增多，过多的蛋白水解酶可引起组织损害。多种AP为蛋白酶抑制物，如α_1抗胰蛋白酶、α_1抗糜蛋白酶、C1酯酶抑制因子、α_2抗纤溶酶等，它们增多能抑制蛋白酶对组织细胞的损伤，产生保护作用。②凝血和纤溶。增加的凝血因子，如凝血因子Ⅷ和纤维蛋白原可在组织损伤早期促进凝血。此外，纤维蛋白原在凝血酶作用下形成的纤维蛋白在炎症区组织间隙构成网状物或凝块，有利于阻止病原体及其毒性产物的扩散。增加的纤溶酶原在凝血后期能促进纤溶系统的激活，有利于纤维蛋白凝块的溶解。③清除异物和坏死组织。某些AP具有迅速的非特异性的清除异物和坏死组织的作用。例如，C反应蛋白容易与细菌细胞壁结合，起抗体样调理作用，又可激活补体经典途径，促进大、小吞噬细胞的功能。这就使得与C反应蛋白结合的细菌能被迅速地清除。此外，C反应蛋白还能抑制血小板的磷脂酶，减少炎症介质的释放等。在各种炎症、感染、组织损伤等疾病中都可见C反应蛋白的迅速升高，且其升高程度常与炎症、组织损伤的程度呈正相关，因此临床上常将C反应蛋白作为炎症性疾病活动性的指标。④清除自由基。如铜蓝蛋白能活化超氧化物歧化酶，故有清除氧自由基的作用。⑤其他。如补体成分具有抗感染作用，纤维连接蛋白能促进单核-巨噬细胞和成纤维细胞趋化性，促进单核细胞膜上Fc受体和C3b受体的表达，并激活补体旁路，从而促进单核细胞的吞噬功能等。此外，结合珠蛋白、铜蓝蛋白、血红素结合蛋白等可与相应的物质结合，避免过多的游离Cu^{2+}、血红素等对

机体的危害，并可调节它们的体内代谢过程和生理功能。

（卢 建）

心理应激 psychological stress

机体遭遇不良事件或感觉到威胁和压力时产生的伴有生理、行为和情绪改变的心理紧张状态。

心理应激应激源分类 可分为三大类：①自然灾难或严重社会事件。如火山爆发、地震、剧烈的社会动荡和战争等。它们对个体的刺激强度大，导致的精神创伤严重，而且影响也广泛。②生活事件或个体应激源。如亲人亡故、婚姻解体、失学、失业、失恋，动物的领地被占、母仔分离等。③背景性应激源。如噪声、拥挤、空气污染、强烈的职业竞争和紧张快速的工作生活节奏以及复杂和不协调的人际关系等。这些应激源的刺激强度虽不大，但是作用时间长，也可引起心理应激反应。此外，个人需求和期望得不到满足以及非现实的刺激，如不准确的灾害预报以及个人假想的威胁（如怀疑自己得了绝症或来自他人的谋害等）也可以成为应激源而导致心理应激。

影响心理应激发生的因素 应激源作用后，个体是否发生心理应激和发生的强度因人而异。其中的影响因素包括性格类型、经历和经验以及应激源是否可预期性和可控制等。通常性格内向的人遭遇到挫折时的内心体验会比性格开朗的人更为强烈，如果再加上沉默寡言，不善于表达和倾诉，就会造成较强的心理应激，持续时间也会比较长。再如一般人首次参加考试或在公众前讲演时都会比较紧张，但是经历的次数多了，就不会紧张了。对失败的感觉也是如此。个体对有可能发生，但是不知何时发生的有害事件的承受能力比明确知道它何时发生更差。此外，是否有来自亲人和朋友的理解和帮助以及社会支持系统是否健全，也是能否导致心理应激以及发生强度的重要因素。例如，日本人对待地震发生的态度要比其他很多国家的居民平静得多，这除了经历多、有经验外，也与日本国家对地震知识的普及和相关的社会保障系统有力有关。

对机体的影响 适当的心理应激可导致积极的心理反应，提高个体的警觉水平，有利于集中注意力，提高认知、判断和应对能力。但是，过度和长时间刺激所致的严重心理应激或慢性心理应激则可导致焦虑、紧张、害怕、孤独、易激惹、仇恨和沮丧，甚至出现抑郁、自闭和自杀倾向。例如，在激烈对抗的体育竞技项目中，常可以见到运动员的失控行为。战争中被长时间围困，处于恶劣生活条件下的士兵之间也可出现明显的敌意和攻击倾向。因此，不良心理应激能降低个体的活动水平，使人意识狭窄和能力低下，妨碍个体正确地评价现实情境、选择应对策略和发挥正常应对能力。

严重心理应激或慢性心理应激除可导致情绪和精神方面的问题外，还可使内分泌、免疫功能和其他器官的功能紊乱，出现失眠、持续疲劳、乏力、食欲缺乏、烦躁不安、精神难以集中、记忆力减退等亚健康状态。儿童出现生长发育障碍，成年人出现性功能下降、女性月经失调等，并可促进自身免疫病、心血管病、应激性溃疡、肿瘤等的发生和发展。

防止过度心理应激的方法很重要的是培养乐观积极的生活态度和开朗的个性，回避过强的心理应激源，增强耐受挫折和应对处理负性生活事件的能力，以及遇到问题时积极与人沟通以取得亲人、朋友和社会的支持等。

（卢 建）

应激相关疾病 stress-related illnesses

应激诱发或加重的疾病。如原发性高血压、冠心病、溃疡性结肠炎、支气管哮喘、抑郁症等。应激不仅是某些疾病的病因，还是多种疾病发生发展的重要参与因素。习惯上将应激直接引起的疾病如应激性溃疡等称为应激性疾病。

心血管系统疾病 心理应激，特别是持续的负性情绪因素和敌意情绪可促进原发性高血压和冠心病的发生。在灵长类动物中，处于非支配地位的雄性和处于下层地位的雌性动物多发动脉粥样硬化。在人类，工作不稳定、过度紧张和劳累也能促进高血压的发生和加重动脉粥样硬化。应激导致的儿茶酚胺和血管紧张素等分泌增高参与高血压的发生；糖皮质激素持续升高除能使血管平滑肌细胞对儿茶酚胺更敏感外，还引起代谢的改变，使血胆固醇升高。交感激活引起的急性期反应还使血液黏度和凝固性升高，促进血管损伤部位（如粥样损伤部位）的血栓形成，引起急性心肌缺血和心肌梗死。此外，情绪或心理应激易在冠脉已有病变的基础上诱发心律失常，其发生与交感-肾上腺髓质兴奋、心肌电活动异常、心室颤动的阈值降低以及冠状动脉收缩痉挛等有关。心理情绪应激已被认定为是一个"扳机"，成为触发急性心肌梗死、心源性猝死（常因致死性心律失常所致）的重要诱因。

消化系统疾病 应激时胃肠道最主要表现是胃肠道的保护机制减弱、损伤因素加强所致的消化道的应激性溃疡和溃疡性结肠炎。慢性应激时，消化道系统的典型症状为食欲降低，严重时甚至可诱发神经性厌食症。食欲减退可能与促肾上腺皮质激素释放激素分泌增加有关。但应激时部分人也会出现进食增加而成为肥胖症的诱因，其机制尚不清楚。应激时还可发生胃肠运动的改变，如大鼠应激时胃的高强度持续收缩时间明显延长；儿童在情绪紧张时可出现胃部不适；在某些个体，心理应激可诱发肠平滑肌收缩、痉挛，出现便意、腹痛、腹泻或便秘。心理应激如抑郁、焦虑、疼痛及精神创伤后应激障碍还与肠易激综合征(irritable bowel syndrome, IBS)的发生密切相关。IBS是一种以腹痛或腹部不适伴排便异常为特征的肠功能紊乱性综合征，现已被描述为经典的心身疾病之一。

免疫系统疾病 应激时变化最明显的激素为糖皮质激素和儿茶酚胺，二者对免疫系统都显示抑制效应，因此持续应激通常会造成免疫功能抑制，甚至功能障碍，致使患者对感染的抵抗力下降，特别易遭受呼吸道感染。除躯体应激外，心理因素对免疫系统功能也有影响，如母婴分离、丧偶等都可导致免疫功能下降。应激也可以诱发自身免疫病。从一些自身免疫病（如类风湿关节炎，系统性红斑狼疮）患者的病史中可以查出有精神创伤史或明显的心理应激因素，并发现严重的心理应激可诱发这些疾病的急性发作。愤怒、惊吓，因在公众面前讲话导致的紧张也都会成为哮喘发作的诱因。应激引发自身免疫病的具体作用机制尚不清楚。

内分泌和生殖系统疾病 应激还可与糖尿病和甲状腺功能亢进的发生有关。应激时增多的应激激素（如糖皮质激素）和细胞因子（如肿瘤坏死因子-α）可通过干扰胰岛素受体后的信号转导途径及细胞内的代谢，导致组织细胞对胰岛素的抵抗并造成糖代谢紊乱。长期的精神创伤或强烈的精神刺激，如忧虑、悲哀、惊恐、紧张等也会诱发甲状腺功能亢进。此外，应激已成为生殖内分泌疾病常见且重要的原因。下丘脑-垂体-肾上腺轴可在各个环节抑制性腺轴。下丘脑分泌的促性腺激素释放激素在应激特别是精神心理应激时降低，或者分泌的规律被扰乱。以及靶组织性腺对性激素产生抵抗，其结果导致性功能减退、女性出现月经紊乱或闭经等。慢性心理应激可导致儿童生长发育迟缓，如失去父母、生活在父母粗暴或亲子关系紧张家庭中的儿童，可出现生长缓慢、青春期延迟，并常伴有行为异常，如抑郁、异食癖等，被称为心理社会呆小状态或心因性侏儒，解除应激状态后，其血浆中生长激素浓度会很快回升，生长发育亦随之加速。

其他系统疾病 应激反应时的高代谢率和能量消耗大以及蛋白质分解加强，因此应激持续时间过长，患者会出现消瘦、体重下降、贫血、创面愈合迟缓和抵抗力降低等。

（卢建）

yìngjīxìng kuìyáng
应激性溃疡 stress ulcer 个体在遭受诸如严重创伤、大手术、重病等强烈应激时产生的胃、十二指肠黏膜的急性损伤。主要表现为胃、十二指肠黏膜的糜烂、溃疡和出血。其病变常较表浅，少数严重者可有穿孔和大出血。重伤重病时应激性溃疡发病率高达75%~100%。长期慢性精神应激（如人事纠纷、婚姻危机、恐惧抑郁等）者十二指肠溃疡的发生率明显高于对照组，说明精神因素亦是导致应激性溃疡的重要因素。因此，应激性溃疡是一种典型的应激性疾病。

应激性溃疡的发生与以下因素有关：①胃、十二指肠黏膜缺血。交感-肾上腺髓质系统的强烈兴奋，胃肠血管收缩，血流量减少，特别是胃肠黏膜的缺血，可造成胃肠黏膜损害，成为应激时出现胃黏膜糜烂、溃疡、出血的基本原因。胃酸分泌在应激时可升高、正常或降低，但胃黏液蛋白的分泌降低。黏膜缺血使上皮细胞能量不足，不能产生足量碳酸氢盐和黏液，使由黏膜上皮细胞间的紧密连接和覆盖于黏膜表面的黏液-碳酸氢盐层所组成的胃黏膜屏障遭到破坏，胃的防御机制减弱。②胃腔内H^+向黏膜内反向弥散。这是应激性溃疡形成的必要条件。胃腔内H^+浓度越高，黏膜病变通常越重。若将胃腔内pH维持在3.5以上，可不形成应激性溃疡。但应激时胃酸的分泌可增多、也可不增多甚至减少。黏膜内pH下降的程度主要取决于胃腔内H^+向黏膜反向弥散的量与黏膜血流量之比。在胃黏膜血流灌注良好的情况下，反向弥散至黏膜内的过量H^+可被血流中的HCO_3^-中和或被血流及时运走，从而防止H^+对细胞的损害。反之，在创伤、休克等应激状态下，即使反向弥散至黏膜内的H^+量不多，也可因胃黏膜血流量减少，不能将侵入黏膜的H^+及时运走，使H^+在黏膜内积聚而造成损伤。③其他。尚有一些次要因素也参与应激性溃疡的发病，如酸中毒时血流对黏膜内H⁺的缓冲能力降低，可促进应激性溃疡的发生。胆汁逆流在胃黏膜缺血的情况下可损害黏膜的屏障功能，使黏膜通透性升高，H⁺反向逆流入黏膜增多。此外，应激时糖皮质激素增多使具有胃保护作用的前列腺素E$_2$合成减少也有可能与应激溃疡的发生有关。

应激性溃疡若无出血或穿孔等并发症，在原发病得到控制后，通常于数天内完全愈合，不留瘢痕。

（卢　建）

chuāngshānghòu yìngjī zhàng'ài

创伤后应激障碍 post-traumatic stress disorder, PTSD　个体受到严重威胁性和灾难性创伤后延迟出现和（或）长期持续存在的心理精神障碍。其临床表现以再度体验创伤为特征，并伴有情绪的易激惹和回避行为。这种特殊的心身反应状态与应激事件的发生密切相关。

导致PTSD的事件可分为短暂性创伤事件、长期性创伤事件和代替性创伤事件。短暂性创伤事件指天灾人祸等极端事件，如地震、水灾、飓风、交通意外、被强暴、被劫持或抢劫等；长期性创伤事件指经历长期战争、被俘、儿童遭受长期家庭虐待等人为事件。代替性创伤事件是间接经历，如亲眼目睹他人死亡或受伤。

PTSD有一系列特征性症状，其核心症状是：闯入性症状、回避性症状和高警觉性症状。闯入性症状包括患者以各种形式重新体验创伤性事件，如反复闯入性地回忆起创伤事件以及频繁梦及创伤经历。回避性症状即对创伤相关刺激作持久的回避，如努力避免与此有关的想法、感受、谈话；努力避免会促使回忆起此创伤的活动、地点、人物，很少参加有意义活动或没有兴趣参加，反应比较麻木等。高警觉性症状包括入睡困难或睡眠不深、难以集中注意力、易激惹等。PTSD表现有明显的生理和心理症状，常合并出现抑郁、记忆和认知问题等精神失调，以及其他生理和精神健康问题。

创伤性事件是PTSD诊断的必要条件。虽然人们在经历创伤性事件后都会出现程度不等的症状，但大多数人可恢复，只有部分人最终发展成PTSD。与PTSD发生有关的诱发因素有：精神障碍家族史与既往史、童年时期的心理创伤（如遭受性虐待、儿童时期父母离异）、性格内向及有神经质倾向，躯体健康状态欠佳以及创伤事件前后有其他负性因素存在，这些可降低对应激源的防御力或加重疾病过程。PTSD的早期研究主要以退伍军人、战俘及集中营的幸存者等为对象，后逐渐在各种人为和自然灾害（如地震等）的受害者中展开。普通人群中PTSD的发病率为1.0%~2.6%，发病没有年龄的限制，但有人群差异，女性患病率比男性多1倍。70%~90%的PTSD患者能恢复正常，其中会有部分患者尚存一些症状，只有约10%的患者症状不改善甚至恶化。另外，有约80%的PTSD患者伴有其他心理障碍。在PTSD患者，少数有皮质醇水平增高，但多数降低，肾上腺素和去甲肾上腺素则呈现高水平。

（卢　建）

rèxiūkè fǎnyìng

热休克反应 heat shock response, HSR　生物体受热或其他应激源刺激而表现出的以基因表达改变和热休克蛋白生成增多为特征的反应。HSR是生物体在长期进化过程中形成的重要适应机制，是所有真核生物体中均存在的高度保守性反应。1962年，里托萨（Ritossa F）等将培养的果蝇幼虫由25℃移至30℃环境中，30分钟后在果蝇唾液腺的多丝染色体上观察到了蓬松或膨突现象，提示这些区带基因的转录加强并可能有某些蛋白质的合成增加。进一步研究证实这种染色体膨突的形成与热刺激引起该区域基因转录加强有关。1974年，提色瑞（Tissieres A）等采用电泳方法，从热休克果蝇幼虫的唾液腺等部位分离获得了6种新的蛋白质，将其称为热休克蛋白。后来的研究证实HSP的产生并不限于热应激，现在认为热休克反应是细胞抵抗不利环境因素的一个普遍机制，产生对细胞非特异的保护作用。

（卢　建）

rèxiūkè dànbái

热休克蛋白 heat shock protein, HSP　生物体受热或其他应激源刺激表达增加的高度保守的细胞内功能蛋白。其作为分子伴侣，能帮助其他蛋白质的正确折叠、复性及降解，对细胞产生非特异性保护作用。HSP因最初被发现能被热应激诱导而得名，之后的研究证实HSP的产生并不限于热应激，其他多种损伤性应激源如炎症、低氧、缺血、活性氧(ROS)、基因毒物质以及感染等也能快速诱导HSP的生成，故HSP又被称为应激蛋白质(stress protein, SP)，但习惯上仍称HSP。

结构　HSP分布在细胞质、细胞核、线粒体和内质网等部位。具有氨基末端一个高度保守的腺苷三磷酸(ATP)酶区，能结合ATP并将其水解为腺苷二磷酸(ADP)。羧基末端有一个相对可变的底物识别序列，易于结合蛋白质的疏水结构区，这些结构区在天然蛋白质中通常被折叠隐藏于内部而无法接近。一些应激源可导致蛋白质变性，使之成为伸展的或错误折叠的多肽链，其疏水区域可重新暴露在分子表面。正常状态下新合成的多肽链因尚未经过正确折叠形成具有一定空间构型的蛋白质，其疏水基团也常暴露在外。如果没有HSP存在，这些蛋白质可通过其疏水基团互相结合、聚集而失去活性。这些蛋白质聚集物可对细胞造成严重损伤。HSP能通过其羧基末端的疏水区识别和结合肽链的非天然构象，即与新合成的尚未折叠的或因有害因素破坏了其折叠结构的肽链结合，并依赖其氨基末端的ATP酶活性，利用ATP促成这些肽链的正确折叠，在细胞的结构维持、更新、修复、免疫等方面发挥重要作用。

分类 HSP按分子量可以分为HSP90、HSP70、HSP60及小分子HSP（包括HSP27和HSP10）等不同的家族。按其生成方式又可分为组成型和诱导型。诱导型有HSP70、HSP90和HSP27等家族的一些成员。其中HSP70家族是HSP中最保守和最主要的一类，在大多数生物中含量最多，包括HSP68、HSP72、HSP73等。在细胞应激后HSP70的增多也最为显著。

调控 热休克因子(heat shock factor, HSF)或热休克转录因子(heat shock transcription factor, HSTF)是参与热休克反应和诱导热休克蛋白表达的主要转录因子。可被热休克、氧化应激、缺血缺氧、重金属等多种应激源所激活。真核生物的HSF包括4种亚型(HSF1~HSF4)，不同亚型HSF的激活机制和功能既有交叉又有区别。HSF1具有高度保守性，对热刺激敏感，是哺乳动物应激反应的主要转录

因子。不同生物HSF分子大小不同，但其结构相似，都具有高度保守两个功能域，即羧基末端的三聚化区和氨基末端的DNA结合区。在非应激细胞中，HSF通常以单体形式与HSP90、HSP70和热休克结合蛋白1(HSBP1)结合成复合物，以无活性的状态存在于细胞质。多种应激源能导致蛋白质，特别是合成中的蛋白质和穿膜过程中的蛋白质变性，变性蛋白质失去正常的三维结构，暴露出隐藏在内部的能与HSP高亲和力结合的疏水性位点，因此HSP与变性蛋白质结合而使HSF游离。游离的HSF单体聚合成活化的HSF三聚体转入核内，在多聚化的同时，它又由钙/钙调蛋白依存性激酶Ⅱ和蛋白激酶CK2磷酸化而进一步激活。激活的HSF-1与靶基因启动子区中的热休克反应元件(HSE)结合而诱导一系列基因的转录（图）。HSE的核心序列为GAANNTTC（中间的N为非特异性碱基）。HSF靶基因的产物包括HSP70、HSP90和HSP27、HSBP1、白介素-6、白介素-10、细胞泵如多药耐药1蛋白等。其中的HSP和HSBP1可与

HSF-1结合并使之失活，构成一负反馈回路。HSF1除了能诱导HSP外，还能通过直接诱导抑炎细胞因子（如诱导白介素-10）或者通过抑制转录因子NF-κB和AP-1的活性，抑制它们的靶基因，如作为NF-κB靶基因的促炎细胞因子（肿瘤坏死因子-α、白介素-1β）、趋化因子、黏附分子等的表达，发挥抗炎作用。因此，HSF1很可能是联系应激反应和炎症反应的重要转录因子。这也说明热应激和HSF1的作用绝不仅限于对热刺激的反应。

功能 HSP主要参与蛋白质代谢，作为蛋白质的分子伴侣，既参与新合成蛋白质的正确折叠和运输，又能识别应激源损伤所产生的变性蛋白并与之结合，促使其重新形成天然构象或加速其降解，防止变性蛋白质的聚集和它们对细胞的损伤，因而在各种应激反应中对细胞具有保护作用，是机体内重要的内源性保护机制。例如，预先给生物以非致死性的热刺激，可以加强生物对第二次热刺激的抵抗力，提高生物对致死性热刺激的存活率，这种

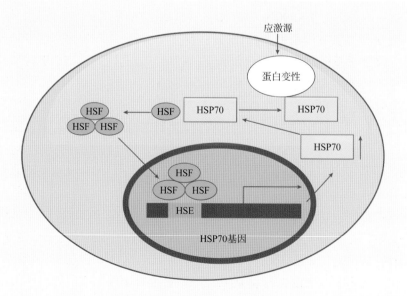

图 应激源诱导热休克蛋白表达

现象称为热耐受。热耐受与HSP的增加有关。HSP作为应激蛋白质，其合成增加还可使机体细胞对感染、缺血缺氧、内毒素、病毒感染等多种应激源的抵抗能力增强。例如，HSP70和一些其他热休克蛋白（如HSP22）表达增加可减少心肌缺血坏死范围，并延迟不可逆的心肌缺血再灌注损伤的发生。在感染和炎症过程中体内ROS生成增多。ROS能增加HSP的表达。HSP则通过抑制氧自由基产生的关键酶和增加内源性超氧化物歧化酶等水平，减少体内氧自由基的水平、保护心肌细胞减少细胞凋亡。HSP70还可通过改善心肌Ca²⁺通道功能，减轻心肌Ca²⁺超载，减少心律失常的发生。转录因子NF-κB能诱导多种促炎细胞因子和参与炎症反应的因子的表达，而HSP70可以抑制NF-κB的活化，减少多种细胞因子的产生，从而保护机体的组织细胞免受炎症损伤。

HSP还具有其他一些作用，如辅助蛋白跨膜转运，参与蛋白质聚集与多聚复合体组装等。以HSP90为例，HSP90正常情况下表达的丰度就比较高，应激刺激可使其表达进一步增高。HSP90除了能像其他分子伴侣一样帮助新合成的蛋白质分子正确折叠，还可以通过与多种蛋白质的结合，维持其稳定的构象，防止它们细胞内的蛋白酶降解，并能影响它们的功能。已发现的能与HSP90结合的蛋白已超过50种，其中多数是细胞信号转导相关的蛋白激酶及某些转录因子，包括：①类固醇激素受体。如糖皮质激素受体和雄激素受体，它们都是配体依赖性的转录因子。HSP以二聚体的形式结合在受体的激素结合区，其作用是保证受体与配体高亲和力

特异结合，并掩蔽受体的DNA结合区，防止受体与DNA结合及受体被降解。②具有激酶活性的蛋白。如v-Src、ErbB2、Raf-1、Akt、Cdk4、Cdk6等。③肿瘤特异性的蛋白。如突变型P53、Bcr-Abl融合蛋白等。

HSP作为细胞内一类重要的蛋白，不仅在维持细胞结构、保持蛋白质的结构和功能、促进蛋白质更新和变性修复中发挥重要作用，还参与免疫和炎症等反应，并与肾、中枢神经系统疾病以及肿瘤等多种疾病的发生和发展有关，是一类在生理和病理条件下发挥重要作用的蛋白质。

（卢　建）

lěngxiūkè fǎnyìng hé lěngxiūkè dànbái
冷休克反应和冷休克蛋白　cold shock response and cold shock protein
生物体应对环境温度突然降低所出现的细胞应激反应及其所诱导表达的一类蛋白质。最有特征性的变化是诱导冷休克蛋白(CSP)和相关蛋白的生成以适应温度的降低。

低温可以改变膜的组成、流动性以及核酸结构，影响核糖体的功能，减少细胞中多种蛋白的合成，抑制细胞的增生和功能。但是，低温时CSP的表达却明显增加。冷休克反应和CSP最早是从微生物（如大肠杆菌）中发现的。大肠杆菌在冷休克反应中（即温度从37℃降低至10℃时）至少有27种蛋白质被诱导合成，包括CSP A家族以及CSP A阳性转录调节因子，转录因子NusA，多核苷酸磷酸化酶(PNPase)，核糖体结合因子RbfA，DNA解旋酶A亚基，翻译起始因子IF1、IF2和RecA，组蛋白样蛋白(H-NS)和丙酮酸脱氢酶等。这些蛋白质对在低温时恢复生长和细胞发挥各种功能至

关重要。从上述诱导蛋白的多样性可见，冷休克反应是复杂和多个层次的，一些冷休克蛋白在冷休克反应的早期发挥作用，而有些在后期发挥作用。

冷休克蛋白的表达调控　CSP中有一组结构相关的蛋白家族，共有9个成员(CSP A~CSP I)，被称为CSP A家族，以CSP A研究的最为深入。大肠杆菌的CSP A家族都是小分子的酸性蛋白，其氨基末端具有共同的RNA结合域CS-RBD，而羧基末端富含甘氨酸，故被称为富含甘氨酸的RNA结合蛋白。CSP A家族中能被冷诱导的有CSP A、CSP B、SPC G、CSP I，它们的mRNA都含有一个较长的5′非翻译区(5′ UTR)，其中含有高度保守的由11个碱基组成的被称为冷盒的序列，CSP A浓度增高时，它能与冷盒结合，从而促进自身基因的表达。CSP A mRNA在37℃时不稳定和在温度降低时的稳定性增强也与5′ UTR有关。冷休克蛋白的表达调控非常复杂，其机制包括增加转录、增强mRNA的稳定性和提高翻译效率等。CSPA mRNA重构后稳定性更强，降解更少，而翻译效率更高。

冷休克蛋白的功能　CSP A和CSP B具有结合单链DNA及其互补区的能力，能结合在冷诱导基因启动子中的顺式作用元件上，从转录水平上调它们的表达。CSP A家族蛋白在低温条件下还能通过它们的RNA伴侣分子功能影响转录和可能的翻译过程。此外，CSP还可作为RNA解旋酶和核糖核酸外切酶，在低温条件下刺激RNA降解。冷休克反应也存在于高等生物中。已在大鼠、小鼠和人体细胞中发现了两种CSP。即冷诱导的RNA结合蛋白CIRP和RBM3。这两种蛋白被认为参与

了转录和翻译的调控。常温条件下哺乳动物细胞中CIRP仅有低水平的表达。温度降低时CIRP的mRNA明显增加。CIRP在低温下的高表达能通过激活MAPK家族的激酶ERK抑制TNF-α诱导的细胞凋亡，表明CIRP能介导低温对组织细胞的保护。除了低温外，已发现紫外线照射和低氧等有害刺激也能不同程度地上调CIRP的表达。与热休克反应和热休克蛋白相比，冷休克蛋白的诱导机制和CSP的功能等方面不清楚的地方还比较多，对冷休克反应的研究不仅对于阐明有机体冷适应的机制，对组织器官的冷冻保存、脑损伤的治疗以及对细胞应激的进一步理解等都具有重要意义。

(卢 建)

yǎnghuà yìngjī

氧化应激 oxidative stress 活性氧增多和（或）清除减少所致其超负荷引起的细胞应激反应。

活性氧和抗氧化系统 活性氧(reactive oxygen species, ROS)是需氧细胞在代谢过程中产生的各种形式的氧自由基和以非自由基形式存在的含氧化合物的总称，包括超氧阴离子 (O_2^-)、羟自由基(OH·)、脂氧自由基、氮氧自由基和非自由基形式的过氧化氢 (H_2O_2) 和单线态氧 $(^1O_2)$ 等。机体存在清除ROS的抗氧化系统，包括抗氧化酶系统，如超氧化物歧化酶、谷胱甘肽过氧化物酶(glutathione peroxidase, GPx或GSH-Px)和过氧化氢酶(catalase, CAT)以及抗氧化小分子（如维生素C、维生素E、胡萝卜素、黄酮类以及微量元素硒、锌等）。此外，还存在抗氧化巯基还原缓冲系统，包括分布广泛的还原型谷胱甘肽(GSH)和硫氧还蛋白(TRx)等。在生理情况下，上述细胞内存在的抗氧化物

质可以及时清除ROS，使其生成与降解处于动态平衡。低浓度的ROS具有生理作用。在缺血缺氧、缺血再灌注损伤、化学性放射性损伤、炎症、肿瘤、重金属等病理情况下以及老化等过程中，当ROS产生增多超过清除能力时可发生氧化应激。

参与氧化应激的信号通路和转录因子 氧化应激包括一系列高度有序事件，如激活相关的细胞内信号转导通路和转录因子。如已知ROS可直接激活丝裂原活化的蛋白激酶家族成员，包括ERK、JNK和p38以及磷脂酰肌醇-3激酶(PI-3K)/Akt信号通路等。氧化应激激活的信号转导通路能通过激活下游的转录因子，促进相关靶基因表达，对细胞产生特异性和非特异性保护作用，使其免受活性氧的损伤。如已知上述信号转导通路能通过激活转录因子AP-1和NF-κB，诱导MnSOD、CAT和GSH-Px等表达，从而清除ROS，产生对细胞特异性的保护作用。此外，NF-κB还能增强多种抗凋亡基因，如Bcl-XL、c-FLIP、cIAPs等表达，增加细胞在活性氧作用下的抗凋亡能力，促进细胞的存活。

转录因子Nrf2是参与氧化应激反应的主要转录因子。在生理条件下，Nrf2与Keap1结合被"扣押"在胞质。Keap1可与Roc1和Cul3蛋白形成复合体，募集E2泛素连接酶，促使Nrf2被泛素化降解，因此正常情况下Nrf2蛋白的半衰期只有20分钟，在细胞内维持低水平。在氧化应激过程中被激活的一些蛋白激酶，如ERK和p38以及PKC等可使Keap1和Nrf2磷酸化。Keap1磷酸化后与Nrf2的亲和性下降并与其解离，之后Nrf2转入核内与靶基因启动子中的抗氧化反应元件相互作用，调节血红

素加氧酶-1、谷胱甘肽S-转移酶A2和NAD(P)H、醌氧化还原酶-1等靶基因的转录。

氧化应激还能通过特异的氧化还原敏感蛋白间接地引起信号通路的改变。已知一些细胞信号转导蛋白分子（如某些蛋白激酶和磷酸酶以及转录因子）的重要功能区具有氧敏感性的半胱氨酸残基，它们被ROS氧化修饰后活性降低。氧化应激能诱导氧化还原敏感蛋白，如硫氧TRx。还原型TRx除了能直接清除ROS外，还能修复这些信号转导分子，如蛋白激酶和磷酸酶、转录因子AP-1、NF-κB、p53和PEBP2等，使其恢复活性。此外，还可抑制凋亡信号调节激酶ASK1和半胱氨酸天冬氨酸蛋白酶3样蛋白酶的活性而抑制细胞的凋亡。

氧化应激的意义 在氧化应激过程中，激活的细胞内相关的信号转导通路通过调节转录因子活性，促进靶基因表达，在清除ROS和亲电分子、合成谷胱甘肽、指导外来化合物的流出以及去除氧化的蛋白质等方面发挥重要作用。但是，若活性氧生成过多或细胞抗氧化能力不足，氧化应激激活的一些信号分子和通路也可以诱导细胞凋亡，如JNK还可通过激活转录因子AP-1，上调具有促凋亡作用的基因表达，诱导细胞凋亡。此外，JNK还能不依赖于基因表达，通过线粒体凋亡途径诱导细胞凋亡。NF-κB也不总是发挥促存活作用，也可通过其具有促凋亡作用的靶蛋白，促进细胞凋亡。此外，已证明高浓度的ROS可与各种细胞成分,如膜磷脂、蛋白质、核酸等发生反应，直接造成细胞结构损伤和功能代谢障碍，诱导细胞凋亡或死亡。因此氧化应激后细胞是存活

还是死亡，取决于ROS的浓度、细胞的功能状态和整体的环境。

氧化应激反应是多种细胞应激反应中最中心的通路，这是因为细胞自由基生成和细胞氧化还原状态的改变是细胞应激的主要触发因子。在应激反应中涉及的基因几乎都受细胞氧化还原状态和自由基水平的影响。在多种病理生理过程中（如炎症、缺血再灌流损伤）和应激源（如基因毒应激）作用下都有活性氧和氧自由基的生存增多，因此氧化应激反应参与了缺血再灌流损伤、炎症、肿瘤、衰老以及多种疾病，如帕金森病、阿尔茨海默病、获得性免疫缺陷综合征、糖尿病血管并发症、心脑血管病等重要疾病的发生和发展过程。

（卢　建）

nèizhìwǎng yìngjī

内质网应激 endoplasmic reticulum stress　各种原因使内质网稳态被打破，内质网内未折叠蛋白/错误折叠蛋白积聚或细胞内钙稳态失衡引发的细胞应激反应。导致内质网应激的因素包括蛋白质糖基化或二硫键形成被抑制、缺氧、氧化应激、脂质过度负荷、病毒感染、毒素等。内质网应激有利于恢复内质网稳态以维持细胞的生存，具有保护作用，但过度（过强或时间过长）的内质网应激则能激活细胞凋亡信号通路，诱导细胞凋亡。

内质网应激与未折叠/错误折叠蛋白反应　真核细胞的内质网是细胞内蛋白质合成和折叠、Ca^{2+}存储、脂质合成的重要部位。内质网应激主要包括未折叠蛋白反应(unfolded protein response, UPR)、内质网超负荷反应(endoplasmic reticulum overloaded response, EOR)和固醇调节级联反应。

其中了解最为清楚的是UPR。当各种原因导致内质网内未折叠蛋白或错误折叠蛋白积聚时，为了减轻内质网的蛋白质过荷，细胞会启动UPR以恢复内质网的蛋白质折叠环境和稳态。UPR包括：①使蛋白质合成减少，以减少未折叠蛋白的进一步聚积。②通过诱导分子伴侣和折叠酶的表达，增强内质网蛋白质的折叠能力。③通过激活泛素-蛋白酶体系统和自噬作用，促进错误折叠蛋白的降解。④若通过上述反应仍不能缓解内质网异常蛋白堆积导致的内质网受压，将触发受损细胞凋亡或死亡。

已发现有3条感受UPR的信号转导通路，它们的上游分别是作为内质网应激传感器的内质网跨膜蛋白活化转录因子6(activating transcription factor 6, ATF6)、双链RNA-依赖的蛋白激酶样内质网激酶(PKR-like ER kinase, PERK)和需肌醇酶1(inositol-requiring enzyme 1, IRE1)。正常情况下，它们与位于内质网的伴侣分子78kD

的葡萄糖调节蛋白(glucose-regulated protein 78, GRP78)结合而处于失活状态。GRP78是HSP70的同系物，当内质网中未折叠蛋白发生积聚时，作为分子伴侣，GRP78与未折叠/错误折叠的蛋白多肽结合，与PERK、ATF6和IRE1解离，可导致它们激活。继而激活的ATF6、PERK和IRE1将未折叠蛋白信号通过内质网膜传向胞质和胞核（图）。

PERK是Ⅰ型跨膜丝氨酸/苏

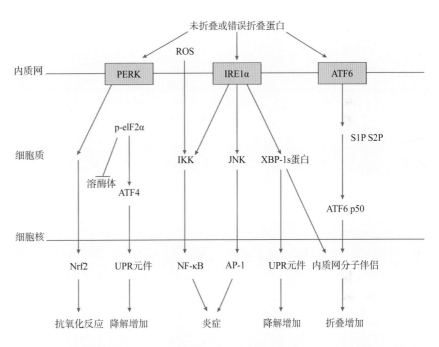

图　未折叠蛋白反应信号通路介导的内质网应激和炎症反应

氨酸蛋白激酶，激活的PERK磷酸化真核转录起始因子2α(eIF2α)使其活性降低，从而减少新蛋白质的合成，以减轻内质网的负荷。eIF2α活性降低会促进转录因子ATF4的翻译，ATF4能诱导UPR调节的基因表达参与UPR，如ATF4能上调CHOP(C/EBP homologous protein)的表达，后者作为转录因子可下调抗凋亡因子Bcl-2、上调促凋亡因子Bim而促进细胞凋亡。PERK还能磷酸化并激活在氧化应激中发挥重要作用的转录因子

Nrf2，激活的Nrf2具有抗氧化和促进细胞存活的作用。

ATF6是Ⅱ型跨膜蛋白，与GRP78解聚后从内质网移至高尔基体，被高尔基体的丝氨酸蛋白酶S1P和S2P裂解，切割下来的胞质片段作为转录因子，进入核内调节参与内质网应激的基因（如伴侣蛋白等）转录。ATF6的翻译后修饰，腔侧功能域的糖基化和二硫键也是它的重要激活机制，已知内质网应激诱导的ATF6低糖基化有助于它自内质网向高尔基体的转运。

IRE1为Ⅰ型跨膜丝/苏氨酸受体蛋白激酶，不仅具有丝/苏氨酸蛋白激酶活性，还有核酸内切酶活性。与GRP78解聚后的IRE1也发生二聚化和自身磷酸化因而被激活。激活后IRE1能切除X盒结合蛋白1(X-box-binding protein 1, XBP1) mRNA的内含子，使之翻译生成XBP1蛋白。后者是活性很强的转录因子，与激活的ATF6片段一样，调节参与内质网应激基因（如内质网分子伴侣）的转录，并帮助错误折叠蛋白反向从内质网转运至细胞质，以减轻内质网负荷。

内质网应激与其他反应　内质网应激与氧化应激、炎症反应等关系密切。活性氧既可导致氧化应激，也可导致内质网应激，内质网应激中蛋白质折叠负荷增加可以导致活性氧分子堆积和钙离子从内质网漏出，它们都可启动炎症反应。已证明ROS可激活转录因子NF-κB，而在内质网应激中激活的PERK和IRE1通路也能激活NF-κB。不仅如此，IRE1还能通过和接头蛋白TNF-α受体相关因子(TRAF2)结合，募集MAPK家族中的JNK，进而磷酸化和激活转录因子AP-1。NF-κB和AP-1

能上调多种参与炎症反应的基因的表达，是参与炎症反应的重要转录因子。此外，促炎细胞因子(IL-1β、IL-6)、补体C5b等除了能引起炎症反应外，也可引起内质网应激。因此内质网应激是多种应激源诱发的细胞共同反应。

内质网应激与细胞死亡　若上述内质网应激反应仍不足以处理在内质网中堆积的异常蛋白则诱导细胞死亡。内质网应激可通过多种机制触发细胞死亡，包括半胱氨酸天冬氨酸蛋白酶(caspase)依赖性细胞凋亡、caspase非依赖性的细胞坏死，以及由内质网应激诱发的细胞自噬。内质网应激诱发细胞凋亡的分子机制尚未充分阐明。在小鼠中首先证明缺乏caspase12小鼠细胞不会发生内质网应激诱发的凋亡，但可在其他死亡刺激信号作用下发生凋亡，表明caspase12特异性地参与了内质网应激诱发的凋亡。但在有些人类细胞中并没有发现caspase12的存在，因此该酶在人类细胞内质网应激诱导凋亡中的作用有待进一步确定。如上述在PERK通路激活的转录因子ATF4能诱导转录因子CHOP表达，后者在内质网应激中起诱导细胞凋亡的作用。而激活的IRE1通路可通过激活JNK，促进细胞凋亡。此外，内质网中的钙离子浓度高于胞质几千倍，在组织缺氧、自由基生成增多等病理条件下，内质网因释放钙离子增多也可诱发细胞凋亡。

总之，各种原因导致内质网内未折叠蛋白或错误折叠蛋白积聚或细胞内钙稳态失衡，都会引起内质网应激，并通过未折叠蛋白反应减轻内质网的蛋白负荷，恢复内质网的蛋白质折叠环境和稳态。过度的内质网应激或内质网应激机制失常将导致细胞损伤

和死亡。迄今的研究表明内质网应激和未折叠蛋白反应与许多疾病，如糖尿病、神经退行性疾病、缺氧条件下的肿瘤、心脑缺血性疾病、病毒感染性疾病以及一些化学毒物中毒引起疾病的发生密切相关。

（卢建）

jīyīndú yìngjī

基因毒应激　genotoxic stress　DNA损伤引起的细胞应激反应。包括通过DNA损伤激活的细胞信号转导通路和转录因子改变基因表达，阻断基因组复制和转录，导致细胞周期阻滞，从而修复损伤的DNA。如DNA损伤严重难以修复，则诱导受损细胞凋亡。基因毒应激广泛存在于从原核细胞到高等动物如人的细胞中，在防止突变固定和传播，维持遗传稳定性方面具有重要作用。

DNA损伤的信号转导　DNA损伤可源自内源性或外源性因素。在细胞的生命活动过程中，不仅有自发的DNA损伤产生，而且多种应激源，如紫外线、电离辐射、化学诱变剂等以及病毒感染等都可导致DNA损伤。能被物理性或化学性DNA损伤剂攻击的大分子中的亲核结构不仅存在于DNA中，也存在于RNA和蛋白质中，使得能导致DNA损伤的因素也能导致RNA和蛋白质损伤，因此基因毒性应激既有DNA损伤引发的反应，也可伴有由非DNA损伤诱发的反应。

DNA损伤一般有几个主要类型，包括DNA双链断裂(dsb)、DNA核苷酸加成物的形成和碱基修饰、DNA碱基错配和DNA单链断裂(ssb)。一些蛋白复合物具有DNA损伤传感器的作用，如复合体MDC1(mediator of DNA damage checkpoint 1)，Mre11-Rad50-

Nbs1(MRN)，ATRIP(ATR interacting protein)和Ku70/Ku80等，它们能识别在各类DNA损伤中都存在的双链断裂，并募集一些蛋白激酶如DNA活化的蛋白激酶(DNA-PK)、PI-3K样激酶(ATM和ATR)等至损伤处。这些激活的蛋白激酶通过对底物的磷酸化作用，导致信号转导并引发DNA损伤反应。例如，已知MDC1能将MRN复合体募集至双链断裂部位，在损伤部位复合物中的Nbs1能激活ATM的激酶活性；Ku70和Ku80蛋白则能募集DNA-PK至双链断裂处使之激活。而感知蛋白ATRIP能识别由紫外线辐照或拟紫外线化合物诱发的DNA损伤，并可募集ATR至损伤处进而将其激活。激活的DNA-PK、ATM和ATR可进一步激活下游分子和效应分子，包括一些酶和转录因子。如ATM能进一步磷酸化并激活下游的细胞周期关卡激酶2(checkpoint kinase, Chk2)，而ATR能激活Chk1。二者都参与对转录因子p53的激活。P53蛋白在DNA损伤后的细胞内积聚，这是由于翻译后修饰（磷酸化）导致其寿命延长的结果。ATM和ATR不仅可直接导致P53蛋白Ser15的磷酸化，还可通过激活

Chk1和Chk2而使其Ser20磷酸化，从而抑制其出核和被蛋白酶降解，导致核内P53增多。野生型P53蛋白在细胞生长过程中以分子警察的身份监控细胞内DNA的状态，它在DNA损伤后的细胞周期阻滞或凋亡中起关键作用（图）。此外，已知多种DNA损伤都可以激活转录因子NF-κB，其中ATM在NF-κB激活中也发挥重要作用。NF-κB能通过诱导多种抗凋亡蛋白抑制DNA损伤诱发的细胞死亡，具有促存活作用。但是它也能上调一些促凋亡蛋白的表达，因而在不同的细胞体系中依据不同的基因毒刺激，分别发挥促存活或者促凋亡的作用。

DNA损伤反应　主要包括以下几个方面。

细胞周期关卡管制　指DNA损伤细胞的细胞周期进展发生延缓或停顿。细胞周期阻滞使细胞有时间进行DNA的修复。已知CDC25和p53是细胞周期关卡通路中的重要效应分子。非磷酸化的CDC25具有磷酸酶活性，通过它对CDK2的去磷酸化而促进细胞周期自G1期进入S期，通过对CDC2的去磷酸化而促进细胞周期自G2期进入M期。如上述，DNA

损伤后被激活的ATM能进一步磷酸化并激活Chk2，而ATR能激活Chk1。Chk1和Chk2都参与了对转录因子p53的激活。激活了的Chk1和Chk2能通过磷酸化CDC25A而抑制其酶的活性，从而抑制细胞周期进展。激活的p53在核内能诱导多种与细胞周期停顿相关基因，如p21$^{waf/cip}$、GADD45(growth arrest and DNA damage inducible)和MDM-2的表达，参与细胞周期的抑制。NF-κB也能诱导GADD45β的表达。

DNA修复通路　DNA损伤类型繁多，针对不同损伤类型有特定的修复机制。虽然有些损伤可通过相关蛋白发生直接逆转，但多数损伤需有多种蛋白介导的一系列酶促事件完成。在错配修复，错配和插入/缺失环被识别后先触发一单链切开，然后通过核酸酶、聚合酶和连接酶完成。碱基切除修复则通常由一DNA糖基化酶识别并切去相关碱基，再由核酸酶、聚合酶和连接酶最终完成修复过程，过程的后阶段与单链断裂修复机制重叠。在核苷酸切除修复中识别的是碱基损伤引起的螺旋扭曲，然后通过识别机制不同的两条亚通路，即转录耦联

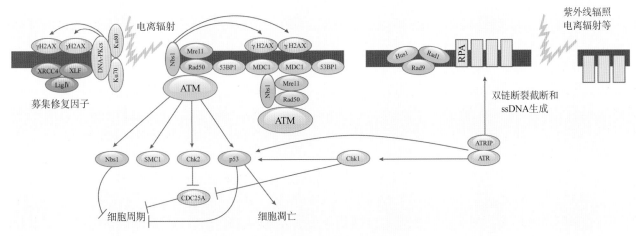

图　DNA损伤的传感器和DNA损伤反应

核苷酸切除修复和全基因组切除修复通路进行修复。双链断裂的修复有两个主要机制：非同源末端连接(non-homologous end-joining, NHEJ)和同源重组(homologous recombination, HR)。NHEJ为易误性的，但可在细胞周期任何一期中进行。而HR只能在S期和G2期进行，因此过程需要利用姊妹染色单体作为模板以完成准确可靠的修复。

组蛋白翻译后修饰和染色质重塑　真核细胞基因组由DNA包绕在组蛋白上形成核小体，并高度浓缩形成染色质。染色质的结构对DNA模板过程如转录、DNA复制和修复有深刻影响。有研究显示在DNA损伤初期核小体组蛋白有多种翻译后修饰，包括乙酰化、磷酸化和泛素化。这些修饰导致核小体的解装配和组蛋白的出局，从而有助于修复机器接近DNA损伤部位。例如，激活了的ATM、ATR和DNA-PK可使组蛋白H2AX的139位丝氨酸磷酸化，使得在该区域中形成泛素加成物，并能募集DNA损伤应答因子和其他染色质重塑复合体。在DNA修复完成后，修复依赖性染色质装配恢复原有的核小体密度。

DNA损伤与细胞凋亡　如果通过上述反应仍然不能修复损伤的DNA，则通过诱导凋亡清除受损细胞。已知在细胞遭遇严重DNA损伤时，已磷酸化的p53在其Ser46位可被进一步磷酸化。之后p53可诱导多种促细胞凋亡相关的基因表达，如Bax、NOXA、Fas、p53诱导蛋白(PIGs)、死亡受体5(death receptor 5, DR5)、PNP-22相关的p53凋亡效应子(PERP)、p53调节的凋亡诱导蛋白1(p53AIP1)等，它们参与了基因毒应激反应中细胞凋亡的调节。此外，已知

NF-κB也能诱导促凋亡蛋白，如Fas以及DR4和DR5的表达，从而发挥促细胞凋亡作用。通过细胞凋亡清除突变细胞对于维持遗传稳定性，防止肿瘤等疾病的发生和发展具有重要意义。

(卢　建)

téngtòng

疼痛　pain　与已有或潜在组织损伤或损伤描述相关的不愉快感觉和情绪体验。此定义由国际疼痛研究联合会分类学委员会主席莫斯科伊(Merskey H)提出并得到国际社会的广泛认同。疼痛是一种个体的主观感觉，它与个体早期的损伤经历有关。疼痛反应可保护机体免受进一步的伤害，但长期和严重的疼痛则会引起身体局部或全身性的一系列功能和结构的改变，也会导致人体精神、情绪的病理性改变，给患者带来巨大的身心痛苦。疼痛分类复杂，常用的分类包括：①按神经生理学分类。以疼痛产生的机制可将疼痛分为伤害性疼痛和非伤害性疼痛。②按持续时间分类。以疼痛症状持续的时间可将疼痛分为急性疼痛和慢性疼痛。对急性和慢性疼痛的时间界定尚存在争议。③按部位和系统分类。以疼痛发生的解剖部位和系统可将疼痛分为头痛、腰背痛、骨盆痛等；或肌盘膜痛、神经性疼痛等。④按病因分类。以引起疼痛的原因可将疼痛分为体因性疼痛和精神性疼痛，前者是躯体紊乱所致，后者是心理紊乱所致，一般通过身体检查、影像和实验室等检查不能发现任何引起疼痛的原因。⑤按疼痛程度分类。以疼痛的严重程度将疼痛分为轻、中和重度疼痛。

病因和发病机制　病因有：①直接刺激。包括机械性的，如各种跌打损伤、交通意外、手术，

组织器官、腔隙间隔的内外压改变、消化道痉挛、血管痉挛等；物理性的，冷、热、光、电、微波刺激等；化学性的，酸、碱、有毒刺激性气体、药物等；生物性的，毒蛇、蜂、蚊蝇等生物毒素。②炎症和免疫功能障碍。无论是感染性炎症还是无菌性炎症，都会引起疼痛，无菌性炎症导致的疼痛占临床疼痛的绝大多数。免疫功能障碍导致的自身免疫性疾病，如强直性脊柱炎、风湿性及类风湿关节炎、皮肌炎及系统性红斑狼疮等均可引起严重的慢性疼痛。③缺血缺氧损伤。缺血缺氧是心绞痛、心肌梗死、动静脉栓塞、脉管炎、雷诺综合征等疾病致痛的主要原因之一。④出血和水肿。一些组织器官腔隙内的出血或液体增多，也常成为疼痛的主要原因，如颅内出血和水肿引起头痛。⑤慢性运动系统退行性变。是导致慢性疼痛发病因素中最常见的原因。⑥其他。代谢异常可引起疼痛，如糖尿病性末梢神经炎、痛风等；自主神经功能紊乱可引起神经血管性头痛；精神性疼痛由心理因素引起，一般没有机体器质性病变。疼痛种类多、发生机制复杂且各有特点。例如，急性疼痛一般随伤害性刺激源的消失而消失，而慢性疼痛（神经病理性疼痛）则不会随刺激源的消失而消失。根据现有知识，将产生疼痛的神经传导途径概括如下：外周疼痛感受器的兴奋和初级传入神经纤维的信号传入——初级神经元（脊髓后角神经元）的信息接收与调制——上行传导束汇集信息于丘脑——丘脑信息的调制和传入大脑皮质——大脑皮质信息的调制、下行疼痛的调节和疼痛的形成。疼痛形成的机制也是医学镇痛的理

论基础。

功能与代谢变化 在急性期，各种疼痛刺激可引起痛觉传入纤维异常放电，从而产生人体的疼痛或动物的逃避反应，这一阶段为对伤害性刺激部位的短暂反应而产生的适应和警觉作用。第二期主要表现为自发性疼痛，损伤部位及其周围未损伤部位的刺激也可引起疼痛，其特点是出现外周敏化和中枢敏化，表现为痛觉过敏和痛觉超敏。第三期表现为神经性疼痛。

疼痛对机体的影响取决于疼痛的程度、性质及其持续时间。一般急性伤害性疼痛对机体具有一定的保护作用，如交感神经兴奋，提高机体的警觉和迅速逃避伤害源，从而避免进一步的伤害。可见，急性疼痛是很多疾病的早期信号，可促使患者就诊，有利于疾病的早期诊断和治疗。但慢性疼痛对机体是有害的，如神经性疼痛和炎性疼痛等。

（王建枝 周新文）

tòngyù

痛阈 pain threshold 引起痛觉感知的最小刺激量。痛阈的高低因人而异，且受多种因素影响，如年龄、性别、性格、心理状态以及致痛刺激的性质等。痛阈又分痛感受阈和痛反应阈。痛感受阈是受试者用语言报告有痛觉时所受到的最小的刺激量，测定受试者能耐受的最大伤害性刺激量称耐痛阈。痛反应阈是指能引起躯体反射和内脏反射（血压、脉搏、瞳孔、呼吸等）所需的最小伤害性刺激量。

痛阈值的形成机制 机体对外界的各种刺激通过感受器，经神经传入纤维以电活动进行传输，最终产生感觉和相应的反应。感受器是一种特殊的结构，能感受

体内外环境变化而产生的刺激，并能将不同形式的刺激能量转化为神经冲动。每一种感受器一般只能对某一种刺激特别敏感，即以最小刺激强度所能引起的感觉，称为感受器的适宜刺激。人体感受器根据所接受适宜刺激的种类可分为温度、听觉、视觉、触觉、血管壁压力、内脏张力、味觉、嗅觉、痛觉、化学及渗透压等多种感受器。感受器具有换能作用，将各自适宜刺激的能量转换为能向中枢传导的电能。静息状态下感受器膜对K^+、Cl^-具有选择性通透性，但对Na^+几乎没有通透性。感受器受到刺激后，局部释放化学物质使细胞膜或神经末梢对Na^+通透性增大，Na^+内流使膜电位去极化产生感受电位。感受电位是一种局部电位，而非动作电位，只有刺激强度达到一定强度，感受器电位才转变成动作电位，引起神经冲动和动作电位的上传，中枢神经编码信息形成痛觉和其他不同感觉。决定痛阈值的机制很复杂，主要与以下几方面因素有关：①痛觉感受器及传导纤维类型。如皮肤痛感受器包括三种，机械型痛感受器，直径大的$A\beta$纤维的传导速度最快，激活阈值也最低；温热性痛觉感受器，直径小的$A\delta$纤维可以传导低阈值和高阈值的机械或热刺激，对伤害性温度刺激较为敏感；多型痛觉感受器，小直径、无髓鞘C纤维传导高阈值的高温、机械和化学刺激敏感。②痛觉的信息编码加工。③外周和中枢神经敏化。导致痛阈降低、痛觉敏感。

功能与代谢变化 不同原因引起的痛阈的改变都会引起全身性功能改变。痛阈降低使人对疼痛的敏感性提高，引起正常的非伤害性刺激，如体内生理范围的

改变或轻微的触摸等可出现痛感。痛阈的长期降低，会引起情绪的改变和体内功能的紊乱，如血管、肌肉持续性收缩，从而出现血管源性头痛和肌紧张性头痛。痛阈升高导致机体对伤害性刺激不能感受或反应延迟，不利于人体逃避伤害性刺激，不利于对疾病的早期发现和早期诊断，容易丧失早期治疗的机会。因此，痛阈异常升高或降低对人体都是不利的。

（王建枝 周新文）

zhījué yōushì

知觉优势 perceptual dominance 在知觉形成过程中不同的刺激使感官，如视觉、痛觉和触觉等在刺激反应中发挥主导作用的知觉。个体对当前直接作用于感觉器官的客观事物的整体及外部关系的反映，是感觉器官和脑对刺激作出的相应的理解、分析和整合。由于个体对过去知识经验在知觉过程中作用的看法不同，根据知觉形成的机制和模式识别，提出了多种模式识别的理论或模型。知觉过程的一个共有现象是结构优势效应，即在知觉过程中，整体结构在模式识别中可起到有利于知觉形成的作用，位于整体结构中的对象的知觉速度快于结构不严密的组织中知觉对象的知觉速度。这种结构优势效应主要表现为字词优势效应、客体优势效应以及构型优势效应等。

（王建枝 周新文）

tòngnàishòulì

痛耐受力 pain tolerance 人所能容忍的最强疼痛水平。疼痛既有生理学特性又有心理学特性，疼痛不是纯粹生理方面的感觉，因此疼痛不等同于疼痛感。

痛耐受力水平主要受两方面因素影响，即根据疼痛"闸门控

制理论"，各种刺激形成传入神经纤维电信号，使脊髓中的"闸门"打开并将冲动传入大脑，产生疼痛。疼痛闸门开放的物理因素，如疼痛感受器、神经传入纤维、脊髓及大脑等的生物学特性影响个体痛耐受力。心理因素影响痛耐受力，幻肢痛（肢体被截除后，患者还能感觉到肢体疼痛）和精神心理异常（精神分裂症患者）产生心因性疼痛。很多心理性因素都会影响个体的痛耐受力，如文化、信念、信心和意志等，都会在一定程度上影响疼痛的发生和个体疼痛耐受力，这些心理因素可概括为认知和情绪。认知和情绪对痛耐受力的作用包括：①正确认识疼痛的原因、疼痛的机制和后果。可以消除患者的恐惧心理和稳定患者情绪，解除患者恐惧、紧张、焦虑可以降低患者唤醒水平，使痛耐受力提高。②正确认识疾病的病程和预后。可以增强患者战胜疾病的信心和勇气，而影响痛耐受力。另外，个体的文化背景、民族和人格等因素在痛耐受力中也发挥重要作用。

(王建枝 周新文)

shānghàixìng téngtòng

伤害性疼痛 nociceptive pain

外周伤害性感受器激活或敏化所致疼痛。外周伤害性感受器将伤害性刺激转化为化学冲动，并经脊髓上行传导束传至中枢。临床常见的手术创伤性疼痛等都属该类疼痛。

根据疼痛部位，伤害性疼痛可分为躯体性疼痛和内脏性疼痛。躯体性疼痛的特点是定位明确、间断或持续性。内脏性疼痛的定位不明确，常为弥散性，其疼痛的特点为钝痛、绞痛或压榨痛，表现为间断性和持续性。内脏性疼痛有时与损伤无关，如切割肠

不会引起任何疼痛，牵拉膀胱则引起强烈疼痛；内脏性疼痛定位性差、呈弥散性，主要因为内脏伤害性感受器缺乏单独的内脏感觉通路且内脏传入神经纤维比例小；多数内脏实质器官对疼痛不敏感；内脏性疼痛常伴有自主和运动神经反射，如肾绞痛时常伴恶心、呕吐和腰痛。

伤害性感受器是没有特化的游离神经末梢，广泛分布在皮肤、肌肉、关节和内脏等，可选择性感受伤害性刺激并通过传入神经纤维将刺激传入脊髓初级感觉神经元。伤害性感受器包括两类：有髓鞘Aδ传入纤维和无髓鞘C纤维，可感受刺激源，通过有髓鞘Aδ传入纤维或无髓鞘C纤维将痛觉信息传入初级感觉神经元——脊髓的背根神经节(dorsal root ganglion, DRG)或颅内神经节。DRG神经元分为不同的直径和功能亚群，这是中枢神经系统对各类感觉信息进行区别的基础。脊髓后角痛觉信息的初级整合，多数初级传入纤维都终止于同侧脊髓后角。雷克塞德(Rexed)将脊髓灰质分为10层，包括后角的6层(Ⅰ~Ⅵ层)、前角的3层(Ⅷ~Ⅸ层)和中央管周围的Ⅹ层。处理伤害性信息的神经元主要存在于后角的Ⅰ~Ⅴ层。很多DRG神经元都有多个突起，因此，一根纤维可能会传递两个完全不同区域的感觉信息。

脊髓后角投射神经元轴突分别发出上行和下行神经传导纤维，形成邻近的数个脊髓节段性调节，而伤害性疼痛信号调制涉及刺激传入纤维产生的调制和高级中枢的下行调节作用。1965年，梅尔扎克(Melzack R)和沃尔(Wall PD)在《科学》杂志发表文章提出闸门控制学说解释脊髓节段调控的机制。该学说认为初级传入纤维

Aδ和C均可激活投射神经元，但Aδ和C传入纤维对脊髓后角胶质区抑制性中间神经元的作用相反，Aδ激活胶质区抑制性神经元而C传入纤维对该区神经元起抑制作用。因此，激活Aδ传入纤维可增强抑制性神经元的活性，并通过突触机制导致疼痛传导闸门处于关闭状态，疼痛缓解；反之，激活C传入纤维使疼痛闸门开放，导致或加重疼痛。

脊髓后角神经元形成上行传导束向上传导，将信息传到脑的高级中枢，主要传导通路包括脊髓丘脑束、脊髓网状束、脊髓中脑束和背柱突触后纤维束。这些传导束最终汇集于丘脑，丘脑是机体最重要的痛觉整合中枢和中转站。丘脑的不同核团对来自不同部位的信息汇集并整合后，传输到大脑皮质，最终形成疼痛感觉。另一方面，脑高级中枢对脊髓后角信息传递也存在下行调制。例如，注射微量吗啡至家兔第三脑室周围灰质和中脑导水管周围灰质可产生镇痛效应。虽然脑高级中枢对痛觉的下行调控通路尚不清楚，但脑干对脊髓后角神经元的下行抑制系统已被研究证实。同时，脑高级中枢痛觉的下行调控是开发脑内镇痛药物的理论基础。

(王建枝 周新文)

fēishānghàixìng téngtòng

非伤害性疼痛 non-nociceptive pain

无明显伤害性损伤存在、由非伤害性神经纤维传入而引起的持续和严重的疼痛。是一个相对于伤害性疼痛的概念，至今缺乏明确的定义。一些正常非伤害性的刺激，如轻微的触摸和活动，可引起强烈的疼痛。非伤害性疼痛应该在排除各种伤害性作用，特别是机体深部的组织损伤后确定，伤害性疼痛和非伤害性疼痛

的鉴定有助于疼痛的治疗。非伤害性疼痛的发生与外周神经和中枢神经传导相关的主要临床依据：①外周神经引起的非伤害性疼痛。用低强度的电神经刺激仅能激活非伤害性神经传入纤维，这种刺激在正常人只引起无痛性感觉异常，而在某些患者引起强烈的疼痛；非伤害性神经元轴突比伤害性神经元轴突明显增大，使前者比后者对刺激更敏感，而且传导刺激信号的速度也更快。因此，非伤害性疼痛神经传入引起的疼痛比伤害性疼痛神经传入引起的疼痛出现得早；阻断非伤害性神经传入可使患者由无伤害性刺激引起的疼痛消失。②中枢神经引起的非伤害性疼痛。如在卒中、脊髓创伤后出现的运动性疼痛，这些患者没有任何外周运动功能损伤，休息时也没有自发性疼痛，但若试图取物、行走和移动肢体，则可出现强烈的疼痛感觉。

对慢性疼痛的研究已取得了大量突破性进展，从而增加了对非伤害性疼痛的认识，但对其发生机制仍不完全清楚。一般认为非伤害性疼痛产生的机制与下述因素相关：①传导轻微触觉和振动的粗大Aβ纤维的敏感性升高和传导速度明显加快。特异性阻断Aβ纤维可消除触觉刺激诱导的疼痛，有关粗Aβ传导纤维发生传导异常的机制有待阐明。②外周敏化机制。各种创伤至组织释放致炎物质和离子，如缓激肽、细胞因子（肿瘤坏死因子-α、白介素-1、白介素-6等）、前列腺素类物质和生长因子类物质、氢离子和钾离子，这些炎症物质和离子刺激可引起伤害性感受器阈值降低。这一现象被称为外周敏化。这种源于痛觉纤维发生敏化而导致正常情况下的非伤害性刺激引起疼痛

反应，即痛觉超敏。③中枢敏化机制。中枢神经系统在痛觉形成过程中表现出来的可塑性变化即为中枢敏化。临床上典型中枢敏化引起疼痛的病例是截肢后患者出现的幻肢痛，此时疼痛刺激已经去除但疼痛仍然绵延不断。

（王建枝 周新文）

yánxìngtòng

炎性痛 inflammatory pain 无外部触发因素时机体的炎症反应所致的自发性疼痛。是引起慢性疼痛的重要原因之一。组织炎症反应、炎性介质等均可刺激并激活化学感受器，引起外周神经元反应，并使外周伤害性感受器敏化，经初级传入神经Aδ、C纤维传入激活N-甲基-D-天冬氨酸（NMDA）受体，致使脊髓神经元敏化，引起伤害区周围无损伤组织的痛觉敏化，痛觉过敏区范围扩大，持续长时间和高强度兴奋传入中枢，即出现中枢敏化，形成炎性痛。

外周敏化机制 组织损伤使受伤细胞释放炎性介质，如H^+、K^+、缓激肽、组胺、腺苷三磷酸、5-羟色胺和一氧化氮等。花生四烯酸通路的激活，产生前列腺素和白三烯。同时，炎症因子进一步促使损伤组织中的免疫细胞产生并释放细胞因子和生长因子。炎性介质使外周神经特别是无髓鞘的神经末梢对其他刺激的反应性和兴奋性不断增强，导致痛阈下降和痛觉过敏。参与外周敏化的主要物质包括缓激肽、细胞因子，如促炎介质肿瘤坏死因子-α、白介素-1、白介素-6及白介素-8，前列腺素和生长因子等炎症或炎症相关物质。除伤害感受器外，主要参与外周敏化的受体：酸感应受体属选择性质子活化离子通道，广泛存在于神经系统及部分脊髓

神经节细胞，酸性环境迅速产生失活性电流（除Na^+电流外），并与甲酰胆碱的灵敏度相关；辣椒素受体属配体门控型阳离子通道，存在于C纤维和一部分Aδ纤维神经元。对辣椒素及中强度热刺激（43℃以上）敏感，其活性在炎症组织产生的酸性环境中增强；嘌呤受体如与腺苷起反应的为P1受体，与腺苷三磷酸起反应的为P2受体；离子通道，如Ca^{2+}和Na^+离子通道。

中枢敏化机制 初级传入神经元C纤维被炎性介质反复持续激活，致使中枢神经通路及活性产生实质变化。炎症状态下，外周伤害刺激经初级传入神经元C纤维传入，并释放谷氨酸、神经肽、神经营养因子等，使脊髓神经元致敏，引起损伤区周围正常组织对机械刺激或阈上刺激的反应增强，痛觉过敏区范围扩大，持续时间延长，强度增加，兴奋阈下降而出现超常痛觉过敏，即中枢敏化。炎性刺激增加初级传入纤维肽类递质释放；刺激第二信使系统，增加Ca^{2+}内流和蛋白磷酸化，使蛋白激酶炎症激活作用延长，脊髓后角神经元反应增强，从而导致对阈上刺激反应增强，持续时间延长，即痛觉过敏；兴奋性感受野扩大，致脊髓神经元对伤害性区域之外的刺激产生反应；神经元兴奋阈值降低，致使正常时无伤害性刺激激活经常传递伤害性信息的神经元，产生异常疼痛。NMDA受体在中枢敏化中起重要作用。

（王建枝 周新文）

jíxìng téngtòng

急性疼痛 acute pain 受短暂有害刺激而即刻发生的疼痛。常伴有某些自主的、生理的和情绪上的异常反应。急性疼痛可以由皮肤、

内脏及肌肉等部位受到有害刺激而引发。

机体不同部位，如皮肤、内脏、肌肉及深部组织，受到有害刺激，如机械、物理及化学性等的刺激，随后引起相应的痛觉感受器和初级传入纤维（如Aδ和C传入纤维）异常放电，痛觉信息通过外周和中枢的调节（疼痛的门控学说）而引起人的疼痛和动物逃避反应。急性疼痛一般随着疼痛刺激的停止而消失。

急性疼痛对机体具有保护和损伤的双重性。①保护作用。短暂的急性疼痛可以提醒人们迅速采取行动避免进一步的伤害和及时求医就诊，但是在某些情况下，疼痛出现的时间滞后，如晒伤、大多数内脏疾病的疼痛等，就失去了疼痛的保护性反射。另一方面，疼痛可以引起某些节段或节段上的神经反射，引起机体肺通气增加、心功能增强和心输出量增加，血液重新分布，保证心、脑等"重要器官"的灌流，减少皮肤、胃肠道等"非重要器官"的血流，这有利于维护机体的内环境稳定。②损伤作用。持久的剧烈疼痛不仅对机体没有保护作用还会引起机体的损伤反应。脊髓的节段性反射过度增强，引起肌肉、心脏收缩，耗氧量增加，甚至引发严重的心律失常；交感神经功能亢进导致胃肠道和泌尿系统功能紊乱。节段上反射增强，引起中枢神经和内分泌系统的功能紊乱，出现交感神经兴奋、肾上腺素分泌增加、分解代谢相关激素分泌增加、合成代谢相关激素分泌降低等全身性应激反应，严重者导致机体内环境紊乱。强烈的疼痛还会引起严重的情绪异常和损害精神健康。

（王建枝　周新文）

mànxìng téngtòng

慢性疼痛　chronic pain　不易缓解或持续时间超过正常恢复所需时间，抑或几个月、几年后复发并持续1月以上的疼痛。作为主要诊断标准的持续时间很难界定。以往规定为6个月以上，1986年国际疼痛研究会确定疼痛持续或间歇性持续3个月即为慢性疼痛。

慢性疼痛的病因和发生机制与以下几方面因素有关。①外周性。各种刺激引起躯体、内脏等组织损伤，致使内生性致痛物质如5-羟色胺、组胺、缓激肽、前列腺素及白三烯等释放，从而持续刺激或致敏伤害性感受器，或二者兼而有之，导致外周痛觉过敏，其机制包括原发性痛觉过敏和继发性痛觉过敏。然后通过神经传入纤维而引起疼痛。②中枢性。脊髓的反应性升高引起中枢敏化是导致长期疼痛信息传入和疼痛反应性增强的重要原因。出现反应性升高的神经元包括后角神经元、中间神经元、前角神经元、丘脑、皮质和其他脑区组织也可形成相关改变。中枢敏化使低强度或正常刺激可产生与刺激不相称的强烈疼痛。中枢敏化在细胞水平的电生理特点表现为：一个刺激引起更长时间和强度的反应，产生更多的动作电位，是痛觉过敏的电生理机制；感受范围扩大，使原本诱发放电无效的区域出现诱发电位和动作电位，出现继发性痛觉过敏；发放阈值降低，低于有害刺激也可活化神经。③精神心理性。如紧张、心理异常、抑郁症、精神分裂症及癔病等常伴随慢性疼痛。

慢性疼痛对机体的影响与引起疼痛的原因和机制、持续时间、精神和心理状态及其他心理学特征和社会性因素的变化密切相关。①对生理和行为的影响。慢性疼痛常引起失眠、食欲缺乏、便秘、性欲及性活动减弱、精神运动性阻滞和疼痛耐受性降低等生理和行为改变。但某些慢性疼痛如三叉神经痛、脑神经痛等出现与急性疼痛类似的拟交感神经兴奋和神经内分泌功能明显增强，表现为循环、代谢及呼吸增强及胃肠和泌尿系统功能降低等变化。②对精神和心理的影响。取决于疼痛的性质（如持续时间、强度等）以及人格、个体心理及社会等方面的因素。患者常出现精神和性格改变，如和蔼可亲的人变得易激惹，坚强的人变成懦夫，社交活动减少。严重的长时间的持续疼痛会使患者出现抑郁症、疑病症、躯体性偏执等一系列心理和精神反应，是慢性持续疼痛的特征。

（王建枝　周新文）

shénjīngxìng téngtòng

神经性疼痛　neuropathic pain　神经系统原发性损伤或功能障碍致外周或中枢神经系统紊乱引起的疼痛。

神经性疼痛可以由外周神经和中枢损伤产生。其发生机制包括如下几点：①外伤性断肢或手术截肢等外周神经损伤后，发生一系列解剖、生理和生化改变，出现神经纤维的再生、神经瘤等，使其对各种刺激超敏。其机制通过外周神经传入纤维异常放电，表现为对周围环境细微的K^+、Na^+和Ca^{2+}浓度变化而产生异常电活动。②脊髓后角出现形态、生理及神经化学等方面的改变，导致脊髓后角失去正常的传入冲动，出现神经元的交互混传诱发电位。神经元的混传是指一个神经元的电活动，通过非突触的相互作用影响邻近神经元的电活动。交感神经对损伤神经元的兴奋作用也可引起神经痛。③中枢神经系统的神经传导通路损伤，如脊髓丘脑通路、内丘通路及网状和内侧核等，导致中枢对疼痛和其他刺激异常敏感。

神经性疼痛对机体的影响与慢性疼痛相似，主要是对机体产生损伤性影响。神经性疼痛的程度和持续的时间决定其对机体影响的程度。

（王建枝 周新文）

xiūkè

休克 shock 在强烈致病因素作用下，有效循环血量急剧降低，组织血液灌流量严重不足以致组织细胞及重要生命器官发生功能、代谢障碍和形态结构损害的病理状态。严重失血、失液、感染、烧伤、创伤或挤压伤，过敏反应，心泵功能降低等均可诱发休克。休克是临床上常见的危急重症，病死率较高，常有烦躁不安、神志淡漠或昏迷、皮肤苍白或发绀、四肢冰凉、脉搏细速、脉压变小或血压降低、尿量减少或无尿等表现。

病因与分类 休克的病因很多，包括失血、失液、烧伤、创伤、感染、心力衰竭、过敏、强烈神经刺激等。

按病因分类 例如失血性休克、烧伤性休克、创伤性休克、感染性休克、过敏性休克、神经源性休克、心源性休克等。

按发病学始动环节分类 ①低血容量性休克。血容量下降为始动因素，有效循环血量不足所致，主要包括失血性休克、烧伤性休克、创伤性休克等。②血管源性休克。外周血管扩张、血管床容量增大为始动因素，有效循环血量相对不足所致。血管扩张致大量血液淤滞于扩张的小血管内，

大血管内血容量相对不足，出现血液在血管内的分布异常，故又称为分布异常性休克。由于外周阻力降低，又称为低阻力性休克，主要包括过敏性休克、感染性休克、神经源性休克等。③心源性休克。大面积心肌梗死、严重心律失常、心肌病等引起心泵功能障碍、心输出量急剧降低、血压下降、组织器官灌流不足所致。

按血流动力学变化特点分类 ①低排高阻型休克。即低动力型休克，以心输出量降低、外周阻力增高为特征。患者脉压下降，但血压降低可不明显，皮肤内脏血管收缩，面色苍白、四肢冰凉、体温降低，故又称为冷休克。②高排低阻型休克。即高动力型休克，以心输出量增高、外周阻力降低为特征。患者脉压可增大，血压稍降低，皮肤血管扩张或动静脉吻合支开放，血液更多流向皮肤，使皮肤温度升高，故又称为暖休克。③低排低阻型休克。以心输出量降低、外周阻力也降低为特征。患者血压下降非常明显，提示休克已进入失偿期，病情危重。

发病机制 尚未完全阐明。大多数学者采信的有微循环机制和细胞分子机制。

微循环机制 20世纪60年代，利勒黑伊(Lillehei W)研究了休克时的微循环血液灌流障碍，提出了休克的微循环学说。虽然各型休克都存在微循环的障碍，但其变化特点并不完全一致，其中以低血容量性休克时的变化最为典型。以低血容量性休克为例，阐述休克时微循环的变化规律。根据微循环学说，一般将休克的发生发展过程分为三个时期：微循环缺血期、微循环淤血期和微循

环衰竭期（图1）。

微循环缺血期 亦称休克早期。因组织血流供应不足，微循环呈现缺血缺氧状态，故又称为缺血性缺氧期。在大量失血或失液打击下，生命受到威胁，机体为生存而启动了代偿反应，故又称为休克代偿期。这种代偿反应目的是以降低心脏和大脑以外的组织器官血液供应为代价，阻止动脉血压大幅降低，以保证心脏和大脑的血液供应，从而暂时性解除生命威胁。

休克早期机体的代偿机制：①外周阻力增加。由于大量失血，血容量急剧降低，心输出量减少，血压下降，致使减压反射受抑而引起交感神经兴奋性增高。此时，肾上腺髓质也合成、分泌大量的儿茶酚胺(catecholamine, CA)类激素（主要包括肾上腺素、去甲肾上腺素和多巴胺）入血，致使血中CA浓度比正常高出几十甚至数百倍。此外，血中其他缩血管体液因子，如血管紧张素Ⅱ、血管加压素、血栓素、内皮素等明显增加。皮肤、骨骼肌、肾、消化道血管富含交感缩血管纤维，且α受体密度较高，因此在交感神经强烈兴奋时这些组织器官的动脉血管平滑肌强烈收缩、痉挛，血管口径变小，导致外周阻力增加，以利于血压回升。②回心血量增加。交感-肾上腺髓质系统的兴奋导致静脉血管平滑肌及肝脾等储血器官的静脉收缩，储存在大静脉和肝脾的血液进入血液循环，产生"自身输血"效应，使回心血量增加。此外，因微循环动脉端血管平滑肌收缩比微循环静脉端收缩强度更大，导致毛细血管中流体静压下降，组织液回流到血管内增多，产生"自身输液"效应，亦使回心血量增加。③心

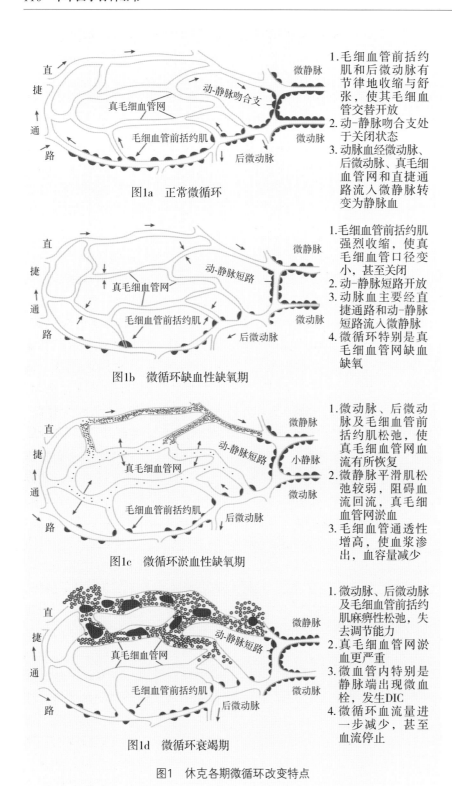

1. 毛细血管前括约肌和后微动脉有节律地收缩与舒张，使其毛细血管交替开放
2. 动-静脉吻合支处于关闭状态
3. 动脉血经微动脉、后微动脉、真毛细血管网和直捷通路流入微静脉转变为静脉血

图1a　正常微循环

1. 毛细血管前括约肌强烈收缩，使真毛细血管口径变小，甚至关闭
2. 动-静脉短路开放
3. 动脉血主要经直捷通路和动-静脉短路流入微静脉
4. 微循环特别是真毛细血管网缺血缺氧

图1b　微循环缺血性缺氧期

1. 微动脉、后微动脉及毛细血管前括约肌松弛，使真毛细血管网血流有所恢复
2. 微静脉平滑肌松弛较弱，阻碍血流回流，真毛细血管网淤血
3. 毛细血管通透性增高，使血浆渗出，血容量减少

图1c　微循环淤血性缺氧期

1. 微动脉、后微动脉及毛细血管前括约肌麻痹性松弛，失去调节能力
2. 真毛细血管网淤血更严重
3. 微血管内特别是静脉端出现微血栓，发生DIC
4. 微循环血流量进一步减少，甚至血流停止

图1d　微循环衰竭期

图1　休克各期微循环改变特点

输出量增加。交感神经兴奋及血中CA浓度升高使心率加快和心肌收缩力增强，在回心血量回升的基础上导致心输出量显著回升。④血流重分布。心脏冠状动脉平滑肌含有β受体，激活时引起冠状动脉扩张；而脑动脉血管能通过自身调节维持脑血流量的相对正

常，平均动脉压为60~140mmHg时，可保持脑血流量相对稳定；经过上述血流的调节，可使心、脑血流供应基本得到保证，而心、脑以外的组织器官皮肤、骨骼肌、肾、消化道等血管强烈痉挛，血流量持续降低，这种变化称为血流重分布。

休克早期的微循环变化特点：①毛细胞血管前阻力血管（微动脉、后微动脉和毛细血管括约肌）因α受体分布占优势，发生强烈收缩，使微循环供血不足。②毛细胞血管后阻力血管（微静脉和小静脉）因α受体分布较少，虽发生收缩，但收缩强度不及毛细血管前阻力血管，故微循环血液流出亦减少。③微循环内动-静脉短路因β受体兴奋而开放。此外，微循环的直捷通路因受交感兴奋的影响较小，微循环血流可通过直捷通路回流至静脉系统。因此，休克早期微循环的灌流特点是：少灌少流。微循环缺血缺氧最明显的部位是真毛细血管网。休克早期的临床表现为：面色苍白、四肢冰凉、出冷汗、肛温降低、脉搏细速、脉压缩小、尿量减少等。由于此期中心、脑血液灌流得到保证，患者神志清楚，但常显烦躁不安。由于交感神经兴奋，脉压明显缩小，但血压变化不恒定，可骤降、稍降、正常、甚至轻度升高。所以，血压下降与否不能作为早期休克的判断指标。

微循环淤血期　亦称休克期。如果在休克早期病因未能及时去除，休克将继续发展进入第二期。由于此期中微循环血液供应由缺血转变为淤血，故此期又称为淤血性缺氧期。进入微循环淤血期后，各种代偿机制先后失效，产生恶性循环，此期也称为休克失代偿期。微循环淤血期形成多种恶性循环：①外周阻力下降。休克早期因机体代偿机制使外周阻力增加。但是，进入休克第二期，机体的上述代偿机制逐渐失效，导致外周阻力下降。由于组织缺血缺氧，无氧酵解增强，酸性产物乳酸和CO_2堆积，导致代谢性酸中毒。血中$[H^+]$升高使血管平滑肌

对CA的敏感性下降，血管收缩程度减弱；组织缺血缺氧和酸中毒也可导致局部扩血管代谢产物如腺苷、组胺、5-羟色胺、缓激肽等生成增多。此外，在多种炎性相关因子的刺激下，诱导型一氧化氮合酶高表达，使血中一氧化氮水平升高。上述扩血管物质均可导致外周血管平滑肌松弛，血管扩张，外周阻力下降。外周阻力下降引起动脉血压进行性下降，导致心、脑血液灌流减少。②血浆外渗。首先，组胺、缓激肽等局部扩血管物质可导致毛细血管通透性增加，致使血浆外渗；同时，由于微循环静脉端血管平滑肌对酸性产物及扩血管物质的耐受性较强，其平滑肌松弛扩张程度不及动脉端血管平滑肌，致使血液淤滞在微循环，促进血浆渗出；此外，白细胞黏附于微静脉壁，增加微循环血液流出阻力，促进血浆外渗。③心泵功能降低。心脏血液灌流下降且由于酸中毒及内源性阿片肽（内啡肽、脑啡肽）等抑制心脏、心血管中枢及交感

神经，均可使心肌收缩性降低、心输出量下降（图2）。

微循环淤血期的微循环变化特点：①毛细血管前阻力血管平滑肌扩张大于毛细血管后阻力血管，毛细血管前括约肌扩张，真毛细血管开放数量增多，血管床容量增大，使血液淤积于微循环。②毛细血管通透性增高，血浆外渗，致血液浓缩、红细胞聚集，加重血液淤滞。③微循环血液流速变慢，白细胞黏附于微静脉血管壁，致微循环血液流出受阻，血液淤滞在微循环。此时，微循环的灌流特点是：灌而少流。

微循环淤血期的临床表现：①皮肤由苍白变为发绀或花斑状。②血压进行性下降，脉搏细速，静脉萎陷，中心静脉压下降。③心脏供血不足，心功能障碍。④大脑缺血，由神志清醒进入神志淡漠，甚至昏迷。⑤少尿或无尿。严重者可出现多器官功能衰竭。

微循环衰竭期 亦称休克难治期。如在微循环淤血期未得到及时有效治疗，休克将进一步发

展至微循环衰竭期。此期病情危重，微循环血液灌流量进行性下降，部分微循环血液灌流停止，各种调节机制失效，即使采取输血输液、纠正酸中毒、细胞保护等多种抢救措施，仍难以纠正休克状态，故又称为休克不可逆期。

微循环衰竭机制：①微血管麻痹性扩张。由于酸中毒加重，H^+可以通过H^+-Ca^{2+}竞争导致Ca^{2+}内流减少；NO生成增多也可以通过cGMP通路导致Ca^{2+}内流减少；此外，由于组织缺血缺氧，腺苷三磷酸(adenosine triphosphate, ATP)生成减少，引起血管平滑肌细胞膜上ATP敏感性钾通道激活，细胞内K^+外流增多，细胞膜超极化，导致电压依赖性钙通道受抑制，Ca^{2+}内流减少。上述三条通路最后均可导致血管平滑肌对儿茶酚胺失去反应性而扩张（图3）。②弥散性血管内凝血(disseminated intravascular coagulation, DIC)形成。由于血浆渗出，血液浓缩，血小板、白细胞聚集等使血液黏度增高，血液呈高凝状态；严重创伤、烧伤和缺血缺氧等导致组织细胞损伤，促进组织因子大量释放入血，启动外凝血系统；而内皮细胞损伤，胶原纤维暴露可激活凝血因子XII，启动内凝血系统；红细胞破坏，腺苷二磷酸释放入血可激活血小板；TXA_2/PGI_2平衡失调，TXA_2产生增多，导致血小板聚集、释放。上述机制综合作用导致微血管内微血栓形成。休克难治期DIC既可发生在局部组织、器官，也可发生在全身多个器官。

微循环衰竭期微循环变化特点：微血管麻痹性扩张；毛细血管大量开放，血管壁损伤，血浆外渗加剧；微循环内微血栓形成，致使血液灌流停止。即使输血输

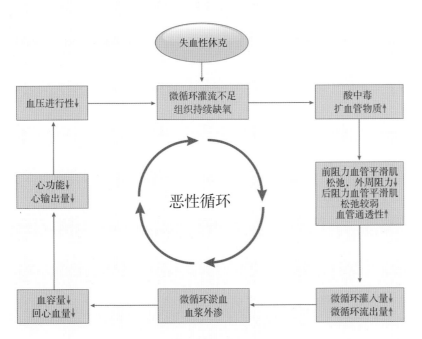

图2　微循环淤血性缺氧期恶性循环形成机制

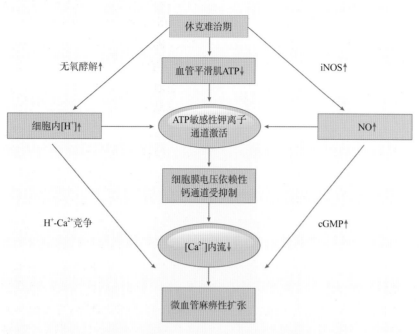

图3 微循环衰竭期微血管麻痹性扩张

液治疗后，血压有所回升，但微循环血液灌流仍无明显改善，此现象称为无复流现象。此时，微循环灌流特点是：不灌不流。微循环衰竭期的临床表现为：顽固性低血压，使用升压药亦难以改善；脉搏细速，静脉萎陷，中心静脉压降低；出现贫血、出血、器官功能障碍，甚至发生多器官功能障碍和多器官功能衰竭。

细胞分子机制　各种休克病因作用于机体细胞和分子，导致细胞活化、细胞损伤和分子改变，促进休克病理过程的发生发展。

细胞活化　主要指炎症细胞的活化。炎症细胞包括中性粒细胞、单核-巨噬细胞、淋巴细胞、血小板、血管内皮细胞、成纤维细胞等。各种休克病因都可直接或间接激活上述炎症细胞，导致中性粒细胞、单核-巨噬细胞的黏附、渗出、吞噬和释放，血小板黏附和聚集，血管内皮细胞的收缩和通透性增加等，从而引起全身性炎症反应、循环功能紊乱、凝血功能障碍和组织损伤。

细胞损伤　各种休克病因可直接或间接损伤组织细胞，引起下述改变：①细胞膜损害。主要有细胞膜通透性增高、细胞膜流动性下降、细胞膜上相关受体和离子通道蛋白的功能受损以及细胞膜完整性破坏。②线粒体损害。主要有线粒体膜受损、线粒体肿胀、能量代谢障碍、ATP生成减少。③溶酶体损害。溶酶体膜受损可导致多种溶酶体酶的释放，包括胶原酶、组织蛋白酶、弹性蛋白酶、β-葡萄糖醛酸酶等。这些酶的释放可加重组织细胞损伤。④细胞坏死。严重缺血缺氧、酸中毒、代谢障碍、ATP不足等均可致细胞坏死。⑤细胞凋亡。亚致死量的损伤因素可通过激活细胞膜死亡受体途径或线粒体途径诱导细胞凋亡。

分子改变　休克时有许多分子的表达发生改变，如神经-内分泌激素、血管活性物质、炎症介质、急性期蛋白等。这些分子引起机体循环、代谢、凝血、免疫等多方面的紊乱，导致器官功能障碍。

功能与代谢变化　①物质代谢障碍。如氧消耗减少、酸性产物增多，糖原、蛋白和脂肪合成减少，分解增强，严重时出现负氮平衡。②水、电解质和酸碱平衡紊乱。休克时糖酵解增强及乳酸生成增加，常引起代谢性酸中毒；休克早期呼吸加快，常引起呼吸性碱中毒；由于缺血缺氧，ATP产生减少，后者抑制细胞膜上的钠泵，引起高钾血症。③器官功能障碍。休克时最常损伤的器官是肺、肾、肝、胃、肠、心、脑等，也可因两个或两个以上器官同时或相继受损而导致多器官功能障碍综合征。

（肖献忠）

dīxuèróngliàngxìng xiūkè
低血容量性休克 hypovolemic shock　失血、失液和血浆丢失导致血容量减少引起的休克。低血容量性休克在临床十分常见，多为低动力型休克，有"三低一高"的特征，即低回心血量、低心输出量、低血压和高外周阻力。患者面色苍白，皮肤湿冷，四肢冰凉，血压下降，尿量减少，神志障碍。

低血容量性休克的病因很多，常见于下述情况：①大失血（见失血性休克）。②体液丢失。多见于呕吐、腹泻、肠瘘管等导致消化道液体大量丢失，胸腔、腹腔积液一次性大量抽水；饮水不足；出汗过多，尿量增多（如尿崩症）、肾衰竭多尿期液体大量丢失等。③血浆丢失。多见于大面积烧伤，因创面毛细血管通透性增高，使大量血浆渗出。此外，严重肠梗阻时，因肠壁毛细血管内压力升高，使血浆大量进入肠腔，也可导致血容量下降。与大失血导致的休克不同，体液和血浆丢失时血细胞并未丢失，故血细胞比容升高，血液浓缩明显。创伤性休克和烧伤性休克时因伴有大失血和血浆丢失，可发生低血容量性休克，但因常伴有组织损伤和继发感染等，其发生机制远比单纯低血容量性休克复杂。

低血容量性休克的发生及其严重程度取决于循环血量下降的多少与速度以及机体的代偿能力。低血容量性休克的早期代偿机制与颈动脉窦和主动脉弓的压力感受器兴奋有关，后者感受到平均动脉压下降后，反射性引起交感神经兴奋性增高、肾上腺髓质兴奋和儿茶酚胺产生增多。儿茶酚胺使皮肤和内脏小血管收缩，外周阻力增大，同时发挥正性肌力作用，致使心率加快、心肌收缩性增强、心输出量增加。此外，交感-肾上腺髓质兴奋所致的"自身输血"和"自身输液"现象也在增加循环血量和回心血量方面起重要代偿作用。

低血容量性休克的发生机制和发生发展过程遵循微循环缺血期、微循环淤血期和微循环衰竭期逐渐发展的规律，功能代谢变化符合休克时的典型变化。

（肖献忠）

失血性休克 hemorrhagic shock

大失血导致有效循环血量减少引起的休克。失血性休克在临床上十分常见，属低血容量性休克的一种。其常见原因为：①外出血。各种外伤导致大血管破裂引起的急性大出血。②内出血。见于外伤引起的体腔中大失血，如肝、脾破裂，腹腔大出血，胸部和肺血管损伤导致胸腔内大失血；肝硬化晚期，食管静脉曲张破裂引起的消化道内大失血；异位妊娠破裂引起腹腔内大出血；此外，亦见于手术后血管结扎线脱落引起的胸腔、腹腔或盆腔内大出血等。

人体循环血量与性别和年龄有关，成年男性约占体重7.5%，成年女性约占体重6.5%，新生儿约占体重8.5%。休克严重程度与失血量密切相关。根据失血量可以将失血性休克分为4级。第Ⅰ级：轻度失血，失血量<全血量15%，成年男性<750ml。患者可有面色苍白、心率加快、口渴等表现，机体可通过各种代偿机制维持血压，保证心、脑供血。第Ⅱ级：中度失血。失血量占全血量15%~30%，成年男性为750~1500ml。患者出现烦躁不安、皮肤苍白、毛细血管苍白试验阳性（轻按患者手指甲床，使甲床变苍白，松开后超过2秒才恢复正常颜色者为阳性）、心率加快（100~120次/分）、脉压下降（但血压下降不明显）、尿量减少（20~30ml/h）。第Ⅲ级：重度失血。失血量占全血量30%~40%，成年男性为1500~2000ml。患者临床表现加重，神志淡漠、心率加快（大于120次/分）、呼吸加快（30~35次/分）、脉压和尿量进一步降低（尿量5~15ml/h）、毛细血管苍白试验仍为阳性。第Ⅳ级：极严重失血。失血量>全血量40%，成年男性>2000ml。患者大脑缺血严重，出现昏睡或昏迷，心率高达140次/分，呼吸超过35次/分，脉压和血压很低，无尿（尿量极少）。

失血性休克的发生机制遵循微循环机制和细胞分子机制的基本规律，其发生发展过程具有微循环缺血期、微循环淤血期和微循环衰竭期的典型变化，其功能与代谢变化与休克典型的功能代谢变化相吻合。失血性休克易并发急性肾功能不全和内毒素血症。因为急性大失血后，血容量迅速减少。为保证心、脑血液灌流，机体进行血液重分配，使肾脏血

液灌流急剧下降，故休克早期即可引起急性肾功能不全。血液重分配也使胃肠血液灌流明显减少，肠黏膜屏障受损，引起肠道中内毒素移位及细菌移位，导致内毒素血症及脓毒症。

（肖献忠）

分布异常性休克 maldistributive shock

各种原因所致外周血管扩张、血管床容量增大，血液滞留在扩张的小血管、参与血液循环的有效循环血量减少而引起的休克。又称为分布性休克、低阻力性休克或血管源性休克。机体血管床的容量远大于血容量。正常情况下，微循环毛细血管呈节律性交替开放，开放者约占20%，闭合者约占80%。外周微小血管扩张口径越大，数量越多，将导致滞留在微循环的血量越多，有效循环血量下降越明显，分布性休克越严重。

分布异常性休克主要有3种。①过敏性休克。机体对变应原发生超敏反应（变态反应），导致外周血管床扩张而引起的休克。患者主要表现有血压下降、心率加快或心律不齐、心音低、神志不清或昏迷。此外，组胺对呼吸道和胃肠道平滑肌发挥收缩效应，可引起支气管平滑肌痉挛、喉头水肿、呼吸困难、腹痛腹泻。过敏性休克起病急骤，病情危重，联合应用解痉剂、抗过敏药和补充血容量可取得良好疗效。②神经源性休克。剧烈疼痛、脑外伤、深度麻醉、高位脊髓麻醉或损伤等所致血管运动中枢抑制、反射性调节功能缺失或麻痹、外周阻力血管扩张引起的休克，与过敏性休克不同。神经源性休克无血管通透性增高和血浆外渗，无血容量明显减少，其一过性血压下

降有时不用治疗即可自愈。③高动力型感染性休克。血流动力学变化以心输出量增高，外周阻力降低为特征的感染性休克（见感染性休克）。

在发病机制上，过敏性休克和神经源性休克的血液淤滞与低血容量性休克微循环淤血期的血液淤滞有所不同。过敏性休克和神经源性休克时，血液淤滞的始动因素是微小血管原发性扩张，因此，其微循环变化过程没有微循环缺血期，一开始就直接进入微循环淤血期；而低血容量性休克则先有微循环缺血，然后才有微循环淤血。高动力型感染性休克时，虽然心输出量增加，皮肤潮红、温暖，但血液却经开放的动-静脉短路回流，导致组织缺血缺氧。

（肖献忠）

gǎnrǎnxìng xiūkè

感染性休克 infectious shock

病原生物感染所致的休克。又称为脓毒性休克或败血症休克(septic shock)。是临床常见休克类型之一。由于发病机制尚未明确，尽管采用各种强有力的抗生素和支持疗法，其病死率仍高达50%~60%，是临床上重症监护病房(ICU)最常见的死亡原因。

引起感染性休克的病原体很多，包括细菌、病毒、真菌、立克次体、钩端螺旋体、寄生虫等。临床上以革兰阴性（G⁻）菌感染引起者居多，但革兰阳性（G⁺）菌感染有上升趋势。G⁻菌的主要致病因素为细菌裂解时释出的内毒素；G⁺菌的主要致病因素为细菌分泌的外毒素。G⁻菌的内毒素为菌体胞壁成分，其有效成分是脂多糖(lipopolysaccharide, LPS)。给动物注射LPS，可产生与感染性休克类似的表现，称为内毒素休克。

根据血流动力学变化的特点，感染性休克可分为两种类型。①低动力型感染性休克。其特点是心输出量下降、外周阻力增高，故又称为低排高阻型休克。其临床表现与一般低血容量性休克相似，有神志改变、皮肤黏膜苍白、四肢湿冷、血压下降、少尿或无尿等。因皮肤苍白冰凉，四肢湿冷，又称为冷休克。其外周阻力增高的机制一方面与严重感染引起交感-肾上腺髓质强烈兴奋、肾上腺素与去甲肾上腺素、血管紧张素Ⅱ、内皮素、血栓素A₂等缩血管物质增多导致的外周微血管收缩有关；另一方面也与感染时活性氧生成增多所致的一氧化氮灭活，内皮细胞受损所致的前列环素合成减少等扩血管物质相对不足有关。其心输出量减少的机制与内毒素、酸中毒等对心肌的直接抑制有关，也与微循环毛细血管网血液大量淤积，使回心血量和有效循环血量降低有关。②高动力型感染性休克。其特点是心输出量增加、外周阻力降低，故又称为高排低阻型休克。临床表现有皮肤黏膜潮红、温热而干燥，尿

量减少，血压下降，代谢性酸中毒等。因皮肤潮红、温热干燥，四肢温暖，又称为暖休克。其外周阻力降低机制与感染时机体产生TNF-α、IL-1等细胞因子，并介导NO或者其他扩血管性物质（如PGE₂、PGI₂、IL-2、缓激肽等）大量产生，使外周血管扩张有关；此外也与交感-肾上腺髓质系统兴奋，血中儿茶酚胺增多，后者作用于动-静脉吻合支血管的β受体，引起微循环的动-静脉短路（动-静脉吻合支）大量开放有关。其心输出量增加涉及以下多方面机制：感染性休克早期心肌损害较轻，也没有血浆外渗；交感神经兴奋与儿茶酚胺增多通过β₁受体对心肌发挥正性肌力作用；微循环动-静脉短路大量开放，血液回流加速，回心血量增加。

临床上高动力型感染性休克见于休克早期，一般病情较轻，随着休克发展和病情加重，可转变为低动力型感染性休克。内毒素休克时，外周血管阻力常常是先降低，后升高。两种类型的感染性休克比较见下表。

表　高动力型与低动力型感染性休克的比较

指　标	高动力型	低动力型
心输出量	高	低
外周阻力	低	高
脉搏	缓慢有力	细速
脉压	>30mmHg	<30mmHg
血压	下降	下降
循环血量	正常	减少
中心静脉压	正常或偏高	偏低
尿量	减少	少尿或无尿
皮肤颜色	潮红→发绀	苍白→发绀
皮肤温度	温暖→湿冷	湿冷
动静脉氧差	缩小	变化大，不确定
发病机制	细胞因子、NO及其他扩血管物质释放；血管平滑肌β受体兴奋，动-静脉短路开放	交感兴奋和缩血管物质释放导致外周阻力增加；回心血量减少、毒素和酸中毒对心肌的抑制致心输出量减少

感染性休克的细胞分子机制主要涉及炎症细胞的活化、全身性炎症反应综合征及多器官功能障碍综合征的产生。这也是感染性休克病情危重、病死率高的重要原因。

（肖献忠）

guòmǐnxìng xiūkè

过敏性休克 anaphylactic shock

机体对变应原发生超敏反应致外周血管床扩张而引起的休克。临床上过敏性休克的发病率不高，一旦发生则极其凶险。其特点是发病非常迅速，如不能及时应用缩血管药如肾上腺素和去甲肾上腺素升高血压，维持心、脑血液灌流，患者可在数分钟内死亡。

各种变应原可经下述途径进入体内：①注射进入。多为皮下和肌内注射，也可经静脉输入。常见的变应原有血液或血液制品、抗血清、化学药物、造影剂等。②消化道摄入。多为食物（如牛奶、蛋清、海鲜、坚果、花生等）或化学药物。③叮咬进入。多为昆虫和节肢动物的分泌液、蛇毒等。④吸入。空气中包括花粉的变应原性物质微粒。

过敏性休克属Ⅰ型超敏反应，即速发型超敏反应。其发生过程可分为3个阶段：①致敏阶段。变应原（全称为变态反应原，又称为过敏原）使具有过敏体质的机体致敏，产生IgE。通常情况下IgE是与小血管周围的肥大细胞和血中的嗜碱性粒细胞结合。当IgE持久地吸附在这两种细胞膜表面时，机体处于致敏状态。机体受变应原刺激后，只需11~12天即可达致敏状态，并可持续半年，甚至数年。②激发阶段。变应原再次进入机体后，变应原与吸附在上述细胞表面的IgE结合，形成变应原-IgE复合物，迅速激活肥大

细胞和嗜碱性粒细胞，引起细胞脱颗粒反应，释放组胺、前列腺素、白三烯等生物活性介质。③效应阶段。释放的生物活性介质作用于效应组织和器官，产生全身过敏反应。

变应原触发致敏细胞脱颗粒经过两条途径：①IgE介导的过敏反应。以IgE为主，IgG_4只起极少作用。这是变应原诱导致敏细胞脱颗粒的主要途径，释放出大量的组胺。②非IgE介导的类过敏反应。这条途径不需要IgE介导。变应原通过经典途径或交替途径激活补体系统，产生的过敏毒素（C3a、C4a、C5a）刺激肥大细胞和嗜碱性粒细胞脱颗粒，释放组胺；变应原还可通过增强5脂氧合酶途径使白三烯生成增多，激活激肽系统生成和释放缓激肽，还可导致氧自由基和一氧化氮生成增多。

组胺不仅能使血管平滑肌舒张，血管床容量增大，而且还与缓激肽、白三烯、氧自由基等一起使毛细血管通透性增加，导致血浆外渗，血容量减少，最后使得有效循环血量减少，血压下降，组织灌流量不足，引起过敏性休克。此外，组胺对呼吸道和胃肠道平滑肌起收缩作用。所以，过敏性休克时还有心血管以外的表现如气管痉挛、喉头水肿、呼吸困难、腹痛腹泻等。

（肖献忠）

shénjīngyuánxìng xiūkè

神经源性休克 neurogenic shock

心血管中枢或外周神经功能异常和（或）器质性损害致外周血管扩张而引起的休克。神经源性休克时血容量不减少，其血压下降有时不需治疗，只表现为一过性低血压。

发病机制 至今尚不十分清楚，主要与调节心血管功能的自

主神经系统的功能改变或器质性伤害有关。人体自主神经系统分为交感神经系统和副交感神经系统，这两个系统均有中枢部分和外周部分。交感神经系统兴奋时，心跳加快、外周血管收缩、血压升高、呼吸加快、气管和支气管扩张、胃肠道蠕动减弱、腺体分泌减少、瞳孔散大、眼裂增宽、眼球突出；副交感神经兴奋时，心跳减慢、血压下降、胃肠道蠕动增强、腺体分泌增多、瞳孔缩小。从功能上看，两个系统相互拮抗、相互协调，在大脑皮质的控制下，完成对上述生理功能的精细调节。

分类 临床上神经源性休克可分为急性反应性循环障碍和慢性麻痹性循环障碍两大类，其病因、病程、病理变化均有较大差异。

急性反应性循环障碍 各种原因所致反射性自主神经系统失调，使心跳变慢、外周血管扩张、血压急剧降低，心、脑和外周循环血液灌流不足，出现休克状态。此型临床上较为常见，大多为功能性改变，可反复发作，预后较好，但严重者也可危及生命。常见于下述情况：①刺激颈动脉窦。按压颈动脉窦，该处压力感受器感受到压力刺激可反射性引起心跳变慢、血压下降，导致晕厥发作。②情绪改变。剧烈的情绪刺激也可导致血压突然下降，神志丧失而昏倒，如剧烈疼痛、惊悉噩耗、看到不愉快景象、闻到难闻气味等。直立状态下受到刺激后突发面色苍白、心动过缓、脉搏微弱、血压测量不到或昏倒。③膀胱排空。多见于年轻人直立排尿时。膀胱排空后，受压的静脉突然扩张使回心血量减少，血压突然下降，出现晕厥或昏倒。④剧烈咳嗽。多见于老年人，尤其是有吸烟习惯者，也可见于百日咳患儿。剧

烈咳嗽所致胸腔内压急升既可压迫静脉，减少回心血量，又可压迫主动脉弓压力感受器，反射性地引起血管扩张，出现血压下降、头晕、意识丧失、抽搐、昏倒等症状。⑤其他。食管部分性扩张、甲状腺术后咽后壁受刺激、乙状结肠检查、压迫眼球等也可引起一过性的反射性低血压，心脑供血不足，循环障碍。

慢性麻痹性循环障碍 各种原因所致自主神经中枢或外周神经受损而出现的慢性低血压或休克状态。此型多有自主神经系统损害，病程较长，预后与原发病密切相关。因此，在治疗上要多关注原发病。常见于下述情况：①颅脑病变。常见于颅脑外伤，也可见于脑积水。②脊髓病变。多见于脊髓外伤、肿瘤，横断性脊髓炎，脊髓空洞症等。③周围神经病变。多见于急性多发性神经根损害（吉兰-巴雷综合征），该病不仅可有自主神经损害，导致循环障碍而出现神经源性休克，也有运动神经损伤，导致肌肉瘫痪而出现呼吸困难、吞咽困难等。④老年人低血压。近半数的老年人可能从蹲、坐、卧位突然站立时，出现直立性低血压，严重时可出现意识丧失、晕厥。其机制复杂，可能与自主神经中枢受损以及老年人虚弱、体液不足、服用降压或镇静药有关。⑤药物性低血压。许多药物如降压药、抗抑郁药、安眠药、镇静药、麻醉药等可抑制或阻断自主神经反射机制而引起低血压，甚至引发休克。

（肖献忠）

xīnyuánxìng xiūkè

心源性休克 cardiogenic shock

心脏泵血功能障碍所致的休克。各种病因损伤心脏泵血功能，使之不能维持最低心输出量，可导致血压下降、组织器官灌流不足而引起休克。心源性休克是临床上常见的危急重症，病死率较高。

根据病因可分为两类：①心肌源性。常见于大面积心肌梗死、心肌炎、心肌病、心脏瓣膜病、严重心律失常、心再灌注损伤、心脏手术后低排量综合征、严重内环境紊乱（酸中毒和高血钾）、药物中毒（洋地黄、维拉帕米等过量）等。其中以急性心肌梗死最凶险。心肌梗死面积大于25%，易发生心力衰竭；心肌梗死面积大于40%，可导致心源性休克。虽然急性心肌梗死中发生心源性休克者只有10%~15%，但一旦发生心源性休克，病死率高达80%~100%。少数幸存者5年生存率也只有40%。②非心肌源性。常见于急性心脏压塞、张力性气胸、肺血管栓塞等。这些心脏以外的因素可使心室舒张期血液充盈不足，心脏射血受阻，引起心输出量急剧降低，导致休克。上述心脏以外的原因引起的休克常伴有循环系统的机械阻塞，故又称为阻塞性休克。

根据血流动力学变化，心源性休克可分为两类：低排高阻型（低动力型），占绝大多数；低排低阻型，较少见。根据微循环学说，低排高阻型心源性休克的发生机制可按三个时期描述。①早期。血液灌流不足主要发生在一些对缺血缺氧耐受较好的组织，如皮肤、骨骼肌、脂肪和骨。一方面，心泵功能降低，心输出量减少，血压下降，通过颈动脉体和主动脉弓的压力感受器反射性兴奋交感-肾上腺髓质，血中儿茶酚胺增多，选择性收缩外周小动脉、微动脉、后微动脉和毛细血管平滑肌，使毛细血管前阻力和外周总阻力增大，有利血压回升。

另一方面，有效循环血量不足及肾血流量降低，导致肾素-血管紧张素-醛固酮系统激活及抗利尿激素分泌增多，肾小管重吸收增多，使血容量增加，亦有利于血压回升。在此阶段，患者血压维持正常或降低不明显，仍能保证生命器官的供血。pH正常或仅有轻微代谢性酸中毒。②中期。血液灌流不足范围扩大到除心、脑以外的生命器官，如肾、肝和胃肠道。这些器官只能承受较短时间的缺血。休克早期的代偿机制加重了心脏的前负荷和后负荷，外加酸中毒对心肌毒性作用，使心输出量进一步下降，左室舒张末压升高，导致肺淤血。酸中毒和局部扩血管物质生成增多，使毛细血管前阻力血管松弛，小静脉和微静脉松弛较弱，微循环灌多于流而发生淤血。由于心输出量进一步减少，以及血管平滑肌松弛，外周阻力降低，血压明显下降。③晚期。血液灌流不足波及心脏和大脑。随着休克进展，血压下降到不能保证心、脑供血。患者意识丧失、神志不清、昏睡或昏迷。酸中毒更严重。组织器官长期持续缺血，发生器官功能障碍，甚至发生多器官功能障碍。低排低阻型心源性休克的发生机制仍不十分清楚。其可能机制是：心肌受损致心泵功能下降，因心输出量显著减少，血液淤滞在心室，导致心室舒张末期容积增大、压力升高。后者刺激心室壁牵张感受器，反射性抑制交感神经中枢，导致血管扩张，外周阻力降低。

虽然低排高阻型心源性休克的临床表现与低血容量性休克相似，但是始动因素不同。由于心脏本身病变或心外因素引起心泵功能障碍，心输出量减少成为心源性休克的始动因素，始终影响着休克的进程。

（肖献忠）

xuèguǎn xīnshēng yìcháng
血管新生异常　abnormal angio-genesis
疾病时出现的异常血管新生。很多疾病的发生发展均与血管新生异常密切相关。

血管新生异常与肿瘤　血管新生与疾病的关系是从肿瘤的研究开始的。福尔克曼(Folkman J)首先提出，肿瘤与血管新生的关系密切，肿瘤的生长是血管依赖性的。肿瘤在表现其生长、转移等生物学行为时与其中的微血管增生有密切关系。无论原发性或转移性肿瘤，其持续性生长都必须依赖于新生血管的形成。肿瘤的生长首先需要建立一个新生血管网络。缺少血供的肿瘤直径一般只能维持在1~2mm。当其直径超过2mm，即10^5~10^6个细胞时，其生长就依赖于血管新生。在肿瘤发生发展过程中，血管新生被激活。

肿瘤的血管内皮细胞在荷瘤机体内的血管内皮生长因子(vascular endothelial growth factor, VEGF)等多种促血管新生的生长因子作用下特异地结合于其受体酪氨酸激酶家族的KDR和Flt-1上（这两种受体在肿瘤内皮细胞表达均升高），引起肿瘤血管内皮细胞迅速增生，同时肿瘤细胞和血管内皮细胞产生多种蛋白酶（如尿激酶、胶原酶等），使肿瘤微血管的基膜被破坏，然后通过毛细血管的重建和细胞黏附因子E-选择素（已知在肿瘤内皮细胞表达上调）的作用形成新的毛细血管。新产生的内皮细胞又可特异地诱导整合素（如αvβ3和αvβ5）表达，从而维持它们自身的增生活性。在此过程中VEGF在肿瘤血管新生中起重要作用，它可直接或间接促进血管新生：VEGF特异性地作用于血管内皮细胞，发挥其促分裂、促趋化作用；VEGF增加血管通透性，使管内纤维蛋白原等血浆蛋白外渗，纤维蛋白原与管外的纤维连接蛋白等多种成分凝结形成交叉的纤维蛋白凝胶体，不仅为内皮细胞、成纤维细胞迁移、新生毛细血管网的建立提供必要的基质，也为肿瘤细胞的转移和生长提供了良好的基质；VEGF诱导血管内皮细胞产生的间质胶原酶、纤溶酶原激活物，不仅满足血管新生对基质降解的要求，而且也有助于瘤细胞从肿瘤组织的脱落。肿瘤中VEGF表达的调节可以发生在转录水平，如转录因子（缺氧诱导因子）可在缺氧条件下诱导其转录。VEGF也可在翻译水平进行调节，这一水平的改变可引起其产物增多，如在家族性肾癌或散发性肾癌中均发现这种改变。这说明血管新生参与了肿瘤发生的分子生物学改变，VEGF在肿瘤血管新生的发病机制中起作用。除了上述的激活途径外，还发现一些抗血管生成因子在正常情况下抑制血管生成，但是在肿瘤中它们的数量减少和（或）功能"关闭"。例如，凝血酶敏感蛋白，正常时，它可与细胞间质成分相互作用而抑制血管新生。肿瘤时，此作用减弱而促进血管新生。此外，肿瘤微淋巴管内皮细胞表面Flt-4受体表达增加，一旦受到肿瘤时增加的VEGF刺激，其受体后转导内皮增生信号，因此可促进肿瘤的淋巴转移（图1）。

肿瘤的生长是血管依赖性的，因此在肿瘤的治疗上有人提出抗血管新生治疗。它是指针对肿瘤血管新生的过程进行治疗，通过抑制血管新生，阻断肿瘤的营养来源，从而抑制肿瘤生长。抗血管新生治疗主要是通过药物抑制肿瘤血管新生，这类药物称其为血管新生抑制剂。

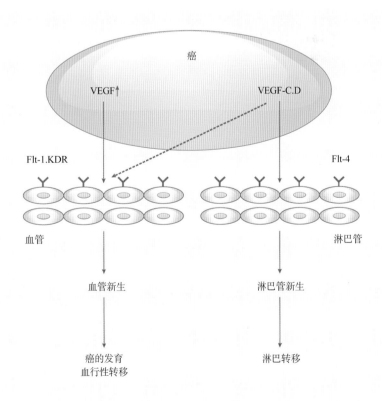

图1　肿瘤微血管和微淋巴管内皮细胞表面的Flt-1/KDR和Flt-4受体
注：虚线代表可能有作用

血管新生异常与缺血性疾病

缺血性心脑血管疾病（以下叙述以此为例）主要靠建立侧支循环进行代偿。一般情况下，侧支循环的补充代偿方式有：血管新生，毛细血管通过原有的血管延伸、扩张，使静止或关闭的毛细血管开放（图2）。这些代偿方式可在不同情况下分别或联合发挥作用。在急性血管闭塞时，如冠脉急性阻塞，主要通过切变应力的作用，微血管原位膨大，并使原先静止或关闭的毛细血管开放，形成一个新的毛细血管网。而在慢性缺血时，毛细血管新生在维持血流上起重要作用，特别是心内膜下的微循环灌注，主要是通过毛细血管新生来维持的，但是这种作用发生较慢，一般在缺血后2周开始，4周左右达高峰。虽然侧支循环的建立可以部分改善心肌血供，但极少能完全代偿因血管闭塞造成的血流量减少，其原因是：这种血流量的减少不能在局部激活足够的血管新生所需要的诱导因子；有动脉粥样硬化病变的内皮细胞对诱导因子的反应性降低。因此，缺血局部的血管新生诱导因子成了此类疾病发病和治疗中的关键问题。血管内皮细胞及其他有关的血管壁成分在缺血缺氧刺激下，可分泌产生多种血管新生诱导因子，如VEGF、碱性成纤维细胞生长因子、胰岛素样生长因子、血小板衍生生长因子等，VEGF是其代表。VEGF是一种高度特异的、强烈的血管内皮细胞促分裂因子，它能促使生理性或病理性的血管新生，是体内新生血管生成的重要调控物质。VEGF促进血管新生的作用主要有：促进血管内皮细胞的增生和迁移；促进具有降解基膜作用的蛋白酶的释放；促进内皮细胞形成管腔。培养心肌细胞在缺血缺氧时，VEGF表达明显增加，故VEGF可能参加体内缺血心肌的侧支血管的生成。VEGF再加上其他一些生长因子的协同作用，可促进心肌缺血时的血管新生，这无疑对机体适应和抵御心肌局部的缺血和缺氧是有益的。心肌梗死后，单纯靠自身生理性再生的新生血管，以适应缺血变化的过程非常缓慢，一般情况下只能部分代偿冠状动脉阻塞引起的心肌缺血，因此在血管成形术、冠状动脉旁路移植术不奏效时，人为地增加心肌局部VEGF等生长因子的浓度，对缓解以至解除心肌缺血状态、减轻心肌坏死有重要的潜在可能性。与抗血管新生治疗相对应，在缺血性心血管病的治疗中提出了治疗性血管新生。它是指将外源性血管新生诱导因子转入组织中增强缺血区的侧支毛细血管新生。它主要用于缺血性心脑血管病的治疗。治疗性血管新生已从实验治疗向临床过渡。血管新生诱导因子（如VEGF等）和利用干细胞（包括血管内皮祖细胞）促进血管新生等方法已开始用于临床。

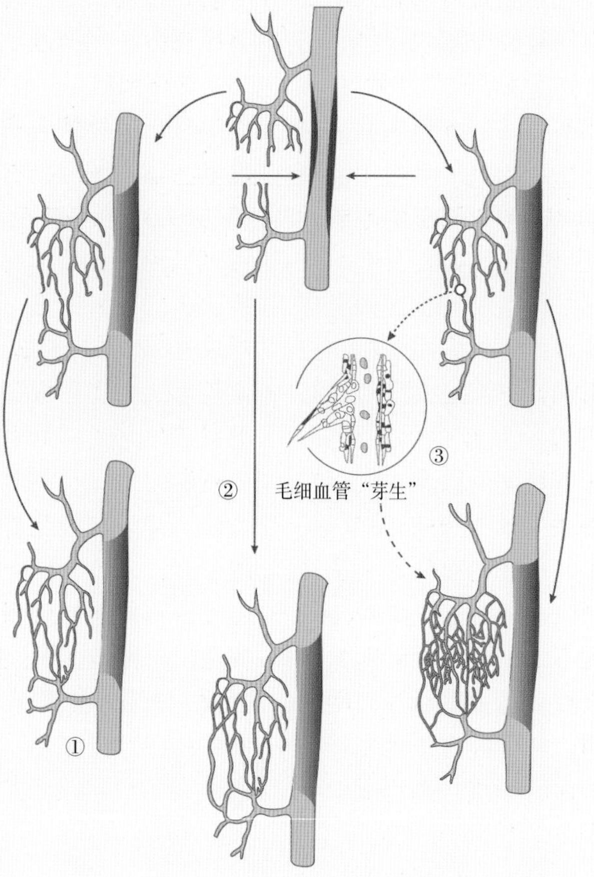

血管新生异常与其他疾病 与血管新生有关的疾病很多，如早产儿视网膜病、糖尿病、类风湿关节炎等疾病的发生和（或）发展过程均与血管新生异常有关。

早产儿视网膜病 出生时视网膜及其血管尚在生长之中。早产儿及新生儿中视网膜的血供对氧的变化极敏感，这是保证生长

图2 缺血区侧支循环的主要代偿方式

注：①在血流切变应力作用下，微血管原位扩大；②原有的血管延伸、扩张，使静止或关闭的毛细血管开放；③毛细血管通过"芽生"，形成新毛细血管网，即血管新生

中的视网膜维持适当血供的机制。如给新生动物吸氧，则VEGF下调，视网膜血管生长减慢或抑制，但此时视网膜继续生长。若动物重新吸入一般空气，则出现延迟的血管生成与稳步生长的视网膜间的不协调，以致造成视网膜的相对缺氧，触发VEGF波动和视网膜血管新生。视网膜微血管的内皮细胞在缺氧情况下缺氧诱导因子(HIF-1)被激活，然后通过以下机制使VEGF的表达明显上升：缺氧→HIF-1→与VEGF 5′端增强子结合→VEGF转录表达增强；缺氧→HIF-1→修饰VEGF mRNA3′端→增强VEGF稳定性→延长VEGF半衰期。通过上述途径VEGF在视网膜局部增加，使视网膜毛细血管内皮细胞增生。这可进一步引起视网膜剥离与微出血。因此早产儿从暖箱中吸氧转换成出暖箱后吸普通空气，此过程要慢慢转换，以防VEGF突然迅速升高。

糖尿病　糖尿病患者存在缺血后血管新生障碍，机制不清。可能与2型糖尿病患者VEGF表达及炎症相关信号转导通路的变化或者血管新生障碍与骨髓源性血管内皮祖细胞增生、黏附功能障碍有关。研究证明，在肢体缺血的非糖尿病小鼠中输注非糖尿病小鼠的骨髓源性单个核细胞(bone marrow mononuclear cell, BM-MNC)可使血管造影积分、毛细血管数和血流恢复分别升高（与对照组比）1.8倍、2.7倍、2.2倍。用糖尿病小鼠的BM-MNC输注也可改善非糖尿病小鼠缺血肢体的血管新生，但与输注非糖尿病小鼠BM-MNC比程度稍差。这表明糖尿病小鼠BM-MNC有功能障碍，表现为BM-MNC向EPCs分化的功能抑制，参与毛细血管管腔样结构形成能力的减弱。糖尿病的并发症

很多，其中糖尿病的增生性视网膜血管病常可导致视力障碍甚至失明，其发病主要是因视网膜缺血缺氧刺激产生多种细胞生长因子，后者刺激血管内皮细胞增生，新生血管出现。此时的新生血管主要是旧的毛细血管或微静脉发芽而来，由单层血管内皮细胞组成，所以容易破裂出血，随新生血管生长，纤维组织在其周围形成，以后纤维组织收缩可使新生血管及视网膜血管破裂出血，并导致视网膜剥离。所以血管新生增强是糖尿病增生性视网膜病的主要特征，也是导致患者视力丧失的主要原因。

类风湿关节炎　类风湿关节炎是一种自身免疫病，早期的病理改变为持久性滑膜炎及血管翳形成，尤其依赖于广泛的新生血管网的形成。血管翳具有类似于肿瘤组织的特性——侵袭性，它可侵袭和破坏关节软骨和骨组织，最终引起不可逆的关节僵直、功能丧失。在类风湿关节炎的滑液细胞中有VEGF的高表达，显示VEGF与类风湿关节炎发生的关系。类风湿关节炎新生血管形成分三个步骤：炎性介质激活内皮细胞；蛋白酶降解血管外基质；内皮细胞趋化及新生血管形成。影响这三个步骤的因素主要存在于类风湿关节炎的病变关节中，这些因素即前述的血管新生诱导剂与抑制剂。诱导剂过多和（或）抑制剂的不足引起的两者间的不平衡即导致大量血管新生。动物实验证明，如果能有效地阻抑血管翳新生血管形成，则可缓解实验性关节炎，临床研究也证实，类风湿关节炎关节内新生血管增生的程度与患者的病情、滑膜增生及炎细胞反应的程度呈正比，抑制血管新生的药物可缓解类风

湿关节炎的病情。

此外，血管新生还与创伤愈合、炎症、银屑病、毛细血管瘤、月经失调等多种疾病或病理过程有关。

（金惠铭）

xuèguǎn shēngchéng nǐtài

血管生成拟态 vasculogenic mimicry　肿瘤组织中拟似血管能为缺血缺氧肿瘤组织供血的管道。又称为血管生成模拟状态。癌细胞自身可以转化表达多种与血管内皮细胞相关的基因表型，如Flt-1、CD34、Tie-2等，这些癌细胞可直接形成类似微血管的微小循环管道，它们与宿主血管连通，其中可有血液流动，但管壁不是由一般的血管内皮细胞构成。血管生成拟态主要见于黑色素瘤、卵巢癌、乳腺癌、前列腺癌、肝癌和骨肉瘤等少数恶性肿瘤组织，并与它们的高侵袭、高转移的生物学特性有一定联系。血管生成拟态是肿瘤细胞可塑性的一种表现，它表现出一种胚胎样、多潜能分化的表型。肿瘤细胞通过表型的转化、自身变形和基质重塑等过程直接形成这种无内皮细胞衬里的微小的循环管道。对于此过程形成的信号转导途径尚在研究中。血管生成拟态形成的管道与机体的血液循环直接相通，因此癌细胞既获得生长所需要氧气和营养物质，又为癌细胞提供广泛转移的机会。另外，此类管道的存在，也使肿瘤的抗血管新生治疗难以完全阻断肿瘤血供，影响其疗效。因此，血管生成拟态成了肿瘤治疗中的一个新靶点。血管生成拟态的发生机制及意义尚待进一步研究阐明。

（金惠铭）

zhǒngliú

肿瘤 tumor　机体组织细胞生长增生、分化和凋亡调控失常引

起的疾病。其发生、发展和转移是多步骤的多基因突变和调控改变的结果。肿瘤由实质瘤细胞和间质构成，肿瘤细胞决定肿瘤的性质和特征；肿瘤间质是肿瘤组织的支架，肿瘤通过间质与机体发生营养和信号联系；肿瘤在恶性生长过程中演变得富有侵袭性。根据肿瘤恶性程度通常分为良性肿瘤和恶性肿瘤。良性肿瘤指肿瘤细胞分化程度高、未侵入周边组织与无转移，反之则称为恶性肿瘤。恶性肿瘤细胞不仅生长失控，还会局部侵袭周边正常组织，甚至经由血液或淋巴液转移到身体其他部分，并且在与机体的相互作用中产生大量的生物活性物质，严重地损伤和耗竭机体而导致死亡。

恶性肿瘤至今仍极大地危害全球人类生命健康。据世界卫生组织报告，每年全球癌症新发病例1000多万，男性530万，女性470万，死亡700多万，占总死亡人数的12%。从世界范围来看，除宫颈癌和食管癌外，恶性肿瘤发病率和死亡率逐年上升。自20世纪70年代以来，中国的恶性肿瘤发病率和死亡率一直呈上升趋势，至2009年底，中国癌症每年新发病例约350万，因癌症死亡人数为250万。从1980年到2008年，居民恶性肿瘤的发病率男性增长了37%，女性上升了44.76%。在未来一段时间内，中国恶性肿瘤死亡率还会继续上升。

恶性肿瘤有1000多种，绝大部分都是上皮细胞源性，又可进一步分成恶性鳞状上皮细胞肿瘤与恶性腺瘤。非上皮细胞源性的恶性肿瘤来源于结缔组织、中胚层、骨髓细胞等组织细胞，起源于间叶组织的恶性肿瘤称为肉瘤。临床上癌与肉瘤之比约为9:1。癌多见于40岁以上的中老年人，淋巴转移常见；肉瘤则多发于年轻人，多见血行转移。

病因 可诱发基因突变和细胞周期调控改变最终导致细胞癌变的物质称为致癌物，可分为化学致癌物、物理致癌物和生物致癌物等。由于肿瘤病毒疫苗的预防使用，少数生物致癌物的肿瘤发生率已有降低；吸烟引发的肺癌也因有效的控烟而趋于减少。

化学致癌因素 能引起机体肿瘤形成的化学物质称为化学致癌物。致癌物只能起活化原癌基因（见癌基因）或灭活抑癌基因的作用，为癌变创造条件。人类肿瘤病因有70%~90%是环境性的，其中化学因素引起者占80%~85%。现已确知的对动物有致癌作用的化学致癌物有1000多种，其中有些与人类肿瘤密切相关，根据其作用方式分为直接致癌物、间接致癌物、促癌物三大类。根据化学致癌物与人类肿瘤的关系可分为肯定致癌物、可疑致癌物及潜在致癌物。有些化学致癌物需经体内酶系代谢活化才能形成致癌活性，其中最重要的活化酶是混合功能氧化酶系统。

物理致癌因素 包括电离辐射、热辐射、慢性炎性和异物刺激等，电离辐射是最主要的物理性致癌因素，它对生物靶标的损伤主要是通过电离形成自由基进行的。自由基可以破坏正常核酸分子结构，引起DNA单链断裂，在细胞水平出现染色体断裂，表现为基因易位、互换、倒位、重复等多种染色体畸变方式，还可改变基因的调控机制。与辐射有关的肿瘤可见于白血病、皮肤癌、淋巴瘤、多发性骨髓瘤等。

生物致癌因素 病毒、真菌、幽门螺杆菌、血吸虫等感染构成生物致癌因素，它们在致癌机制上有所不同。病毒是人类最主要的生物致癌因素。对动物或人类有致癌性的DNA病毒有5大类：乙型肝炎病毒、疱疹病毒类、乳多空病毒类、腺病毒类以及痘病毒类。均通过自身所含的病毒癌基因起作用，这些癌基因编码的产物可结合抑癌基因蛋白，从而抑制抑癌基因的功能。例如，乳头状瘤病毒癌基因E6和E7，其蛋白产物可以与p53和Rb结合，引起人宫颈癌发生。RNA肿瘤病毒也是通过病毒癌基因致癌，其编码的产物具有生长因子效应并对抑癌基因抑制。已发现26种致癌RNA病毒的癌基因。肿瘤病毒一方面对人类和动物有感染性，产生不同的疾病；另一方面诱发肿瘤，其产生的子代病毒继续致癌。

肿瘤的发生还与机体内环境因素如遗传、激素、免疫、DNA损伤修复、营养等改变有着密切的关系。

发病机制 肿瘤发生的生物学基础是基因结构和调控异常。基因的改变，一部分是通过先天生殖遗传获得，另一部分则是后天环境因素作用体细胞引起。相关基因的变化引起细胞周期调控异常、细胞过度增生、分化降低、凋亡减少，突破机体的免疫防御机制，最终形成在形态、代谢与功能上明显异常的肿瘤细胞。在多阶段演进过程中，其中一个克隆相对无限制的扩增，通过附加突变，选择性地形成具有不同特点的亚克隆（异质化），从而获得侵袭和转移的能力，并可大量产生活性物质危害机体。研究表明，肿瘤的发生和演进与肿瘤干细胞密切相关。

肿瘤的基因结构和调控的改变 有不少学说分别从不同角度、

不同阶段解释肿瘤的发生发展及转移。概括地说，就是基因结构异常学说和基因功能异常学说以及这两个异常的综合学说。这些学说虽有观点差异，但彼此之间有着密切的联系。细胞基因突变学说认为外界致癌物质作用于正常细胞，使细胞内DNA的结构发生变化，引起基因突变而导致细胞癌变；并把肿瘤的自然病程分为启动阶段、促进阶段和演进阶段。细胞基因突变学说包括两次突变学说、癌变的二阶段学说和演进阶段基因改变学说等。基因表达失调学说认为细胞的DNA结构并未发生改变，而是致瘤物通过DNA的甲基化、组蛋白修饰、染色质重塑和非编码RNA调控等改变，导致基因表达失控（转录和翻译差错），从而使细胞的分裂和分化调控异常，导致细胞癌变。沃格尔斯坦(Vogelstein B)的结肠癌变模式即"正常上皮-腺瘤-癌"发展过程，为综合致瘤理论提供了一个最成功实例：在结肠癌发生过程中结肠细胞增生、良性肿瘤、原位癌和浸润癌多步骤过程中，出现原癌基因ras突变和抑癌基因APC、DCC、p53丢失，呈现出一系列分子事件变化过程（图1）。从腺瘤到癌的演变过程中还伴有DNA损伤修复基因突变以及DNA甲基化状态的改变。例如，将ras或myc癌基因单独导入小鼠前列腺，只能诱发癌前损伤，myc造成器官的增生，ras则诱导血管发生发育异常的表型；ras与myc共同转染，则出现明显的癌生长。肿瘤发生不是单一因素所致，而是涉及多步骤、多因素、多基因综合作用。

肿瘤恶性生物学的分子机制：①癌基因激活、过度表达，细胞恶性增生正信号过强。②抑癌基因突变、丢失或受到抑制，调控细胞增生的负信号减弱，分化、凋亡受阻，基因突变的细胞不能自身清除。③微卫星不稳定性，出现核苷酸异常的串联重复分布于基因组，导致遗传不稳定。④各类修复基因突变或功能丧失，会导致细胞遗传不稳定或致肿瘤易患性增加。⑤凋亡机制障碍，肿瘤细胞生存时间延长。⑥端粒酶过度表达，肿瘤细胞无限制的分裂，表现为无限增殖性。⑦细胞周期的信号转导调控紊乱，细胞周期检控障碍和细胞周期驱动加速。⑧与侵袭转移有关的基因表达改变，相关信号分子和酶产生。概括说，细胞癌变是细胞生命运行过程中细胞周期调控异常所致，诸多因素的改变最终主要汇聚在细胞周期的调控上。

肿瘤的细胞周期调控异常和细胞信号转导异常　肿瘤细胞周期类同正常细胞，也有G0、G1、S、G2和M期。在细胞恶性转化的初期，绝大多数的细胞处于复制期，生长速度很快，但随着肿瘤的持续生长，不断有瘤细胞离开增生阶段进入G0期。因此肿瘤细胞群可分为增生细胞群和非增生细胞群。非增生细胞群主要是休眠状态的G0期细胞，它们有增生

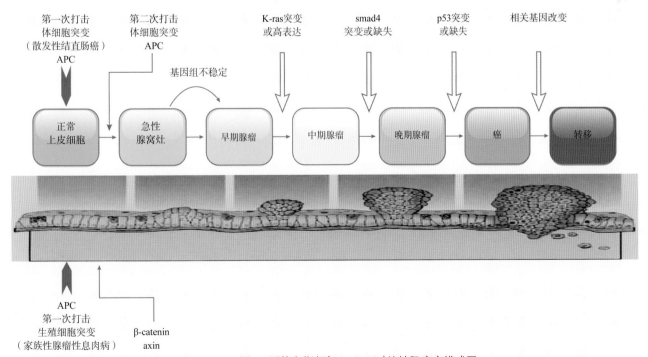

图1　沃格尔斯坦(Vogelstein)的结肠癌变模式图

能力，但暂不进行分裂，对化疗和放疗杀灭不敏感。但周期中细胞被化疗和放疗大量杀灭时，G0期细胞又可进入增生期，是肿瘤复发的根源。肿瘤瘤体迅速增大是由肿瘤细胞的凋亡障碍和细胞恶性增生加速决定的。在细胞周期的整个调控信号通路网络中，各类信号分子的异常都有可能引起肿瘤的发生。癌基因和抑癌基因的作用最终均是以其信号蛋白来调控细胞周期。cyclin和CDK代表着癌基因的功能，过表达可推动细胞周期进展，缩短细胞分裂周期时间，促进细胞的增生，并且抑制分化和凋亡；CKIs代表着抑癌基因的功能，对细胞增生发挥负调节作用，常常因突变失活或表达不足而表现为分化障碍、凋亡不足；癌基因和抑癌基因缺陷积累性下传给子细胞，促使细胞克隆性选择演变成肿瘤细胞（图2）。肿瘤细胞周期调控失常多表现为起正调节作用的cyclin过度表达和（或）起负调节作用的CKIs突变失活或表达不足，这是很多种人类原发性肿瘤的特征。细胞

信号转导和调控点异常，细胞就难以保证分裂、增生、分化、凋亡、衰老和染色质复制的正常，使细胞增生能力增强、分化和凋亡减弱，丧失原有细胞的特定功能，染色体基因异常传给子代细胞，出现细胞癌变。因此，可以说肿瘤是一类渐进性细胞周期调控机制被异常改变的疾病。肿瘤细胞周期调控异常发生的主要机制：①细胞周期检控机制的破坏。每个完整的检测点应由发现、制动、修复、决定四部分组成。这些DNA损伤检测点分为p53依赖性和p53非依赖性机制。细胞周期的G1~S过渡期检测点受损或障碍，使DNA受损的细胞进入S期的DNA复制；G2~M过渡期检测点受损或障碍，使得受损的DNA和未完成复制的DNA进入有丝分裂。这些会导致细胞遗传不稳定，基因受损的细胞存活复制或细胞遗传物质的改变。如此细胞多步骤演化，最终成为失控性生长的肿瘤细胞。检控机制破坏引起肿瘤的典型例子是p53和Rb基因的突变。②细胞周期驱动机制的破坏。

细胞周期检测点功能的异常，导致突变基因的累积和不正常细胞的增生，若这些累积的突变基因也破坏了细胞周期驱动机制，细胞就进入失控性生长的状态。生长增生基因功能获得性突变或高表达，细胞周期驱动加速加强，促使细胞恶性增生。

肿瘤与细胞凋亡　细胞周期检查点"自检"如发现基因缺陷、染色体异常或机体免疫系统的"外检"发现变异的细胞，就可通过细胞凋亡而清除。本应凋亡的细胞若继续存活，携有不稳定基因组并有生长优势的细胞，出现失控性增殖，就可选择性克隆成高度恶化状态的肿瘤细胞。在细胞癌变过程中，许多凋亡活化基因功能受阻，而凋亡抑制基因的功能得到增强（图3）。肿瘤细胞凋亡受阻的分子机制是：①细胞周期检查点障碍。不能检查出受损的基因或不能正确修复受损的基因（错配修复），由此不能启动凋亡机制。可见于p53突变或修复基因的突变。②bcl-2家族凋亡抑制基因表达过强。bcl-2可以抵抗各种凋亡诱导剂诱发的肿瘤细胞凋亡；可使细胞分化降低，低分化的肿瘤细胞对细胞凋亡存在逃避机制；可加强肿瘤恶性生长和恶性表型。③caspase家族凋亡基因和分子功能受抑。凋亡抑制剂IAPs表达过强，半胱氨酸天冬氨酸蛋白酶caspase和CAD激活受抑制。④细胞凋亡相关的基因协同作用。c-fos、c-myc、H-ras等癌基因可协同使细胞凋亡丧失而无限增殖化。

虽然肿瘤出现凋亡受阻，但凋亡在肿瘤的发生、发展和转移的全过程中有明显差异性。癌前阶段，凋亡活动比正常时加强；促癌期，促动因素抑制了细胞凋

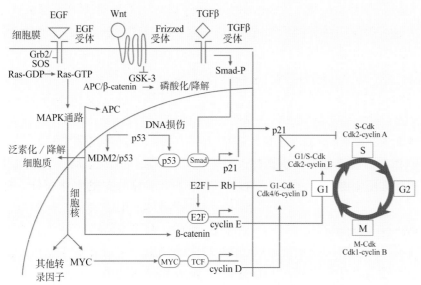

图2　肿瘤的细胞信号转导异常和周期调控异常模式图
注：粗线条箭头示在肿瘤细胞中周期调控异常的正调控信号通路效应增强

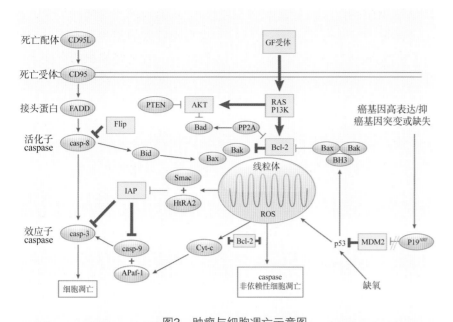

图3　肿瘤与细胞凋亡示意图
注：细线条示肿瘤细胞中凋亡信号通路减弱；粗线条示抗凋亡信号通路增强

亡，若取消促动因素，将会导致癌前病灶的大片细胞凋亡；晚期恶性肿瘤病灶的周边部位存在着明显的细胞凋亡现象，提示临床可以利用细胞凋亡机制控制肿瘤的发展。

肿瘤与免疫　肿瘤发生除受细胞周期调控点监测清除，还受机体免疫识别杀伤。但免疫系统对肿瘤有着双重作用：免疫系统既可识别杀伤肿瘤组织，又推动肿瘤组织恶性度增加，表现为免疫系统抑制肿瘤生长的同时，肿瘤的恶性程度逐渐强化。邓恩(Dunn GP)的肿瘤免疫编辑学说较为清楚地解释了这个过程。肿瘤免疫编辑分为三个阶段。①清除阶段。宿主对肿瘤细胞固有免疫和获得性免疫应答，通过多种途径杀伤肿瘤组织，如果能成功清除肿瘤组织，肿瘤免疫编辑至此结束。②对抗阶段。亦称平衡阶段，经清除阶段存活下来的弱免疫原性肿瘤细胞，逐渐适应宿主免疫环境；这种达尔文式自然选择，可使存活的肿瘤细胞免疫耐受性和凋亡耐受性逐渐增强，逐

渐形成生长优势；在这样的免疫选择作用下，肿瘤细胞凋亡反而促进肿瘤恶性演进。③逃逸阶段。肿瘤可通过多重机制逃避了免疫系统的监视，产生更具攻击性和转移性的肿瘤表型，进而反向促使免疫细胞凋亡，削弱机体免疫力，产生免疫耐受。

功能与代谢变化　①瘤体迅速增大引起局部压迫和阻塞。②因浸润、坏死而并发出血、穿孔、病理性骨折及感染、发热；肿瘤压迫、浸润局部神经而引起顽固性疼痛。③产生异位内分泌综合征和副肿瘤综合征，继而引起机体的代谢紊乱所致恶病质以及内分泌、神经、消化、造血、骨关节、肾脏及皮肤等系统发生病变。④转移部位出现类似新的损伤性改变并且细胞生物学行为更为恶性。

(董子明)

zhǒngliú biāozhìwù

肿瘤标志物　tumor marker，TM
与肿瘤存在密切相关的特征性物质。它们在肿瘤组织中的含量通常远远超过正常组织，但在一些相应的疾病和胚胎组织中也可出现

增高或异常改变。1846年本斯·琼斯(Bence-Jones)在多发性骨髓瘤患者尿液中发现一种特殊蛋白(本周蛋白)，此为肿瘤标志物研究的开始。随后不断发现新的肿瘤标志物。因肿瘤细胞的基因组不稳定，可以演变成为各种基因表型，由此同一种肿瘤不同阶段可能出现大量变化的肿瘤标志物；又因肿瘤组织出现的增生、分化和转移的恶性生物特性改变的共性变化，以及机体非特异性的炎症和应激反应，不同种类的肿瘤又可出现一些相同的肿瘤标志物，即一种肿瘤可以产生多种TM，一种TM也可以在多种肿瘤中出现。TM是肿瘤细胞的基因表达而合成分泌的，或由机体对肿瘤反应而产生或出现表达升高（图）。因此，TM可反映肿瘤存在和生长。TM种类很多，它们存在于肿瘤患者的细胞、组织、血液或体液中，可用分子生物学、免疫学及生物化学等方法测定。检测体液和血液TM在临床上更为便捷。

根据产生部位，TM可分为两个大类：①肿瘤细胞产生的TM。分化抗原、胚胎抗原、糖脂或糖蛋白类、同工酶类、肿瘤相关抗原、激素类、基因类、多胺、唾液酸等。②宿主针对肿瘤产生的TM。白介素-2R、肿瘤坏死因子、血浆铁蛋白、β2-微球蛋白、免疫复合物、急性期蛋白、同工酶等。

根据在体内被检测部位，TM分为两类：①细胞TM。位于细胞中的与肿瘤相关的生化成分，如激素受体、细胞表型、生长因子受体、分子基因等。②体液TM。肿瘤细胞分泌或脱落于血液、尿液或其他体液中，或是宿主对体内新生物反应而产生并进入体液的物质。

肿瘤标志物出现的生物学意

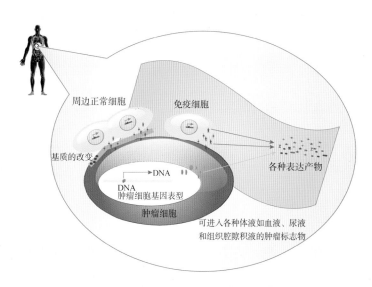

周边正常细胞　免疫细胞

基质的改变

DNA

DNA
肿瘤细胞基因表型

肿瘤细胞

各种表达产物

可进入各种体液如血液、尿液
和组织腔隙积液的肿瘤标志物

图　从基因到体液的肿瘤标志物模式图

义：无正常组织结构和功能定向的细胞高增生标志；相对器官和起源系统标志；基因调控异常的信号；转移信号增强的标志；肿瘤干细胞性表达和返祖现象；宿主针对肿瘤的反应。通过测定TM可了解肿瘤的组织发生、细胞分化、细胞功能，有助于肿瘤的诊断、分类、预后判断以及指导治疗。因为肿瘤标志物是肿瘤发生、发展和转移的阶段性变化产物，受基因调控，即基因决定肿瘤的每一种恶性生物学特性和它的变化；而基因和调控方式的改变并不按一个固定的模式进行，这就决定了肿瘤标志物的复杂性和多变性。已发现绝大多数TM对器官特异性不强，同一肿瘤各期TM浓度变化范围较宽，有重叠。以临床最常用的甲胎蛋白(α-fetoprotein, AFP)的升高为例，AFP升高不仅见于肝癌，还可见于肺癌以及严重的肝脏疾病，甚至在孕妇血清与脐血中也出现升高。另外，肿瘤的大小、细胞的数量、细胞合成和分泌速度、基膜完整性、TM降解和排泄速度、瘤组织的血供、坏死的程度等，都会影响检测和干扰对肿瘤细胞的分化程度及分期

的判定。

（董子明）

zhǒngliú yíchuán yìhuànxìng

肿瘤遗传易患性 tumor genetic susceptibility　遗传素质决定的个体易患某种恶性肿瘤的倾向。肿瘤遗传易患性最明显的临床特征是家族史，即在同一个家族的数代中，有多个肿瘤的先证者和患者；其次是在相同的生活条件或致瘤因素作用下，各种肿瘤的发病率可有显著差异。

肿瘤是多种环境因素和遗传因素共同作用引起的。但在相同的环境暴露时，却只有小部分人发生肿瘤，不同个体对相同的环境暴露存在遗传易患性。肿瘤发病率还呈现种族差异。欧美人乳腺癌的发病率明显高于日本人，但日本人患松果体瘤者比其他民族高11~12倍；中国人鼻咽癌的发病率位居世界首位，比印度人高30倍，即使移居到美国的华人鼻咽癌的发病率也比美国白人高34倍。肿瘤的发生可出现家族聚集现象，表现为癌家族和家族性癌。癌家族指有较多成员患一种或几种解剖部位类似的癌的家族，其恶性肿瘤的发病率高、发病年龄较早，

呈常染色体显性遗传；家族性癌指一个家族内多个成员患同一种类型的肿瘤，中国报道有鼻咽癌、食管癌、肝癌的高发家族，患者一级亲属发病率高于一般人群的3~5倍。

大量的研究提示肿瘤遗传易患性的存在。其致瘤特点如下：①具有遗传性。亲代将肿瘤易患基因异常以显性或隐性方式遗传给子代，因此这类肿瘤呈家族性聚集现象。②发病年龄较小，可双侧器官发病。通过遗传，患者的所有体细胞中已得到一个异常基因，同一个体细胞再发生一次突变后的癌变时间缩短，同时受损基因积累时间缩短；如视网膜母细胞瘤，70%在2岁前就诊。③在某些肿瘤中发生率较低。只有10%以下的实体瘤和小部分白血病、淋巴瘤的发生与肿瘤易患基因异常遗传明确相关。④常伴有身体其他器官或组织的非肿瘤病变，形成独特的综合征。这些特点明显不同于大多数肿瘤，后者遗传学改变是后天外环境中致瘤因素作用所致。

人类肿瘤的主要危险因素是环境致癌因素，而与致癌因素相关基因的遗传变异和多态性决定了个体对这些因素的易患性。肿瘤遗传易患性致瘤机制：①生长正调节基因突变表现为"获得功能"，显性表达。②生长负调节基因杂合性丢失或纯合性丢失。③表现显性负效应的基因，如一个等位抑癌基因发生突变丧失抑癌功能时，还能对另一个正常等位基因所表达的蛋白代谢产物起抑制作用。④遗传不稳定性或其他功能的调节基因缺陷，容易自发或诱发染色体的断裂和重排，如错配修复基因、体细胞微卫星序列发生异常，导致受损伤的DNA发

现和修复不正常，使得肿瘤相关基因突变发生和积累。⑤酶基因的多态性改变，导致Ⅰ相代谢酶活性增高，催化基因毒性底物氧化，致癌毒性加强；Ⅱ相代谢酶活性减弱，对基因毒性底物解毒和水溶性效应降低；端粒酶反转录酶的基因上的单核苷酸多态性，可使端粒酶活性上调，细胞寿命延长甚至无限增殖化。⑥免疫调控基因遗传变异，通过影响细胞凋亡的基因，使应对肿瘤的细胞免疫降低。

（董子明）

áijīyīn

癌基因 oncogene 突变或过度表达可致正常细胞癌变的控制细胞生长和分裂的基因。1976年毕晓普(Bishop M)等发现反转录病毒（含有逆转录酶的RNA病毒）致癌的机制是病毒癌基因所致，这是反转录后DNA上一段可使细胞恶性转化的核苷酸序列，并因此发现获1989年诺贝尔医学奖。病毒癌基因不编码病毒的结构成分，对病毒的复制无作用，但含有癌基因的病毒能很快诱发动物肿瘤，并能在体外转化细胞。在正常人体细胞的DNA链上也有与病毒癌基因几乎完全相同的核苷酸序列，称为细胞癌基因。因细胞癌基因生理水平表达的蛋白质是正常细胞生长必需的，故称原癌基因。

功能分类 原癌基因是包括人类在内的真核细胞中固有的正常基因，进化上十分保守。已发现了200多种原癌基因，大多数在人染色体上定位清楚。根据它们表达产物的不同生物学性质，有相关的分类。最常见的是从细胞生长增生信号调控角度，将原癌基因划分成7大类，它们分别编码生长因子、生长因子受体、非受体型的酪氨酸蛋白激酶、丝氨酸/苏氨酸蛋白激酶、G蛋白、胞质信号分子、核转录因子。这些信号蛋白在细胞生长和增生上属于正调控信号。

原癌基因正常功能是促进细胞分裂，调节细胞生长、增生、凋亡的；异常活化后能导致细胞癌变（图1）。原癌基因是环境中致癌因子攻击的靶位。在致癌因子引发下，原癌基因的结构或调节区域发生变化而被激活，从而转化为具有致癌效应的癌基因。在肿瘤中通常呈现活化状态的癌基因有20多种。

作用机制 病毒启动子插入宿主细胞的原癌基因处；基因点突变转化为活化的癌基因；转座子插入适当位置激活原癌基因；幼稚阶段调控分化的基因激活受阻；影响原癌基因表达和功能的染色体易位与重排；肿瘤进展后期阶段的原癌基因扩增；蛋白质、RNA、生物膜等变化对原癌基因正调控；调控基因高表达的表观遗传学改变；具有对抗调节效应的抑癌基因突变、丢失或功能受到抑制（图2）。

原癌基因激活后可持续表达或高表达，其产物可以使细胞持

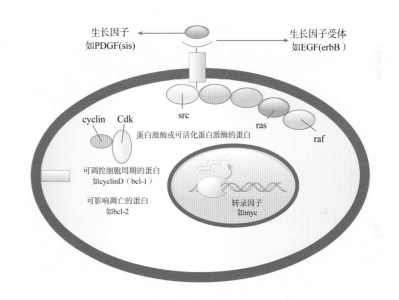

图1 癌基因及表达产物的功能分类示意图

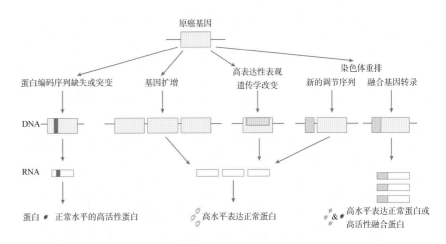

图2 原癌基因的活化机制概述

续增生。癌基因的致癌方式是其蛋白产物作为细胞生长、增生调节的正调控信号过度或异常表达，同时作为抑癌基因调控分化和凋亡的负调控信号丢失、变异和减弱，导致细胞恶性增长（图3）。肿瘤发展的不同阶段涉及不同的癌基因，有些癌基因出现在癌变的早期，有些涉及癌变进展的晚期。其中ras基因家族在癌变过程早期起很大作用。ras基因在结肠癌和肺癌中有突变特性化，可能是人和实验动物化学致癌的靶基因。另外，一些染色体异位激活的癌基因导致重组融合蛋白的形成引发癌变，如慢性髓性白血病abl基因和甲幼粒性白血病RAR基因。

根据全基因组分析，在肿瘤的发生和发展过程中，除了基因本身的改变，还有转录、翻译和表观遗传方面以及基因组整体调控的改变。判定癌基因的致癌效应应观察其对细胞恶性的最终影响，而不能仅仅根据其结构发生改变或表达过度。癌基因、原癌基因与抑癌基因一样，名称上过于强调这些基因与肿瘤的关系，易让初学者误以为它们仅与肿瘤有关，而忽略它们在细胞生命中的最基本生物功能。这种命名方式颇显局限，但沿袭已久，会在一定的时间内继续沿用下去。

（董子明）

yìái jīyīn

抑癌基因 antioncogene 细胞内与癌基因功能相对抗，共同维持细胞内生长正负信号相对稳定的抑制肿瘤过度生长基因。又称肿瘤抑制基因，早期称作抗癌基因。若将正常细胞与肿瘤细胞融合，所获得的杂交细胞可失去恶性表型，出现肿瘤抑制现象；这类杂交细胞传代中若出现某种染色体的丢失，则会复现恶性表型，提示正常细胞内存在抗癌基因，可以抑制肿瘤细胞的恶性表型。癌基因激活和效应明显受抑癌基因影响，由此，1985年克努森（Knudson A）正式提出抗癌基因（抑癌基因）的概念。抑癌基因最典型的例子是视网膜母细胞瘤(retinoblastoma, RB)，保护人体免患RB的抑癌基因定位于13号染色体长臂1区4带(13q14)上，RB患者都有13q缺失或突变，Rb基因缺失或突变可由亲代传给子代。1986年分离鉴定了第一个抑癌基因——视网膜母细胞瘤Rb基因。这类基因需两个等位基因全部缺失或失活后，才能形成隐性状态失去抑制肿瘤发生的作用，早期因此称为隐性癌基因。已发现30余种抑癌基因。

大多数抑癌基因的产物为核转录调节因子，亦有少数分别为去磷酸化酶、DNA错配修复酶，

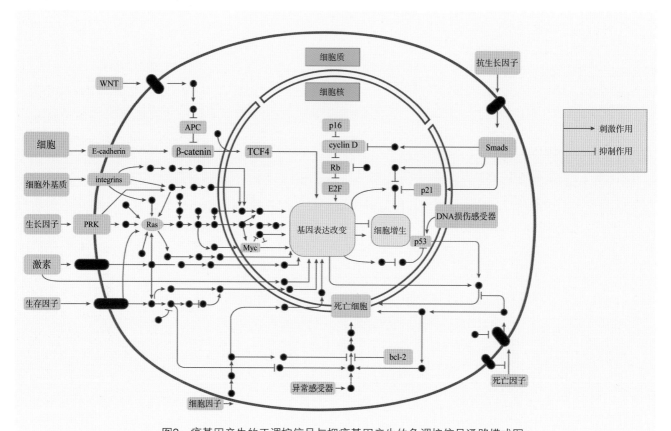

图3　癌基因产生的正调控信号与抑癌基因产生的负调控信号通路模式图
注：在肿瘤细胞中为癌基因产生的正调控信号（图中左半部分）远远超过抑癌基因产生的负调控信号（图中右半部分，bcl-2除外）

在表观遗传学调控和DNA修复上有特定的功能。抑癌基因根据是否有突变分为突变型和野生型两种，其实，还有一个抑癌基因缺失的状态。突变型遗传学显现的是癌基因激活样效应。另在作用器官上分为广谱性和特异性，像Rb、p53和NF1基因的异常可导致很多种肿瘤发生，而APC、DCC和WT1等基因的异常通常只导致特定器官的肿瘤发生。

功能分类 ①细胞周期负调控。Rb、p53、CDKN2A基因参与细胞周期调节。②细胞信号转导和表观遗传学调控。APC参与信号转导、NF1催化RNAs失活；PTEN基因的产物使磷脂酰肌醇去磷酸化；Krev-1基因抗ras。③与发育和干细胞增生相关调控。如APC、Axin、VHL、WT1等基因。④负调控转录因子。如WT、DCC等基因。⑤DNA错配修复。MSH、MLH等基因。

作用机制 恶性肿瘤的形成一定伴有抑癌基因的突变、失活或丢失。肿瘤发生是抑癌基因功能失调的一个重要表现。作用机制（图）：①调控细胞增生。通过编码蛋白调控细胞生长的特异基因转录，关闭癌基因，抑制刺激细胞生长的因素。②维持染色体的稳定性。染色体的畸变是产生癌细胞的分子遗传基础，抑癌基因可通过细胞周期检查点机制修复受损基因；不能修复的基因，又通过启动细胞凋亡的机制清除。③促进细胞分化与衰老。终末分化的细胞失去进一步分裂的能力，抑癌基因主导细胞的分化调控，通过分化抑制肿瘤的发展。

抑癌基因可以参与细胞周期调控、生长抑制、诱导分化、细胞信号传导、细胞凋亡、血管生成以及发育等功能。相应的基因如nm23、KAI1、KISS1等特异性地抑制肿瘤的侵袭和转移，虽也属肿瘤抑制范畴，但由于它们不影响增殖和分化，所以被命名为肿瘤转移抑制基因。这样在肿瘤抑制基因上有了针对肿瘤生物特性的分类。

(董子明)

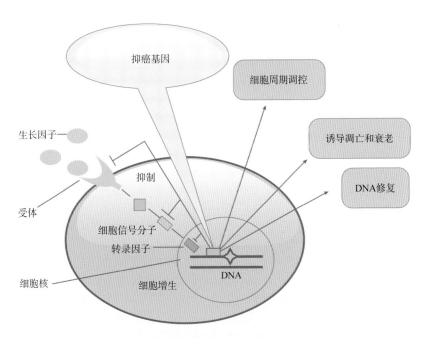

图 抑癌基因作用机制模式图

肿瘤干细胞 cancer stem cell
肿瘤中有自我更新能力及产生异质性肿瘤细胞的细胞。具有与干细胞酷似的"自我复制、高度增生和多向分化潜能"的特点。传统观念认为，肿瘤由体细胞突变形成，每个肿瘤细胞都可无限制的生长。但实验提示只有非常少的肿瘤细胞具有无限增殖性，这类细胞的分子标志物与肿瘤中多数肿瘤细胞有决定性差异。这一极少部分的肿瘤细胞决定着肿瘤生长、转移和复发。可以认为肿瘤干细胞是肿瘤的起始细胞。

医学上，试图用肿瘤干细胞这一全新概念解释肿瘤细胞的起源、异质性、无限增殖性、转移能力差异等肿瘤生物学行为，并以此认识为基础来指导肿瘤的防治。理论上，只要杀死肿瘤干细胞，即可获得肿瘤治愈的疗效。肿瘤干细胞有很多与正常干细胞相同的特性：①均处于未分化状态，具有自我更新和多向分化潜能，增生的同时可诱导血管形成。②都具有对称分裂和不对称分裂两种分裂方式。③具有相似的调节发育的信号通路，如Notch、Wnt、SHH和Bim-I等信号转导途径。④均有较高的端粒酶活性和扩增端粒酶重复序列，保持无限增殖性。⑤肿瘤干细胞转移相似于正常干细胞迁移。但是，肿瘤干细胞也有一些不同于与正常干细胞之处：①丧失自我更新的负反馈机制，导致增生分化无序和失控。②细胞缺失分化成熟能力，细胞趋向低分化状态。③细胞周期检查点功能障碍，积累复制错误。④基因表达失控，出现肿瘤群体细胞表型差异（异质性）。

关于肿瘤干细胞的起源有多种学说。主要观点有：①正常干细胞在特定的分化阶段停止分化或分化失常。多位点突变和突变积累可使正常干细胞失去正常调控，出现分化停止或分化失常并无限增生，最后形成肿瘤。②微环境与肿瘤干细胞的发生。慢性炎症损伤刺激干细胞，使其分裂增生的细胞信号转导通路长期处于激活状态；若不能恢复到静止期，干细胞就发展成为了肿瘤干细胞。③成熟细胞的去分化。已分化成熟的细胞在某些关键基因突变的情况下也可能发生细胞的恶性转化，并变成肿瘤干细胞而获得成瘤能力。④细胞融合。在病理条件下，干细胞与有肿瘤相关基因突变的细胞融合而成为肿瘤起源细胞。

肿瘤干细胞表面标志可视为这类细胞的"指纹"。不同组织源性的肿瘤干细胞有组织特异性标志和组织非特异性标志，通常需要联合测定才能确定。如乳腺癌干细胞的特异性标志就是$Lin^-CD44^+CD24^{-/low}$、胰腺癌干细胞表面标志$CD44^+CD24^+ESA$。肿瘤干细胞在形态上无法区分与鉴别，只能靠功能学来检测。检测方法通常包括两个部分：裸鼠体内成瘤率和体外试验通过检测集落形成、细胞周期、基因表型及诱导分化等，确定其生物学特性。如细胞具有自我更新潜能的强致瘤性，就可确定为肿瘤干细胞。

（董子明）

zhǒngliú zhuǎnyí

肿瘤转移 tumor metastasis 瘤细胞从原发肿瘤非连续性播散并在远隔部位生长的过程。1829年法国医生雷卡米耶(Recamier JC)在世界上首次提出"肿瘤转移"一词。肿瘤侵袭与转移是肿瘤细胞的恶性生物学行为，见于肿瘤发展的中后阶段。肿瘤侵袭多为转移的

第一步。血循环、淋巴循环和直接播散是肿瘤转移三条通路。肿瘤转移是恶性肿瘤最本质和最有破坏性的特性，肿瘤转移是90%的肿瘤患者死亡的原因。

侵袭和循环转移过程 侵袭过程是侵袭性肿瘤细胞进行性地侵占其他组织，导致受侵的组织变性及坏死，通常需要经过基质黏附、趋化性或非趋化性穿过基膜，这些都依赖于肿瘤细胞的运动能力。其途径：侵袭血管，侵袭淋巴管，在没有明显侵袭情况下的"内渗"。循环中的肿瘤细胞大部分将在其运行中遇到的第一个器官的毛细血管床中滞留。瘤细胞与内皮细胞之间的特异性黏附决定着瘤细胞滞留和着床部位（图1）。佩吉特(Paget J)在1889年就以"种子（肿瘤细胞）和土壤（某种特定靶器官提供的局部环境及亲和性条件）"的关系，解释肿瘤器官特异性转移的原因。大多数上皮起源的肿瘤以淋巴道转移为主，且发生较早，如乳腺癌淋巴道转移发生率高达50%以上。

通常，只有极少数瘤细胞成功穿出血管和淋巴管管壁，其中

的大部分瘤细胞维持休眠状态，G0期延长；创伤可能通过炎症反应、增加局部区域的血流量和新生血管形成，从而激活休眠状态的微转移灶生长。

转移过程的生物学特点 呈多步骤的"转移级联反应"（图2），从细胞分子水平可为分为三步：①黏附。肿瘤细胞与胞外基质中层粘连蛋白和纤维连接蛋白黏附。②降解。即肿瘤细胞释放各种水解酶类，破坏其黏附部位的组织。③移动。即水解酶类破坏黏附部位的组织，使肿瘤细胞得以向纵深移动远距离转移。还有肿瘤增生速度、肿瘤细胞运动、表面特性、周围黏度、肿瘤相关血管形成、转移局部组织的生化环境和结构功能以及机体免疫情况等众多因素参与。

肿瘤细胞与宿主之间相互作用的过程 肿瘤细胞的转移潜力依赖于肿瘤细胞和促进肿瘤细胞生长、生存、血管形成、浸润、转移的内环境因素的相互作用。最具有侵袭和转移性的瘤细胞在瘤细胞与宿主组织或细胞相互作用中，不断消长和选择过程中竞

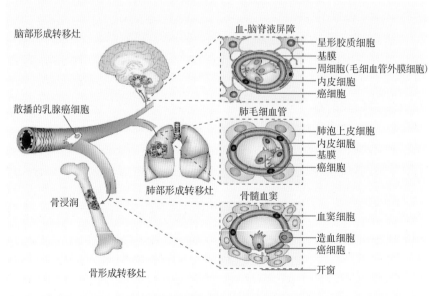

图1 乳腺癌转移器官特异性模式图

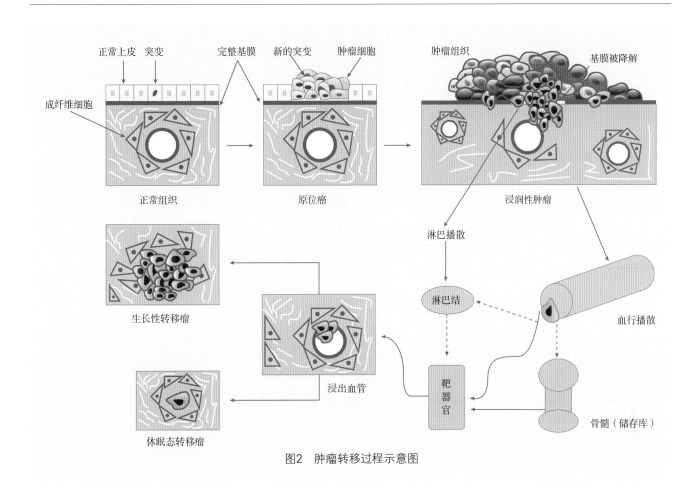

图2 肿瘤转移过程示意图

争存活与发展起来。转移的形成，不仅是肿瘤细胞对某器官环境的适应，还包括原发瘤中具有不同转移潜能的瘤细胞亚群存在。这些肿瘤细胞的生物学行为受特定基因调控，其中转移相关基因是这一过程的起始部分，也是肿瘤转移发生、发展的核心。

转移瘤的形成与宿主关系表现为血管生成依赖性、间质支持、器官特异性。转移是恶性肿瘤由宿主调节向自主调节过程的最终结果。可涉及多个癌基因与抑癌基因的改变，并与激活肿瘤转移基因及肿瘤转移抑制基因之间的失衡有关。并不是所有肿瘤一开始都有转移表型，在某一种肿瘤组织中各个细胞的转移能力也不一定相同。

基因遗传获得高度转移潜能的肿瘤细胞，可通过一种或多种机制逃避免疫系统的攻击或不能激发特异性的抗肿瘤免疫反应，使肿瘤得以发生和发展。这些肿瘤细胞能自发分泌多种细胞因子如肿瘤坏死因子-α、白介素-10、白介素-6、血管内皮生长因子以及一氧化氮、mCRP、CD44等，抑制抗原提呈细胞的抗原识别和加工提呈、抑制T细胞的分化，促进TH1/TH2平衡向TH2漂移，下调编码穿孔素和粒酶B的基因而抑制CTL的产生，下调T细胞黏附和（或）共刺激分子的表达，诱导对肿瘤特异性CTL的耐受。

肿瘤转移基因和肿瘤转移抑制基因 肿瘤侵袭与转移有关的基因主要包括肿瘤转移基因和肿瘤转移抑制基因。由于肿瘤转移基因在转移肿瘤中呈高表达，而在非转移肿瘤中低表达；而肿瘤转移抑制基因正好与肿瘤转移基因这种表达相反，因它们与肿瘤的转移作用密切相关而得名。它

们是在肿瘤的转移上具有正负调控作用的两大基因系统，通常对原发肿瘤生长没有影响，但又与肿瘤基因和肿瘤抑制基因有着密切的联系。较明确肯定的肿瘤转移基因有Mtsl、Tiam 1、CD44；肿瘤转移抑制基因有nm23、KAI1、KISS1、MKK4、BrMS1。还有些基因既与肿瘤的转移有关，也与其发生发展有关，已把它们列为候选肿瘤转移基因，包括ras、MEK1、蛋白酶、化学诱导剂／受体、ATX、PKC、RhoC、骨桥蛋白等，其中ras和MEK1还有原癌基因的功能。候选肿瘤转移抑制基因包括前列腺癌SseCK基因、黑色素瘤凝溶胶蛋白、CD9与CD63基因、结肠癌CSK基因（图3）。

肿瘤转移抑制基因抑制肿瘤转移主要是通过：①调控保守的MAPK/ERK、SAPK/JNK和P38信号传导途径。调节肿瘤细

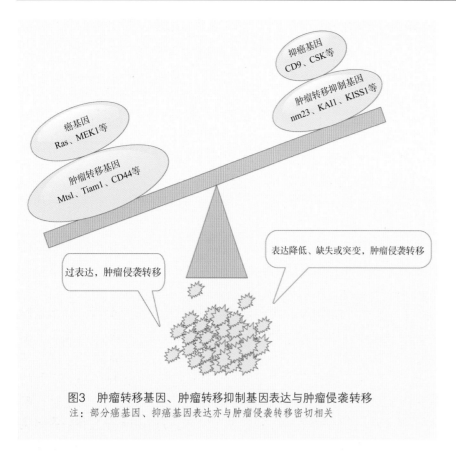

图3 肿瘤转移基因、肿瘤转移抑制基因表达与肿瘤侵袭转移
注：部分癌基因、抑癌基因表达亦与肿瘤侵袭转移密切相关

胞的生长过程，包括凋亡和分化，如nm23-H1、CD44、MKK4、BRMS1、RKIP、KAI1等。②调节肿瘤细胞的黏附性。如CD44、KAI1等基因编码膜蛋白，与细胞外基质或黏附蛋白相互作用。③参与调节细胞骨架。影响肿瘤细胞的运动迁移，如KAI1、KiSS1、CD44和nm23-H1等编码蛋白质的作用。由此可见，肿瘤转移抑制基因很明确地抑制肿瘤转移基因介导的黏附、降解和移动三个主要环节。

肿瘤侵袭转移相关因素有基因调控、黏附分子、蛋白酶、血管形成、逃避宿主免疫监视、间质在肿瘤侵袭转移中的作用。其中最基础的改变还是肿瘤细胞中肿瘤转移基因和肿瘤转移抑制基因的调控失衡。一系列密切相关的基因改变才能促使肿瘤细胞在原发灶、转移过程、继发灶三个不同的环境中适应生存下来，同时更具恶性生物学行为，对宿主造成致命性的伤害。

（董子明）

nǎogōngnéng zhàng'ài

脑功能障碍 brain dysfunction

脑在损伤因素作用下对组织和器官调节障碍所致精神、情感、行为、意识及全身性脏器功能障碍。

病因和发病机制 人类的脑由数以亿计的神经细胞和10^{14}以上的突触组成。其主要功能是调控各系统、器官的功能，参与学习、记忆、综合分析、意识等高级神经活动。各种内源性和外源性病因，通过直接或间接途径引起脑的直接损伤、代谢功能异常及中毒等均可引起脑功能障碍：①急性脑损伤。脑急性损伤常见于颅内弥漫性感染（如脑炎、脑膜炎、脑型疟疾等）、广泛性脑外伤（如脑震荡和脑挫裂伤）、蛛网膜下隙出血高血压脑病等。它们均可引起大脑两半球弥漫性炎症、水肿、坏死、血管扩张等反应，导致急性颅压升高，后者一方面可导致

脑血管受压而使脑供血减少；还可使间脑、脑干受压下移和脑干网状结构被挤压于小脑幕切迹与颅底所围成的狭窄孔中，从而导致上行网状激活系统功能受损，引起脑功能障碍。②慢性脑损伤。常引起脑内神经递质及受体异常增多或减少（如帕金森病患者黑质多巴胺能神经元减少，酪氨酸羟化酶和多巴脱羧酶活性及纹状体多巴胺递质含量明显下降）；兴奋性神经递质/抑制性神经递质失衡；蛋白质异常聚集，如阿尔茨海默病患者可见老年斑和神经原纤维缠结等，朊蛋白聚集可引起海绵状脑病，又称克-雅病（Creutzfeld-Jakob disease）；神经肽和神经营养因子异常（如神经降压肽、血管活性肠肽、促甲状腺素释放激素和多种神经营养因子等）。③脑缺血缺氧损伤。常引起脑能量代谢异常，氧化应激、Ca^{2+}超载及神经递质异常等导致脑功能损伤。④脑感染性疾病及炎症。细菌和病毒引起的各种脑膜炎或脑炎等导致脑功能障碍。⑤环境、代谢毒素对脑的损害。外源性环境毒素和机体内的代谢性毒素对脑的损害，如毒品、药物、酒精或重金属中毒等。各种慢性代谢性或中毒性脑病，如呼吸衰竭引起的肺性脑病和氧中毒性脑病，肝衰竭引起的肝性脑病，肾衰竭患者晚期出现的尿毒症性脑病，贫血、慢性电解质紊乱、维生素B_2缺乏、叶酸缺乏等均可引起脑功能障碍。⑥各种脑外伤直接损伤脑功能。引起脑的学习记忆和智力及神经-肌肉功能异常。轻度外伤者可不出现症状，中度外伤者可失去知觉，重度者可导致学习记忆严重障碍，乃至智力丧失。⑦全身性疾病。心脑血管疾病及代谢综合征等均可通过多种途径

引起脑功能异常和障碍。⑧社会-心理精神-人文因素。轻松、愉快、多彩的生活环境及良好的社会交往和家庭关系，可促使大脑保持良好的健康状态，增强脑对抗各种损伤和衰老的能力；反之则使脑的反应能力和抗损伤能力降低，容易引起各种脑功能异常，如焦虑、认知功能障碍等。受教育程度和适度用脑有利于脑健康和提高脑功能。⑨颅内占位性和破坏性损伤。颅内占位性病变常见于外伤性颅内血肿、脑肿瘤、颅内局灶性感染（如脑脓肿、硬膜外脓肿等）和肉芽肿（如血吸虫、隐球菌、结核杆菌所致）等；颅内破坏性病变多源于脑梗死、脑干梗死、脑出血等。

功能与代谢变化 机体几乎所有的代谢和功能都直接或间接受到脑高级中枢的调节，脑功能障碍常引起机体的代谢功能紊乱，以及因精神、心理异常而出现抑郁、焦虑、烦躁、自杀等异常症状和行为。对机体的影响可以表现为以下几方面：①生命中枢损伤。可引起呼吸和心脏功能紊乱和抑制，严重者出现呼吸和心搏停止，若损害脑干网状结构和大脑皮质，则引起意识障碍和昏迷，威胁患者生命。②内环境紊乱。意识障碍引起机体对体液容量和渗透压调节相关的渴感及主动饮水行为、与体温调节相关的冷热感、与机体物质和营养代谢相关的饥饿感以及对其进行的主动调节行为等方面减弱，使患者出现水和电解质平衡紊乱，包括高钠血症、低钠血症、脱水、水肿、水中毒、高钾血症、低钾血症以及各种类型的酸碱失衡。③循环功能障碍。脑功能严重障碍出现意识障碍时，可以通过多种途径引起血管活性和通透性改变，导致脑水肿、颅压升高。

（王建枝）

gǎnjué jiǎntuì

感觉减退 hypoesthesia 意识清醒状态下机体对刺激产生的感觉反应减弱。感觉减退是感觉功能障碍的一种表现形式，感觉障碍还包括感觉过敏、痛觉过敏、感觉异常、感觉倒错和疼痛。

人和动物通过感觉器官感受体内外环境变化，这种变化作为最初的刺激被各种感受器所接收，并将不同的刺激（如机械能、热能、光能和化学能）转化为电信号，以神经冲动的形式经纤维传达至中枢神经系统，从而形成各种感觉。可见，感受器本质上是一种换能装置，它将各种不同形式的刺激转化为神经电信号并通过神经纤维传输到中枢。临床上常把感觉分为浅感觉（皮肤和黏膜、温度和痛觉）、深感觉（肌腱、肌肉、骨膜和关节的运动觉、位置觉及振动觉等）和复合感觉（由大脑顶叶感觉皮质对各种感觉进行整合分析而产生的感觉，如实体觉、图形觉、定位觉、两点辨别觉及重量觉等）。

感觉减退产生的一般机制：①单一周围神经损伤引起感觉减退。如皮神经受到机械、物理及化学因素引起损伤而出现感觉异常，其感觉损伤的特点是呈中央型分布，中央区域的所有感觉丧失，环绕中央区的是感觉迟钝，部分感觉丧失。有学者认为感觉减退与侧支再生纤维的高敏感性有关，这些纤维沿周围的正常痛觉纤维进入失神经支配区。②多神经损害引起的感觉减退。多神经损伤出现感觉障碍的同时常伴有不同程度的运动和反射障碍。③神经根和感觉神经元受损伤引起感觉减退（神经根病）。相邻神经根存在相互重叠，切断神经根会引起感觉减退，但不会使皮肤的感觉完全丧失；椎间盘突出等引起的神经根压迫，可以导致阶段性感觉丧失和周围组织的感觉减退；广泛背根感觉神经节疾病如肿瘤、中毒、炎症等也可引起感觉减退。④脊髓感觉综合征。各种病因引起脊髓断面或感觉神经损伤都可引起相应区域的感觉减退。⑤脑干损伤引起的感觉减退。由于下行的三叉神经束和三叉神经核以及交叉后位于脑干一侧的脊髓丘脑束受累，许多延髓受损的典型特征是出现交叉性感觉障碍，即一侧面部和对侧身体的感觉丧失。⑥丘脑损伤引起的感觉丧失和减退。如脑血管性疾病引起的丘脑的腹后外侧核和腹后内侧核，常引起对侧躯体各种感觉的丧失或减退。⑦顶叶感觉皮质受损引起的感觉丧失和减退。该感觉区域范围广，病变仅损害其中一部分，出现对侧的一个上肢或下肢分布的感觉丧失或减退。

（王建枝 周新文）

zhùyì zhàng'ài

注意障碍 attention deficit disorder, ADD 源于神经发育障碍，以注意力不集中、学习成绩差、多动为特征的儿童和青少年行为异常性疾病。有些患者表现为冲动任性、顶嘴冲撞、不合群，缺乏自我克制能力或行为幼稚、怪僻、无目的以及贪玩、逃学、打架、说谎、偷窃等。有些患者可延续到成年。1845年，霍夫曼(Hoffmann H)将儿童的活动过度作为病态进行描述。1937年，布拉德利(Bradley C)认为过度活动是儿童行为障碍的一种特殊形式。1947年后，一些学者认为该病是脑损伤的结果，故称该病为"脑损伤综合征或轻微脑损伤综合征"；1966年，格塞尔(Gessel)提出多动症不是轻微脑损伤，而是轻微脑功能失调。由于受环境、教育等因素的影响，注意缺陷的发病率有逐年增高的趋势。世界卫生组织在《国际疾病分类》（第9，10版）中将该病命名为儿童多动综合征。美国精神病学会的《精神障碍诊断和统计手册》第4版，将该病命名为注意缺陷障碍伴多动(attention deficit hyperactivity disorder, ADHD)。

病因和发病机制 十分复杂，可能与下列因素有关：①遗传。该病具有家族聚集性，认为注意障碍是多基因遗传病，已发现与DβH、DT1及D2受体基因异常相关。②轻微脑损伤。长期以来，人们认为脑损伤是注意障碍的重要病因，但临床通过病例和对照研究表明，有明显脑损伤患者的注意障碍发生率没有明显升高。③儿茶酚胺代谢异常。代谢通路异常，使多巴胺更新降低；前额叶的多巴通路异常与该病密切相关。④环境因素。食物过敏、食物添加剂及水杨酸盐类与儿童过度活动、冲动和学习问题相关；微量元素如铁、锌等缺乏和铅中毒等可导致注意障碍的发病危险性升高。⑤家庭环境。父母的言行、举止，乃至习惯、爱好等，都会对孩子心理产生巨大影响，影响孩子的思想和行为。良好的家庭环境能避免儿童多动症的发生或使多动症状减轻；不良的家庭环境是促发多动症的基础。

功能与代谢变化 注意障碍患者的主要临床特点：①注意力障碍。注意力难以集中，外界任何视听刺激都可分散患儿的注意。在课堂上症状表现更为明显，如坐在教室里总是东张西望，心不在焉，注意听讲的时间很短。②活动过度。患儿高活动量开始于胎儿期，出生后随着身体功能的发展表现更为明显。入学后，由于大部分孩子因受制约而增加了对自己活动的限制，注意障碍患儿的过度活动表现更为突出。③感知觉障碍。表现为视-运动障碍、空间位置知觉障碍、左右辨别不能、经常反穿鞋、听觉综合困难及视-听转换困难等。④情绪和行为障碍。患儿情绪不稳，极易冲动，对自己欲望的克制力很薄弱，一兴奋就手舞足蹈，忘乎所以，稍受挫折就发脾气、哭闹。⑤学习困难。注意障碍患儿的智力大多正常或接近正常，由于上课、做作业都不能集中注意，情绪容易波动，造成学习成绩普遍很差。

（王建枝 周新文）

rènzhī zhàng'ài

认知障碍 cognitive disorder

学习记忆及与思维判断有关的大脑高级智能加工过程异常所致的严重学习、记忆障碍，同时伴有失语、失用、失认或失行的病理状态。认知是机体认识和获取知识的智能加工过程，涉及学习、记忆、语言、思维、精神、情感等一系列心理和社会行为。认知的基础是大脑皮质的正常功能，任何引起大脑皮质功能和结构异常的因素均可导致认知障碍。由于大脑的功能复杂，且认知障碍的不同类型互相关联，即某一方面的认知问题可以引起另一方面或多个方面的认知异常（例如，一个患者若有注意力和记忆方面的缺陷，就会出现解决问题的障碍），认知障碍是脑疾病诊断和治疗中最困难的问题之一。认知的结构基础是大脑皮质，大脑皮质由主区和辅助区组成，对事物的观察、分析与判断以及对躯体运动的协调均由主区控制，但主区完成这些功能依赖辅助区对行为和智能进行高层次整合。认知障碍的主要表现为学习、记忆、语言、运动、思维、创造、精神、情感等异常，出现学习、记忆障碍甚至痴呆、失语、失用、失认和精神心理异常。

任何直接或间接导致大脑皮质结构和功能慢性损伤的因素均可通过不同机制引起认知障碍。①慢性脑损伤。引起脑神经递质和受体异常及神经肽、神经营养因子等异常，进而导致脑认知功能障碍。②蛋白质在脑组织的异常聚集。如阿尔茨海默病、克-雅病、帕金森病、亨廷顿病等神经退行性疾病，引起脑结构和功能异常。③慢性脑缺血损伤大脑皮质。是引起不同类型认知障碍的常见原因，脑细胞缺血引起脑能量耗竭和酸中毒、氧化应激和Ca^{2+}超载、兴奋性毒性以及炎症反应等，进而引起脑认知功能障碍。④毒物。如毒品、药物、酒精或重金属中毒等，各种慢性代谢性或中毒性脑病时，如心力衰竭、呼吸衰竭、慢性肝性脑病、慢性尿毒症性脑病、贫血、慢性电解质紊乱、维生素B_2缺乏、叶酸缺乏等内、外源性毒素对脑的损害，其主要表现为认知异常。⑤脑外伤。也可不同程度地影响学习记忆和智力。⑥脑老化和慢性全身性疾病。如高血压、糖尿病、慢性阻塞性肺疾病等，可通过减少脑血液供应、能量代谢障碍及产生自由基等机制，继发性降低大脑功能而引起认知障碍。⑦精神、心理及人文因素的影响。轻松、愉快、多彩的生活环境可促进实验动物大脑皮质的增长，使脑重量增加；不良的心理、社会因素，如负性生活事件、处境困难、惊恐、抑郁等均可诱发认知障碍。

（王建枝）

jìyì zhàng'ài

记忆障碍 dysmnesia 识记、保存、认知和再现任何一个或一个以上环节的功能减退或丧失的病理状态。是神经、精神疾病的常见症状。最严重的记忆障碍是遗忘症，即一段时间的记忆全部丧失。记忆障碍可以分为：①长时记忆障碍。1年以上的记忆内容减退或遗忘；②短时记忆障碍。1年以内的熟悉的记忆内容减退或遗忘；③瞬时记忆障碍。一般指0.5~1小时内所记忆的物品或事件的遗忘。大脑的记忆和遗忘总是相互伴随，遗忘有时间规律和选择性。

记忆障碍的原因复杂，可源于脑和全身性疾病，包括脑器质性病变（如阿尔茨海默病、帕金森病及亨廷顿病等神经退行性变性病），脑外伤，脑血管疾病导致的脑损伤（如脑梗死、脑卒中等），脑的占位性疾病（如脑肿瘤、脑水肿等），脑中毒（如外来毒物一氧化碳、有机磷、重金属及酒精等中毒），营养和代谢异常因素（如糖尿病、肝功能障碍、肾功能障碍等），衰老等。

参与记忆过程的主要脑区包括丘脑、海马、边缘系统和大脑皮质等，记忆形成的分子机制依赖于神经递质，如乙酰胆碱、多巴胺及γ-氨基丁酸等及其相应受体的功能，如N-甲基-D-天冬氨酸受体、α-氨基-3-羟基-5-甲基-4异噁唑丙酸受体等在突触膜上的数目和功能等。记忆形成最早的分子机制的假说是加拿大心理学家赫布(Hebb D)提出，即神经元A的轴突重复或持续地兴奋细胞B，在这两个细胞或其中一个细胞上就必然会发生某种生长和代谢过程的改变。赫布假说提出记忆的形成依赖于神经元活动的协同，当两个彼此有联系的神经元同时兴奋时，它们之间的突触联系得到加强。随后的研究建立了一系列可反映记忆的研究技术和方法，如长时程增强等。对学习和记忆的神经编码机制已经形成的学说包括：神经编码学说、海马位置细胞与空间记忆编码学说、海马神经元网络学说和情景记忆编码学说。因此，各种病因无论通过何种途径损伤上述分子和（或）网络均可能导致记忆功能异常，引起不同程度的记忆功能障碍。记忆障碍常常引起患者一系列神经-心理-社会关系的异常，严重的记忆障碍也会引起机体代谢和内环境紊乱，进而引起一些全身性的疾病，如科萨科夫综合征(Korsakoff syndrome)等。记忆障碍发展到遗忘时，患者常生活不能自理，需要专人进行照顾和护理。

（王建枝 周新文）

chīdāi

痴呆 dementia 后天性疾病所致的持续性智力和认知能力减退综合征。患者一般情况下不伴有意识和感知觉的受损。痴呆的主要临床表现为学习、记忆、语言、视空间功能障碍，常伴有行为、日常生活、社交能力明显减退。痴呆是指后天性智力障碍，不存在先天性发育异常。在痴呆的诊断中，需强调持续性智力和认知能力障碍，以便排除急性脑外伤和脑卒中等引起的急性意识模糊状态。痴呆是一种综合征，病因复杂，临床表现多种多样。常见引起痴呆的病因包括：神经退行性疾病如阿尔茨海默病、路易小体病、帕金森病、皮克病(Pick disease)、额颞叶痴呆和亨廷顿病等，多发性梗死性痴呆，酒精性痴呆，颅内肿瘤，正常颅压性脑积水，慢性药物中毒，脑外伤以及其他全身性疾病等。痴呆发生机制可能与脑的特定部位病变相关，但准确的定位关系仍不清楚。由于对痴呆综合征的智力尚缺乏明确的定义，再加上痴呆性疾病的病理解剖常是弥散且复杂的，故很难完全定位和量化。虽然记忆障碍是大多数痴呆最重要的特征，但出现脑内病变的部位可能不相同。慢性神经退行性变性引起的痴呆主要与大脑皮质和海马的病变相关。脑血管疾病导致的血管性痴呆主要与丘脑、基底节、脑干和大脑的运动、感觉、视觉投射区以及联系区的广泛梗死病变有关。严重脑外伤引起的痴呆多为脑回、胼胝体和中脑，少数情况下会有白质广泛变性和脑积水。

（王建枝）

aěrcíhǎimòbìng

阿尔茨海默病 Alzheimer disease, AD 以脑中形成大量老年斑、神经原纤维缠结和弥漫性脑萎缩为特征，以进行性记忆障碍为主要表现的神经退行性疾病。又称老年前期痴呆，或称为早老性痴呆。全球约有2500万AD患者，人口老龄化使AD的患病率呈急剧增高趋势，是导致老年人口痴呆的第一原因。阿尔茨海默(Alzheimer A)早在1906年便描述了AD的病理特征，但其病因、发病机制的研究在此后的80年内没有突破性进展。随着蛋白化学、分子生物学以及遗传学研究技术的迅速发展，从20世纪80年代中叶开始，AD的基础研究才开始有了显著的进展。老年斑的主要成分是β淀粉样肽(β-amyloid peptide, Aβ)，而神经原纤维缠结的主要成分是异常过度磷酸化的微管结合蛋白tau，因此对AD研究的主流方向主要集中在Aβ和tau两个方面。1984年，格伦纳(Glenner GG)和翁(Wong CW)从老年斑内纯化和分离得到了Aβ并解读得到其蛋白质序列。这一成果很快引发了竞相克隆转译Aβ的基因。1986年，4个研究组几乎同时发表了淀粉样前体蛋白(amyloid precursor protein, APP)的基因序列，揭示了Aβ实际上只是APP中的一个小片段。在20世纪90年代初，哈迪(Hardy J)研究组最先从遗传性AD患者的标本中找到了APP的基因突变。这些成果很快构成了被广泛关注的Aβ假说。此外，由于早老蛋白(presenilin, PS)基因突变、载脂蛋白E(ApoE)基因型和代谢综合征等都可以通过影响Aβ和tau代谢而在AD的发病中起重要作用，因而也受到研究者的重视。3%~5%家族性早发性AD可在50岁左右发生，95%以上的AD为散发性，一般发病年龄在65岁以后，其患病率随年龄的增长而明显增加；女性患病率高于男性，男女患病率比为1:1.5~4.2，这可能与老年女性多于男性有关，还可能与老年女性性激素水平降低和受教育程度相对较低有关；脑力劳动者或勤用脑善于学习者、高社会经济地位者发病率相对较低。

病因 AD是一种多因异质性疾病，一般认为AD的发病与遗传、内外环境及二者相互作用有关。①遗传因素。已发现一些AD的家系，这些家系有一些共同特点，即发病年龄早（占AD患者3%~5%），常染色体显性遗传，如APP、早老素-1和早老素-2基因突变与家族性AD密切相关。下列基因多态性可能增加患病的风险，如载脂蛋白E基因、α$_2$-巨球蛋白基因、白介素-1(IL-1α和IL-1β)基因、主要组织相容性复合体(MHC)A$_2$基因、α$_1$抗糜蛋白酶A基因以及分拣蛋白相关受体基因和GRB结合蛋白2基因等。②环境因素。慢病毒感染、

重金属（铝、铁、锌、硒、锰等）接触史、脑外伤、脑血管疾病等因素也可能与AD的发病有关，但尚无有力证据。此外，由于正常老年人脑中也可见到大量老年斑，年龄老化在AD发病中也起重要作用。③代谢因素。糖和脂代谢异常，如糖尿病和高脂血症患者，其AD的发病危险性明显升高。

发病机制 相关学说有Aβ损伤学说和tau蛋白异常学说。①Aβ损伤学说。Aβ在脑皮质、海马等区域异常沉积，形成大量老年斑。Aβ可以通过产生氧化应激、脑炎症反应等，进而引起神经元骨架蛋白tau异常磷酸化、神经突触可塑性降低及神经元凋亡等。已知APP、早老素和ApoE基因突变可促进Aβ大量产生和聚集，导致早发性AD。②tau蛋白异常学说。tau蛋白翻译后的异常修饰，如磷酸化、糖基化、乙酰化及硝基化等导致。tau蛋白的空间结构发生改变，出现tau蛋白的异常聚集，是形成神经原纤维缠结的主要成分。tau的异常聚集使微管解聚并最终崩溃，干扰神经元细胞内的运输、抑制蛋白酶的活性，并促进tau的自我聚积。一定程度的tau蛋白磷酸化可使神经细胞对抗凋亡，可能是神经元发生慢性退行性变性的前提。

功能与代谢变化 AD的临床特征为隐袭起病，持续进行性的智力衰退，记忆力下降，认知功能障碍，伴有人格改变等精神症状等。①记忆障碍。早期以近期记忆下降为主，表现为不能记忆当天发生的事，不记得刚做过的事或讲过的话，忘记约会或贵重物品放于何处，记不起熟悉的人名等。②认知障碍。患者逐渐出现语言功能障碍、视空间障碍、失用、失认和计算力障碍，并随

时间的推移逐渐加重。③精神障碍。常有主动性减少，情感淡漠或失控，抑郁，不安，兴奋或欣快，失眠或夜间谵妄，幻觉，怀疑子女偷自己的钱财、物品，重复无意义的动作，无目的地徘徊，白天自言自语或大声说话，焦躁不安，半夜起床活动或吵闹不休，忽略进食或贪食，有不洁行为，攻击倾向等。④其他。可发现患者坐立不安、易激惹、少动、不修边幅、个人卫生不佳。无锥体束征和感觉障碍等。可有吸吮反射、握持反射、碎小步态等体征。患者晚期最明显的神经系统体征是肌张力增高，四肢屈曲性僵硬。

（王建枝）

老年斑 senile plaques

lǎoniánbān

以阿尔茨海默病为代表的神经退行性病患者脑中出现的对β-淀粉样多肽抗体呈阳性反应的斑块。这些斑块主要存在于细胞外，其主要成分是β淀粉样肽(β-amyloid peptide, Aβ)。老年斑是AD患者的特征性脑病理改变之一。AD的老年斑与老年性色素斑（俗称老年斑）是不同的概念，后者是指在老年人皮肤上出现的一种脂褐质色素斑，其主要成分是体内脂肪发生氧化产生的棕色颗粒在皮肤及黏膜的沉淀，其形成的机制是进入老年以后，细胞代谢功能减退，细胞内脂肪氧化的棕色颗粒产生增加和细胞清除能力下降所致。

淀粉样前体蛋白(amyloid precursor protein, APP)主要通过分泌酶途径裂解（图）。α分泌酶裂解途径由α分泌酶水解Aβ的 Lys16-Leu17间的肽键，产生一个较大的氨基末端可溶性片段，分泌到细胞介质，而羧基末端小片段则留在膜上。由于α分泌酶的切割位点在Aβ的分子中间，不产生完整的

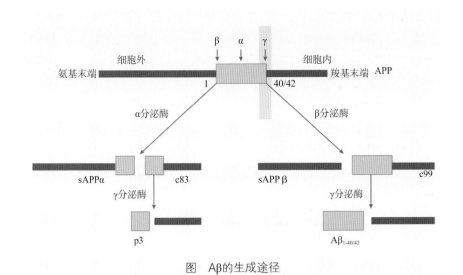

图　Aβ的生成途径

Aβ分子，又称为非Aβ源性途径。β和γ分泌酶降解途径由β分泌酶先水解APP695中的Met-596和Asp-597间的肽键产生C99片段，而γ分泌酶水解C99的39~43位的任意肽键而产生分子长短不等的完整Aβ分子。Aβ的羧基末端最后几个氨基酸残基具有很强的疏水性，所以羧基末端越长越易聚合及沉积。在Aβ聚合过程中，β片层结构的Aβ易形成双聚体，逐步形成寡聚体及中间态的初原纤维，初原纤维仍具有相对可溶性。在此基础上，初原纤维会快速聚合形成不可溶的纤维状沉积。另外，溶液中的α螺旋在一定条件下也可转成β片层结构。某些金属离子，如Zn^{2+}，可加速Aβ聚集和沉积。沉积在SP核心和血管壁上的两种Aβ的成分不同，前者是42~43个氨基酸的长肽，后者是39~40个氨基酸的酸性多肽。

任何使APP裂解生成Aβ(39~43)增多和Aβ降解系统酶活性减弱的因素均可加速老年斑的生成。①Aβ代谢相关基因突变。如唐氏综合征（APP基因21三体）APP基因、早老素-1和早老素-2基因突变以及Apo E的ε4纯合子均可升高Aβ水平促进老年斑生成。②代谢异常引起Aβ生成增加。如糖尿病、高脂血症及高同型半胱氨酸血症患者均可促使老年斑生成。③衰老。随着年龄的增加，老年斑负荷明显增加。Aβ的神经毒性作用包括：①导致过氧化损伤、生物膜损伤、细胞内钙离子稳态破坏、星形胶质细胞抑制、某些关键酶失活。②引起神经细胞凋亡。③Aβ刺激小胶质细胞产生过量C3，Aβ能和C1q结合激活非抗体依赖性经典补体通路，从而引起炎症反应。④Aβ还可直接损伤神经突触功能。

（王建枝）

shénjīngyuánxiānwéi chánjié

神经原纤维缠结 neurofibrillary tangles, NFT

神经元内以异常过度磷酸化tau蛋白所形成的成对双螺旋丝为主要成分形成的特殊聚集体。典型的神经原纤维缠结呈火炬样。很多神经退行性疾病如阿尔茨海默病(Alzheimer disease, AD)、前颞叶性痴呆、唐氏综合征等都存在该病理变化，但只有AD患者脑内同时存在老年斑和神经原纤维缠结。因此，老年斑和神经原纤维缠结是AD确诊的金标准。tau蛋白是神经细胞主要的微管相关蛋白，从正常成人脑中分离的tau在变性聚丙烯酰胺凝胶电泳中至少有5~6种异构体，表观分子量48 000~60 000。正常tau蛋白是一种含磷蛋白质，每克分子tau蛋白中磷酸含量为2~3克分子，每克分子异常过度磷酸化的tau蛋白含5~9克分子磷酸基。

蛋白激酶和磷酸酯酶系统调节失衡是tau蛋白异常磷酸化的直接原因：①蛋白激酶的作用是催化蛋白质发生磷酸化，因此，蛋白激酶活性增高将导致tau蛋白异常过度磷酸化。例如，脯氨酸指导的蛋白激酶，如细胞外信号相关的蛋白激酶、细胞分裂周期蛋白激酶-2、周期蛋白依赖性激酶-2、周期蛋白依赖性激酶-5和糖原合成酶激酶-3；非脯氨酸指导的蛋白激酶，如环磷酸腺苷依赖性蛋白激酶、蛋白激酶C、钙/钙调素-依赖性蛋白激酶Ⅱ、大鼠小脑源性钙/钙调素-依赖性蛋白激酶、酪蛋白激酶-1和酪蛋白激酶-2。②蛋白磷酸酯酶活性降低也可引起tau蛋白异常过度磷酸化，蛋白磷酸酯酶(PP)分为五类，即PP-1、PP-2A、PP-2B、PP-2C和PP-5，它们均存在于人脑神经元中。用从AD脑中分离的异常磷酸化的tau（简称AD P-tau）做底物，PP-1、PP-2A、PP-2B和PP-5均可使AD P-tau多个位点磷酸化并不同程度地恢复其促微管组装活性，而PP-2C则无上述功能。异常磷酸化的tau蛋白可与微管蛋白竞争与正常tau结合或从已经形成的微管上夺取tau蛋白；还可结合高分子量的微管相关蛋白(high molecular weight-MAP, HMW-MAP)-1和HMW-MAP-2，并从已形成的微管上夺取HMW-MAP，从而使微管解聚并最终崩溃。异常磷酸化的tau蛋白还可阻断神经元细胞内的运输、抑制蛋白水解酶的活性，并促进tau的自我聚积。

此外，AD脑中tau蛋白的异常糖化、糖基化、硝基化、乙酰化等修饰也可能促进神经原纤维缠结的形成。

(王建枝)

yìshí zhàng'ài

意识障碍 disorder of consciousness

不能正确认识自身状态和（或）客观环境，不能对环境刺激做出反应的病理状态。人类的意识是指对自身和环境的反应和判断的能力。人在正常清醒状态下，能对自身和周围环境产生基本的反应并作出理性的判断。意识的维持涉及大脑皮质及皮质下脑区的结构和功能完整。意识障碍的病理学基础是大脑皮质、丘脑和脑干网状系统的功能异常。主要表现为嗜睡、谵妄、昏睡和昏迷。

脑干网状结构、丘脑和大脑皮质在维持意识方面起着极其重要的作用，意识障碍的发生机制是各种致病因素引起网状结构-丘脑-大脑皮质系统等发生器质性损伤，从而引起相应的脑神经元出现代谢紊乱或功能异常。意识障碍的病因多种多样，故其发病机制极其复杂，许多细节尚待研究阐明。一般认为,各种脑器质性病变、躯体疾病引起的脑中毒、各种精神疾病或病理过程均可通过各自不同的机制破坏脑干网状结构-丘脑-大脑皮质对意识的正常调节功能，引起意识障碍。引起意识障碍的因素为：①急性脑损伤。常见于颅内弥漫性感染（如脑炎、脑膜炎、脑型疟疾等）；广泛性脑外伤（如脑震荡和脑挫裂伤）；蛛网膜下隙出血；高血压脑病等。②急性脑中毒。如肝性脑病、尿毒症性脑病、肺性脑病、心源性昏迷、水与电解质及酸碱平衡紊乱产生的大量代谢性毒素；感染

性毒素，如急性肺部感染、流行性出血热、疟疾、伤寒、中毒性痢疾产生的大量毒素等，均可引起神经递质合成及释放异常、脑能量代谢障碍，神经细胞膜和突触传递异常，从而导致意识障碍。③颅内占位性和破坏性损伤。颅内占位性病变常见于外伤性颅内血肿、脑肿瘤、颅内局灶性感染（如脑脓肿、硬膜外脓肿等）和肉芽肿（如血吸虫、隐球菌、结核杆菌感染）等；颅内破坏性病变多由于脑梗死、脑干梗死、脑出血等。④精神性疾病。如癔症、精神分裂症等，可通过影响脑干网状结构和大脑皮质的代谢和功能，导致不同程度的意识障碍。

意识障碍，特别是意识丧失的患者通常会降低或失去各种自我保护反射和对外环境变化的适应能力，极易出现各种各样的继发性损害。导致意识障碍的病因在损害脑干网状结构和大脑皮质的同时，常常也会涉及各种生命中枢，导致各种生命功能的调控障碍，出现呼吸衰竭、循环系统衰竭及机体内环境紊乱，如水、盐和酸碱平衡紊乱等，直接威胁患者的生命。

(王建枝)

yùndòng zhàng'ài

运动障碍 dyskinesia

肌肉随意运动能力减弱、丧失或异常增多的病理状态。是神经病学的体征，可以是一过性或发作性。临床上存在一类运动障碍性疾病（也称锥体外系统疾病），其特点是随意运动的协调调节障碍，而肌肉、感觉或小脑功能并无明显异常。这类疾病的临床症状和体征多种多样，但运动障碍是其最主要的临床体征。运动障碍可以分为：运动减少型，如帕金森病和帕金森综合征；运动增多型，如

震颤、肌张力障碍、舞蹈病、抽搐等；其他类型运动障碍，如静坐不能、共济失调、肝豆状核变性、迟发性运动障碍、疼痛腿和动趾综合征(painful legs and moving toes syndrome)等。

不同疾病导致的运动障碍其病因不同，一般认为与下述因素有关：①遗传因素。如帕金森病患者有Parkin和α-synuclein等蛋白的基因突变，常染色体显性遗传；亨廷顿病和肝豆状核变性等也有明显的遗传性。②环境因素。生活方式、环境毒物及饮食等因素与多种运动障碍性疾病发生密切相关。③生物因素。如临床约1/3的小舞蹈症的发生与A型β-溶血性链球菌感染相关，表现为自身免疫病的特征。

参与运动调控的主要神经组织包括基底核、新纹状体、旧纹状体、红核、黑质、丘脑和大脑皮质的运动中枢等，这些核团的正常结构和功能是维持运动功能的基础。运动障碍的发生机制尚不完全清楚，一般认为上述神经环路中任何部位的结构或功能异常均可引起运动障碍。与运动障碍发生密切相关的神经递质包括乙酰胆碱、多巴胺、去甲肾上腺素、5-羟色胺、γ-氨基丁酸及谷氨酸等，这些分子的异常是运动障碍的重要分子机制。运动障碍严重降低患者的工作和生活能力，如震颤、强直等直接影响患者的起居和生活；患者常常出现精神心理异常，如焦虑或抑郁、疼痛、失眠等；还可出现全身其他系统的异常，如皮脂腺的分泌增加、下肢水肿、尿频、尿急及认知功能障碍等。

(王建枝 周新文)

chuítǐ gōngnéng jiǎntuì

垂体功能减退 hypopituitarism

垂体及垂体以外病变所致部分或

全部垂体激素分泌不足的临床综合征。根据病变发生部位，可分为原发性和继发性垂体功能减退。病变位于垂体者称为原发性垂体功能减退，病变位于垂体以外部位如下丘脑者，称为继发性垂体功能减退。

病因和发病机制 肿瘤、出血、创伤、感染、免疫因素、药物及先天发育缺陷等均可导致垂体功能减退。这些病因导致垂体功能减退的机制主要包括以下几方面：①垂体缺血缺氧、坏死。使垂体的内分泌功能降低甚至丧失，如儿童颅咽管瘤，能直接压迫垂体或间接阻断垂体门脉血液供应，引起垂体内分泌细胞缺血缺氧，激素分泌障碍；产后大出血导致机体血容量急剧减少，垂体缺血缺氧甚至坏死，可引起整个垂体功能减退，即希恩综合征。②垂体的物理、生物及免疫损伤。如垂体肿瘤切除术可直接导致垂体功能减退，术后放疗则进一步加重垂体功能的损伤；感染导致的脑炎能损伤垂体内分泌细胞的结构和功能，导致其功能减退；自身免疫病如淋巴细胞性垂体炎时，体内自身免疫反应导致垂体内分泌细胞的免疫损伤。③垂体发育不良。直接导致内分泌激素产生不足甚至缺乏，如生长激素分泌缺乏。④医源性因素。如长期使用糖皮质激素抑制肾上腺皮质激素释放激素-促肾上腺皮质激素轴的功能，突然停用后出现肾上腺皮质功能低下。⑤继发于下丘脑的病变。如下丘脑的肿瘤、炎症及机械损伤等影响其神经激素的分泌，进一步通过下丘脑-垂体轴引起该激素调控的垂体分泌功能减退。

功能与代谢变化 垂体功能减退可能出现一种、多种或全部垂体激素的缺乏，并影响垂体激素调控的靶分泌腺的功能。垂体功能减退对机体功能和代谢的影响取决于垂体激素缺乏的种类和程度，这些影响主要包括：①生长发育障碍。生长激素不足或缺乏所致，成人可表现为肌萎缩及低血糖，儿童则表现为生长发育障碍、身材矮小，甚至发生侏儒症。②性腺功能障碍。促性腺激素不足或缺乏，靶腺如卵巢和睾丸出现功能障碍，女性可出现闭经、性欲低下、乳房缩小、生殖器官萎缩甚至丧失生育能力，男性可出现生殖器官萎缩、性欲低下及不育等。③甲状腺功能低下。促甲状腺素不足或缺乏所致，出现基础代谢率及心血管系统的异常改变，表现为精神不振、反应迟钝、怕冷、少汗、便秘、体重增加及心率减慢等。④肾上腺皮质功能减退。促肾上腺皮质激素不足或缺乏所致，表现为乏力、食欲低下、恶心呕吐、体重下降、低血糖、低血压、心率减慢及易发生感染等。⑤泌乳障碍。催乳素不足或缺乏所致，表现为产后乳汁分泌减少或不分泌。⑥中枢性或垂体性尿崩症。抗利尿激素分泌不足所致，主要表现为多尿、尿比重降低及尿钠减少。

（欧阳静萍 李银萍）

chuítǐ gōngnéng kàngjìn
垂体功能亢进 hyperpituitarism
垂体腺细胞增生或腺瘤所致腺垂体分泌多激素导致机体内分泌功能与代谢紊乱的综合征。病因主要有发生于垂体的腺瘤、增生、腺癌及下丘脑病变等。发病机制为：①垂体腺癌或功能性垂体腺瘤。如催乳素瘤、生长激素瘤等，腺癌或腺瘤细胞常具有异常的分泌功能，致相应激素的分泌水平过高，如生长激素分泌性垂体腺瘤分泌过多的生长激素而出现生长激素亢进的症状和体征。②垂体增生。垂体激素作用的靶腺功能低下时通过负反馈调节作用，使垂体出现增生和功能亢进。另外，下丘脑功能异常释放过多激素或由于某些恶性肿瘤异位分泌下丘脑激素，作用于垂体，亦可致垂体增生。

垂体功能亢进常表现为某一种激素分泌过多，根据受影响的激素及靶腺体的不同，其对机体功能和代谢的影响亦不同。这些影响主要包括：①生长发育异常。垂体生长激素细胞腺瘤分泌过多的生长激素，促进骨骼、肌肉等靶组织中核酸及蛋白的合成，青春期前骨骺未闭合时引起垂体性巨人症，青春期后骨骺已闭合时则引起肢端肥大症。垂体性巨人症表现为骨骼、肌肉、内脏器官及其他组织的过度生长，基础代谢增高，血糖水平升高及糖耐量降低；肢端肥大症常呈现特有面容。②垂体性高催乳素血症。主要是垂体催乳素瘤所致，女性常出现闭经、不育及溢乳，男性则主要出现性功能降低。③肾上腺皮质功能亢进。出现垂体性库欣综合征，它主要由促肾上腺皮质激素(adrenocorticotropic hormone, ACTH)细胞腺瘤引起，由于ACTH分泌过多，两侧肾上腺皮质增生，分泌过多的糖皮质激素，患者可出现向心性肥胖、皮肤薄、骨质疏松及血糖升高和糖耐量降低。④性早熟或性功能异常。促性腺激素分泌亢进所致，表现为性激素增多的症状，青春期前可出现性早熟，青春期后的男性初期可有性功能亢进，以后逐渐衰退；女性则月经少甚至闭经。⑤甲状腺功能异常。促甲状腺素细胞瘤导致的促甲状腺激素分泌亢进所致，过多促甲状腺素刺激甲状腺，使甲状腺激素水平增高，机体出现基础代谢率增高、甲状腺肿大及心率增快等甲状腺功能亢进的表现。⑥垂体腺瘤引起相应激素分泌亢进的同时，可能因为腺瘤压迫周围的垂体组织，导致其缺血缺氧和分泌功能障碍，出现其他垂体激素分泌水平低下及相应的功能代谢异常。

（欧阳静萍 李银萍）

jiǎzhuàngxiàn gōngnéng kàngjìn

甲状腺功能亢进 hyperthyroidism

甲状腺功能增强、甲状腺激素分泌过多所致机体神经、循环及消化等系统兴奋性增高和代谢亢进为主要表现的临床综合征。简称甲亢。甲状腺是人体最大的内分泌腺，位于颈部甲状软骨下方，重20~25g。主要功能是合成甲状腺激素。食物中的无机碘化合物经胃肠道吸收进入血液循环，迅速被甲状腺摄取浓缩，经甲状腺过氧化酶的作用产生活性碘，并与胶质腔中的甲状腺球蛋白分子上的酪氨酸结合，形成一碘酪氨酸(MIT, T_1)和二碘酪氨酸(DIT, T_2)。碘化酪氨酸在过氧化酶的作用下，2个DIT耦联成甲状腺素(T_4)，MIT和DIT耦联成三碘甲状腺原氨酸(T_3)。甲状腺素分泌量受下丘脑-垂体-甲状腺轴调节。

甲亢的主要病因包括：毒性弥漫性甲状腺肿（格雷夫斯病，Graves disease），多结节性毒性甲状腺肿，甲状腺自主高功能腺瘤（普卢默病，Plummer disease），碘致甲状腺功能亢进（碘甲亢），桥本甲状腺毒症，新生儿甲状腺功能亢进症，滤泡性甲状腺癌，妊娠一过性甲状腺毒症，垂体促甲状腺激素(TSH)腺瘤致甲状腺功能亢进。

格雷夫斯病是甲亢的最常见病因，占全部甲亢的80%~85%。

此类甲亢患者有明显的遗传倾向，其发病机制主要是在遗传的基础上，感染、创伤、应激等环境因素诱发细胞免疫参与的自身免疫调节紊乱，血清中多存在针对甲状腺细胞TSH受体的特异性自身抗体，称为TSH受体抗体(TRAb)。TRAb分为TSH受体刺激性抗体和TSH受体阻断性抗体。在格雷夫斯病患者体内，主要是TSH受体刺激性抗体，从而与TSH受体结合，激活腺苷酸环化酶信号系统，刺激甲状腺细胞增生，增强甲状腺对碘的吸收及甲状腺素的合成与分泌，引起甲状腺功能亢进。

甲状腺激素的生理作用主要表现为促进生长发育、增加产热效应、促进蛋白质合成、加速糖和脂肪代谢以及维持神经系统的兴奋性等。甲亢导致其分泌的甲状腺激素水平过高，从而对机体功能和代谢产生广泛的影响，主要表现为：①代谢亢进和神经系统兴奋性增高两大症状群。甲状腺激素能增加基础代谢率，加速多种营养物质的消耗。甲状腺激素和儿茶酚胺具有协同作用，加强后者对于神经、心血管和胃肠道系统的兴奋性作用。常见症状为多食、消瘦、怕热、多汗、心悸、激动。②常伴有甲状腺肿大。大多数患者有程度不等的弥漫性、对称性甲状腺肿大。③突眼症。浸润眶后组织的淋巴细胞分泌细胞因子，刺激纤维组织增生，黏多糖沉积，导致突眼和眼外肌纤维化。

（欧阳静萍 魏 蕾）

jiǎzhuàngxiàn gōngnéng jiǎntuì

甲状腺功能减退 hypothyroidism

甲状腺激素合成与分泌不足或甲状腺激素生物效应减低而致的临床综合征。简称甲减。成人甲减的主要病因是：甲状腺自身免

疫性炎症导致的损伤；手术、[131]I治疗导致的甲状腺组织破坏；碘过量诱发具有潜在甲状腺疾病患者发生甲减；过量使用抗甲状腺药物。根据始发年龄，甲减分为三型：始于胎儿期或新生儿期，称呆小病（又称克汀病）；始于发育前儿童期，称幼年甲状腺功能减退症，严重时称幼年黏液性水肿；始于成人期，称甲状腺功能减退症，严重者称黏液性水肿。根据致病因素，呆小病又分为地方性及散发性两类，前者见于地方性甲状腺肿流行区，母体缺碘致胎儿甲状腺发育不全和激素合成不足；后者见于各地，其发病涉及甲状腺发育不全或缺如、甲状腺激素合成障碍等。幼年甲减的发病机制与成人患者相同，可分为3类：①甲状腺激素缺乏。与甲状腺本身病变密切相关，可以发生于甲状腺自身免疫病损导致的甲状腺萎缩，但更多是继发于甲状腺的手术切除，或放射性碘治疗导致的甲状腺破坏；与自身免疫有关的甲状腺炎后期；伴甲状腺肿或结节的功能减退；晚期甲状腺癌和转移性肿瘤导致腺内广泛病变；抗甲状腺药物治疗过量等。②促甲状腺激素缺乏。可为下丘脑疾病促使甲状腺激素释放激素分泌不足（下丘脑性）或者腺垂体功能减退使促甲状腺激素分泌不足（垂体性）两种不同部位的病变导致。③外周组织对甲状腺激素反应降低。可见于血中存在甲状腺激素结合抗体，阻止甲状腺激素发挥正常的生物效应；外围组织中的甲状腺激素受体数目减少，以及受体对甲状腺激素的敏感性减退。

甲状腺功能减退导致其分泌的甲状腺激素水平过低，从而对机体功能和代谢产生广泛的影响，

不同类型的甲减患者既表现出共性的地方，也有各型特点：①呆小病。因母体缺碘，胎儿甲状腺发育不全和激素合成不足，对迅速发育中胎儿的神经系统特别是大脑危害极大，以致造成不可逆性的神经系统损害，出生时常无特异表现，表现为数周内出现皮肤苍白，增厚，舌大且常外伸，鼻短，身材矮小，心率缓慢，体温偏低，生长发育迟缓。②幼年黏液性水肿。发病者和呆小病相似，但是程度稍轻，较大儿童及青春期发病者，大多似成人黏液性水肿，但伴有生长延迟。③成人黏液性水肿。患者基础代谢水平低下，出现怕冷、容易疲乏、行动迟缓、记忆力明显减退等表现，以及面颊和眼睑水肿、舌大而发音不清等黏液性水肿面容特征性症状。

（欧阳静萍 魏 蕾）

jiǎzhuàngpángxiàn gōngnéng kàngjìn

甲状旁腺功能亢进 hyperparathyroidism

甲状旁腺分泌过多甲状旁腺素所致钙磷代谢失常的临床综合征。简称甲旁亢。其临床生化特征为血钙增高、血磷降低。甲状旁腺一般有上下两对，位于甲状腺的背面，呈棕黄色，扁椭圆形，总重约120mg。甲状旁腺细胞有主细胞和嗜酸性细胞两种，主细胞呈圆形或多边形，核圆，细胞分泌颗粒内的甲状旁腺激素(parathyroid hormone, parathyrin, PTH)以胞吐方式释放入毛细血管内。PTH与甲状腺C细胞分泌的降钙素以及1,25-$(OH)_2D_3$共同调节人体内的钙磷代谢平衡，维持血钙的稳定。

甲旁亢可分为原发性、继发性、三发性3种类型，其主要病因分别是：原发性是甲状旁腺肿瘤、增生等引起甲状旁腺分泌大量的PTH；继发性是低血钙长期负反馈刺激甲状旁腺导致其增生，分泌过多的PTH所致；三发性是在继发性甲旁亢的基础上，增生的甲状旁腺腺体中的一部分发展为自主性腺瘤。在原发性甲旁亢患者，以腺瘤最为多见，约占总数的85%，腺癌约占2%。甲状旁腺分泌大量的PTH，使骨钙溶解释放入血，引起高钙血症；在继发性甲旁亢患者，各种原因引起的低血钙，如慢性肾衰竭，维生素D缺乏，肠道、肝和肾脏疾病致维生素D吸收不良和生成障碍，妊娠哺乳妇女对钙需要量增加，这些情况均可使甲状旁腺增生肥大，分泌过多的PTH；而三发性甲旁亢患者系在继发性甲旁亢的基础上，甲状旁腺受到持久和强烈的刺激，增生腺体中的一部分发展为自主性腺瘤，自主分泌过多的PTH，见于慢性肾衰竭。

PTH是肽类激素，主要功能是作用于骨细胞和破骨细胞，使骨盐溶解，并能促进肠及肾小管吸收钙，使血钙升高。原发性甲旁亢患者其分泌的PTH水平过高，从而对机体功能和钙磷代谢产生广泛的影响，主要表现为：PTH自主分泌过多，使骨钙溶解释放入血，引起高钙血症；促进肾 25-$(OH)D_3$转化为活性更高的1,25-$(OH)_2D_3$，后者促进肠道钙的吸收，进一步加重高钙血症。由于肿瘤的自主性，血钙过高不能反馈性抑制甲状旁腺PTH的分泌，故血钙持续增高。同时，肾小管对无机磷重吸收减少，尿磷排出增多，血磷降低。如肾功能完好，尿钙排泄量随之增加出现高钙尿。所以，甲旁亢患者表现为高钙血症与低磷血症、高钙尿、高磷尿。持续增多的PTH，还可引起广泛骨吸收脱钙等改变，严重时可形成纤维囊性骨炎（棕色瘤），血钙过高还可发生钙在软组织沉积，导致迁徙性钙化。

（欧阳静萍 魏 蕾）

jiǎzhuàngpángxiàn gōngnéng jiǎntuì

甲状旁腺功能减退 hypoparathyroidism

甲状旁腺分泌甲状旁腺激素(PTH)过少或靶细胞对PTH反应缺陷所致钙磷代谢失常的临床综合征。简称甲旁减。临床生化特征为血钙降低、血磷增高。病因及发病机制涉及PTH从合成、释放，到与外周靶器官受体结合过程中的任何障碍，具体包括PTH生成减少、分泌受抑制、作用受阻三类病因。①PTH生成减少。有继发性和特发性两种，前者常继发于甲状腺全切除术、甲状旁腺手术、颈部手术误伤或误切除甲状旁腺，或为颈部放射治疗损伤所致，后者可能与自身免疫有关。②PTH分泌受抑制。见于严重低镁血症导致对PTH释放的暂时性抑制。③PTH作用受阻。为一种遗传性疾病，由于靶细胞PTH受体或受体后缺陷导致对PTH反应缺陷所致。

甲状旁腺功能衰退导致患者PTH水平过低，从而对机体功能和钙磷代谢产生广泛的影响，主要是PTH缺乏，破骨作用减弱，1,25-$(OH)_2D_3$形成减少而肠道钙的吸收减少，肾小管钙重吸收降低而尿钙排出增加、尿磷排出减少，患者出现低钙血症和高磷血症的临床生化特征。随着血清钙离子浓度的降低，当达到一定严重程度时，患者神经肌肉兴奋性增加，可出现手足搐搦，甚至惊厥。所以，甲旁减的严重程度取决于低钙血症的下降程度、下降速度与持续时间。患者首先可出现指端或嘴部麻木和刺痛，手足与面部肌肉痉挛，随即出现手足搐搦。

典型表现为：双侧拇指强烈内收、掌指关节屈曲，腕、肘关节屈曲，形成鹰爪状，有时双足也呈强直性伸展，发作时可有疼痛；有些患者，特别是儿童可出现惊厥或癫痫样全身抽搐、手足搐搦，手足搐搦发作时也可伴有喉痉挛与喘鸣，常由感染、过劳和情绪等因素诱发，如果不伴手足搐搦，常可误诊为癫痫大发作；有些轻症或久病患者不一定出现手足抽搐，其神经肌肉兴奋性增高主要表现为低钙击面试验征（沃斯特克征，Chevostek sign）与低钙束臂试验征（陶瑟征，Trousseau sign）阳性：前者用手指叩击耳前和颧弓下的面神经，同侧面肌抽动，后者在维持血压稍高于收缩压2~3分钟，出现如手足等搐搦。此外，低钙血症头颅摄片还可发现多数患者有基底节钙化，并可出现锥体外系神经症状，包括典型的帕金森病的表现，纠正低钙血症可使症状改善，少数患者可出现颅压增高与视盘水肿。慢性甲旁减患者还可出现精神症状包括烦躁、易激惹等。

(欧阳静萍 魏 蕾)

shènshàngxiàn pízhì gōngnéng kàngjìn
肾上腺皮质功能亢进 adrenocortical hyperfunction
肾上腺皮质病变所致一种或一种以上的肾上腺皮质激素分泌过多的临床综合征。肾上腺位于肾脏的上方，为肾筋膜和脂肪组织所包裹，左侧肾上腺呈半月形，右侧呈三角形，共重8~10g。肾上腺实质分为皮质和髓质两部分，肾上腺皮质是构成肾上腺外层的内分泌腺组织，约占肾上腺总重量的90%，由三层构成，从外往里依次为球状带、束状带和网状带，分别分泌盐皮质激素、糖皮质激素、肾上腺性激素，统称为肾上腺皮质

激素，简称皮质激素。肾上腺皮质是人体内重要的内分泌腺之一，切除肾上腺皮质的动物，如处理不当，1~2周即会死亡。肾上腺皮质激素分泌量受下丘脑-垂体-肾上腺轴调节，下丘脑分泌的促肾上腺皮质激素释放因子和腺垂体分泌的促肾上腺皮质激素(adrenocorticotropic hormone, ACTH)具有促进肾上腺皮质发育和分泌的作用。

肾上腺皮质功能亢进分为ACTH非依赖性或依赖性两类，主要病因和发病机制包括：非依赖性的主要见于肾上腺皮质腺瘤或癌，或不当使用高于生理剂量的外源性糖皮质激素等状况；依赖性的见于各种原因导致的ACTH水平过高，包括垂体分泌，异位肿瘤（如肺小细胞癌）分泌，或外源性ACTH补充过度。

肾上腺皮质功能亢进导致一种或一种以上的肾上腺皮质激素分泌过多，从而对机体功能和代谢产生广泛的影响，具体表现形式主要取决于增多的肾上腺皮质激素类型及其增高的水平，其中，盐皮质激素具有保钠、保水和排钾的作用，在维持人体正常水盐代谢、体液容量和渗透平衡方面发挥重要作用；糖皮质激素类包括氢化可的松（皮质醇）和可的松（皮质素）等，参与糖、蛋白质和脂肪代谢的调节，大剂量的糖皮质激素作为药物还具有抗炎、抗过敏等作用；正常成人肾上腺皮质分泌少量性激素，但作用不明显。所以，肾上腺皮质功能亢进，相应表现包括：①盐皮质激素分泌过多导致醛固酮增多症。过量醛固酮引起高血钠、高血容量和低血钾碱中毒等水电解质代谢紊乱，表现为高血压、发作性无力、感觉异常、一过性麻痹和搐搦。

②糖皮质激素分泌过多出现库欣综合征。多发于20~40岁女性。由于糖皮质激素对不同部位脂肪的作用不同，四肢脂肪组织分解增加，腹、面、两肩及背部脂肪合成增加，过多糖皮质激素患者出现满月脸、水牛背和向心性肥胖等体形特征，此外，还表现出高血压、多毛、皮肤紫纹、骨质疏松、肌萎缩、对感染抵抗力降低等。③雄激素分泌过多导致肾上腺雄性化。女性患者可表现出多毛、痤疮和声音低钝、肌肉增加等男性化变化。

(欧阳静萍 魏 蕾)

shènshàngxiàn pízhì gōngnéng bùquán
肾上腺皮质功能不全 adrenocortical hypofunction
肾上腺绝大部分被破坏或萎缩所致一种或一种以上肾上腺皮质激素分泌不足的临床综合征。按病因可分为原发性和继发性两种。原发性肾上腺皮质功能不全中最常见的是艾迪生病，常见于肾上腺结核、自身免疫性肾上腺炎、恶性肿瘤转移、淋巴瘤、肾上腺切除等也可导致双侧肾上腺广泛破坏。继发性肾上腺皮质功能不全最常见于长期应用超生理剂量的糖皮质激素的患者，也可见下丘脑-垂体功能低下患者，下丘脑促肾上腺皮质激素释放因子(corticotropin-releasing factor, CRF)或腺垂体促肾上腺皮质激素(ACTH)分泌不足，导致肾上腺皮质萎缩，如鞍区肿瘤、自身免疫性垂体炎、手术切除、产后大出血引起垂体大面积梗死坏死，即希恩综合征等。

原发性肾上腺皮质功能不全时由于大部分肾上腺破坏不仅影响束状带和网状带，也涉及到球状带，导致糖皮质激素、盐皮质激素和肾上腺性激素等多种肾上腺皮质激素同时分泌不足。此外，

肾上腺皮质激素分泌量受下丘脑-垂体-肾上腺轴调控，反过来，肾上腺皮质激素对下丘脑及垂体分泌CRF及ACTH具有反馈调节的作用，因此肾上腺皮质激素水平的降低能够反馈性促使ACTH及其相关肽如促黑（素细胞）激素(melanocyte-stimulating hormone, MSH)的分泌增加。这些变化对机体功能和代谢产生广泛的影响，具体表现形式取决于发生变化的肾上腺皮质激素以及相关调控激素的类型，主要表现为：①ACTH和MSH的分泌增多引起全身皮肤黏膜色素沉着。②糖皮质激素缺乏可引起乏力、倦怠、食欲减退、恶心和体重下降；糖异生能力减弱，肝糖原耗竭及对胰岛素敏感性增加，不耐饥饿，易出现低血糖；应激能力下降，易患感冒和其他感染。③盐皮质激素缺乏可引起机体失钠增多，体液丢失，血容量下降、直立性低血压、低血钠、高血钾和轻度代谢性酸中毒；加之糖皮质激素对儿茶酚胺"允许"作用减弱，心输出量和外周阻力下降，进一步加重直立性低血压；肾脏对自由水的消除能力减弱，易发生水中毒。④肾上腺性激素缺乏主要是雄激素的缺乏，在女性表现比较明显，如阴毛、腋毛脱落和性欲下降。

继发性肾上腺皮质功能不全患者ACTH缺乏主要导致糖皮质激素水平降低，醛固酮分泌减少并不明显，患者表现出严重乏力和低血糖倾向，同时由于缺乏ACTH和MSH，患者皮肤黏膜无色素沉着。

（欧阳静萍 魏 蕾）

肾上腺髓质功能亢进 adrenal medulla hyperfunction

shènshàngxiàn suǐzhì gōngnéng kàngjìn

肾上腺髓质肿瘤或增生所致肾上腺髓质功能亢进，分泌大量肾上腺素和去甲肾上腺素的临床综合征。病因包括肾上腺髓质肿瘤、髓质增生等，其中以嗜铬细胞瘤最为常见。肾上腺髓质的嗜铬细胞和自主神经的神经节细胞都由胚胎期原始外胚层的神经嵴细胞发育而来，随着胚胎的发育成熟，绝大部分嗜铬细胞发生退化，其残余部分形成肾上腺髓质。因此，80%~90%嗜铬细胞瘤发生于肾上腺髓质，其余约10%亦可发生在肾上腺髓质外的交感神经节、旁交感神经节或其他部位的嗜铬组织中。肾上腺髓质的嗜铬细胞瘤分泌去甲肾上腺素和肾上腺素，并以前者为主，而肾上腺以外部位的由于缺乏甲基转移酶主要分泌去甲肾上腺素。嗜铬细胞瘤大部分属良性（约90%），发病机制多数认为与胚胎期神经嵴细胞的生长发育有密切关系，肿瘤可以后天性生长，亦可有家族遗传因素，由于后天或先天因素引起细胞基因缺陷或改变所致。

嗜铬细胞瘤分泌大量的肾上腺素和去甲肾上腺素，属于儿茶酚胺类活性物质。儿茶酚胺的主要生理作用是兴奋血管的α受体，使血管收缩，兴奋心脏β受体，使心率加快、收缩力增强。儿茶酚胺的大量分泌，对机体功能和代谢产生广泛的影响，具体表现形式取决于肿瘤细胞分泌儿茶酚胺增高程度及其持续的时间，儿茶酚胺的分泌可以是间歇性的也可以是持续性的，对机体产生多变的影响：①高血压。有阵发性高血压和持续性高血压两型。阵发性高血压的患者表现为突然出现的心悸、气促、胸部压抑、头痛、出汗，有时会伴恶心、腹痛、视物模糊等症状。患者精神紧张，面色苍白，四肢震颤，血压骤升至200mmHg以上，甚至超过300mmHg。发作一般持续数分钟，多由剧烈运动、体位改变、压迫腹部、饥饿、精神刺激等诱因激发。②低血压和休克。常出现在高血压发作之后，也有高血压发作不显著而出现低血压休克，其机制首先涉及长期、大量的儿茶酚胺刺激，使末梢血管较长时间强力收缩，毛细血管通透性增加，肿瘤突然停止分泌大量儿茶酚胺后，血管由原来的收缩状态变为舒张状态，血管容量骤增，有效血容量不足而致休克。其次肿瘤主要分泌肾上腺素，兴奋肾上腺素β受体，促使周围血管扩张，以及大量儿茶酚胺引起心力衰竭和心律失常，导致心输出量锐减。③代谢方面的改变。基础代谢增高和糖耐量降低，引起发热、消瘦。④少数嗜铬细胞瘤病例在上腹部可扪及肿块，个别肿块很大，挤压肿瘤时可诱发高血压等症状。

（欧阳静萍 魏 蕾）

tángniàobìng

糖尿病 diabetes mellitus

胰岛素分泌缺陷和（或）胰岛素作用缺陷所致以高血糖为特征的代谢性疾病。公元前500年，《黄帝内经》将糖尿病称为消渴病，指出其特点是多饮、多尿，认为"此肥美之所发也，此人必数食甘美而多肥也"。公元50年，古罗马医生阿雷提乌斯(Aretaeus)描述了多饮多尿的症状，命名为"diabetes"。自1675年起，一些医生相继发现患者的尿"甜如蜜"，尿液蒸干成结晶后具有"棕糖"外形和口味，建议在"diabetes"后加上"mellitus"。1889年德国医生梅林(von Mering)和俄国病理学家明科夫斯基(Minkowski O)的实验证实，切除狗的胰腺可导致糖尿病。1921

年加拿大医生班廷(Banting F)和他的学生贝斯特(Best C)在生理学家麦克劳德(Macleod J)和化学师科利普(Collip J)的协作下，从动物胰腺中提取出胰岛素，成功治疗一例1型糖尿病患者。班廷和麦克劳德因此荣获了1923年诺贝尔医学奖。自20世纪末以来，随着分子生物学和循证医学时代的到来，胰岛素的作用和胰岛素抵抗的分子机制逐渐被揭示，尤其是循证医学研究结果显示，严格控制血糖可以减少各种慢性并发症，使糖尿病的研究和治疗进入新阶段。1999年世界卫生组织和国际糖尿病联盟公布的糖尿病定义已获得公认。随着社会的发展和人口寿命的提高，糖尿病发病率正在逐年提高，已成为威胁人类健康的严重全球性公共医疗卫生问题。中国糖尿病患病率的上升更为惊人，从1979年的0.6%，1996年的3.21%，到2009年，20岁以上的成年人中总糖尿病患病率达9.7%，另有15.5%的人可诊断为糖尿病前期。预计到2025年，中国糖尿病的患病率将达到14.0%，糖尿病患者将仅次于印度而居世界第二位。

分类 1999年美国糖尿病学会和世界卫生组织制定了新的糖尿病分类标准，建议根据其发病机制将糖尿病分为四型：①1型糖尿病。因胰岛B细胞破坏导致胰岛素绝对缺乏。②2型糖尿病。占糖尿病的90%~95%，胰岛素相对缺乏引起胰岛素抵抗到胰岛素分泌缺陷的全过程。③妊娠期糖尿病。④其他特殊类型糖尿病。包括B细胞遗传缺陷、胰岛素活性遗传缺陷、内分泌疾病、胰腺外分泌疾病、感染、药物和化学制剂等引起的糖尿病。

病因 一般认为是在遗传和环境因素等共同作用下，胰岛B细胞功能减低、胰岛素分泌减少、活性减低以及胰岛素效应低下所致。

遗传因素 是1型糖尿病的主要原因。由于基因缺陷，患者常有胰岛B细胞进行性破坏，血胰岛素绝对含量降低，多发生于青少年。与1型糖尿病发生相关的基因主要有HLA相关基因、免疫球蛋白基因和T细胞受体基因等。线粒体tRNALeu(UUR)基因突变及线粒体DNA缺失，使B细胞氧化磷酸化功能障碍，导致线粒体糖尿病。2型糖尿病需要多基因的共同作用才能促进其发生、发展。已经检出的参与2型糖尿病发生的基因多达数十种，这些基因可能分别影响B细胞功能、糖原储存或胰岛素信号传导。2型糖尿病常有家族聚集性和种族特异性，50%以上的亚洲人群具有高危险性。

免疫因素 在遗传因素的控制和环境因素的影响下，1型糖尿病患者常发生自身免疫反应，产生自身抗体，如抗胰岛细胞抗体、抗胰岛素抗体、抗前胰岛素抗体、抗谷氨酸脱羧酶抗体和抗羧基肽酶H抗体等，导致胰岛B细胞进行性破坏，血胰岛素含量降低。检测这些自身抗体可以协助鉴别1型糖尿病和2型糖尿病。

环境因素 包括不合理的饮食、体力活动不足、肥胖等。过度摄入高热量、高脂肪、高蛋白饮食会加重胰腺负担，使胰岛素过度分泌；高血糖和高血脂产生的糖毒性和脂毒性会导致胰岛素抵抗；高胰岛素血症也可引起胰岛素抵抗，甚至胰腺功能衰竭。流行病学调查表明，肥胖和超重与糖尿病的发生呈正相关。肥胖者患糖尿病的概率是正常体重者的2倍以上。特别是以腹部肥胖为主者，发生糖尿病的可能性更高。

年龄 2型糖尿病患病率随年龄增长而增加，年龄每增加10岁发病率增加10%，60岁以上患病率接近50%。其原因与随年龄增长，胰岛B细胞数目减少，对葡萄糖诱导的胰岛素分泌的能力减低，胰岛素介导的葡萄糖摄取能力减低等因素有关。

发病机制 葡萄糖是机体的主要能源之一，血液中的葡萄糖主要来自食物、肝脏糖异生和糖原分解。骨骼肌是摄取和利用葡萄糖的主要组织。胰岛素的作用一方面是促进葡萄糖进入细胞内，提供机体各种生命活动所需能量；另一方面是刺激肝脏、骨骼肌和脂肪组织对葡萄糖的摄取，合成糖原和储备脂肪，从而降低血糖。胰高血糖素则可刺激糖原分解和肝糖原异生，使血糖升高。此外，儿茶酚胺、生长激素和糖皮质激素也可增强糖异生和促糖原分解，从而升高血糖。若胰岛素分泌不足或功能障碍，葡萄糖因无法利用而在血液内升高，经肾脏排出而出现糖尿。糖尿病的发生机制主要为胰岛B细胞功能受损和胰岛素抵抗导致的代谢紊乱。

胰岛B细胞功能受损 成人胰腺中约有200万胰岛，每个胰岛有2000~4000个细胞，其中分泌胰岛素的B细胞占70%~80%，分泌生长抑素的D细胞占5%，分泌胰高血糖素的A细胞占15%~20%。成人B细胞的寿命约为60天，每天约0.5%B细胞凋亡，也有等量新生的B细胞补充。胰岛B细胞的分泌可依据需求进行不断的瞬间调节，从而维持血糖稳定在狭窄的生理范围内。在1型糖尿病，由于环境、遗传和免疫因素的作用，胰岛B细胞进行性广泛破坏达90%以上至完全丧失，患者终生需要外源性胰岛素。2型糖尿病的发展过程是一个B细胞由代偿到失代偿的过程。在2型糖尿病前期，B细胞功能代偿性增强，分泌较多的胰岛素以维持血糖正常。随病程进展，B细胞由代偿转为失代偿，胰岛素分泌功能减退。B细胞功能受损主要表现为血糖升高时胰岛素分泌迟缓、分泌高峰滞后及分泌量不足。B细胞在接受葡萄糖刺激后的胰岛素分泌分为两个时相：第一时相分泌的胰岛素源于贮藏在B细胞内的分泌颗粒迅速释放，在B细胞接受刺激后0.5~1分钟开始，持续5~10分钟。第二时相分泌的胰岛素是新合成的胰岛素，于刺激30分钟后出现，持续约1小时。第一时相胰岛素分泌具有重要的生理意义，能抑制肝脏葡萄糖产生，减少肝糖输出，同时抑制胰高血糖素分泌，减少脂肪分解和游离脂肪酸释放，从而抑制餐后血糖过度升高及后期血浆胰岛素的持续升高。胰岛素第一时相分泌水平越高，对血糖稳态影响时间越长。2型糖尿病患者第二时相胰岛素分泌可增加，但第一时相胰岛素分泌几乎都无一例外地消失，而出现糖耐量降低。此时机体为了维持血糖水平，B细胞代偿性分泌胰岛素增加，出现高胰岛素血症。随着病情发展，B细胞功能失代偿，胰岛素分泌减少，发生糖尿病。因此，胰岛B细胞的功能状态是维持糖代谢的决定性因素。在糖尿病的自然病程中，B细胞功能呈进行性减退。英国前瞻性糖尿病研究显示，在2型糖尿病初诊的时候，患者B细胞功能约为正常人的50%，而且以后每年以4%~5%的速度递减，10年以后基本不分泌胰岛素了。B细胞功能破坏是多因素作用的结果，遗传因素、持续高血糖导致的糖毒性、脂毒性以及B细胞减少等是导致B细胞功能异常的重要因素。

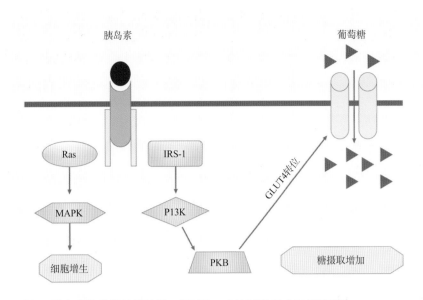

图1　胰岛素的信号转导转运，通过Ras–MAPK途径介导细胞增生

注：IRS–1.胰岛素受体底物–1；PI3K.磷脂酰肌醇–3激酶；PKB.蛋白激酶B；GLUT4.葡萄糖转运蛋白4；MAPK.促分裂原活化蛋白激酶

胰岛B细胞维持一定的数量是机体分泌足够胰岛素的必要条件。胰岛淀粉样变性和胰岛细胞凋亡是2型糖尿病患者胰岛B细胞数量进行性减少的主要原因。胰岛淀粉样变性是由胰岛B细胞产生的胰岛淀粉样多肽形成的不溶性纤维，其程度常与糖尿病的病变程度一致，是T2DM的特征性病理改变。而高血糖、高血脂、胰淀粉样多肽、游离脂肪酸、炎症因子和氧自由基等都可通过影响凋亡信号蛋白和凋亡基因导致胰岛B细胞凋亡。

胰岛素抵抗　胰岛素效应器官或部位对胰岛素生理作用不敏感的一种状态，表现为胰岛敏感组织——肌、肝和脂肪组织对胰岛素介导的代谢作用不敏感。胰岛素的主要生物效应有两类，一类涉及物质代谢，如葡萄糖转运、糖原合成、脂肪合成、蛋白质合成；另一类主要为促进细胞生长、增生、抑制细胞凋亡。前者通过磷脂酰肌醇–3激酶(PI3-K)途径，使已存在的蛋白质（酶、信号蛋白、转录因子）活化或失活，其作用快速；后者通过MAPK途径，调控基因转录及相应蛋白质的表达以及细胞分化、生长（图1）。胰岛素与细胞膜上的胰岛素受体的α亚单位结合后，激活胰岛素受体β亚单位上的酪氨酸激酶，使之自磷酸化，胰岛素信号系统被活化。随之使胰岛素受体底物蛋白磷酸化，继而使PI3-K磷酸化，活化的PI3-K催化4,5-二磷酸磷脂酰肌醇(PIP2)的形成，启动肌醇磷脂信号系统，激活蛋白激酶Akt/PKB，最后使葡萄糖转运蛋白(GLUT)从胞内转位到细胞膜上，葡萄糖经此通道进入细胞内被利用，从而降低血糖。胰岛体抵抗发病机制见胰岛素抵抗。

功能与代谢变化　胰岛素的相对或绝对不足不仅导致高血糖，还将对全身代谢和组织器官功能产生重要影响。

对代谢的影响　①高血糖。是肝、肌和脂肪组织摄取、利用葡萄糖减少，肝糖原分解增加所致。②血游离脂肪酸和三酰甘油浓度增加。过多的葡萄糖转化为脂肪进入脂肪组织，使脂肪酸和三酰甘油从脂肪组织中溢出所致。③负氮平衡。脂蛋白酯酶活性低下，使蛋白质合成减少，分解加速所致。血糖升高可导致渗透性利尿，继而出现口渴。蛋白质代谢负平衡导致患者疲乏无力、体重减轻。为补偿损失的糖分，维持机体的活动，患者常多食，故糖尿病患者常出现多食、多饮、多尿和消瘦的所谓"三多一少"症状。严重代谢紊乱可发生酮症酸中毒、高渗性昏迷和乳酸性酸中毒。2型糖尿病因发病缓慢，半数以上患者早期无任何症状，常在体检或出现慢性并发症就医时发现（图2）。

对血管的影响　糖尿病的血管病变出现在糖尿病诊断前，分为大血管病变和微血管病变。是糖尿病致死、致残的主要原因之一，严重影响糖尿病患者的生存质量。糖尿病大血管病主要因高血脂、高血糖、高凝状态而致，其表现为冠状动脉粥样硬化、脑卒中和外周血管病。糖尿病微血管病变是糖尿病最常见和最严重的慢性并发症，引起糖尿病视网膜病、神经病变和糖尿病肾病。高血糖对机体的不良影响，称为葡萄糖毒性作用，简称糖毒性。高糖不仅可引起氧化应激导致B细胞凋亡，还可因各种组织蛋白发生非酶糖基化反应而产生糖化终末产物。糖化终末产物可使转化生长因子、血管内皮生长因子、黏附分子和组织因子等活化，促进血管壁基质蛋白合成增多、细胞外基质增生、血管基膜增厚，引起管腔狭窄、血管弹性下降，导致糖尿病微血管病变。高糖代谢时产生的大量活性氧也参与微血管病发生。高糖激活多元醇通路，使细胞内山梨醇、果糖堆积，导致细胞内高渗、细胞肿胀甚至破裂，也是导致糖尿病微血管病的原因之一。糖尿病的视网膜病变表现为微动脉瘤、点状出血、渗出液形成等病变。可导致视网膜病变和视网膜脱离，是致盲的主要原因。糖尿病性肾病是指糖尿病所致的肾脏功能的破坏。长期高灌注、高滤过、高球内压，以及糖毒性、脂毒性引起肾小球硬化和肾乳头坏死，最终导致肾衰竭。发生在肢端的血管病变使肢端缺血和周围神经病变，导致知觉丧失，踝关节以下部位出现溃疡、坏疽或感染，称糖尿病足。若不积极防治，常需截肢而致残（图3）。

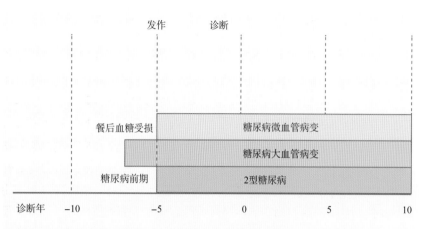

图2　2型糖尿病的病程进展模式图

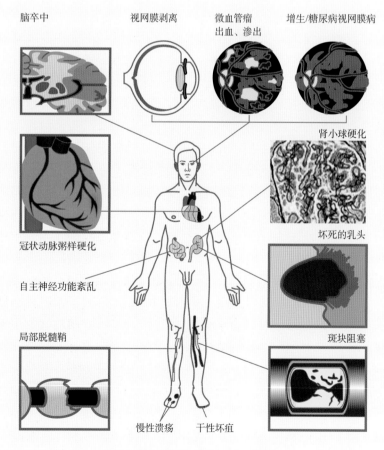

图3　糖尿病对机体的影响示意图

对神经系统的影响　糖尿病性外周神经病变主要表现为肢端

感觉异常或感觉过敏、伴有麻木、灼热、疼痛等。晚期运动神经受影响，出现肌张力降低乃至肌萎缩和瘫痪。糖尿病自主神经病变可影响胃肠、心血管、泌尿系统和性器官的功能。表现为瞳孔改变、排汗异常、胃排空延迟、腹泻、便秘、直立性低血压、尿失禁、尿潴留、阳痿等。

此外，糖尿病患者易发生念珠菌感染和其他罕见的感染，还可出现胫前区皮肤萎缩性棕色斑、骨和关节的病变。

（欧阳静萍）

1 xíng tángniàobìng
1型糖尿病 type 1 diabetes mellitus, T1DM 免疫系统错误攻击和损伤胰岛B细胞致胰岛素合成和分泌绝对减少的糖尿病。又称胰岛素依赖型糖尿病、青少年糖尿病。其发病率占糖尿病的5%~10%。必须终生使用胰岛素治疗，且常在35岁之前发病。

根据是否可检出自身抗体，1型糖尿病可分为两种类型：①可检出胰岛相关的自身抗体的称自身免疫型糖尿病。也称1A型糖尿病，此类占1型糖尿病的绝大多数，多无家族史。这些自身抗体包括针对胰岛的自身抗体，如抗胰岛细胞抗体、抗胰岛素抗体，针对启动胰岛旁分泌和自分泌信号的抗谷氨酸脱羧酶抗体，针对胰岛素信号传导的抗酪氨酸磷酸酶抗体、胰岛素受体抗体、葡萄糖转运蛋白抗体等。②自身抗体阴性者称特发性型糖尿病。亦称1B型糖尿病。虽然检测不到常见的胰岛自身抗体，但体内存在几种少见型胰岛自身抗体，如羧基肽酶H抗体和SOX13抗体阳性，本型糖尿病发生机制未明。

发病机制与遗传易感性和环境因素有关。遗传缺陷是1型糖尿病的发病基础。常为易感基因（主要为组织相容性抗原基因）发生突变而将胰岛抗原错误地提呈给辅助性CD4$^+$和CD8$^+$T细胞，产生针对B细胞的特异性抗体，破坏胰岛B细胞。CD4$^+$T细胞释放炎性因子（如淋巴趋化因子、单核细胞趋化蛋白、巨噬细胞炎性蛋白等）损伤B细胞，促进胰岛炎和B细胞凋亡。CD8$^+$T细胞通过穿孔素依赖的细胞毒性溶解B细胞。80%~90%的B细胞被破坏即出现临床症状。B细胞分泌各种自身抗体也参与了胰岛B细胞损伤。此外，巨噬细胞释放的细胞因子，如白介素-1、肿瘤坏死因子-α、干扰素-α和自由基等都有重要的协同作用。环境因素包括病毒感染、饮食因素、预防接种疫苗、气候、毒素以及应激等。很多病毒，如腮腺炎病毒、疱疹病毒、柯萨奇病毒、风疹病毒、巨细胞病毒和反转录病毒等感染都可能引起1型糖尿病。这些因素可直接损伤胰岛B细胞，也可诱发自身免疫反应而攻击胰岛B细胞。

对机体的影响主要表现为糖代谢紊乱，表现为典型的"三多一少"症状。患者常因发生酮症酸中毒而被发现。长期血糖控制不满意的1型糖尿病患者，可因微血管病变导致视网膜病变及肾功能损伤。

（欧阳静萍）

2 xíng tángniàobìng
2型糖尿病 type 2 diabetes mellitus, T2DM 胰岛B细胞功能受损和胰岛素抵抗所致以糖代谢紊乱为主要表现的糖尿病。其主要特征是存在胰岛素抵抗以及胰岛素分泌相对不足。2型糖尿病占全部糖尿病患者的90%以上，可发生在各种年龄，多见于成年人，其患病率随年龄的增长而增加。引起T2DM的环境因素包括高热量、

高脂肪、高蛋白饮食，久坐不动的生活方式和肥胖等。2型糖尿病的发生、发展是一个较长的过程。当腹部脂肪积蓄和体重过高时，为了维持血糖正常，胰岛代偿性的产生B细胞数量和胰岛素分泌增加，表现为高胰岛素血症和正常血糖。若此时给予干预治疗，可抑制或推迟糖尿病的发生、发展。若进一步发展，终因B细胞过度负荷而致功能失代偿，出现低胰岛素血症和高血糖。此时在肌和脂肪组织中大量蓄积的氨基己糖，可抑制葡萄糖穿过细胞膜进入细胞内利用，血糖进一步升高。

T2DM的发生机制为B细胞功能受损和胰岛素抵抗。B细胞功能受损包括B细胞分泌胰岛素的功能下降和B细胞数量的减少。胰岛素分泌功能下降主要表现为血糖升高时胰岛素分泌迟缓、分泌高峰滞后及分泌量不足。许多因素可影响B细胞功能，包括：①遗传和环境因素使前B细胞功能受损，导致胰岛素分泌细胞数量减少、再生不足。②长时间的胰岛素抵抗使B细胞分泌功能衰竭，对糖刺激反应减低。③继发于胰岛素抵抗和高血糖的游离脂肪酸增加，产生脂毒性，导致B细胞凋亡。④持续高血糖产生糖毒性，使糖化血红蛋白增加，导致胰岛淀粉样变性而损伤B细胞功能，甚至引起B细胞凋亡。腹部脂肪组织中的脂肪细胞和巨噬细胞产生的多种脂肪因子和细胞因子均可抑制胰岛素信号传导，致胰岛素的生物效应降低。如肿瘤坏死因子、白介素-6、内脏脂肪素、抵抗素以及游离脂肪酸等。而脂肪细胞产生的具有胰岛素增敏作用的脂连蛋白分泌减少和瘦蛋白抵抗也是导致胰岛素抵抗的原因。胰岛素信号传导障碍最终使葡萄糖转运蛋

白4从细胞内转位致细胞膜减少，葡萄糖通过葡萄糖转运蛋白4进入细胞内减少，而出现高血糖。

2型糖尿病的代谢异常表现为高血糖、高血游离脂肪酸和高三酰甘油以及负氮平衡。高血糖可致渗透性利尿，出现口渴、多尿。负氮平衡表现为疲乏无力、体重减轻。2型糖尿病的血管病变可表现为糖尿病视网膜病、糖尿病肾病、糖尿病足和动脉粥样硬化；对神经系统的影响表现为外周神经病变和自主神经病变等。

（欧阳静萍）

rènshēnqī tángniàobìng
妊娠期糖尿病 gestational diabetes mellitus, GDM 既往无糖尿病或糖耐量减低的妇女在妊娠期间糖耐量减低的代谢性疾病。多发生于妊娠中晚期，发生率占孕妇的3%~8%，且发病率呈逐年上升的趋势。美国糖尿病协会2011年提出，妊娠前无糖尿病的孕24~28周妇女，若75g糖耐量试验发现下述3项任何一项：空腹血糖≥5.1mmol/L，餐后1小时血糖≥10.0mmol/L，餐后2小时血糖≥8.5mmol/L，诊断即可成立。高龄妊娠、多次妊娠、孕前肥胖和多囊卵巢综合征等是其高危因素。有糖尿病或GDM家族史者发病率较高。

发生机制包括：①与妊娠期雌激素和孕激素分泌增加有关。在妊娠早中期，胎儿的主要能源来自母体，孕妇血浆葡萄糖水平低于正常人。为了保证胎儿的生长发育，妊娠期间随孕周增加，胎盘分泌各种激素也增加。其中，皮质醇、胎盘泌乳素、孕酮、雌激素等具有拮抗胰岛素的作用，并可增加糖异生，抑制外周组织糖利用而升高血糖；胎盘胰岛素酶则可促进胰岛素降解；还有一些如瘦蛋白、肿瘤坏死因子-α、内脏脂肪素等可影响胰岛素与其受体结合而导致胰岛素信号传导障碍。到妊娠中晚期，这些拮抗胰岛素的激素大量增加使胰腺代偿性分泌胰岛素，以维持血糖正常。胰岛B细胞功能的代偿不足可发生妊娠期糖尿病。②慢性炎症反应。也参与妊娠期糖尿病的发生。胎盘的慢性炎症使许多炎症因子，如C反应蛋白、TNF-α、白介素-6等产生增加，均可抑制B细胞分泌胰岛素，影响胰岛素信号传导。③孕妇免疫抑制作用降低。对胎儿来自父亲的抗原识别困难，不能产生封闭抗体，导致母亲和胎儿免疫失衡，引起子宫-胎盘血管的发育受阻和免疫损伤，进而造成胎盘缺血并释放细胞毒性因子，也是妊娠期糖尿病发生的机制之一。

妊娠期糖尿病可增加胎儿宫内死亡率和新生儿病死率。其机制与高血糖影响胎儿氧供，糖尿病导致微血管病变使胎盘血流异常，高胰岛素影响代谢等因素有关。高胰岛素还可增加蛋白合成，减少脂肪分解，导致巨大胎儿，从而引起难产、死产、胎儿宫内窘迫及新生儿窒息等。胎盘供血不足及胎儿高胰岛素血症还可使新生儿高胆红素血症、低血糖、肺透明膜病等发生率增加。妊娠期糖尿病孕妇分娩的胎儿患糖尿病的可能性较大。妊娠期糖尿病患者围生期易并发高血压、早产、肩难产、死产和剖宫产。产后并发症包括肥胖、糖耐量受损、糖尿病和心血管疾病等。大多数患者可在产后6周左右恢复正常，约一半患者会在再次妊娠时复发。

（欧阳静萍）

féipàng
肥胖 obesity 身体脂肪含量过多的病理状态。分为单纯性肥胖和继发性肥胖。单纯性肥胖是非疾病引起的最常见的肥胖，占肥胖人群的95%左右。这类人群全身脂肪分布比较均匀，其发生不涉及内分泌紊乱和代谢障碍性疾病，但其家族往往有肥胖病史。继发性肥胖是内分泌紊乱或代谢障碍引起的肥胖，占肥胖人群的2%~5%，这类患者除具有体内脂肪沉积过多的特征外还伴有原发病综合征。1999年世界卫生组织正式宣布肥胖是一种疾病，肥胖已成为仅次于吸烟的第2个可以预防的致死危险因素。肥胖与艾滋病、吸毒、酗酒并列为世界性四大医学社会问题。随着经济的发展，生活水平的提高，饮食结构及生活方式的改变，肥胖的患病率逐年升高，并且有低龄化趋势。2006年公布的《第二次国民体质监测报告》显示，以2000年公布的《第一次国民体质监测报告》的调查结果为基准，中国青少年学生的肥胖率在5年间持续上升，肥胖已经成为青少年体质和健康的最大问题。人群中体重分布呈连续曲线，胖瘦之间并无明确分界线，因此衡量肥胖需要采用特殊的指标。个体的体重与其身高密切相关，体重指数(body mass index, BMI)可作为研究肥胖的标准测量方法，BMI=体重(kg)/(身高×身高)(m²)。按照2004年中国肥胖工作组建议诊断标准，BMI<18.5、18.5~23.9、24.0~27.9以及>28.0分别被认定为体重过低、标准体重、过重及肥胖。除了体脂含量外，脂肪分布也决定了肥胖相关的危险性，腰围及腰臀比（腰围/臀围）可作为测量腹型肥胖的方法，中国预防医学科学院建议腹型肥胖的切定点为男性≥0.9，女性≥0.8。

病因 能量的摄入超过能量

的消耗导致脂肪积聚，多食或能量消耗减少均可引起肥胖，但这一能量平衡紊乱的原因尚未阐明。遗传因素和环境因素共同作用促使了肥胖的发生和发展，但没有任何一种学说能够确切地解释肥胖的病因，因此应综合考虑各种相关因素。

遗传因素 肥胖有家族聚集倾向，但遗传基础未明，不能排除共同饮食、活动习惯的影响。某些基因的突变能引起人类肥胖，如瘦蛋白基因（OB基因）、瘦蛋白受体基因（LEPR基因）、阿片黑素促皮质激素原基因（POMC基因）、激素原转化酶基因（PC1基因）和促黑素皮质素受体4基因（MC4R基因）等。单基因突变导致的肥胖类型较少，绝大多数是复杂的多基因系统与环境因素综合作用的结果。"节俭基因假说"认为，参与"节俭"的各个基因的基因型组合，使人类在食物短缺的情况下能有效利用食物能源而生存下来，但在食物供应极为丰富的社会环境下却会引起肥胖。

环境因素 不良的生活习惯（即进食量大，运动少）是造成肥胖的主要原因。①膳食因素。"三高一低"（高热量、高脂肪、高蛋白和低膳食纤维）的不平衡饮食、暴饮暴食、进食频率过多等不良饮食习惯是造成肥胖的主要原因。经常吃西式快餐被认为可能是肥胖发生的重要因素之一，有的因应酬等工作原因，导致饮食不健康而引起肥胖。②运动因素。身体活动量不足也是导致肥胖的重要原因。运动量减少时，基础代谢率降低、休闲睡眠时间增加、热能消耗减少而导致肥胖。③心理因素。现代的生活模式使社会竞争加强，人心理和生理都承受了相当的压力，不仅体育运动减

少，还可能引起心理的不平衡，从而借饮食来寻求安慰，也容易导致肥胖。

内分泌因素 内分泌障碍性肥胖、皮质醇增多症、甲状腺功能减退及药物使用不当也可造成肥胖，属于继发性肥胖，占肥胖患者比例较小，需要与单纯性肥胖相区别。

发病机制 由机体能量代谢失衡所致，当机体摄入的热量多于消耗的热量时，多余热量以脂肪形式储存于体内，达到一定值时演变为肥胖。

基因变异 基因筛选的结果表明，与肥胖相关的主要基因位于2、10、11和20号染色体上。截至2005年，已经发现了244种基因与肥胖有关，这些基因变异或是在转基因小鼠上表达，均会导致肥胖。较典型的基因突变有：OB基因、LEPR基因、POMC基因、PC1基因及MC4R基因等的突变。另外，还发现了6个与肥胖相关的新基因，分别是：TMEM18、KCTD15、GNPDA2、SH2B1、MTCH2和NEGR1，这些基因通过影响神经中枢控制肥胖。

瘦蛋白基因 只在脂肪组织中表达，其编码产物瘦蛋白是一种分泌性蛋白。OB基因自发突变与病态肥胖、食欲亢进、胰岛素抵抗及生殖无能有关。血浆瘦蛋白水平与BMI和体脂含量呈正相关，ob/ob小鼠的OB基因发生突变，基因表达减弱，血浆瘦蛋白水平下降，引起小鼠摄食增加及能量消耗减少，从而导致肥胖。瘦蛋白在特定途径下能够通过血-脑脊液屏障作用于下丘脑，控制机体的摄食行为、饥饿感、体温和能量消耗从而在调节体重方面发挥重要作用，其降低体重的途径主要有两条：①减少饥饿

感和食物的摄取。瘦蛋白能减少具有很强摄食刺激效果的神经肽Y(neuropeptide Y, NPY)的合成，从而降低食欲。②增加机体能量的消耗：瘦蛋白通过作用于下丘脑的瘦蛋白受体，增加交感神经系统的活性，使外周去甲肾上腺素的释放增加，导致脂肪细胞内大量能量转变为热能释放出来。事实上，大多数肥胖者并非因瘦蛋白基因缺陷、瘦蛋白水平低下所致，血浆瘦蛋白浓度大多是升高的，呈现出"瘦蛋白抵抗"。

瘦蛋白受体基因 编码产物为瘦素蛋白受体，属于类细胞因子受体家族，共有6种，即Ra、Rb、Rc、Rd、Re和Rf，它们是LEPR基因转录后通过不同剪切而生成的。这些受体广泛分布于脑、心、肝、肾、肺、脾、胰、睾丸和脂肪组织。瘦蛋白可通过下丘脑LEPR诱发神经细胞POMC基因表达加强，减少摄食；瘦蛋白还可通过肾上腺髓质上的LEPRa促进肾上腺素的分泌，介导减少体重的作用。LEPR基因突变引发的人类肥胖罕见，绝大多数肥胖患者血中瘦蛋白浓度和瘦蛋白mRNA水平明显高于正常人，表现为瘦蛋白不敏感或瘦蛋白抵抗。产生这种瘦蛋白抵抗的原因包括：长期高瘦蛋白水平导致瘦素受体数目下降和功能障碍；血中游离瘦蛋白和结合瘦蛋白比例失调；受体信号转导系统缺陷导致瘦蛋白作用的中介因子不能被激活。

阿片黑素促皮质激素原基因 是很多神经肽共同的前体，包括促肾上腺皮质激素(ACTH)、促黑皮素(α-MSH)、β-内啡肽等。POMC基因失活性突变可导致肥胖，POMC基因产物与食欲调节有关，是与能量代谢调和及肥胖密切相关的几种神经肽之一。POMC

在激素原转化酶1的作用下，分解成ACTH和α-MSH，后者在下丘脑与促黑素皮质素4受体结合，引起摄食减少。

激素原转化酶基因 编码产物是一种含有753个残基的蛋白酶，在神经内分泌组织中特异性表达，属于丝氨酸蛋白酶家族，其功能是将激素原转变为活性多肽。

促黑素皮质素受体4基因 主要位于下丘脑，在人及啮齿动物能量平衡中起重要作用。MC4R被抑制或基因突变导致功能丧失，会引起动物饮食增加，导致肥胖。MC4R能与α-MSH结合并被其激活，引起动物长时间绝食和情绪低落。

相关生物因子 多种生物因子通过影响摄食、脂肪和糖代谢、能量消耗等从而调节体重。

神经肽Y 广泛分布于下丘脑，是最强有力的摄食刺激因子和饮食调节的关键因子。饥饿、糖皮质激素可促进NPY合成分泌，高脂饮食和高胰岛素则抑制NPY释放。脑内给予NPY可使动物血三酰甘油增高，脑中POMC含量降低，从而导致食欲亢进、体重增加。NPY与瘦素间也存在相互作用，瘦素与受体结合后作用于下丘脑饱食中枢，抑制弓状核的神经元合成与释放NPY，降低食欲并增强产热。在正常情况下，二者的相互作用起到了控制体重的作用，当两者的调节作用出现异常时，容易导致肥胖的产生。

胰岛素 是胰腺中胰岛B细胞产生的激素，能降低血糖，并促进糖原、脂肪、蛋白质合成。胰岛素作为减少食欲的信号进入脑部时，引起摄食和体重减少，下丘脑NPY是胰岛素调节效应的有效介导因子，最近研究提示黑素皮质素系统也介导了胰岛素在中枢神经系统的作用。

脂连蛋白（又称脂联素） 由脂肪细胞特异性分泌，作为一种胰岛素超敏化激素，可以增加促进骨骼肌细胞的脂肪酸氧化和糖吸收，明显加强胰岛素的糖异生作用，抑制肝脏的糖生成，是机体脂质代谢和血糖稳态调控网络中的重要调节因子。脂连蛋白是与肥胖呈负相关的脂肪特异性蛋白，肥胖者脂连蛋白分泌减少，其具体机制未明。在中枢神经系统中，下丘脑某些摄食和能量自稳态调节的关键区域发现有脂连蛋白受体的存在，脂连蛋白可通过其受体，激活其下游信号通路，导致能量消耗增加、体重明显降低。

能量平衡和体重调节 能量摄入与能量消耗之间的关系通过中枢神经系统-内分泌系统的调节网络取得精确平衡，肥胖是慢性能量不平衡的结果。正常情况下，食物是人体能量的唯一来源，机体每日的总能量消耗包括基础能量消耗、适应性产热及体力活动，若摄入的能量长期低于消耗的能量，脂肪组织逐渐分解，最后导致人体消瘦；若能量摄入过多而消耗不足，能量代谢处于正平衡，超出部分的能量则会转化为脂肪，以三酰甘油的形式储存起来，达到一定程度即可引起肥胖（图1）。另外，体内存在一套精细的检测及调控系统以维持体重稳定，称

为体重调定点，由于它的存在，短期体重增加或减少将自动代偿，体重倾向于恢复到调定点水平。

中枢神经系统控制饥饿感和食欲、影响能量消耗速率、调节与能量贮存有关激素的分泌，在能量内环境稳定及体重调节中发挥重要作用。而下丘脑是控制能量代谢最重要的部位，影响下丘脑中枢的信号包括传入神经信号（以迷走神经最为重要，传入来自内脏的信息，如胃肠膨胀程度等）、激素信号（如瘦蛋白、胰岛素、各种肠肽等）以及代谢产物（如葡萄糖等）。上述信号传入中枢神经系统，经过整合后通过神经-体液途径传出信号到靶器官，以保持个体近期或长期能量平衡。体重控制机制模式见图2。

功能与代谢变化 肥胖患者由于体内脂肪含量过多，影响机体的代谢活动，可导致许多疾病的产生，主要包括以下几方面。

对心血管系统的影响 脂肪组织增多，促使心输出量增加、血容量上升。伴随的胰岛素抵抗和高胰岛素血症，可促进远端肾小管对钠的重吸收，水、钠潴留，均可引起高血压。另外，肥胖伴随的心腔扩大和心肌肥大可引起心内膜下供血不足，体重的增加则使心肌耗氧增加，引起心肌供氧和耗氧平衡失调，这些都会导致冠心病的发病率增加。

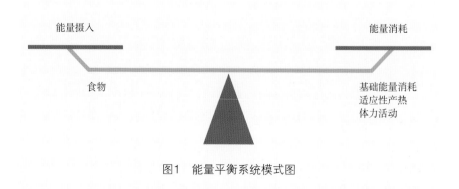

图1 能量平衡系统模式图

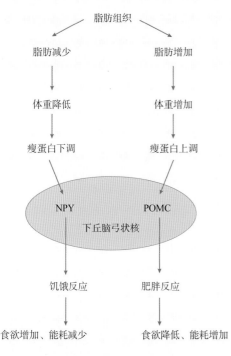

脂肪组织

脂肪减少 / 脂肪增加

体重降低 / 体重增加

瘦蛋白下调 / 瘦蛋白上调

NPY / POMC
下丘脑弓状核

饥饿反应 / 肥胖反应

食欲增加、能耗减少 / 食欲降低、能耗增加

图2　体重控制机制模式图

对呼吸系统的影响　因胸腹部脂肪较多时，膈肌抬高而降低肺活量，引起活动呼吸困难，肺毛细血管气体交换减少，换气困难导致CO_2潴留、发绀、缺氧，甚至发生继发性红细胞增多症、肺动脉高压、右心负荷加重，形成慢性肺源性心脏病继而发生心力衰竭。由于缺氧与CO_2潴留，患者呈倦怠、嗜睡状，称为肥胖性心肺功能不全综合征。此外，肥胖还可引起睡眠呼吸暂停综合征。

对内分泌系统的影响　体内存在多方面的内分泌改变，包括胰岛素分泌过多、胰岛素抵抗和下丘脑-垂体-性腺和（或）肾上腺轴水平的变化。肥胖往往伴有高胰岛素血症和胰岛素抵抗的现象，而高胰岛素血症及胰岛素抵抗又会增加糖尿病的发生率。此外，还会出现性激素分泌异常，男性主要表现为雄激素减少而雌激素显著增多，第二性征不明显；女性雌二醇水平显著增高，易发生子宫内膜病变。

对免疫系统的影响　脂类代谢紊乱，血浆中三酰甘油、游离脂肪酸和胆固醇水平明显升高，对免疫系统中淋巴细胞的增生、抗原信息的识别及巨噬细胞吞噬功能均有不良影响。故肥胖患者的免疫功能和普通人相比有不同程度的降低，易引发炎症、肿瘤等多种疾病。

（欧阳静萍　何小华）

yídǎosù dǐkàng

胰岛素抵抗　insulin resistance, IR

胰岛素效应器官或部位对胰岛素生理作用不敏感的病理状态。主要表现为胰岛素敏感组织（主要指肌、肝和脂肪组织）对胰岛素介导的葡萄糖代谢作用不敏感，年龄、性别、种族、体力活动、饮食、吸烟、肥胖和脂肪分布都能影响胰岛素的敏感性。"共同土壤学说"认为IR不仅是2型糖尿病的发病基础，更是贯穿多种代谢相关疾病的主线，成为这些疾病的共同病理生理基础。

病因和发病机制　胰岛素抵抗往往由多种病因引起，其发病机制尚未完全阐明。

病因　①饮食因素。长期高脂饮食是产生IR的独立危险因素，脂肪酸尤其是饱和脂肪酸的大量摄入在IR形成中起重要作用，进食过多饱和脂肪酸可使肌细胞膜磷脂的饱和脂肪酸成分增多，从而降低胰岛素作用；高脂膳食引起的胰岛素抵抗还与高脂过氧化应激有关。②高血糖的毒性作用。高血糖使胰岛B细胞对葡萄糖产生选择性和特异性脱敏，导致B细胞对葡萄糖的刺激反应降低或完全丧失继而出现IR；高血糖还可引起骨骼肌胰岛素介导的葡萄糖摄取及利用降低而产生肌胰岛素抵抗。③吸烟。吸烟是IR产生的独立危险因素。吸烟能引起高胰岛素血症；促发向心性肥胖，导致胰岛素受体数目相对减少；吸烟者胰岛素清除率降低；吸烟兴奋交感神经，儿茶酚胺类增多，促进了拮抗胰岛素物质释放；吸烟者游离脂肪酸增多，损害胰岛素早期作用；吸烟损伤血管内皮，使血管狭窄，骨骼肌血流量减少，胰岛素介导葡萄糖摄取量减少。④肥胖。肥胖者存在高胰岛素血症，影响胰岛素受体蛋白合成减低，阻碍第二信使传递；肥大的脂肪细胞胞膜上胰岛素受体密度降低；肥胖者常伴有瘦蛋白抵抗，进而增强IR。⑤运动。体力活动能增强胰岛素敏感性，特别是骨骼肌的胰岛素敏感性，运动不足和久坐的生活方式易导致IR。⑥遗传倾向。妊娠、低体重儿、孪生子、糖耐量减低、2型糖尿病、向心性肥胖和纤维蛋白原增多者等，其一级亲属IR发生率明显高于正常者的一级亲属。

发病机制　根据作用的环节不同，从分子水平可分为受体前水平、受体水平和受体后水平抵抗。①受体前水平抵抗。胰岛素抗体的形成是受体前水平IR的最常见机制，胰岛素抗体与胰岛素结合，阻碍了胰岛素与受体的正常结合，进而削弱了胰岛素的正常生物学效应；胰岛素基因突变，导致其一级结构改变、生物活性降低或降解加速，引起IR；循环血中存在胰岛素拮抗激素（如胰高血糖素、糖皮质激素、儿茶酚胺及生长激素等）或胰岛素拮抗物（如胰淀素、游离脂肪酸等）均可导致IR。②受体水平抵抗。胰岛素受体基因突变，导致受体的数量减少，亲和力下降，胰岛素与受体结合减少使胰岛素的生物学效应降低，导致IR；胰岛素受体自身抗体的存在亦可引起典型的IR；肥胖者胰岛素受体的数目减少，亲和率下降，与瘦蛋白、肿瘤坏死因子-α、抵抗素、脂连蛋白、氧化物酶体增殖体激活物受体等水平异常有关。③受体后水平抵抗。胰岛素对葡萄糖的生理作用依赖于数量和功能正常的葡萄糖转运蛋白及许多关键酶如葡萄糖激酶、丙酮酸激酶及磷酸果糖激酶等，这些转运蛋白或关键酶异常将导致胰岛素的生物效应降低；胰岛素受体底物结构变异，Ras途径过度激活，肌糖原合成障碍及蛋白激酶C下调也可导致IR。

功能与代谢变化 胰岛素是机体内唯一降低血糖的激素，也是唯一同时促进糖原、脂肪、蛋白质合成的激素，因此在发生胰岛素抵抗时，除了葡萄糖代谢会发生改变外，脂质、蛋白质、水和电解质的代谢也会发生变化，继而出现一系列共同具有IR的代谢性疾病，如高血压、血脂异常、糖耐量异常、2型糖尿病等，称为胰岛素抵抗综合征或代谢综合征。

（欧阳静萍 何小华）

dàixiè zōnghézhēng
代谢综合征 metabolic syndrome,
MS 遗传因素与环境因素共同决定以多种代谢异常为特征的临床综合征。代谢异常主要包括糖脂代谢紊乱、高血压、肥胖、高尿酸血症、高同型半胱氨酸血症、高凝血低纤溶血症、血管内皮功能障碍及微量蛋白尿。它们常互为因果，形成恶性循环。它主要有四个特性：肥胖，特别是向心性或腹型肥胖；胰岛素抵抗和高胰岛素血症；高血压；血脂异常，包括三酰甘油升高和高密度脂蛋白-胆固醇(high density lipoprotein-cholesterol,

HDL-C)降低。为了便于临床研究和应用，2005年4月国际糖尿病联盟颁布了代谢综合征的全球统一定义，明确以向心性肥胖为核心，将腰围作为向心性肥胖的诊断指标之一。该定义规定：①向心性肥胖（男性腰围：欧洲≥94cm、南美和中国≥90cm，女性腰围：欧洲、南美和中国≥80cm）。②血清三酰甘油>1.7mmol/L或因血三酰甘油升高而正在用降三酰甘油药物治疗。③HDL-C水平降低，男性<1.03mmol/L，女性<1.3mmol/L，或因血HDL-C降低而正在用升HDL-C药物治疗。④血压升高，收缩压>130mmHg 或舒张压>85mmHg，或此前已被诊断为高血压。⑤空腹血糖水平 ≥5.6mmol/L，或此前已被诊断为2型糖尿病。符合①+②~⑤中任意2项即可诊断为代谢综合征。

病因和发病机制 代谢综合征的发生与遗传和环境因素密切相关，年龄、种族、肥胖程度及有糖尿病、高血压等家族史等是其发生的危险因素。其发病机制包括以下几个方面。

向心性肥胖或内脏脂肪异常积聚 是引起代谢综合征的关键因素，包括脂肪细胞数量增多、体积增大和分泌功能异常。过多脂肪在脂肪细胞内聚集既导致脂肪细胞体积增大，又刺激前脂肪细胞向脂肪细胞的分化增加。内脏脂肪细胞与皮下脂肪细胞在受体分布、酶数量和活性及分泌功能方面存在众多差异。内脏脂肪细胞的胰岛素敏感性及胰岛素信号转导效率低，分泌脂毒性脂肪因子如游离脂肪酸、抵抗素、纤溶酶原激活物抑制剂-1(PAI-1)、炎性细胞因子白介素-6(IL-6)和肿瘤坏死因子(TNF-α)等，拮抗脂毒性的脂肪因子如脂连蛋白少。因

此，内脏脂肪的异常聚集导致一系列不良影响，主要包括：促进胰岛素抵抗和高血糖及糖尿病的发生；促进氧化应激和炎性反应；促进高凝血状态的发生。

胰岛素抵抗 是代谢综合征发生的重要环节（见胰岛素抵抗）。

慢性炎症 慢性炎症促进代谢综合征的发展。炎性因子产生增加的机制主要与过多的营养物质摄入诱导氧化应激和炎症反应有关，它们主要来源于巨噬细胞和脂肪细胞。肥大的脂肪细胞释放TNF-α和IL-6等炎性因子，引起巨噬细胞在脂肪组织聚集并分泌各种促炎因子、黏附分子和内皮细胞活化因子。炎性细胞因子在代谢综合征发生发展中的作用机制包括两方面：一方面促进和维持胰岛素抵抗，许多促炎因子如TNF-α和IL-6能抑制胰岛素分泌，降低胰岛素敏感性，促进胰岛素抵抗并诱导B细胞凋亡；另一方面促进心血管疾病发生，促炎因子如TNF-α、IL-6等在血管局部引发炎症反应损伤血管内皮，还可以引起细胞外基质和平滑肌细胞增生，从而促进动脉粥样硬化的发展。

功能与代谢变化 代谢综合征是心脑血管疾病、糖尿病、痛风、肿瘤等多种疾病的共同病理生理基础。它对机体的影响主要包括：①引起糖类、脂肪、蛋白质三大营养物质代谢紊乱，严重影响细胞和机体的新陈代谢，导致高血脂、高血糖、高胰岛素血症及高尿酸血症等代谢异常。②引起2型糖尿病及糖尿病血管和神经病变，糖尿病大血管病变包括冠状血管、脑血管和周围血管病变。糖尿病微血管病变主要表现为视网膜病变、肾脏病变和神经病变。③促进高血压的发生发展、血栓形成

和动脉粥样硬化及急性心脑血管事件等的发生，严重者可致患者死亡。随着异常代谢指标数量和严重程度增加，心脑血管疾病的发生率和死亡率也逐渐增加。

（欧阳静萍 李银萍）

tòngfēng

痛风 gout

嘌呤代谢紊乱，尿酸产生过多和（或）排泄减少，血尿酸水平持续增高致尿酸盐结晶沉积于关节及软组织引发异物炎性反应的慢性代谢性疾病。其主要表现为反复发作的急性痛风性关节炎、慢性痛风性关节炎、痛风石沉积及痛风性肾病等。

病因 高尿酸血症是痛风的主要生化基础。血尿酸正常男性均值为339μmol/L，上限为417μmol/L；女性为256μmol/L，上限为357μmol/L。根据高尿酸血症形成的原因，痛风分为原发性和继发性。原发性痛风大多病因不明，少数是参与嘌呤代谢的酶先天缺陷，如次黄嘌呤磷酸核糖转移酶缺乏。继发性痛风病因明确，主要包括：①先天性代谢紊乱性疾病，如糖原贮积症Ⅰ型。②白血病、恶性淋巴瘤、多发性骨髓瘤、溶血性贫血、真性红细胞增多症及恶性肿瘤。③急、慢性肾功能障碍。④药物，如呋塞米、乙胺丁醇、水杨酸类及左旋多巴。⑤酒精、乳酸或酮症酸中毒。⑥高嘌呤饮食，如动物内脏、海产品及豆类食物。

发病机制 血尿酸水平增高及其所导致的尿酸盐在局部结晶、沉积是痛风发病的主要机制。尿酸是嘌呤代谢的终产物，主要通过肾脏排泄。正常机体内尿酸的生成和排泄大致相等，从而维持正常的血尿酸水平。尿酸生成增多或排泄减少均可致血尿酸水平增高。尿酸生成增多如白血病时由于白细胞破坏、核酸代谢增快

导致内源性嘌呤生成增加及进食高嘌呤饮食导致的外源性嘌呤生成增加；尿酸排泄减少可见于各种原因导致的肾功能障碍及尿量减少，酸中毒及尿液酸度增加，亦可减少尿酸的排出。

尽管高尿酸血症是痛风发生的重要因素，但高尿酸血症患者中仅有少部分发生痛风。高尿酸血症导致的尿酸盐结晶在局部沉积是痛风发生的关键。血液中的尿酸主要以尿酸钠形式存在，血尿酸浓度过高时，尿酸钠从过饱和状态析出形成结晶并在组织中沉积，一方面在局部形成痛风石；另一方面，结晶体可以渗入、破坏组织，并引发异物炎性反应。尿酸钠结晶刺激局部单核-巨噬细胞活化并释放白介素-1β；白介素-1β进一步激活中性粒细胞等合成释放炎性及趋化因子如白介素-6、白介素-8、趋化因子-2、C3a、C5a等，从而趋化更多炎性细胞的聚集并释放更多炎性因子。炎性反应是痛风患者疼痛的主要原因。尿酸钠结晶的形成与温度有关，温度越低，越容易形成结晶。肢体远端、外周关节腔、无血供的组织如软骨，或血供相对少的组织如肌腱和韧带内温度低于中心温度，因此尿酸盐更容易在这些部位结晶沉积。酸度增加时，尿酸盐的溶解度降低，因此，酸中毒时尿酸盐结晶更容易形成。严重高尿酸血症患者，尿酸盐结晶还可在中央大关节、血管及实质器官如肾脏和胰腺中沉积。

功能与代谢变化 痛风可以引起机体多种组织器官功能障碍及代谢异常。短期内高尿酸血症不会引起明显的临床症状，但长期高尿酸血症可直接引起机体组织和器官损伤。痛风对机体的损伤包括：①急性和慢性痛风性关

节炎。病变可累及所有四肢关节，肢体远端关节特别是跖趾关节易受损。炎症反复发作导致关节僵硬，活动受限和畸形。②痛风结节。即痛风石。除中枢神经系统外，几乎所有组织中均可形成痛风结节，但以关节软骨及关节周围组织更为多见，体表痛风结节好发于外耳。③肾脏损伤。主要包括痛风性肾病和尿酸性肾石病。尿酸盐结晶沉积于肾间质，可以引起间质性肾炎。尿液中尿酸浓度过高时亦形成尿酸结晶，并可进一步聚集形成尿酸结石，导致尿酸性肾病和尿酸性尿路结石。尿液酸度越低，尿酸结石越易形成。短期内大量尿酸结石沉积于集合管或肾盂，可以导致尿路阻塞，甚至引起急性肾衰竭和尿毒症。肾脏是尿酸排泄的主要途径，因此肾脏病变与高尿酸血症和痛风可以互相促进，形成恶性循环。④心脑血管病变。高尿酸血症可作为心脑血管疾病的独立危险因素。持续的高尿酸血症引起尿酸盐结晶沉淀在冠状动脉及脑血管壁内，促进动脉硬化的发生发展，诱发或加重高血压、冠心病及脑血管病；严重者可致心肌梗死和脑卒中。⑤糖脂代谢紊乱。痛风患者特别是原发性痛风患者常伴有其他代谢障碍如肥胖、高血压、高血脂、胰岛素抵抗或糖尿病。这些代谢异常的伴行出现可能与痛风患者的生活方式，如暴饮暴食、好高热量饮食等有关；并且这些代谢异常可以互相促进。此外，尿酸盐结晶可沉积于胰腺组织，影响胰岛B细胞的胰岛素分泌功能，促进糖尿病的发生。肾衰竭、高血压、冠心病、脑血管意外及糖尿病并发症是痛风患者死亡的主要原因。

（欧阳静萍 李银萍）

chāomǐnfǎnyìng

超敏反应 hypersensitivity 已
被抗原致敏机体再次接触相同抗
原时敏感性增高或反应性增强，
致组织损伤和（或）功能紊乱的
病理性免疫反应。又称变态反应。
超敏反应是对机体有害的免疫应
答。根据发生机制和临床特点，
可分为Ⅰ型、Ⅱ型、Ⅲ型和Ⅳ型4
种类型。

（范乐明）

I xíng chāomǐnfǎnyìng

Ⅰ型超敏反应 type I hypersensitivity 已致敏机体再次接触相
同变应原时迅速发生的由IgE抗体
介导多种血管活性胺类物质参与
的病理性免疫反应。又称过敏反
应或速发型超敏反应。

引发Ⅰ型超敏反应的抗原又
称变应原，主要有：吸入性变应
原，如花粉、动物皮屑、真菌孢
子、螨虫排泄物等；摄入性变应
原，如鸡蛋、鱼虾等食物或口服
药物；注入性变应原，如昆虫毒
液、疫苗、蛋白制剂或其他注射
药物；接触性变应原，如植物成
分、金属或其他工业合成物。

发病过程可分为致敏、激发
和效应3个阶段。①致敏阶段。外
源抗原进入机体被抗原提呈细胞
摄取并降解为肽段，再与主要组
织相容性复合体Ⅱ类分子结合，
提呈至细胞表面被CD4$^+$T细胞(Th)
表面的抗原受体识别，使Th细胞
活化并启动抗原特异性细胞和体
液免疫应答。B细胞产生IgE类抗
体，肥大细胞和嗜碱性粒细胞通
过高亲和性IgE受体与之结合，成
为致敏细胞。含有致敏细胞的机
体即处于致敏状态，可持续数月、
数年之久或更长。②激发阶段。
相同的变应原再次进入机体与致
敏细胞上的IgE特异性结合。其中
多价变应原与2个或2个以上IgE分

子结合可使致敏细胞表面的IgE受
体发生交联，进而导致细胞脱颗
粒，释放颗粒内贮备介质组胺、
激肽原酶等，同时新合成活性介
质白三烯、前列腺素和血小板活
化因子等。③效应阶段。以上活
性介质与效应器官的相应受体结
合，引发毛细血管扩张、通透性
增加、平滑肌收缩、腺体分泌增加、
导致局部性或全身性病变。

Ⅰ型超敏反应主要是发生急
性炎症反应。先出现局部血管扩
张和液体渗出，随后粒细胞浸润。
发生于皮下，可致血清渗入组织引
起局部肿胀，血管扩张而引起皮肤
红疹（荨麻疹）；发生于鼻，可致
鼻痒、鼻塞、流涕、反复打喷嚏（变
应性鼻炎）；发生于呼吸道，可致
支气管肿胀、管壁肌肉收缩和黏液
分泌增多，使管腔狭窄、呼吸困
难（过敏性哮喘）；发生于心血管，
可致毛细血管通透性增高，液体
外渗组织肿胀，血压下降、组织
缺氧（过敏性休克）；发生于消化
道，可致平滑肌收缩、胃肠道痉挛、
呕吐（过敏性胃肠炎）。

（范乐明）

biànyìngxìng bíyán

变应性鼻炎 allergic rhinitis 特
应性个体暴露于变应原所致的鼻
腔局部炎症性反应。表现为接触
变应原后数分钟出现鼻痒、反复
打喷嚏和流清涕等早期相反应，
几小时后出现以鼻塞为主的晚期
相反应。其病理本质是Ⅰ型超敏
反应，即已致敏机体再次接触相
同过敏原时迅速发生的由IgE抗体
介导、多种血管活性胺类物质参
与的病理性免疫反应。变应原主
要有：①吸入性变应原。如花粉、
动物皮屑、真菌孢子、螨虫排泄物
等。②食物变应原。如鸡蛋、鱼
虾、牛奶等食物蛋白。香水、香烟、
油漆、喷雾剂和污浊空气等刺激

物均可加重鼻腔局部的炎症。

变应性鼻炎按发病过程可分
为致敏、激发和效应3个阶段：首
先，变应原通过鼻黏膜进入机体，
鼻黏膜固有层淋巴组织中的B细
胞产生针对变应原的特异性IgE抗
体，IgE抗体结合于肥大细胞或嗜
碱性粒细胞表面的IgE Fc受体，使
机体处于致敏状态（致敏）。当再
次接触相同变应原时，变应原即
与结合于致敏细胞表面的IgE抗体
特异性结合，使其释放组胺、白
三烯、前列腺素等炎症介质（激
发）。这些炎症介质作用于鼻黏膜
上皮细胞、血管、腺体和神经，
导致鼻黏膜充血肿胀、腺体增生、
黏液分泌增加、嗅觉减退和头痛
等典型症状（效应）。花粉引起的
季节性鼻炎常合并眼过敏，可出
现眼痒、结膜充血水肿和流泪等
不适症状。

（范乐明）

II xíng chāomǐnfǎnyìng

Ⅱ型超敏反应 type II hypersensitivity 抗原刺激产生的IgG或
IgM类抗体与靶细胞表面相应抗原
结合或抗原抗体复合物吸附于细
胞表面后，在补体、吞噬细胞和自
然杀伤细胞参与下，引起以细胞
溶解和组织损伤为主的病理性免
疫反应。又称细胞毒型超敏反应。

诱导Ⅱ型反应的抗原多存在
于靶细胞的细胞膜上。常见的靶
细胞有：异体的正常细胞，改变
的自身细胞，被外来抗原或抗原
表位结合而修饰的自身细胞。这
些靶细胞表面的抗原有：存在于
血细胞表面的同种异型抗原（ABO
血型抗原、Rh抗原、HLA抗原等），
外源成分与正常组织细胞存在的
共同抗原（如链球菌细胞壁与心
瓣膜、关节组织的共同抗原），感
染或理化因素作用所致的自身抗
原，结合于自身细胞表面的药物

抗原或抗原-抗体复合物。IgG或IgM类抗体与靶细胞表面相应抗原结合或抗原抗体复合物吸附于细胞表面后，通过以下机制损伤靶细胞：①补体介导的溶细胞作用（激活补体活化的经典途径，使靶细胞溶解）。②调理促吞噬作用（通过Fc段与巨噬细胞、中性粒细胞和自然杀伤细胞表面的相应受体作用，靶细胞被吞噬和破坏）。③刺激或抑制作用。针对靶细胞表面受体的自身抗体与相应受体结合后，可发挥刺激或抑制作用，导致靶细胞功能紊乱。Ⅱ型超敏反应对机体的影响主要有：①溶细胞和吞噬破坏作用可引起自身免疫性溶血性贫血和自身免疫性血小板减少性紫癜。②巨噬细胞、中性粒细胞通过Fc受体或补体受体与靶细胞表面的抗体结合可致靶细胞活化，释放的生物活性产物可致组织损伤（如抗体介导的肾小球肾炎）。③针对靶细胞表面受体或其他功能蛋白的自身抗体虽然可能不产生实际组织损伤，但可刺激或抑制其功能（如突眼性甲状腺肿和重症肌无力）。

（范乐明）

Ⅲ xíng chāomǐnfǎnyìng

Ⅲ型超敏反应 type III hypersensitivity　可溶性抗原与相应抗体结合成免疫复合物(immune complex, IC)，沉积于毛细血管壁、激活补体，在中性粒细胞、肥大细胞、嗜碱性粒细胞和血小板参与下，所致以充血水肿、局部组织坏死和中性粒细胞浸润为特征的病理性免疫反应。又称免疫复合物型或血管炎症型超敏反应。

　　发生Ⅲ型超敏反应的原因主要是IC大量形成，不能被肝脏和脾脏及时清除而在局部沉积。见于轻度持续感染、被动或长期免疫、自身免疫病和吸入或摄入某些抗原物质。沉积于血管壁的IC可通过以下机制导致组织损伤：①通过经典途径激活补体。产生C3a、C5a、C3b等降解产物，使肥大细胞和嗜碱性粒细胞脱颗粒，释放组胺等活性介质，引起血管通透性增加，局部水肿，并吸引中性粒细胞聚集于沉积部位发挥吞噬杀伤作用，同时释放蛋白水解酶损伤局部组织。②IC可直接与血小板Fc受体结合，使血小板聚集形成微血栓，血小板活化释放组胺等活性物质，造成组织损伤。

　　Ⅲ型超敏反应对机体的影响主要有：IC沉积于肾小球基膜可致肾小球肾炎；沉积于肾小球、关节、皮肤和其他器官的毛细血管可致系统性红斑狼疮；沉积于关节滑膜可致类风湿关节炎；如血流中迅速形成大量IC，可通过激活补体使肥大细胞和嗜碱性粒细胞脱颗粒，释放大量活性介质，引起过敏性休克样反应。

（范乐明）

Ⅳ xíng chāomǐnfǎnyìng

Ⅳ型超敏反应 type IV hypersensitivity　T细胞介导的以单个核细胞（巨噬细胞和淋巴细胞）浸润及组织损伤为主要特征的病理性免疫反应。又称迟发型超敏反应(delayed type hypersensitivity, DTH)。反应与抗体和补体无关，属细胞免疫应答，通常在机体再次接触相应抗原后24~72小时发生。

　　致病抗原主要为胞内寄生菌（如结核杆菌、麻风杆菌）、病毒和寄生虫、化学物质（如油漆、染料等）和药物。异体组织器官移植也可发生DTH。发病过程可分为两个阶段：①效应T细胞的形成。上述抗原物质经抗原提呈细胞(antigen precenting cell, APC)摄取、加工处理成抗原肽-MHC分子复合物，表达于APC表面提呈给T细胞，使之增生分化成为具有相应抗原特异性的效应T细胞，包括效应CD4$^+$Th1细胞和效应CD8$^+$细胞毒性T细胞(cytoxic Tcell, CTL)。②效应T细胞的作用。效应CD4$^+$Th1细胞在识别和结合再次接触的抗原后活化，释放干扰素-γ、肿瘤坏死因子-β、白介素-3、粒细胞-巨噬细胞集落刺激因子、趋化因子-1等细胞因子。募集单个核细胞到抗原所在的部位增殖和活化，进一步释放白介素-1、白介素-8和肿瘤坏死因子-α等，加重炎症反应，直接损伤带有抗原的靶细胞及其周围组织细胞，也可借助死亡受体Fas的配基(FasL)，杀伤表达Fas的靶细胞。效应CD8$^+$CTL则在识别和结合再次接触的抗原后活化发挥细胞毒作用，通过释放穿孔素/颗粒酶途径和Fas/FasL途径杀伤带有抗原的靶细胞。

　　Ⅳ型超敏反应对机体的影响主要有：细胞内寄生的病原微生物可引发传染性迟发型超敏反应，如结核病。初次感染后随着抗结核特异性细胞免疫的建立，原发病灶逐渐愈合。在继发感染时此免疫功能在清除胞内寄生的结核杆菌的同时，也造成组织细胞破坏，出现干酪样坏死、空洞和纤维性增生。胰腺、甲状腺等器官的组织细胞在某些情况下可成为自身抗原引发细胞免疫和器官特异性自身免疫病，如1型糖尿病（胰岛素依赖型糖尿病）、慢性甲状腺炎等。接触小分子半抗原如油漆、染料、农药、化妆品和某些药物，可致接触性皮炎。移植物排斥反应的组织损伤也主要由Ⅳ型超敏反应所致。

（范乐明）

zìshēnmiǎnyìbìng

自身免疫病 autoimmune disease, AID　自身抗体和（或）自身

免疫性T细胞攻击表达靶抗原的自身细胞导致组织器官损伤和功能障碍的病理性免疫疾病。机体免疫系统对自身组织成分发生免疫应答，产生自身抗体和（或）自身反应性T细胞的现象，称为自身免疫。按自身抗原分布范围AID可分为两类：①器官特异性自身免疫病。抗体或致敏淋巴细胞针对某特定器官特异性自身抗原发生免疫应答，病变局限于该器官。典型疾病有：毒性弥漫性甲状腺肿、1型糖尿病和重症肌无力等。②非器官特异性自身免疫病。自身抗原为广泛分布的细胞核成分或线粒体等，病变可遍及全身各器官系统。常见有：系统性红斑狼疮(systemic lupus erythematosus, SLE)、类风湿关节炎(rheumatoid arthritis, RA)等。

病因和发病机制 尚未完全阐明，多数认为是在多种致病因素作用下，自身耐受破坏而出现针对自身抗原的病理性免疫应答。主要因素如下。

遗传因素 自身免疫病的发生有家族聚集倾向，遗传背景在一定程度上决定个体对自身免疫病的易感性：①人类白细胞抗原(human leukocyte antigen, HLA)等位基因的基因型。如携带HLA-DR3的个体易患重症肌无力、SLE、1型糖尿病等，携带HLA-DH4的个体易患RA、1型糖尿病、寻常性天疱疮等。②某些非HLA基因的缺陷和异常也与自身免疫病的易感性相关。如Fas/FasL基因缺陷易致自发性免疫性淋巴细胞增殖综合征、SLE等；IL-2基因缺陷易致溶血性贫血、自身免疫性肠炎等。

自身抗原因素 ①隐蔽抗原释放。处于隔离状态的器官或组织如脑、精子、晶状体等的成分

（即隐蔽抗原）因手术、外伤和感染等情况，释放进入血液或淋巴激活自身反应性淋巴细胞，发生自身免疫应答。②自身抗原改变。因生物因素（感染）、物理因素（冷、热、辐射）和化学因素（药物、化学原料）而使自身抗原构象改变、抗原被修饰或降解、新抗原表位暴露，被免疫系统视为异己而引发自身免疫应答。③分子模拟。由与自身组织成分具有相同或相似抗原表位的病原微生物刺激产生的抗体或致敏淋巴细胞，与自身组织抗原发生交叉反应，引发炎症和组织破坏。④表位扩散。针对自身抗原隐蔽表位的免疫细胞克隆，可能逃避骨髓或胸腺中淋巴细胞发育过程中的阴性选择而保存。在持续免疫应答过程中可能从优势表位扩展至隐蔽表位，即扩大至对自身抗原进行攻击。

免疫调节因素 ①自身反应性淋巴细胞逃避"免疫清除"或"禁系"突变。如胸腺或骨髓功能障碍或微环境改变，使某些自身反应淋巴细胞逃避阴性选择免于清除，或因理化、生物或某些原发因素导致被抑制（禁系）的自身反应性淋巴细胞解禁并突变，引发自身免疫反应。②多克隆激活。许多病原体组分如EB病毒、脂多

糖等均属多克隆激活剂和超抗原，可非特异性激活大量淋巴细胞克隆，产生多种自身抗体。③辅助性T细胞(Th)旁路激活。某些具有与自身抗原相同或相似的B细胞表位，而与T细胞表位（载体表位）不同的外来抗原，可激活相应的T细胞，使因缺乏Th辅助信号而处于静止状态的自身反应性B细胞克隆被激活，产生自身免疫应答。④免疫调节紊乱。包括抗原提呈细胞表面辅助因子的异常表达、Th1和Th2细胞功能失衡、白介素-2/白介素-2R、白介素-6等细胞因子及其受体的产生失调等。

功能与代谢变化 一定限度的生理性自身免疫有利于机体清除衰老、损伤或突变的细胞或成分，维护免疫系统的自稳。自身免疫出现异常，可导致自身组织结构破坏和功能障碍，产生多种自身免疫病（表）。

（范乐明）

表　常见自身免疫病

特异性自身免疫病	非特异性自身免疫病
毒性弥漫性甲状腺肿	系统性红斑狼疮
溃疡性结肠炎	类风湿关节炎
1型糖尿病	干燥综合征
自身免疫性萎缩性胃炎	硬皮病
自身免疫性溶血性贫血	
重症肌无力	
特发性血小板减少性紫癜	

yízhíwù páichì

移植物排斥 graft rejection 细胞、组织或器官移植术后，受者免疫系统识别移植物抗原或移植物中免疫细胞识别受者组织抗原并产生应答，导致移植物发生炎症反应和坏死或宿主组织器官受损。

病因和发病机制 在各种移植类型中，临床最为常见的是同

种异基因移植，由此引发的移植物排斥反应本质上是受者免疫系统针对供者移植抗原的免疫应答，基本机制是免疫细胞对移植抗原的识别。

移植抗原　主要是共显性表达于移植物表面的移植抗原，即主要组织相容性复合体(major histocompatibility complex, MHC)。在人类同种异基因移植时，人类白细胞抗原HLA-Ⅰ类/Ⅱ类分子是引起移植物排斥的主要因素。非MHC编码的次要组织相容性抗原(minor histocompatibility antigen, mH抗原)，如由Y染色体编码、与性别相关的mH抗原可引起较弱而缓慢的排斥反应。人类ABO血型抗原和某些器官组织（如血管内皮细胞）特异性抗原也与排斥反应的发生有关。

免疫细胞　包括供、受双方的抗原提呈细胞(antigen-presenting cell, APC)和淋巴细胞。此外，血管内皮细胞也可被诱导表达MHCⅡ类抗原、分泌T细胞活化所需细胞因子，可视为兼职APC。

同种识别　T细胞对同一种族不同个体多态性抗原的识别，包括直接和间接两种方式。①直接识别。当移植器官与受者血管接通后，受者T细胞可进入移植物中，移植物内供者的APC和淋巴细胞也可进入受者血循环或局部引流淋巴组织，使供者APC与受者T细胞发生接触。其中以供者树突状细胞最为重要，可直接将同种异基因抗原提呈给受者T细胞，引发移植物排斥反应。直接识别机制在早期急性排斥反应中起重要作用，具有速度快、强度大的特点。②间接识别。供者移植物的脱落细胞或MHC抗原通过受者APC摄取和加工处理后，以供者抗原肽-受者MHCⅡ类分子复合物形式提呈并激活受者CD4$^+$T细胞。间接识别机制在急性排斥反应中、晚期和慢性排斥反应中起重要作用。

功能与代谢变化　实质器官移植，主要发生宿主对供者器官产生的排斥反应，称为宿主抗移植物反应；而在骨髓（造血干细胞）或其他富含免疫细胞的器官（胸腺、小肠和肝脏等）移植时，移植物中的淋巴细胞可识别宿主抗原，产生排斥反应，即移植物抗宿主反应。

宿主抗移植物反应　根据发生反应的时间和组织学特征，可分为3种。①超急性排斥反应。移植器官与受者血管接通后数分钟至24小时内发生的排斥反应，可见于反复输血、多次妊娠、长期血液透析或再次移植者。由于受者体内预先存在抗供者组织抗原的抗体，移植时可立即与供者抗原结合通过激活补体直接破坏靶细胞，或通过补体激活所产生的活性物质使血管通透性增高和中性粒细胞浸润，引起血管内皮细胞损伤、血小板聚集、血管内凝血和栓塞，导致移植器官的不可逆性缺血、变性和坏死。②急性排斥反应。同种异基因器官移植反应中最常见，多在术后数天后至1个月内发生。表现为以单核细胞、淋巴细胞浸润及移植物细胞损伤为特征的炎症反应。③慢性排斥反应。发生于移植后数周、数月甚至数年。往往是由于CD4$^+$细胞持续性间断活化和急性排斥反应反复发作，引起移植物血管内皮细胞持续性轻微损伤，并持续分泌胰岛素样生长因子、血小板源性生长因子和转化生长因子，导致血管平滑肌细胞增生、血管壁T细胞和巨噬细胞等炎性细胞浸润以及动脉硬化等病理改变，造成器官组织结构破坏和功能障碍。

移植物抗宿主反应　移植物（供者）中的淋巴细胞介导针对受者排斥反应，导致的疾病称为移植物抗宿主病(graft versus host disease, GVHD)。人类GVHD有急性和慢性之分：急性发生于移植后3个月内，主要表现为发热、皮疹、腹泻和黄疸；慢性则侵犯全身各系统，临床表现类似结缔组织病。上述两类GVHD患者抵抗力均极度低下，常可因反复感染而导致死亡。

（范乐明）

yuánfāxìng miǎnyì quēxiàn
原发性免疫缺陷　primary immunodeficiencies, PID
免疫系统遗传缺陷或发育异常所致免疫细胞和（或）免疫分子的数量减少或功能异常而引起的永久性免疫功能缺陷。又称先天性免疫缺陷(congenital immunodeficiencies)。由此所致疾病称为原发性（先天性）免疫缺陷病，在人群中的发生率约0.01%，大多发生于幼婴儿。

病因和发病机制　依据缺陷的免疫成分种类和特点，可分为体液免疫缺陷、细胞免疫缺陷、联合免疫缺陷、吞噬细胞功能缺陷和补体缺陷等五类。

原发性体液免疫缺陷　即B细胞功能缺陷，可起因于多种遗传缺陷：①位于X染色体的B细胞信号转导分子布鲁顿酪氨酸激酶基因缺陷，使B细胞发育停滞于前B细胞阶段，导致成熟B细胞减少或缺失、各类免疫球蛋白极低或缺如，称为X连锁无丙种球蛋白血症，又称布鲁顿病(Bruton disease)，属X连锁隐性遗传。②X染色体上CD40L基因突变。活化的CD4$^+$T细胞不表达CD40L，使T细胞和B细胞协同作用受阻，不能诱导B细胞增生，导致免疫球蛋白(immunoglobulin, Ig)类别转换障碍，不能产生IgG、IgA、IgE类抗体而IgM增高，称为高IgM综合征，属X连锁遗传。③尚未阐明的原因使B细胞发育障碍。不能分化为分泌IgA的浆细胞，致血清IgA和分泌型IgA均降低而细胞介导的免疫功能正常，称选择性IgA缺陷，属常染色体显性或隐性遗传。

原发性细胞免疫缺陷　见于迪格奥尔格综合征(DiGgeorge syndrome)，又称先天性胸腺发育不全。系因22号染色体某区域缺失，胚胎早期第Ⅲ、Ⅳ咽囊发育不全，使来源于它的胸腺、甲状旁腺和大血管等发育不全，导致T细胞明显减少或缺如而B细胞数量正常。表现为抗感染能力低下，出生后即反复感染并伴先天性心血管畸形和低钙血症。

联合免疫缺陷　一类因T、B细胞均出现发育障碍或缺乏细胞间相互作用所致的免疫缺陷。其中重要且相对常见的是重症联合免疫缺陷(severe combined immunodeficiency, SCID)，表现为严重和持续的机会性感染。据其病因又可分为两类：①X连锁SCID。属X连锁隐性遗传。其发生机制是参与多种细胞因子信号转导并调控T、B细胞分化发育和成熟的白介素-2R链的基因突变。②常染色体遗传SCID。包括酶缺失的SCID和主要组织相容性复合体-Ⅰ/Ⅱ类分子表达缺陷所致SCID和瑞士型SCID。酶缺失系指腺苷脱氨酶和嘌呤核苷磷酸化酶缺乏使对淋巴细胞有毒性作用的核苷酸代谢产物dATP或dGTP积聚，导致早期T、B细胞停止分化和发育。

吞噬细胞缺陷　包括：①中性粒细胞数量减少。遗传因素导致髓样干细胞分化发育障碍所致。②吞噬细胞功能缺陷。编码还原型辅酶Ⅱ(NADPH)氧化酶系统的基因缺陷，使中性粒细胞缺乏NADPH氧化酶，氧依赖性杀菌过程受阻，被吞噬的细菌不仅免受抗体、补体和抗生素的影响，反而继续存活繁殖，并随吞噬细胞游走播散，引起反复发作的化脓性感染，可致慢性肉芽肿。CD18基因突变致黏附分子表达障碍则可使中性粒细胞、巨噬细胞等细胞表面β2整合素家族成员表达缺陷，可致吞噬细胞趋化、黏附和吞噬功能障碍。

补体系统缺陷　一类因补体固有成分、补体调节因子和补体受体任何成分的遗传性缺陷所致的免疫缺陷，大多为常染色体隐性遗传，少数为常染色体显性遗传或X连锁隐性遗传。表现为抗感染能力低下，易发生化脓性感染。

功能与代谢变化　免疫缺陷最主要、最常见的后果是感染，尤以体内条件致病菌所致机会感染多见。感染多反复发作、难治愈，往往成为患者的主要死因。上述各类免疫缺陷者对外源性病原体易感性也明显增加。其中体液免疫缺陷、吞噬细胞缺陷和补体系统缺陷者，易发生化脓菌感染和无包膜病毒（如肠道病毒）感染；细胞免疫缺陷者则易发生真菌、结核菌、原虫和疱疹类病毒感染。此外，免疫缺陷者的恶性肿瘤发生率增高（以白血病和淋巴系统肿瘤多见），并有伴发自身免疫病的倾向（以系统性红斑狼疮和类风湿关节炎居多）。

（范乐明）

huòdéxìng miǎnyì quēxiàn
获得性免疫缺陷　acquired immune deficiency, AID　已发育成熟的免疫系统受体内外因素作用所致的免疫缺陷。又称继发性免疫缺陷。与原发性免疫缺陷一样，可表现为细胞免疫功能异常或体液免疫功能异常，也可表现为吞噬细胞数量减少或功能异常以及补体系统缺陷。某些疾病、感染、理化和营养因素等均可暂时或永久地损害免疫系统而导致免疫功能低下，主要有：①恶性肿瘤和血液系统疾病。如白血病、再生障碍性贫血，特别是淋巴组织的恶性肿瘤，可直接导致作为重要免疫效应细胞的淋巴细胞功能受损。②重度营养不良或蛋白质丢失过多。可影响抗体等免疫效应分子的合成。③免疫抑制剂、抗癌药物或射线照射。可直接损伤免疫细胞。④感染（多种病毒、细菌或寄生虫感染）、手术、自身免疫病、内分泌代谢性疾病或衰老等均可不同程度损害免疫功能而导致继发性免疫缺陷。

（范乐明）

huòdéxìng miǎnyì quēxiàn zōnghézhēng
获得性免疫缺陷综合征　acquired immunodeficiency syndrome, AIDS　人类免疫缺陷病毒感染所致以细胞免疫缺陷为主的联合免疫缺陷性疾病。又称艾滋病。AIDS是获得性免疫缺陷所致的典型疾病，也是严重危害人类健康和生命的疾病之一。

病因和发病机制　AIDS的病原体是人类免疫缺陷病毒(human immunodeficiency virus, HIV)，传染源是AIDS患者和HIV无症状携带者，其血液、精液、前列腺液、阴道分泌物、脑脊液、唾液、泪液等均可分离到病毒。主要传播途径有：性传播，包括同性和异性性行为；体液传播，包括接受含HIV的血液、血制品、器官组织（移植）或精液（人工授精），或使用被HIV污染的注射器；垂直传播，包括经胎盘、产道或哺乳等传播。AIDS的发病包括HIV侵入免疫细胞、逃逸免疫攻击和损伤免疫细胞3个主要环节。

HIV侵入免疫细胞 病毒外膜的糖蛋白gp120与靶细胞（表达CD4分子的T细胞、单核-巨噬细胞、树突状细胞和胶质细胞等）表面的CD4分子和趋化因子受体CXCR4（T细胞）或CCR5（单核-巨噬细胞）结合，形成CD4-gp120-CCR/CXCR三分子复合物，导致gp120构象改变，暴露出被其掩盖的gp41。后者通过与细胞膜的相互作用介导病毒包膜与细胞膜融合，病毒核心随之进入靶细胞。

HIV逃逸免疫攻击 HIV侵入人体后通过下列机制逃逸免疫攻击：①HIV在体内迅速增殖的同时也易发生变异，从而逃避免疫攻击；HIV变异所致T细胞表位序列改变则使细胞毒性T细胞(cytoxic T lymphocyte, CTL)丧失对病毒感染细胞的识别靶点。②树突状细胞的HIV受体可特异性结合gp120，完整地包裹病毒颗粒，使其免于失活和被吞噬，甚至可直接或间接将HIV传递给CD4$^+$T细胞，提高病毒感染率和保持病毒的传染性。③HIV感染后，除不断增殖外也可进入潜伏状态，其病毒蛋白不再在感染细胞表面表达，以逃避免疫攻击。HIV的Nef蛋白尚可下调感染细胞表面CD4$^+$和主要组织相容性复合体分子，影响CTL对靶细胞的识别。

HIV损伤免疫细胞 HIV的主要靶细胞是CD4$^+$T细胞。此外，B细胞和抗原提呈细胞(antigen presenting cell, APC)也易被HIV侵犯而受损：①CD4$^+$T细胞。被HIV感染后病毒在细胞内大量复制导致细胞死亡；感染后细胞表面表达gp120分子可与邻近T细胞CD4分子连接，诱导细胞融合形成多核巨细胞，导致细胞死亡；感染HIV的细胞可被识别病毒肽的CD8$^+$ CTL杀伤，或被抗体依赖细胞介导的细胞毒性所破坏；gp120与CD4分子交联尚可诱导细胞表达Fas分子促使细胞凋亡。②B细胞。gp41能诱导多克隆B细胞激活和功能紊乱，导致高丙种球蛋白血症并产生多种自身抗体。③APC细胞。感染早期HIV以嗜巨噬细胞毒株占优势，主要感染单核-巨噬细胞，使其趋化、黏附和杀菌功能受损，并减少MHCⅡ表达，降低其抗原提呈能力。此外，由于HIV不易杀死单核-巨噬细胞，反而成为庇护所，可携带HIV播散，造成多器官损害。

功能与代谢变化 HIV感染进入人体后，通过上述机制有效逃逸免疫攻击，杀伤靶细胞，使外周血CD4$^+$T细胞、Mφ和树突状细胞消耗殆尽，免疫球蛋白水平显著降低。淋巴组织结构逐渐破坏，最终导致严重细胞免疫和体液免疫缺陷。在此基础上可出现机会感染、恶性肿瘤和中枢神经系统损害等典型症状。

（范乐明）

pínxuè

贫血 anemia 人体外周血单位容积内血红蛋白量、红细胞数和（或）血细胞比容低于正常参考值的病理状态。国内诊断贫血都参照下述标准：在海平面地区，成年男性外周血血红蛋白(Hb)<120g/L，成年女性（非妊娠）Hb<110g/L，孕妇Hb<100g/L。血细胞比容最低值分别为0.4、0.35和0.3。

分类 基于不同的临床特点，贫血可有不同的分类。①按贫血进展速度。分为急、慢性贫血。②按红细胞形态。分大细胞性贫血、正红细胞性贫血和小细胞低色素性贫血。③按血红蛋白浓度。分极重度贫血，Hb<30g/L；重度贫血，Hb31~60g/L；中度贫血，Hb61~90g/L；轻度贫血，Hb>90g/L但低于正常参考值下限。④按骨髓红系增生情况。分为增生性贫血（如溶血性贫血、缺铁性贫血、巨幼细胞贫血等）和增生低下性贫血（如再生障碍性贫血）。应注意：①久居高原地区居民的血红蛋白正常值较海平面居民高。②血容量的病理变化，如肝硬化腹腔积液、低蛋白血症和心力衰竭患者，因血容量增加血液被稀释，Hb量下降，可误认为贫血。③失水或者大量使用利尿药后血液浓缩，Hb量可上升，即使有贫血，检测值也可以正常。

病因和发病机制 骨髓造血干细胞具有自我复制和分化成各系列祖细胞的能力，红细胞是骨髓造血干细胞分化而来的。造血干细胞在造血微环境的影响下，先分化为定向祖细胞，经过多次增殖分化，成为成熟红细胞。在具有造血功能的红骨髓内，20%~30%的有核细胞是幼红细胞，幼红细胞增生、成熟过程中需要多种造血原料。红细胞寿命为90~120天，红细胞的寿命与红细胞膜结构、红细胞内酶系统活力和血红蛋白分子结构正常与否密切相关。叶酸和维生素B$_{12}$缺乏可引起核分裂停滞，形成细胞核质发育不平衡的巨幼红细胞，即形成巨幼细胞贫血。缺铁或铁代谢紊乱可致缺铁性贫血、铁粒幼细胞及慢性病贫血。卟啉代谢紊乱可引起卟啉病。珠蛋白合成障碍可致血红蛋白及珠蛋白生成障碍性贫血（地中海贫血）。某些外在因素（物理、化学、感染或免疫）或红细胞内在原因（膜缺陷、酶缺陷及结构异常等）使红细胞寿命缩短，其速度超过了骨髓造血的代偿能力，可出现溶血性贫血。骨髓纤维化或异常细胞浸润（如白血病）可导致骨髓病性贫血。造血干细胞损伤或骨髓微环境缺陷可导致再生障碍性贫血。各种系统疾病（如肾衰竭、肝病、内分泌疾病等）导致继发性贫血等。

功能与代谢变化 红细胞是携氧的工具，将肺毛细血管内的氧输送到全身组织的毛细血管，并将组织中代谢产生的二氧化碳输送至肺，故贫血可视为血液输送氧能力减低。贫血造成的直接后果是组织缺氧，身体对缺氧状态有以下多种代偿作用：①增加氧摄取。组织缺氧时，血红蛋白的氧解离曲线右移，表示血红蛋白与氧的亲和力减低，使得组织在氧分压降低的情况下能摄取更多的氧。②器官、组织中血液重新分布。慢性贫血时，为了保证脑、心肌的血液供应，机体减少氧需要量较低的器官或组织（肾、皮肤）的血液供应。③心血管代偿。贫血时心跳加速、心输出量增加使血液循环加速，因为组织能有更多的机会得到氧。不过这种代偿功能本身需要消耗能量，因此消耗更多的氧。贫血使血液的黏度减小，也能使血流加速、增加心输出量。若贫血较轻，静息时心输出量并不增大；若贫血明显，血红蛋白浓度多在70g/L以下，静息时心输出量也是增大的。④肺的代偿。贫血患者在体力活动时常有呼吸加快、加深的现象。呼吸增强一方面是对组织缺氧不适应的反应，也可能与潜在的充血性心力衰竭有关。⑤促红细胞生成素(erythropoietin, EPO)生成增强。EPO有促进骨髓生成红细胞的作用，主要由肾分泌。一般贫血患者EPO的产生和释放都是增多的，其释放量常与红细胞总量和血红蛋白浓度成反比。如果骨髓功能正常，则在这种激素的作用下，骨髓能加速红细胞的生成。这是身体对贫血最直接的代偿作用。

（陈国强 阎 骅）

hóngxìbāo zēngduōzhèng
红细胞增多症 erythrocytosis

单位体积内的外周血液中红细胞数、血红蛋白与血细胞比容高于正常的病理状态。不包含白细胞和血小板数量。过去国外称之为polycythemia，它的实际含义是全血细胞增多症，包括白细胞和血小板数的增多。红细胞增多症是一组症状，可分为相对性与绝对性两大类。相对性红细胞增多症是因血浆容量减少，使红细胞容量相对增加，因而单位体积内的红细胞数量增多，而全身红细胞总容量无改变，如多次腹泻、连续呕吐、出汗过多、烧伤、休克等血液浓缩时均属此范围。绝对性红细胞增多症则是红细胞生成增多，红细胞容量增多，总血容量也增多，又分为继发性与原发性两种。

继发性红细胞增多症，见于缺氧、肿瘤及遗传因素等：①组织缺氧或氧释放障碍。高原地区气压低，空气中的氧气含量相应减少，为了供应足够的氧，生活在高原地区人群的骨髓会代偿性生成更多的红细胞，使红细胞比在平原地区生活的人多，有时能使红细胞达到$6.0×10^{12}$/L，血红蛋白达到180g/L，但属生理现象。先天性发绀性心脏病、肺阻塞性疾病等，由于组织缺氧，可刺激骨髓生成过多的红细胞。②骨髓生成红细胞功能增强。见于某些肿瘤如肝细胞瘤、肾肿瘤等，可分泌某种物质刺激红细胞增生；见于外源性的，包括应用生长激素或睾酮类似药物；见于新生儿，如胎盘输血后。

原发性红细胞增多症，即真性红细胞增多症，是以红细胞异常增生为主的一种慢性骨髓增殖性疾病。多见于中老年患者，男性多见。90%以上患者可以检测到JAK2V617F阳性。临床上，由于过多的非氧化血液缓慢流动于皮肤及黏膜扩张的血管中，患者的颜面及皮肤、黏膜呈特征性的紫红色；血液黏稠度增加与血管扩张常引起头痛、头晕、耳鸣、眼花、头部发胀；加上毛细血管扩张、血流迟缓、缺氧与缺血，如血小板功能异常可引起牙龈、鼻及其他部位出血；有时常可因红细胞与血小板增多与血流缓慢，发生血管栓塞，如脑血管、肠系膜静脉、肝门静脉、冠状动脉等栓塞。

（陈国强 阎 骅）

lìxìbāo zēngduō
粒细胞增多 granulocytosis

外周血粒细胞绝对数增多。正常人外周血白细胞总数为$(4.0~10.0)×10^9$/L，主要对外来的感染起防御作用。正常情况下，骨髓中的粒细胞与外周血中的白细胞保持着动态平衡，白细胞总数大于正常值，即为白细胞增多。白细胞分为粒细胞、单核细胞和淋巴细胞。其中粒细胞包括中性、嗜酸性和嗜碱性粒细胞，临床上以中性粒细胞增多最常见，成年人外周血中性粒细胞绝对数超过$7.5×10^9$/L，为中性粒细胞增多，其次为嗜酸性粒细胞增多。粒细胞增多的机制如下：①循环粒细胞与边缘粒细胞之比为44.3:55.7。在各种生理因素刺激时，体内儿茶酚胺分泌增多，促进边缘粒细胞动员到血液循环中，中性粒细胞数可成倍增加，称为假性中性粒细胞增多症。常见于剧痛、剧烈运动、体力劳动、癫痫、心动过速或情绪激动时，此时血流加快，边缘粒细胞快速进入循环池，粒细胞数增高，但粒细胞总池不变，这种暂时性的增加，不会超过2倍，而且不会出现幼稚细胞；在冬季长时间暴露于冷空气之后，饱餐、淋浴后也常有白细胞轻度增多。②血管中的粒细胞可透过毛细血管进入组织或器官，执行吞噬细胞及异物功能，如其进入组织的速度降低，可导致外周血中性粒细胞增多。某些药物如抗生素、儿茶酚胺类或肾上腺皮质激素类药物如氢化可的松等，可阻止粒细胞从血循环进入组织，使外周血中性粒细胞增多。但数量不会超过正常值的2倍，也不会出现幼稚细胞。③骨髓生成粒细胞及释放入血的速度增快。骨髓中粒细胞贮存部分为血中循环粒细胞的10~15倍，其成熟与释放加快可使粒细胞数明显增高。如骨髓窦壁完整性遭到破坏，幼稚细胞也可释放入血；感染、炎症、细菌内毒素可促使单核-巨噬细胞系统产生粒细胞集落刺激因子、粒细胞-巨噬细胞集落刺激因子、白介素-6、肿瘤坏死因子-α和转化生长因子β等，进而刺激骨髓粒细胞增生和释放加快，使血中中性粒细胞大量增加。另外，骨髓受白血病细胞浸润、转移癌细胞浸润及骨髓纤维化，可损及窦壁，幼稚细胞进入血液，也可导致外周血粒细胞增多。

（陈国强　阎　骅）

lìxìbāo jiǎnshǎo
粒细胞减少　granulocytopenia

外周血粒细胞绝对数减少。粒细胞分类中占绝大多数的是中性粒细胞，因此通常所说的粒细胞减少也就是中性粒细胞减少；中性粒细胞减少常导致白细胞减少。白细胞数低于$4.0×10^9$/L者称为白细胞减少。外周血中性粒细胞绝对值在成人低于$2.0×10^9$/L，儿童低于$1.5×10^9$/L者称为中性粒细胞减少；如果粒细胞严重减少，低于$0.5×10^9$/L者，称为粒细胞缺乏，此时严重感染的机会大大增加，多为急性过程，病情凶险，死亡率高，需要积极抢救。

根据中性粒细胞的细胞动力学，中性粒细胞的生成在骨髓中可分为干细胞池、分裂池、成熟储存池。至血液后，其中一半附着于小血管壁即边缘池；另一半随着血液循环，两者之间不停的相互交换。运动、肾上腺素及皮质激素能促使边缘池中性粒细胞进入血液。中性粒细胞在外周血的生存周期很短，为6~7小时，然后进入组织或炎症部位。中性粒细胞减少的病因很多，其中最常见的是多种化学药物，其次为感染和电离辐射，也可继发于造血系统或其他系统疾病。按照细胞动力学原理，大致可将粒细胞减少的病因及发病机制归纳如下：①中性粒细胞生成缺陷。可分为生成减少和成熟障碍。生成减少原因：化学毒物如苯和辐射、某些药物、免疫介导、感染、骨髓浸润、某些先天性遗传性粒细胞减少症。成熟障碍主要是早期粒细胞发生成熟障碍而在骨髓内死亡，也称无效增生。②中性粒细胞在血液或组织中破坏或消耗过多。可分为免疫性和非免疫性两种因素，见于感染、炎症、脾功能亢进和某些药物。③中性粒细胞在血液循环中分布异常。粒细胞转移至边缘池，循环池的粒细胞则相对减少，但粒细胞总数并不减少，故称为假性粒细胞减少，见于先天性或体质性假性粒细胞减少或破坏增多，故粒细胞总数也可减少。粒细胞滞留于肺血管

内，如血液透析开始后2~15分钟，粒细胞暂时性减少；滞留于脾，如脾功能亢进。④复合机制。由上述两种或多种机制所致。

（陈国强　阎　骅）

dānhé xìbāo zēngduō
单核细胞增多　monocytosis

血液中单核细胞高于$800×10^6$/L或超过白细胞分类8%以上。根据性质和预后，单核细胞增多分为良性与恶性两类。良性单核细胞增多是指原发病具有可治性，治愈后单核细胞可恢复至正常，常见于粒细胞缺乏症、真性红细胞增多症等血液性疾病，或者某些感染性疾病和变态反应性疾病，如结核病、疟疾、伤寒、立克次体病、系统性红斑狼疮、类风湿关节炎等，以及药物反应。恶性单核细胞增多见于白血病、淋巴瘤、骨髓增生异常综合征等恶性增生性疾病。这些疾病中，反应性单核细胞增多症和白血病是引起单核细胞增多的常见原因。①反应性单核细胞增多症。药物过敏、输血、特异性感染（如结核病、传染性肝炎）等引起的单核细胞增多称为反应性单核细胞增多症，通常因血液中各类细胞因子增高，刺激单核细胞生成和释放所致。特点为：可找到致病因素，单核细胞多为成熟细胞，单核细胞增多的百分比不大，原发病治愈后增多的单核细胞常恢复正常，骨髓细胞学检查正常。②白血病。急性单核细胞性白血病、急性粒-单核细胞性白血病、慢性粒-单核细胞性白血病是临床上恶性单核细胞增多的主要疾病。由于骨髓恶性克隆不可控制性增生，不仅外周单核细胞明显增多，而且出现幼稚单核细胞。临床特点：急性单核细胞性白血病和急性粒细胞-单核细胞性白血病属于急性非淋

巴细胞性白血病范畴，患者多有发热、出血、骨痛、肝、脾、淋巴结肿大。外周血单核细胞明显增多，可见幼稚单核细胞，骨髓原幼单核细胞计数达白血病诊断标准。慢性粒-单核细胞性白血病属于骨髓增生异常综合征范畴，临床进程缓慢，可有贫血、肝、脾、淋巴结肿大；骨髓或血涂片显示单核细胞增多、形态异常以及出现幼稚单核细胞，符合慢性粒细胞-单核细胞性白血病诊断标准。

(陈国强 刘 玮)

dānhé xìbāo jiǎnshǎo
单核细胞减少 monocytopenia

血液中单核细胞数异常减少。单核细胞减少属于白细胞减少的一种类型，可发生于任何造血干细胞疾病所致的全血细胞减少，例如髓系白血病。单核细胞减少在再生障碍性贫血患者表现较为突出，同时也是毛细胞白血病的重要特征之一。引起单核细胞减少的原因还包括急性感染、应激、使用糖皮质激素类药物、应用骨髓抑制药物等。此外，单核细胞的一过性减少也见于血液透析后的患者。

(陈国强 刘 玮)

línbā xìbāo zēngduō
淋巴细胞增多 lymphocytosis

淋巴细胞绝对计数超过$4×10^9/L$。成年人外周血淋巴细胞占白细胞分类的20%~40%，绝对值为$(0.8~4.0)×10^9/L$。淋巴细胞增多分以下两种：①生理性淋巴细胞增多。见于新生儿和6岁前的儿童。婴儿出生时淋巴细胞约占35%，粒细胞占65%；4~6天后淋巴细胞可达50%，两种细胞比例大致相等；至4~6岁时，淋巴细胞比例逐步减低，粒细胞比例增加，逐步达正常成人水平。因此，4岁以下儿童淋巴细胞高于$9×10^9/L$或5~12岁儿童淋巴细胞高于$7×10^9/L$时才有临床意义。②病理性淋巴细胞增多。可分为反应性和增生性两种类型。反应性淋巴细胞增多主要见于感染性疾病，特别是病毒感染，如麻疹、风疹、水痘、流行性腮腺炎、传染性单核细胞增多症、传染性淋巴细胞增多症、病毒性肝炎、流行性出血热等，另外也见于百日咳杆菌、结核杆菌、布氏杆菌、梅毒螺旋体、弓形虫等细菌或寄生虫感染，以及急性传染病的恢复期和组织移植后的排斥反应。增生性淋巴细胞增多见于肿瘤性疾病，包括急性和慢性淋巴细胞白血病、淋巴瘤等。此外，再生障碍性贫血、粒细胞减少症和粒细胞缺乏症时，由于中性粒细胞减少，淋巴细胞比例可相对增高，但淋巴细胞的绝对值并不增高。总体而言，由感染因素引起的反应性淋巴细胞增多常见于儿童，主要因抗原和细胞因子刺激引起淋巴细胞生成增多，这种淋巴细胞增高多为轻度至中度，以成熟小淋巴细胞为主。但是，传染性单核细胞增多症较为特殊，其外周血可见异型淋巴细胞，一般在10%以上。由恶性增生性疾病引起的淋巴细胞增多（如慢性淋巴细胞白血病等）主要见于老年人，通常是淋巴结、骨髓或其他组织淋巴细胞肿瘤性增生所致，外周血淋巴细胞可显著增高，并可见未成熟的原始及幼稚淋巴细胞。

(陈国强 刘 玮)

línbā xìbāo jiǎnshǎo
淋巴细胞减少 lymphocytope-nia

外周血淋巴细胞数量异常降低。成年人低于$1×10^9/L$或儿童低于$3×10^9/L$。淋巴细胞减少可继发于全血细胞减少，也可为淋巴细胞单独减少，但自然杀伤细胞减少非常罕见。淋巴细胞减少的主要原因是生成不足、破坏过多或滞留于脾等组织。根据病因，可将其分为：①遗传性。遗传性淋巴细胞减少症因造血干细胞质量与数量的异常导致淋巴系统无效造血。威斯科特-奥尔德里奇综合征(Wiskott-Aldrich syndrome)、腺苷脱氨酶缺陷和嘌呤核苷酸磷酸化酶缺陷时，存在T细胞的加速破坏。②获得性。病毒或细菌感染可伴随淋巴细胞减少，其中以AIDS最常见，因HIV攻击$CD4^+$ T细胞导致其破坏。在某些急性病毒血症情况下，淋巴细胞可陷于脾、淋巴结或移行至呼吸道。霍奇金病、再生障碍性贫血、营养不良等时骨髓造血受抑，使淋巴细胞生成减少。③医源性。由细胞毒化疗、放疗和应用抗淋巴细胞球蛋白而引起。银屑病患者长期使用补骨脂素及辐射治疗均可损害T细胞。糖皮质激素通过诱导细胞损坏而造成淋巴细胞减少。④免疫性疾病。自身免疫病如系统性红斑狼疮、类风湿关节炎、重症肌无力等也可发生淋巴细胞减少。淋巴细胞减少可以引起机体免疫力下降，但症状一般不明显，部分患者表现为反复发生病毒性、真菌性或寄生虫感染，或者对普通病原体发生不寻常反应或伴发少见的病原体感染。例如，发生肺孢子菌、巨细胞病毒、风疹病毒或水痘-带状疱疹病毒性肺炎，常提示免疫缺陷的可能性；扁桃体或淋巴结消失或缩小，为细胞免疫缺陷；患者皮肤、血液等多系统出现异常表现（如脱发、湿疹、脓皮病、紫癜、黄疸、口腔溃疡）伴全身淋巴结肿大和脾大者，应考虑获得性免疫缺陷综合征（艾滋病）可能。

(陈国强 刘 玮)

báixuèbìng

白血病 leukemia 起源于造血干细胞或祖细胞的造血系统克隆性恶性疾病。1847年德国病理学家鲁道夫·魏尔啸(Rudolf Virchow)首次识别了白血病。由于大多患者表现外周血中白血细胞增多而得名。克隆中的白血病细胞增殖失控、分化障碍、凋亡受阻，停滞在细胞发育的不同阶段。在骨髓和其他造血组织中，白血病细胞大量增生累积并浸润其他器官和组织，使正常造血受到抑制。临床表现为不同程度的贫血、出血、发热、感染，肝、脾、淋巴结肿大，骨骼疼痛。白血病占恶性肿瘤总发病率的5%左右，是儿童及35岁以下青年中最常见的一种恶性肿瘤。

分类 根据白血病细胞的分化程度和自然病程，白血病可分为急性和慢性两大类。急性白血病细胞分化停滞在较早阶段，多为原始细胞或早期幼稚细胞，病情发展较快，自然病程短，一般为几个月。慢性白血病细胞分化停滞在较晚的阶段或没有明显的分化异常，多为较晚期的幼稚细胞或成熟细胞，病情发展缓慢，自然病程数年。根据主要受累细胞系列不同，急性白血病又分为急性淋巴细胞白血病(acute lymphoblastic leukemia, ALL)和急性非淋巴细胞白血病(ANLL)。慢性白血病可分为慢性粒细胞白血病(chronic myeloid leukemia, CML)、慢性淋巴细胞白血病(chronic lymphoblastic leukemia, CLL)及其他少见类型的白血病。

病因和发病机制 人类白血病的病因仍未完全明确，许多因素被认为和白血病的发生有关，如病毒、放射、遗传、化学毒物或药物等。

病毒 成人T细胞白血病/淋巴瘤(ATL)已被肯定可由人类T细胞病毒1型(HTLV-1)引起。ATL高发区也是HTLV-1感染的高发区。HTLV-1具有传染性，可通过乳汁进行母婴传播，通过性交和输血传播。病毒感染后，作为内源性病毒整合并潜伏在宿主细胞内，一旦在某些理化因素作用下即被激活表达而诱发白血病。其他病毒如HTLV-2和毛细胞白血病、EB病毒和ALL-L3亚型（伯基特白血病/淋巴瘤）的关系尚未完全肯定。其他类型的白血病尚无法证实其病毒病因，并不具有传染性。

放射因素 包括X线、γ射线、电离辐射等。大面积和大剂量照射可引起骨髓抑制和机体免疫力下降、DNA突变、断裂和重组，从而导致白血病的发生。日本广岛、长崎爆炸原子弹后，受严重辐射地区白血病的发病率是未受辐射地区的17~30倍。爆炸后3年，白血病的发病率逐年增高，5~7年时达到高峰。至21年后其发病率才恢复到接近于整个日本的水平。放射线工作者、射线物质经常接触者白血病发病率明显增加。

化学因素 苯致白血病的作用比较肯定；烷化剂、拓扑异构酶Ⅱ抑制剂和细胞毒药物可致继发性白血病也较肯定；乙双吗啉具有极强的致染色体畸变作用，发现其与白血病的发病有明显相关。化学物质所致的白血病以急性粒细胞白血病为多。

遗传因素 某些白血病的发病与遗传因素有关。家族性白血病占白血病病例总数的0.7%。单卵双生如一人患白血病，另一人的发病率为20%。某些遗传性疾病常伴较高的白血病发病率，包括唐氏综合征、布鲁姆综合征(Bloom syndrome)、先天性睾丸发育不全(Klinefelter)、范可尼综合征(Fanconi syndrome)和威斯科特-奥尔德里奇综合征(Wiskott-Aldrich syndrome)等，如唐氏综合征患者的急性白血病发生率比一般人高20倍。

造血细胞发生白血病的机制仍不清楚，比较明确的是白血病的发生和发展需要有多个遗传突变共同作用。一般来说，白血病的发生至少有两个阶段：一是各种原因（如染色体断裂移位）所致的细胞癌基因突变，导致克隆性异常造血细胞生成；二是进一步的遗传学改变可能引起癌基因的激活和抑癌基因的失活，从而导致白血病。通常理化因素或病理性应激，先引起单个细胞突变，因机体遗传易感性和免疫力低下，病毒感染、染色体畸变等激活了癌基因，并使部分抑癌基因失活及凋亡调控基因过度表达，导致突变细胞凋亡受阻，恶性增生。

功能与代谢变化 白血病是干细胞克隆性疾病，白血病细胞来源于一个有遗传突变的异常造血干/祖细胞。白血病原始细胞增生失控，分化成熟能力丧失。应用流式细胞仪测得急性白血病DNA合成期、DNA合成后期细胞所占比例较正常低，说明其增殖活力低于正常细胞，也就是白血病细胞增生周期比正常细胞为长（65~85小时比24~32小时）。但由于其增生与分化过程失衡、凋亡减少，致使白血病细胞在骨髓中大量聚积（图），骨髓压力增加，窦样隙屏障可能被破坏，使各阶段不成熟的细胞进入血液。进入血液的白血病细胞留在血液中的时间也较正常细胞长，急性粒细胞白血病细胞在血中的半存留期为24小时，而正常粒细胞仅为6~7小时，白血病细胞离开血管进入组织也不像正常成熟细胞那样在短期内死亡，而是保持着继续分

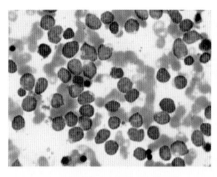

图a　ALL患者骨髓细胞涂片，可见大量异常淋巴祖细胞聚集

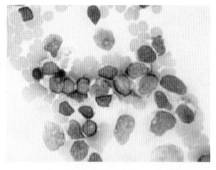

图b　ANLL(FAB分型M2)患者骨髓细胞涂片，可见大量不成熟的异常粒系祖细胞聚集

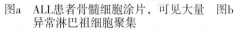

图　骨髓中白血病原始细胞大量聚集（Giemsa染色　×100倍）

裂的能力，形成脏器内白血病细胞浸润，引起器官及组织受累的各种相应症状和体征。各类白血病表现不一，一般可由感染引起发热，因血小板、红细胞生成受抑而出现出血和贫血表现，部分患者可发生弥散性血管内凝血。白血病细胞浸润组织器官可表现为：肝、脾和淋巴结肿大，胸骨压痛，中枢神经系统浸润等。

（陈国强　洪登礼）

gǔsuǐliú

骨髓瘤 myeloma 浆细胞分化不完全所致的恶性肿瘤。也称多发性骨髓瘤(multiple myeloma, MM)。是浆细胞病中最常见的一种类型。浆细胞病系来源于B细胞的单克隆浆细胞异常增生，并伴有合成和分泌过量结构完全均一的单克隆免疫球蛋白或其多肽链亚单位(轻链/重链)的一组疾病。MM在欧美的发病率为(2~4)/10万，约占所有恶性肿瘤的1%，占血液系统肿瘤的10%~15%，已超过急性白血病成为仅次于非霍奇金淋巴瘤的第二大好发血液肿瘤。本病好发于中老年人，40岁以下仅占2%，男女比例为(1.6~3):1，黑人发病率是白人的2倍。MM的确切病因仍不清楚，电离辐射或接触化学毒物、慢性抗原刺激、自身免疫

性疾病、遗传和病毒（人类疱疹病毒8型，HHV-8）感染均可能与发病有关。骨髓瘤细胞与浆细胞的形态相似，表达胞质Ig、CD38、CD138和PCA-1。最突出的病变是骨髓内大量瘤细胞增生，可占骨髓内细胞总数的15%~90%。瘤细胞多聚集成堆，有些像成熟的浆细胞，有些分化不成熟，具有不同程度的异型性；有些细胞体积大，有2或3个核，并有瘤巨细胞形成。电镜下可见MM细胞质内高度发达的粗面内质网，其池内常充满无定形物质（免疫球蛋白）。细胞因子的异常表达不仅影响骨髓瘤细胞的生成，尚与体液免疫功能受抑及溶骨病变有关，其中白介素-6(IL-6)通过旁分泌或自分泌机制过度产生，与MM疾病的形成和恶化最为密切；其他细胞因子如集落刺激因子，通过调节IL-6/IL-6受体系统影响MM的进程。MM起病多缓慢，患者可有数月至多年的无症状期，检查时发现轻度贫血和总蛋白值增加，肿瘤负荷较轻，称之骨髓瘤前期，数年后发展为典型的MM。在MM，单克隆浆细胞的异常增生导致正常的多克隆浆细胞受到抑制，正常多克隆免疫球蛋白的合成和分泌减少，引起骨髓内浆细胞

恶性增生并浸润髓外组织及恶性浆细胞（骨髓瘤细胞），并分泌大量M蛋白而导致一系列临床表现，包括器官功能失调、骨痛、骨折、肾衰竭、易感染、贫血、高钙血症、偶发凝血异常、神经症状、高黏稠血表现等。其中骨痛为本病的主要并发症，发生率高达80%以上，以腰背部或胸骨、肋骨疼痛最常见，主要是由于骨髓瘤细胞分泌的破骨细胞，如白介素-1、肿瘤坏死因子可以激活破骨细胞，使骨质溶解、破坏导致蚀骨性病变的发生。

（陈国强　阎骅）

xuèxiǎobǎn zēngduō

血小板增多 thrombocythemia 血液中血小板数量大于400×10⁹/L。血小板数量大于600×10⁹/L更有临床意义。诱发血小板增多的疾病按病因可分为两类：①骨髓增生性疾病。包括原发性血小板增多症、真性红细胞增多症、慢性粒细胞白血病和骨髓硬化症等。此类疾病大多病因与发病机制不明，主要表现为血小板增多显著，可伴血小板形态或功能异常，易并发出血或血栓形成。②继发性血小板增多。感染、炎症、肿瘤、贫血、脾切除后或某些生理因素（体力运动、肾上腺素增多）引起的血小板增多,称为继发性（反应性）血小板增多。血小板呈轻度或中度增多，为(400~1000)×10⁹/L，一般很少超过1000×10⁹/L，血小板形态及功能正常，临床症状常不明显。继发性血小板增多与原发病引起白介素-1、白介素-2、白介素-6、白介素-11、血小板生成素、C反应蛋白、粒细胞集落刺激因子和粒细胞-单核细胞集落刺激因子等细胞因子增多并刺激血小板生成有关，而体力运动、肾上腺素增多则可使血小板从贮存场所释

放到血液循环增多。

（陈国强 刘 玮）

血小板减少 thrombocytopenia

xuèxiǎobǎn jiǎnshǎo

血液中血小板数量少于$100×10^9$/L。血小板减少的主要原因为生成减少、破坏过多和分布异常。①生成减少。见于再生障碍性贫血、白血病、骨髓增生异常综合征、单纯无巨核细胞血小板减少性紫癜或化疗药物等造成骨髓正常造血受抑，巨核细胞生成减少。其特点是：大多存在原发病，骨髓细胞学检查常见相应异常。②破坏过多。见于免疫性损伤、物理性破坏等。免疫性血小板减少是因免疫反应引起血小板破坏增多所致，其发生主要与抗血小板抗体有关。例如，患者发生病毒感染，体内产生与病毒抗原有关的抗体，这种抗体与血小板膜发生交叉反应；或者抗病毒抗体与相应抗原结合，可形成循环免疫复合物(circulation immune complex, CIC)，通过CIC抗体分子上的Fc片段与血小板膜上Fc受体相结合。当这种被覆抗体的血小板通过脾或肝时，容易被单核-巨噬细胞破坏而引起血小板减少。免疫性血小板减少发生于特发性血小板减少性紫癜、新生儿同种免疫性血小板减少性紫癜、药物性免疫性血小板减少症、血栓性血小板减少性紫癜、伊文思综合征(Evans syndrome)等，其特点为：血小板寿命缩短；血中常存在血小板相关抗体，血中循环免疫复合物呈阳性反应；骨髓巨核细胞正常或增多，且伴有成熟障碍，幼稚巨核细胞明显增多。血小板物理性破坏见于低温麻醉和体外循环等情况。此外，威斯科特-奥尔德里奇综合征(Wiskott-Aldrich syndrome)患者因血小板发育不良

和功能缺陷，可导致脾对其清除增多。③分布异常。如脾功能亢进，如肝硬化伴门静脉高压和脾大时，可有大量血小板滞留于脾，其特点是：B超检查示脾大，肝门静脉增宽；患者切除脾后血小板可恢复正常；骨髓细胞学检查基本正常。巨大海绵窦状血管瘤可引起大量血小板滞留于血管瘤内，并被消耗。血小板减少的临床表现随其减少的程度不同而异；血小板大于$60×10^9$/L，血小板的功能正常时，很少出现出血倾向；血小板在$(30～60)×10^9$/L时，患者于外伤后易发生局部出血，可表现皮肤淤斑、鼻出血或牙龈渗血，女性多有月经过多或经期延长；血小板少于$30×10^9$/L，患者则可自发出血；若血小板少于$10×10^9$/L，随时有发生内脏出血引起死亡的可能。

（陈国强 刘 玮）

血栓形成 thrombosis

xuèshuān xíngchéng

血液成分在活体心脏或血管发生黏集、凝固形成半固体凝块的病理状态。

分类 血栓中的血细胞和纤维蛋白含量随血栓形成时的血流速度、部位及血管壁状态等因素而异。血栓可分为6类：①血小板血栓。以血小板为主，多见于微循环。②白色血栓。又称灰色血栓，富含血小板及纤维蛋白，内有少量白细胞和红细胞，常见于动脉。③红色血栓。由纤维蛋白、红细胞、白细胞和少量血小板组成，主要见于静脉。④混合血栓。由白色血栓的头部、白色和红色血栓混合的体部以及红色血栓的尾部组成，多见于动脉。⑤微血栓。是一种存在于微循环中、由微循环障碍引起的血栓，常见于休克和弥散性血管内凝血(disseminated intravascular coagulation, DIC)。微血栓以透明微血栓为常见，由纤

维蛋白和纤维蛋白单体组成，内有血小板、白细胞和少量红细胞。⑥感染性血栓。呈淡灰黄色或淡绿色，由感染损伤的血管内皮细胞(vascular endothelial cell, VEC)、细菌、白细胞和少量纤维蛋白组成。

病因和发病机制 血栓形成的基本原因常与血管损伤、血液成分及血流异常有关。血液成分异常包括血浆中凝血、抗凝和纤溶相关因子，也涉及血细胞特别是血小板。

血管损伤 VEC受损是引起血栓的重要原因。生理情况下，VEC表面表达各种抗凝物质，如血栓调节蛋白(TM)、组织型纤溶酶原激活物(t-PA)、组织因子途径抑制物(TFPI)、前列环素(PGI_2)和内皮源性舒张因子（EDRF，即一氧化氮）等发挥抗血栓屏障作用。当细菌感染、机械力、化学药物、异常代谢、免疫因素等引起VEC损伤或存在各种先天性VEC功能缺陷时，VEC不仅丧失了抗血栓作用，相反表现为促凝和促进血栓形成的作用。血管损伤导致血栓形成的机制：①VEC脱落。血液中的血小板即可黏附于内皮下组织，如胶原、层粘连蛋白、微纤维和von Willebrand因子(vWF)等表面，并发生聚集和释放反应。②受损VEC表达组织因子(TF)和vWF增多。并能结合Ⅸa因子和Xa因子，使局部凝血和血小板聚集作用加强。③VEC损伤。使TFPI、TM、t-PA等合成减少，而纤溶酶原激活物抑制物(PAI)-1增多，导致局部抗凝和纤溶活性降低。④受损VEC分泌内皮素(ET)、血栓素A_2(TXA_2)、血小板活化因子(PAF)等缩血管物质增多，分泌前列环素(PGI_2)、一氧化氮(NO)等扩血管物质减少，而且局部聚集的

血小板释放花生四烯酸代谢产物(PGG$_2$、PGH$_2$和TXA$_2$)也具有缩血管作用，由此引起的血管强烈收缩与痉挛是引起血栓形成、血管闭塞，并导致组织缺血或梗死的重要原因。

血小板异常 血小板活化或增多与血栓形成密切相关。血小板活化的因素有：①特殊流场作用。例如，冠心病时，动脉粥样硬化使血管狭窄，血流发生紊乱，血小板黏附于病变组织可形成血小板血栓，活化血小板又能引起凝血反应和血管收缩，进而促发心肌梗死。②各种生物活性物质、药物、化学物质和免疫复合物容易使血小板激活。例如肾炎、系统性红斑狼疮、DIC等。血小板数量增多也能促进血栓的形成，例如原发性血小板增多症患者，血栓栓塞的发生率可达13.3%~20%。值得注意的是，该类患者来源于异常干细胞的血小板大多存在功能缺陷，因此也存在较为明显的出血倾向。

血小板活化或增多促进血栓形成的机制，主要有两个方面：①通过血小板黏附、聚集形成血小板血栓。②通过其释放产物（如ADP、5-羟色胺、TXA$_2$、神经肽Y、PF4、β-TG等），促进血小板聚集、刺激白细胞、损伤VEC、改变血流状态，进而加强凝血并促进血栓形成。

凝血因子异常 可为遗传性或获得性的，主要表现为凝血因子的增多和（或）过度活化。但是，某些凝血或凝血相关因子的缺乏（如因子XII缺乏）也可能促进血栓的形成。①凝血因子增多。以获得性为主，如肥胖、吸烟、饮酒过度、糖尿病、高血压等患者可出现纤维蛋白原和因子VII含量增加、因子XII活性增高。凝血

因子增加使血液处于高凝状态，纤维蛋白原增加使血浆的黏度增高、改变血液流动性并提高对血管的切变力，故能造成VEC损伤。②凝血因子减少。一般引起出血，但先天性凝血因子XII缺乏症和高分子量激肽原缺乏症患者可引起纤溶内源激活系统活性下降而导致血栓形成。③凝血因子结构异常。异常纤维蛋白原血症、因子VIII、因子V和凝血酶的分子结构异常等也易导致血栓形成。例如，因子V基因发生点突变使活化的蛋白C(APC)结合并灭活因子Va的能力下降，导致PC抗凝活性不能发挥作用，称为莱顿(Leiden)突变；凝血酶原基因G20210A位核苷酸G→A突变，也是静脉血栓形成的一个危险因子。④凝血因子活化。人工瓣膜、人工血管、体外循环等可激活因子XII，严重创伤、大手术时大量TF进入血流，均能激活凝血系统而促使血栓形成。

抗凝因子异常 血浆抗凝因子减少或缺乏，或由于血浆中出现干扰抗凝因子作用的异常物质，可导致血栓形成倾向。①遗传性抗凝因子缺乏、减少或结构异常。例如抗凝血酶III(ATIII)、肝素辅助因子II(HCII)、蛋白C(PC)或蛋白S(PS)的遗传性缺陷症。②获得性抗凝因子减少。ATIII减少见于各种肝脏疾病（合成减少）、术后或DIC（消耗过多）、肾病综合征（丢失过多）。HCII缺乏见于肝病、肾移植等，常与消耗增加有关。PC是维生素K依赖性由肝合成的抗凝因子，严重肝病、维生素K缺乏或使用抗维生素K药物，可造成PC合成减少；DIC、大手术和深静脉血栓形成时PC消耗过多；严重、广泛VEC损伤时，可由于TM减少造成PC活化障碍。获得性PS缺乏见于妊娠、口服避孕药、急

性炎症和维生素K缺乏等。此外，抗磷脂抗体综合征和高同型半胱氨酸血症时，病理性抗凝因子抑制物增加，也易导致血栓形成。

纤溶活性降低 纤溶系统是机体防止和清除血管内血栓的重要系统，其活性降低可促进或引起血栓的形成。先天性纤溶功能降低的原因有：①纤溶酶原激活物(plasminogen activator, PA)释放异常。家族性PA释放障碍可引起纤溶功能降低，半数以上家族成员发生静脉血栓和（或）肺栓塞。②PAI过多。遗传性PAI过多与PAI-1合成增多或代谢清除机制缺陷有关，表现为患者的血浆PAI-1抗原和活性都增高，常能引起静脉血栓。③获得性纤溶功能降低。见于衰老所致的纤溶活力降低，或高脂血症、肥胖、糖尿病等引起VEC损伤，使PA分泌减少和（或）PAI-1过多，常造成动脉和静脉血栓。

其他血细胞的作用 ①白细胞。在细菌、内毒素、补体等作用下激活，可通过与VEC相互作用，造成静脉血流淤滞、小动脉受压闭塞，进而参与血栓的形成。具体机制为：活化白细胞表达和释放TF增多；释放溶酶体酶，促进基膜和基质的破坏，使VEC损伤和血管通透性增高；产生各种花生四烯酸代谢产物，使血管通透性增强、血浆外渗、血管收缩，导致血流减慢；自由基损伤，使血管收缩，血小板聚集；白细胞的可塑性降低，造成微血管嵌塞。②红细胞。数量增多或红细胞膜僵硬度增加，可造成血黏度增高、血流阻力增加；聚集红细胞释放ADP和红细胞素能够促进血小板聚集和凝血系统活化。存在红细胞增多的先天性疾病有遗传性球型红细胞增多症、异常血红蛋白

病等，获得性疾病有真性红细胞增多症、长期缺氧、酸中毒、糖尿病等。

血液流变学改变 包括血液黏度增高和血流紊乱两个方面。①血液黏度增高的原因有：巨球蛋白血症，多发性骨髓瘤，异常纤维蛋白原血症，高黏度综合征，重度脱水，高血脂，原发性或继发性红细胞增多症，白血病，糖尿病，高血压和动脉粥样硬化等。血黏度增高时，血流量减少，造成组织缺血，有利于静脉血栓形成。②血流紊乱。也是促进血栓形成的重要因素，表现为：在血流速度变慢、淤滞和血液凝固情况下，有利于静脉血栓形成，如心力衰竭、静脉受压；血管狭窄、弯曲、分叉或动脉粥样硬化斑块的部位，血流紊乱而造成涡流，血小板易于聚集和沉着；血流切变应力增高时，引起血小板异常聚集和释放，VEC功能障碍，凝血因子激活加速。

功能与代谢变化 血栓对机体的影响取决于栓子大小、阻塞部位和受累脏器或组织的类型。①动脉血栓。冠状动脉血栓可导致心肌缺血、心绞痛、心肌梗死和急性心力衰竭。颈动脉、脑动脉血栓或栓塞引起脑组织缺血、缺氧，导致脑功能障碍，患者表现为偏瘫、意识障碍。肾动脉栓塞以肾性高血压、血尿、少尿或无尿为主。血栓造成主动脉完全闭塞，则导致急性心力衰竭。肢体动脉血栓或栓塞可导致四肢远端苍白、青紫、肢端疼痛、间歇性跛行、缺血性坏死等。②心内栓子。来自心瓣膜的血栓栓子，可导致心瓣膜关闭不全，脱落栓子可随血流栓塞心、脑、肾等重要器官，导致组织梗死和器官功能不全。③静脉血栓。肢体深静脉血栓可造成静脉血回流受阻，毛细血管流体静压升高，导致局部肿胀、疼痛、患肢无力、皮温下降、发生淋巴水肿。手术后发生深静脉血栓对创口愈合及功能恢复不利。下肢深静脉血栓易发生血栓脱落引起肺栓塞。

（陈国强 刘 玮）

mísànxìng xuèguǎnnèi níngxuè

弥散性血管内凝血 disseminated intravascular coagulation, DIC 继发于各类基础疾病或病理过程的以凝血系统和纤维蛋白溶解（纤溶）系统相继激活并导致广泛微血栓形成及止、凝血功能障碍为病理特征的临床综合征。伴随DIC的逐步认识过程，对其描述曾有"消耗性凝血病""去纤维蛋白综合征""血栓性出血"等名称。DIC的始动环节是大量促凝物质入血所引起的凝血系统激活。在此基础上，由始动环节导致的广泛微血栓消耗了大量凝血因子和血小板，并且随之出现继发性纤溶功能亢进，因而患者呈现出血、休克、多器官功能障碍及微血管病性溶血等临床表现。DIC主要为全身性的病理变化，但有时也仅限于某一器官。由于引发DIC的原发病性质各异，故其发生、发展的机制相当复杂，临床表现亦形式多样，给临床诊断与治疗带来较大难度。急性重症DIC预后凶险，如不及时救治常危及生命。

病因 DIC并非独立的疾病，它是在原发疾病基础上，经一定诱发因素作用而发生的病理过程。临床各科疾病均可导致DIC，常见者为感染、肿瘤、病理产科、手术及创伤，占DIC发病数的80%以上。这些疾病之所以能够诱发DIC，是其存在能够触发凝血系统激活的因素，例如组织损伤释放组织因子（TF，即凝血因子Ⅲ）、血管内皮细胞(VEC)受损、细菌内毒素、免疫复合物、蛋白水解酶、颗粒或胶体物质等。DIC的发生与发展也受一些诱导或促进因素的影响：①单核-巨噬细胞系统功能受损。使非特异性细胞抗凝功能下降，见于反复感染、重症肝炎、脾切除、长期大量应用糖皮质激素等。②严重肝脏疾病。使肝脏合成、灭活凝血因子和抗凝物质（蛋白C、蛋白S、抗凝血酶Ⅲ）均减少，凝血与抗凝血平衡极易打破，因而常造成血栓形成或出血倾向。③血液高凝状态。原发性高凝状态见于遗传性抗凝血酶Ⅲ(ATⅢ)、蛋白C或蛋白S缺乏症，凝血因子Ⅴ结构异常引起的蛋白C抵抗症等；继发性高凝状态见于肾病综合征、恶性肿瘤、白血病、酸中毒等；生理性高凝状态见于妊娠后期。④微循环障碍。导致血液流变学改变、VEC损伤、炎症介质及TF释放，见于休克等。⑤纤溶系统活性降低。见于抗纤溶药物使用不当或过量。

发病机制 DIC发生、发展机制甚为复杂，主要包括两个方面：①凝血系统激活，机体抗凝和纤溶功能降低，导致广泛微血栓形成。②凝血物质大量消耗和继发性纤溶功能亢进，导致机体止、凝血功能严重障碍和出血倾向。

凝血系统激活 DIC的起始环节是大量促凝物质入血，激活凝血系统，启动凝血反应。引起凝血系统激活的原因有：①组织损伤。严重创伤、烧伤、外科手术等可促使大量TF释放入血，导致DIC发生。除TF外，人体许多组织细胞在损伤或破坏时亦可释放TF类物质，它们进入血流后，具有TF同样的活性和作用，例如多种肿瘤细胞、红细胞的膜磷脂（即红细胞素）、白细胞的颗粒内容物。一些进入血流的外源性物质，如某些蛇毒，昆虫毒素，羊水中胎儿或死胎脱落、坏死的物质及代谢产物等具有TF样作用，在一定条件下，也是DIC的"始动"因素。②VEC损伤。细菌、病毒、内毒素、免疫复合物、持续性缺氧、酸中毒、颗粒或胶体物质进入体内均可造成VEC损伤。传统观点认为，VEC损伤可激活因子Ⅻ启动内源性凝血系统，但现在认为，受损VEC表达大量TF是其引发凝血系统活化和DIC的主要机制，并且血小板或白细胞与VEC之间的相互作用也发挥了重要促凝作用。

血小板活化　除VEC损伤能够造成血小板黏附、聚集和释放以外，凝血系统激活生成的凝血酶以及病毒、内毒素等，也可活化血小板并加速DIC的进程，其机制如下：①血小板聚集直接形成血小板血栓。②血小板活化启动花生四烯酸代谢，产生TXA$_2$等，导致血管收缩及血小板聚集反应加强。③活化血小板释放血小板因子Ⅲ(PF3)，加速凝血反应。④血小板释放反应中产生的腺苷二磷酸(ADP)和5-羟色胺(5-HT)等，具有促进血小板聚集和收缩血管的作用。⑤在高分子量激肽原(HMW-K)和激肽释放酶存在的条件下，活化血小板具有直接激活因子Ⅻ和因子Ⅺ的作用。

抗凝功能减弱　DIC过程中，体内主要抗凝系统几乎均受到程度不同的抑制或损害，如血浆抗凝血酶Ⅲ水平明显下降，血栓调节蛋白(TM)、蛋白C、蛋白S和组织因子途径抑制物(TFPI)减少或受抑。机体抗凝功能的减弱有利于凝血酶活化和血栓的生成。

纤溶功能失调　纤溶系统功能失调是DIC时发生广泛微血栓及严重出血倾向的重要原因和机制。①纤溶功能下降。使血栓不易被降解而得以广泛播散。在DIC进展过程中，当体内凝血活性达到最强时，纤溶系统的功能常处于明显抑制的状态，这与患者血浆中纤溶酶原激活物抑制物-1(PAI-1)水平的持续增高直接相关。此外，受损VEC分泌组织型纤溶酶原激活物(t-PA)减少、细胞膜上HMW-K受体功能降低，也能促使局部纤溶功能降低及纤维蛋白(fibrin, Fn)的清除减少。②继发性纤溶功能增强。继发性纤溶是指在凝血系统活化之后继发引起纤溶系统激活、并发挥溶解Fn作用的过程。其机制为：当DIC进展到一定阶段，凝血活化产生的凝血酶、因子Ⅺa、激肽释放酶以及Ⅻa都能使纤溶酶原转化为纤溶酶，激活纤溶系统。此外，凝血酶经VEC上TM介导激活蛋白C系统，VEC经刺激释放t-PA以及一些富含纤溶酶原激活物(PA)的器官（如子宫、前列腺、肺等）因血栓栓塞而导致缺血、坏死、释放大量PA，也能激活纤溶系统并发挥抗凝作用。继发性纤溶增强是DIC非常重要的病理过程，也是急性DIC的重要病理特征之一。

在DIC的发病机制中，各种原发疾病通过凝血与抗凝血平衡的不同环节发挥促凝作用，其中启动凝血活化和凝血酶形成的关键是TF的表达与释放。败血症、严重创伤等情况下，全身炎症反应综合征所致炎症介质与细胞因子泛滥、VEC与白细胞间的相互作用，是凝血激活、抗凝与纤溶失调并最终造成DIC的重要原因与机制（图1）。

功能与代谢变化　DIC因原发疾病的不同而呈现多样性和复杂性，DIC单独引起的临床表现主要为出血、休克、多器官功能障碍和微血管病性溶血。急性DIC以前3种表现为多见。值得注意的是，急性DIC虽然以出血为主要突出表现，但是过程隐匿的血栓形成和栓塞却是DIC患者死亡的主要原因。

出血　是DIC最常见的症状之一，有时甚至是提示DIC诊断的唯一临床依据。DIC出血发生率为84%~95.4%，出血多为自发性、持续性渗血，出血部位可遍及全身，多见于皮肤、黏膜、牙龈、伤口和穿刺部位，其次为某些内脏较大量的出血，如咯血、呕血、

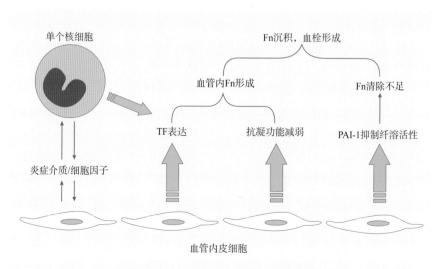

图1　DIC时微血栓形成的主要机制
注：PAI-1.纤溶酶原激活物抑制物-1；TF.组织因子；Fn.纤维蛋白

血尿、黑粪和颅内出血等。DIC的出血有以下特点：多部位同时出现出血现象，而且无法用原发性疾病进行解释；出血常比较突然，可同时伴有DIC的其他临床表现；用一般止血药治疗无效。DIC出血的机制为：①凝血物质大量消耗。广泛微血栓的形成消耗了大量血小板和凝血因子，虽然肝脏和骨髓可代偿性产生增多，但往往消耗过多而代偿不足。②继发性纤溶功能增强。凝血活化可以继发引起纤溶系统激活，由于纤溶酶不但能降解Fn，还能水解包括纤维蛋白原在内的多种凝血因子，因而造成血液中凝血物质进一步减少，加剧凝血功能障碍并引起出血。③纤维蛋白降解产物的形成。纤溶酶水解纤维蛋白(原)生成各种分子量大小不等的蛋白质组分和多肽物质，统称为纤维蛋白降解产物(fibrin degradation product, FDP)。FDP各种成分具有强大的抗凝血和抗血小板聚集作用，导致机体止、凝血功能明显降低。④血管损伤。DIC的发生、发展过程中，各种原发病因或继发性因素引起的缺氧、酸中毒、细胞因子和自由基作用等可导致微小血管壁的损伤，这也是DIC患者易出血的原因之一。

休克　DIC导致微循环障碍与休克的机制包括：①微血栓形成，使回心血量减少。②出血引起血容量降低。③激肽和补体系统激活产生大量血管活性物质如激肽、组胺等，具有强烈扩血管和增强微血管通透性的作用，使外周阻力下降。④FDP小片段成分A、B等能增强激肽和组胺的作用。⑤心内微血栓形成可直接影响心泵功能；肺内微血栓形成导致肺动脉高压，增加右心后负荷；DIC时组织器官缺血、缺氧，引起

代谢性酸中毒，使心肌舒缩功能发生障碍。这些因素造成血容量减少、回心血量降低、外周阻力下降以及心泵功能降低，最终导致动脉血压明显下降及严重的微循环障碍。此外，某些DIC的病因能够导致休克的发生，如内毒素血症、严重创伤或烧伤等。由于不同个体内在条件的差异，以及病因对于凝血、抗凝血平衡及微循环功能影响的严重程度不同，患者可以先后或同时出现DIC和休克的特征性病理变化。

多器官功能障碍　DIC原因各不相同，受累器官中形成微血栓的严重程度不同，故不同器官发生代谢、功能障碍或缺血性坏死的程度也不相同。轻者仅表现出个别器官部分功能的异常，重症者常会同时或相继出现两种或两种以上器官功能障碍，形成多器官功能障碍综合征(multiple organ dysfunction syndrome, MODS)，MODS是DIC患者死亡的重要原因。DIC的基本病理变化是微血管内弥散性血栓形成，但是临床观察及病例统计中，栓塞表现并不如出血倾向及休克那样突出或多见，这可能与微血管栓塞多发于深层器官，可无明显栓塞症表现或临床上不易识别有关。微血栓栓塞累及的器官或组织有：①表浅部位。栓塞发生于体表皮肤及黏膜，表现为四肢末端发绀、疼痛。皮肤血栓性坏死呈现为皮肤点状或块状淤点和淤斑，中心可见高于皮肤表面的深暗红色血栓，其周围被片状、颜色较浅的出血灶包绕，严重者可在血栓周围形成皮肤的缺血性坏死。②肺。肺内栓塞可引起肺泡-毛细血管膜损伤，出现呼吸困难、肺出血，并导致呼吸衰竭。③肾。肾内血栓可引起两侧肾皮质坏死和急性肾

衰竭，表现为少尿、血尿和蛋白尿等。脑膜炎球菌败血症累及肾上腺，可引起肾上腺皮质出血性坏死、急性肾上腺皮质衰竭，具有明显休克症状和皮肤大片淤斑等体征，称为暴发型脑膜炎球菌败血症(华-弗综合征)。DIC时肾皮质和肾小管栓塞亦较常见，表现为早期出现的、原发病不易解释的、先于休克或与休克程度不相符合的急性肾功能不全。④消化系统。胃肠道黏膜及黏膜下微血管栓塞可引起恶心、呕吐、腹泻和消化道出血；肝内微血栓形成可引起门静脉高压和肝功能障碍，出现消化道淤血、水肿、黄疸和其他相关症状。⑤心。心肌内微血管栓塞可导致心肌收缩力减弱，心输出量降低和心力衰竭。⑥脑。脑内弥散性微血栓所致的缺血性脑损伤，可引起神志不清、嗜睡、昏迷、惊厥等各种神经精神障碍表现。垂体缺血坏死可引起希恩综合征。除以上由血栓栓塞造成的器官功能障碍外，DIC的原发疾病也可直接造成器官的损害，如严重肝脏病变引起的黄疸，大量溶血引起的肾小管坏死，肺部炎症引起的呼吸功能障碍等。另外，器官系统之间的相互影响也是引起多个器官功能障碍的原因之一。

微血管病性溶血　DIC时，纤维蛋白丝在微血管内形成细网状结构。当红细胞随血流通过沉着的Fn细丝或VEC裂隙处时，不断受到冲击和挤压，造成红细胞发生机械性损伤，导致循环中出现各种形态特殊的变形红细胞或呈盔形、星形、多角形、小球形等不同形态的红细胞碎片，称为裂体细胞。这些红细胞及细胞碎片的脆性明显增高，容易破裂发生溶血。这种病理改变常发生于慢性DIC及

部分亚急性DIC，称为微血管病性溶血性贫血。外周血破碎红细胞数大于2%有辅助诊断意义。DIC早期溶血程度较轻，不易察觉。后期因红细胞大量破坏，可出现明显的溶血症状，包括寒战、高热、黄疸、血红蛋白尿等。应注意的是，微血管病性溶血性贫血并非DIC独有，也可在急性肾衰竭、血栓性血小板减少性紫癜、广泛癌转移和恶性高血压等疾病中出现（图2）。

者可无明显临床症状，急性DIC该期极短，不易发现。此期实验室检查的特点为凝血时间和复钙时间缩短，血小板黏附性增高。②消耗性低凝期。患者出现程度不等的出血症状，也可能有休克或某器官功能障碍的临床表现。机体的凝血功能障碍主要由于大量凝血因子和血小板的消耗与减少引起，也可能与继发性纤溶功能增强有关。实验室检查可见血小板

蛋白单体，两者可形成可溶性纤维蛋白单体复合物；被检血浆中加入硫酸鱼精蛋白后，X片段与纤维蛋白单体解离，后者在体外重新聚集，并出现丝状或絮状白色沉淀，此为3P试验阳性，其强度可反映继发性纤溶的程度。

分型 按发生、发展的速度，DIC可分为急性型（继发于严重感染、创伤、羊水栓塞等）、亚急性型（见于恶性肿瘤转移、宫内死胎等）和慢性型（如结缔组织病等），其中急性型占80%以上。按血小板和凝血因子的消耗及代偿情况，DIC又可分为失代偿型、代偿型和过度代偿型。

（陈国强 刘 玮）

xiānróng gōngnéng shītiáo

纤溶功能失调 fibrinolysis disorder 纤溶活化因子或纤溶抑制物异常致体内纤溶系统与抗纤溶系统、纤溶系统与凝血系统之间平衡失调的病理状态。

纤溶功能降低可分为遗传性和获得性两类，易导致血栓形成。遗传性纤溶功能降低见于：①纤溶酶原激活物(plasminogen activator, PA)释放异常。见于家族性PA释放障碍引起纤溶功能降低，为常染色体遗传病，半数以上的家族成员发生静脉血栓和（或）肺栓塞。②纤溶酶原激活物抑制物(plasminogen activator inhibitor, PAI)过多：可能与PAI-1合成增多或代谢清除机制缺陷有关，遗传性PAI过多亦为常染色体遗传病，表现为患者血浆PAI-1抗原和活性都增高，常能引起静脉血栓。获得性纤溶功能降低见于：①随着年龄的增长，血管壁的纤溶活性有降低倾向，而组织凝血活酶则与之相反，因而二者的平衡关系发生改变，导致老年人的血液处于高凝状态。②动脉粥样硬化

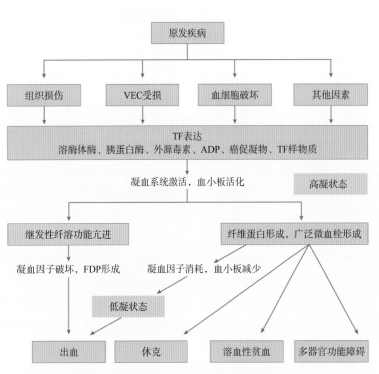

图2 DIC发生、发展的机制及其对机体的影响

注：VEC.血管内皮细胞；TF.组织因子；ADP.腺苷二磷酸；FDP.纤维蛋白降解产物

分期与分型 DIC为动态进展的过程，同一个患者若处于DIC的不同阶段，其病理改变及止、凝血功能紊乱的特征也可能大不相同。

分期 根据DIC的发病过程和临床特点，典型的DIC病程一般分为以下3期。①高凝期。为发病初期，大量促凝物质入血，凝血系统被激活，血液中凝血酶含量增加，各器官微循环中可有严重程度不同的微血栓形成。部分患

数量和血浆纤维蛋白原含量明显减少，凝血和复钙时间明显延长。部分患者可有纤溶功能指标的异常。③继发性纤溶亢进期。出血较为明显，严重者有休克和多器官功能障碍综合征(MODS)的临床表现；实验室检查中继发性纤溶功能亢进相关指标如3P试验和D-二聚体的变化十分明显。3P试验即血浆鱼精蛋白副凝固试验，其原理为：DIC患者血浆中存在FDP的X片段和凝血反应生成的纤维

患者血管内膜的纤溶酶原激活物明显减弱或消失，而纤溶抑制物的活性明显增高。某些疾病，如肾小球肾炎、糖尿病、免疫复合物疾病以及某些恶性肿瘤、重症感染等，可由于纤溶活性低下和纤溶抑制物增高而出现血栓形成倾向。

纤溶功能亢进亦分为先天性（或遗传性）和获得性两种情况，易引起出血。先天性或遗传性纤溶功能亢进见于：①先天性循环t-PA增多。使大量纤溶酶原转变成纤溶酶。②先天性或遗传性PAI-1结构异常。对PA的抑制作用减弱。③遗传性α_2-纤溶酶抑制物（α_2-PI）缺乏：表现为对纤溶酶的抑制作用减弱。三种情况都是常染色体隐性遗传，患者由于纤溶系统功能亢进，故存在出血倾向。获得性纤溶功能亢进可分为原发性和继发性两类：①原发性纤溶功能亢进。是指在某些原发疾病过程中，大量PA释放入血或内源性凝血途径激活使大量激肽释放酶形成，纤溶系统通过内激活途径被激活或由于纤溶系统抑制物（α_2-PI缺乏、PAI-1、富组氨酸糖蛋白）减少，均导致纤溶酶增多或其活性不受抑制和调节，造成纤溶功能亢进。例如，创伤、外科手术、恶性肿瘤如前列腺癌和急性早幼粒细胞白血病等，可因大量t-PA进入血液循环引起纤溶功能亢进；体外循环因激肽释放酶释放，导致纤溶酶大量生成；严重肝脏疾病时，因α_2-PI和富组氨酸糖蛋白合成减少、肝脏对t-PA灭活减少导致纤溶活性增强。②继发性纤溶功能亢进。是指由原发病引起的局部或弥散性血管内凝血，纤维蛋白形成并沉积在血管壁内皮表面，促使PA释放入血液循环，使纤溶酶原转化为纤溶酶，从而

导致纤溶功能亢进。其主要见于弥散性血管内凝血(DIC)的继发性纤溶功能亢进期，是DIC患者发生严重出血的重要原因。此外，纤溶功能异常也见于使用t-PA、u-PA等进行性溶栓治疗时，临床上也常合并使用AT Ⅲ 一类抗凝剂，故在某些血管损伤的部位可能因止血功能下降造成出血。

（陈国强 刘 玮）

纤维蛋白降解产物 fibrin degradation product, FDP

xiānwéidànbái jiàngjiě chǎnwù

纤维蛋白或纤维蛋白原在纤溶酶作用下水解生成的蛋白质组分和多肽片段。纤溶酶是纤溶酶原在其激活剂的作用下产生的一种丝氨酸蛋白酶。生理情况下，纤溶酶主要在血管壁内皮细胞表面局部形成并发挥作用，以清除内皮细胞表面上形成的少量纤维蛋白。病理情况下，在炎症、创伤面或弥散性血管内凝血(DIC)等处形成纤维蛋白，纤溶酶可通过结合到纤维蛋白上来发挥溶解纤维蛋白作用。纤溶酶的主要作用是降解纤维蛋白原、非交联纤维蛋白和交联纤维蛋白，使Arg-Lys肽段裂解，形成各种大小不一的FDP。

纤溶酶作用于纤维蛋白原，首先在β链上脱下$\beta_{1\sim42}$与在α链上脱下极附属物（由碎片A、B、C和H组成），这时留下的部分成为X片段（相对分子量约为25 000）。其后X片段在纤溶酶作用下裂解下D片段（相对分子量约为10 000），余下部分称为Y片段（相对分子量约为15 000）。然后Y片段在纤溶酶继续作用下，进一步降解成为D片段和E片段。当纤溶酶作用于纤维蛋白单体及其聚合体时，凝血酶已经从纤维蛋白原α链上脱下纤维蛋白肽A(FPA，A$\alpha_{1\sim16}$)和纤维蛋白肽B(B$\beta_{1\sim14}$)，因此首先从α链上脱

下的是极附属物（由碎片B、C和H组成），从β链上脱下$\beta_{15\sim42}$。其后由于纤溶酶的继续作用，相继产生X'、Y'、D'、E'片段。当纤溶酶作用于交联纤维蛋白时，则可形成多种纤维蛋白降解产物，并常以聚体形式存在，这些产物包括极附属物多聚体、D-二聚体、r-r-二聚体、X'、Y'、D'、E'及复合物1(DD/E)、复合物2(DY/YD)、复合物3(YY/DXD)等。

纤溶酶水解纤维蛋白（原）所产生的碎片干扰凝血过程。FDP的许多成分具有很强的抗凝作用：①X、Y片段可与纤维蛋白单体形成SFMC，从而抑制纤维蛋白的形成。②Y、E片段对凝血酶具有明显的作用。③D片段对纤维蛋白单体交联聚合具有竞争性抑制作用，使之形成结构上有缺陷的纤维蛋白聚合体。④相对分子量较小的FDP具有抑制血小板黏附、聚集与释放的作用。值得注意的是，FDP各种成分生物学效应综合在一起所显示的强大抗凝作用，是急性严重DIC时体内止、凝血功能降低并导致出血的主要原因之一。

临床上许多实验诊断方法可以检测纤维蛋白（原）降解产物、纤维蛋白单体、纤维蛋白肽B$\beta_{1\sim14}$和B$\beta_{15\sim42}$、Aα极附属物片段、D-二聚体等，以此判断体内原发性或继发性纤溶的情况。

（陈国强 刘 玮）

微血管病性溶血性贫血 microangiopathic hemolytic anemia, MHA

wēixuèguǎnbìngxìng róngxuèxìng pínxuè

主要由于机械性因素致红细胞在病变微血管内受损并碎裂而导致的溶血性贫血。这是一种较为少见的溶血性贫血，最为典型的是溶血性尿毒综合征、血栓性血小板减少性紫癜和弥散性血

管内凝血(disseminated intravascular coagulation, DIC)，尚见于恶性肿瘤广泛转移、恶性高血压、肾脏疾病、结缔组织病、巨大海绵状血管瘤、肝肾移植物排斥反应、子痫和子痫前期等。

MHA的主要发生机制如下：①微血管内纤维蛋白性微血栓形成。循环中的红细胞黏着在呈网状结构的纤维蛋白丝上后，血流的不断冲击造成红细胞破裂（图1）。②血栓形成。导致微血管内血液循环障碍时，红细胞可能受血流推动被挤入毛细血管内皮细胞间的裂隙，这种机械力作用使红细胞扭曲、变形和破裂。③变形红细胞或红细胞碎片脆性明显增高。容易破裂而发生溶血。④原发疾病中存在的某些因素。使红细胞易于受损或破裂，如缺氧、酸中毒可造成红细胞变形能力降低；败血症所致DIC时，内毒素使磷脂酶A$_2$活性增高，红细胞膜因此易于受损。

MHA程度较轻时不易被察觉，但红细胞大量破坏则可出现明显的溶血症状，表现为寒战、高热、黄疸、血红蛋白尿或含铁血红素尿等。若溶血程度较重，患者可出现进行性苍白、乏力等贫血症状。此外，MHA常伴血小板减少和皮肤黏膜出血。实验室检查发现：①血清间接胆红素升高、血红蛋白血症、血红蛋白尿症、尿胆原和粪胆原增加等。②网织红细胞计数增高。③血红蛋白及红细胞减少。④血液中出现大量红细胞碎片，亦可出现三角形、多角形、棘皮形、盔形、半月形和葫芦形等畸形红细胞，称为裂体细胞（图2）。外周血裂体细胞增多是MHA的特征性改变。当破碎红细胞数大于2%时，具有重要的诊断意义。

（陈国强 刘 玮）

dòngmài zhōuyàng yìnghuà

动脉粥样硬化　atherosclerosis

脂质和纤维成分局灶性积聚而致局部动脉管壁增厚的病理状态。又称动脉粥样硬化性血管病。主要见于大、中型弹性和肌性动脉，可视为累及动脉管壁及心、脑、肾等多个重要器官的综合征。其本质是巨噬细胞、血管内皮细胞和平滑肌细胞等参与的一种特异性慢性炎症反应。多种损伤血管内膜的物理性（如切变应力、侧压力）、化学性（如高血脂、同型半胱氨酸）或生物性（如衣原体、巨细胞病毒）因素以及氧化应激、免疫等病理过程均可引发这种反应。长期反复的炎症反应可导致动脉内膜局部进行性脂质蓄积、炎症细胞浸润、平滑肌细胞增生和细胞外基质分泌，逐渐形成纤维和粥样斑块，使动脉管壁变硬、管腔变窄。尽管病变进展十分缓慢，可十多年乃至数十年不被临床发现，但除非获得有效防治，终将难免堵塞血管引发相应器官、组织坏死和功能障碍，或出现病变血管管壁膨出形成血管瘤并破裂出血等严重后果。动脉粥样硬化所致心、脑血管疾病已成为人类最主要的死亡原因，几乎所有心肌梗死和绝大多数脑栓塞均起因于动脉粥样硬化。

病因　动脉粥样硬化系多因素疾病。一般认为本症是多种遗传和环境因素相互作用所致，流行病学调查证实这些因素与动脉粥样硬化的发生存在明显相关性，但未必一定具有直接因果关系，尚不能确认为病因，而称之为动脉粥样硬化的危险因素。其中，血脂异常、高血压、吸烟、糖尿病、家族史以及年龄和性别等均经证实可以独立与动脉粥样硬化的发生有明显的相关性，被公认为主要的独立危险因素。

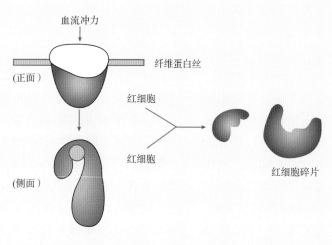

图1　红细胞碎片的形成机制示意图

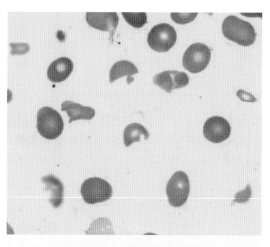

图2　血涂片中的裂体细胞
（Wright染色 ×100倍）

血脂异常　致动脉粥样硬化的血脂异常主要包括4种：①低密度脂蛋白-胆固醇(low-density lipoprotein-cholesterol, LDL-C)水平升高。LDL是血浆中胆固醇的主要携带者，由于LDL颗粒较其他脂蛋白（HDL除外）小，当上述损伤因素使血管内皮屏障功能受损时，LDL易于渗入内皮下，可促发斑块形成的炎症性级联反应，在动脉粥样硬化的发生发展中起"始发作用"。而且高LDL-C血症本身也能直接损伤血管内皮细胞，为LDL浸润创造条件。LDL-C水平增高是可以单独诱发和推进动脉粥样硬化发生发展的重要因素。降低LDL-C水平可明显减低冠心病的发生率和死亡率。②高密度脂蛋白-胆固醇(high-density lipoprotein-cholesterol, HDL-C)水平降低。血清HDL-C水平的意义与LDL-C相反，因其能促进周围组织包括动脉壁内的胆固醇转运到肝脏进行代谢（胆固醇逆转运），防止胆固醇在动脉壁沉积，是一种具有拮抗动脉粥样硬化发生的保护性因素。HDL还具有抗LDL氧化、促进损伤内皮细胞修复和稳定前列环素活性等作用，也有助于防止动脉粥样硬化的发生和发展。③高三酰甘油血症。空腹血清三酰甘油(triglyceride, TG)水平往往与HDL-C水平呈负相关，高TG/低HDL-C又常与胰岛素抵抗、高血压和向心性（躯干）肥胖相关联。富含三酰甘油的脂蛋白如中间密度脂蛋白(intermediate-density lipoprotein, IDL)、极低密度脂蛋白(very-low-density lipoprotein, VLDL)或乳糜微粒残体可直接触发动脉粥样硬化，或者通过改变其他脂蛋白如LDL、HDL的成分，产生小颗粒LDL和小颗粒HDL而间接促进动脉粥样硬化发生。④高脂蛋白(a)血症。脂蛋白(a)是LDL的重建形式，其载脂蛋白(apos)除一分子apoB100外，还含有另一分子富含神经氨酸的糖蛋白即apo(a)，致动脉粥样硬化的性质有所增强。此外，载脂蛋白(a)与纤溶酶原具有结构同源性，可通过竞争性抑制作用而干预纤维蛋白溶解，有利于血栓形成从而促进动脉粥样硬化的发展。

高血压　高血压人群心脑血管病发生危险呈连续正相关，即随着血压水平的升高，心脑血管病发生危险逐渐增加。高血压致动脉粥样硬化的机制主要是血流动力学因素对血管内皮细胞结构和功能的损伤，促进脂蛋白颗粒（主要是LDL和VLDL）和炎性细胞（单核细胞和T细胞等）进入内皮，引发炎症级联反应和斑块形成。此外，高血压常常与一些代谢性和致血栓性危险因素并存，这种现象部分与肥胖以及遗传因素有关，共同促进了动脉粥样硬化的发生发展。

吸烟　世界公认的冠心病和其他心血管疾病独立的危险因素。不论男女，吸烟均可按剂量依赖性方式增高其患心血管疾病的危险性，戒烟则可减少心血管疾病的风险。吸烟产生的一氧化碳易与血红蛋白结合，形成碳氧血红蛋白，其所引起的缺氧和尼古丁直接损伤血管内皮细胞，使血管壁通透性增加，血脂侵入动脉壁。一氧化碳和尼古丁还可促使血浆纤维蛋白原含量增加，致使血小板黏附和聚集能力增强，进而刺激交感神经引起心率加快、血压升高和心律失常。因此，吸烟不仅影响动脉粥样硬化的发生发展，还能加速血栓形成。已患心绞痛或发生过心肌梗死的患者，更易引起心律失常和猝死。

糖尿病　糖尿病患者的动脉粥样硬化性疾病发生率比非糖尿病患者高2~4倍，而且发病年龄提前，病情较重。在糖尿病患者中，心血管事件的快速发展常成为致死原因。其危险性增高的原因包括血脂异常、高血压、肾病、胰岛素抵抗、凝血和纤溶系统异常以及高血糖所致高度糖基化终产物形成增多等。胰岛素可因其直接作用或通过胰岛素样生长因子引起血管壁增厚和管腔狭窄。胰岛素抵抗和代偿性高胰岛素血症还使患者易于出现其他危险因素，如糖耐量受损、三酰甘油升高、HDL-C降低、小颗粒的LDL增加、纤溶酶原激活物抑制物-1水平升高和血压升高等，从而增加发病的危险性。

家族史　过早（成年前）发生冠心病的家族史是一个独立的危险因素。若某人的一级亲属中有过早发生冠心病的病史，其患冠心病的相对风险比一般人高2~12倍。动脉粥样硬化的许多危险因素，如血脂异常、高血压、糖尿病、肥胖等，均不同程度受遗传控制。动脉壁的一些遗传特性，如遗传性冠状动脉内膜增厚、动脉调节不良等也均有利于动脉粥样硬化的发生。因此，具有上述病史的家族成员发生动脉粥样硬化性血管病的风险明显增高。家族性风险属于多基因来源，且有环境因素参与，因此不遵从孟德尔的隐性或显性遗传定律。

年龄和性别　患心血管疾病的风险随年龄增大而进行性增高，主要是两方面因素：高血压、脂质异常和糖尿病等动脉粥样硬化的主要危险因素随年龄增大而相继出现；动脉粥样硬化的形成是一个慢性过程，病变随年龄进行性累积，增加了患血管疾病的风险，并且独立于其他危险因素。成年后男性的危险度高于女性，可能与女性雌激素和HDL-C水平较高有关。许多人群女性的绝对危险度都比男性滞后10~15年。绝经后，滞后时间即不再存在，但也有部分人仍然滞后甚至可延至老年。

除上述公认的主要危险因素外，凝血和纤溶功能异常、促炎状态、氧化应激、同型半胱氨酸（见高同型半胱氨酸血症）和代谢综合征等也是动脉粥样硬化的危险因素。某些环境或生活方式，如饮食（富含饱和脂肪酸和胆固醇食物等）、缺乏体力活动、超重/肥胖和心理社会因素等也可通过其潜在的病理性影响而与动脉粥样硬化相关。

发病机制　多数学者认为动脉粥样硬化的发生发展是动脉壁的内皮细胞、平滑肌细胞、细胞外基质、血液成分、局部血流动力学、环境以及遗传等诸多因素之间复杂作用的结果。主要学说有：血栓形成学说、炎症学说、脂质浸润学说、损伤反应学说和氧化学说等。动脉粥样硬化作为一种由血管内膜损伤引发的特异性慢性炎症性疾病的观点已获得普遍认同。

病变形成　动脉粥样硬化的早期变化一般在童年时期已悄然开始，始发事件是内皮细胞损伤使循环中的LDL和（或）VLDL渗入血管内皮下。特别是动脉分支部位由于受剪切应力影响较大，内皮细胞易被牵拉变形，为大量LDL/VLDL浸润和积聚创造了条件。其他可损伤血管内膜的多种因素也能促进LDL/VLDL的内渗。滞留于内皮下的LDL/VLDL可因氧化或其他化学作用而被修饰变性，从而引发局部一系列炎

症反应：这些被修饰的特别是氧化修饰的LDL/VLDL(ox-LDL/ox-VLDL)刺激内皮细胞释放促炎因子如黏附分子和单核细胞趋化蛋白1，介导循环中的单核细胞进入内膜并分化为能表达清道夫受体(scavenger receptor, ScR)的巨噬细胞，后者通过ScR吞噬大量ox-LDL/ox-VLDL形成泡沫细胞；同时，激活的巨噬细胞也释放多种细胞因子，进一步吸引单核细胞进入内膜，并促进血管壁中层的平滑肌细胞迁移至内膜且在其中增生，平滑肌细胞也能表达ScR吞噬大量ox-LDL形成泡沫细胞，并分泌胶原和其他基质（图1）。此外，内皮细胞受损也减弱了其屏障功能，使黏附于内皮细胞的单核细胞更易迁移入内皮下，还因胶原暴露致血小板聚集而释放多种活性物质，进一步促进炎症反应。由此逐渐形成的泡沫细胞聚集于病损的内皮下，成为肉眼可见的淡黄色条纹，称为脂纹(图2)。作为早期病变的脂纹，很多人都可能发生。一般在10岁前即可出现于主动脉，10~20岁可出现于冠状动脉，而在脑动脉往往30~40岁

才出现。

病变发展　上述早期病变往往进展缓慢，不一定发展成具有临床意义的病灶，部分还可能消退。但若长期伴有某些遗传因素和影响糖脂代谢或损伤血管内皮细胞的体内外因素，则可大大加速病变的进程。在一个或多个危险因素持续作用下，前述局部炎症反应加速加剧，泡沫细胞迅速增加，病灶扩大形成斑块。明显增多的平滑肌细胞及其分泌的胶原和蛋白聚糖等基质在斑块表面形成纤维帽，覆盖由泡沫细胞及其因凋亡或坏死释放的脂质（主要是胆固醇和胆固醇脂）和细胞碎片组成的粥样物质（又称脂质核心，图3）。根据两者组成比例的多寡，分别称为纤维斑块和粥样斑块。一般先形成纤维斑块，而后粥样物质逐渐增多，演变成粥样斑块。随着斑块的进一步生长成熟，常可出现继发性病变，如：①斑块破裂。纤维帽因溃疡破裂粥样物外流入血，可成为胆固醇栓子。②血栓形成。斑块表面内皮细胞损伤及纤维帽破裂，暴露管壁内胶原，引发血小板聚

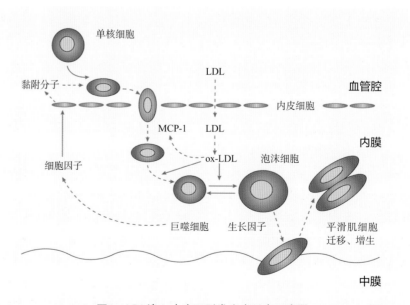

图1　LDL渗入内皮下引发炎症反应示意图

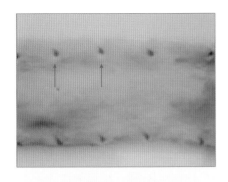

图2　肋间动脉开口周围略隆起的淡黄色条纹

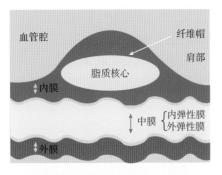

图3　病灶限于内膜层，由纤维帽和脂质核心组成，肩部较薄弱为斑块破裂好发部位

集并形成血栓，可直接堵塞血管或脱落造成栓塞。③斑块内出血。斑块边缘或基底部毛细血管破裂出血或因纤维帽破裂血液经破裂口进入。二者均可使斑块体积突然增大并可堵塞血管。④斑块钙化。即斑块内钙盐沉着，多发生于坏死灶周围，可使管壁变脆。⑤动脉瘤形成。严重的粥样斑块除更加隆起外，也向深部压迫中膜致中膜萎缩弹性下降，并在血管内压作用下局部膨出形成动脉瘤，后者破裂可致大出血。上述出现继发性病变的病灶称为复合病灶，是造成临床事件的主要病理基础。

功能与代谢变化　动脉粥样硬化对机体的影响主要继发于动脉管腔狭窄或堵塞所致的缺血或动脉瘤破裂所致的大出血。缺血多发生于心、脑、肾、肠系膜和四肢，动脉瘤破裂则常见于主动脉，均可分别导致相应的临床后果。例如，肠系膜动脉阻塞可致剧烈腹痛或麻痹性肠梗阻；下肢缺血可致间歇性跛行甚至肢端溃疡或坏死；肾动脉供血不足可致肾血管性高血压，病灶堵塞肾动脉可致肾组织梗死，引起肾区疼痛、发热和无尿。腹主动脉瘤破裂出血以及心脑血管病变所致急性临床事件，包括脑卒中和急性冠脉综合征(acute coronary

syndrome, ACS)等，大多发病急剧凶险，是致死致残的主要原因。造成心脏急性临床事件的关键是供应相应器官组织的血流突然受阻。梗死的发生并不与斑块大小成正比。这种血管阻塞的突然加剧，并非由斑块本身直接引起（斑块不会突然增大），而是斑块溃疡破裂引发的血栓形成使斑块部位的管腔完全阻塞或是血栓脱落堵住了下游血管，因而可在短时间内使相关组织严重缺血。有些斑块尽管体积较大使管腔明显狭窄，但其脂质核心较小而纤维帽较厚，不易破裂，因而虽然可致供血不足，却较少发生心肌梗死。相反，有些斑块尽管体积较小、管腔狭窄不明显，但其脂质核心较大而纤维帽较薄，或炎症反应较重，则在感染或应激等情况下易致破裂，引发ACS。前者被称为稳定性斑块，后者为易损性斑块。由此引出了斑块稳定性的概念（见动脉粥样硬化斑块稳定性）。

（范乐明）

yìcháng zhīdànbáixuèzhèng

异常脂蛋白血症　dyslipoprotein-emia　血液中脂质的主要存在形式脂蛋白的水平高于或低于正常的病理状态。其中除高密度脂蛋白(high-density lipoprotein, HDL)水平降低（低HDL血症）外，多为水

平增高，称为高脂蛋白血症或高脂血症，包括高低密度脂蛋白(high low density lipoprotein，LDL)血症（高LDL血症）、高三酰甘油血症和高脂蛋白(a)血症。

病因和发病机制　异常脂蛋白血症往往是脂代谢相关基因变异和（或）多个基因与环境因素之间相互作用的结果。

低HDL血症　影响HDL水平的主要因素包括：卵磷脂胆固醇酰基转移酶(LCAT)、载脂蛋白A1(apoAI)和腺苷三磷酸结合盒转运体A1(ABCA1)。相应导致低HDL血症的疾病有：①鱼眼病。为家族性低HDL伴有角膜混浊性疾病，分子机制在于LCAT缺陷，影响HDL中的胆固醇酯化，使血清高密度脂蛋白胆固醇(HDL-C)水平明显降低。②丹吉尔病(Tangier disease)（高密度脂蛋白缺乏症）。又称无α脂蛋白血症，属罕见的常染色体隐性遗传性疾病。ABCA1基因突变所致细胞内磷脂和胆固醇转运至apoAI的能力下降，使含apoAI的新生HDL不能转化为成熟的HDL，新生HDL在血中迅速降解，导致血清HDL-C水平很低。③apoAI异常症。又称低α脂蛋白血症。apoAI基因的点突变、缺失和在apoAI-apoCIII-apoAIV基因簇中的重排均可引起apoAI异常，表现为血清apoAI缺乏，HDL-C水平降低以及早发性冠心病和角膜混浊。

高LDL血症　LDL由肝脏合成的极低密度脂蛋白(VLDL)不断部分脂解而生成，又被外周细胞摄取利用，维持动态平衡。影响外周细胞摄取利用LDL的因素均可导致高LDL血症。①家族性高胆固醇血症(familial hypercho-lesterolemia, FH)。常染色体显性遗传病。发病机制是外周细胞膜

表面的LDL受体(LDLR)缺如或异常，影响对LDL的摄取利用，导致血清总胆固醇(TC)和低密度脂蛋白胆固醇(LDL-C)水平异常升高。表现为多发性黄色瘤和早发的动脉粥样硬化。②家族性载脂蛋白B_{100}缺陷症(familial defective apolipoprotein B_{100}, FDB)。常染色体显性遗传病。发病机制是LDLR的配体即LDL颗粒中载脂蛋白B(apo B)的遗传缺陷，同样影响细胞对LDL的摄取利用。由于FDB患者的LDLR是正常的，LDL的前体颗粒VLDL和中间密度脂蛋白(IDL)可通过apoE作为配体与LDLR结合而进行正常代谢，使LDL生成减少，因而FDB的临床表现与FH相同，但程度较轻。③常染色体隐性高胆固醇血症。分子缺陷在于一种胞质蛋白衔接子蛋白的基因突变。该蛋白含有磷酸酪氨酸结合域(PTB)，PTB可与含四肽基序(NPXY motif)的细胞表面LDLR结合，有利于LDLR的内陷进入溶酶体，然后再从溶酶体返回细胞表面。衔接子蛋白缺陷，使肝脏LDLR内陷和再循环能力缺失，LDL清除障碍，同样导致TC和LDL-C水平升高。

高三酰甘油血症 包括单纯三酰甘油(TG)或同时伴有胆固醇升高的疾病。①家族性高三酰甘油血症(familial hypertriglyceridemia, FHTG)。常染色体显性遗传性疾病，但尚未发现直接引起FHTG的基因突变。患者儿童期并不表现出高三酰甘油血症，提示其发病除存在某个基因的遗传缺陷外，还与某些环境因素的作用有关。在外界危险因素的刺激下，如雌激素治疗、大量糖类的摄入或大量饮酒等，血清三酰甘油水平可急剧升高，可能诱发胰腺炎。FHTG常与低水平HDL-C、肥胖、糖耐量异常等并存，故具有致动脉粥样硬化的危险性。②家族性复合高脂血症(familial combined hyperlipidemia, FCH)。血清三酰甘油和胆固醇水平均升高，HDL-C水平降低。特点是在同一家庭成员中甚至在同一病人的不同时期，血浆脂蛋白谱可不一致，表现为Ⅱa型（以LDL升高为主）、Ⅱb型（LDL和VLDL同时升高）或Ⅳ型高脂蛋白血症（以VLDL升高为主）。发病机制仍不十分清楚，多种基因异常都可能参与了FCH的发病，是一类遗传上非均一性的疾病。③家族性异常β脂蛋白血症(familial dysbetalipoproteinemia, FD)。又名Ⅲ型高脂蛋白血症，其VLDL电泳时常移至β位置，而不是正常的前β位置，故称为β-VLDL。FD的代谢缺陷是肝脏通过LDL受体相关蛋白(LRP)，对富含三酰甘油的乳糜微粒残粒和VLDL残粒的清除延缓。原因是FD患者作为LRP配基的apoE为E_2，其与LRP的结合力仅为E_3或E_4的1%。虽然FD患者均为apoE_2/E_2基因表型，但人群中E_2/E_2表型者仅有1%~2%发展为FD。这说明FD的发生还必须存在其他遗传因素，如LDL受体活性、胆固醇酯转运蛋白活性的变化以及包括甲状腺功能减退、肥胖、糖尿病、妊娠或激素、药物、膳食等环境因素。

高脂蛋白(a)血症 脂蛋白(a)[Lp(a)]是肝脏合成的一类独立的脂蛋白，属LDL的重建形式：由一个LDL的Apo B分子通过二硫键与1~2个富含神经氨酸的糖蛋白即apo (a)分子共价结合而成。Lp(a)的分解代谢机制尚未阐明。血清Lp(a)水平在不同个体之间差异很大，但在各个体本身却相对稳定，几乎不受年龄、饮食、体重及内分泌等因素的影响。

上述异常脂蛋白血症均具有独立的病因和发病机制，脂蛋白水平高于或低于正常为其主要临床表现，称原发性异常脂蛋白血症。继发于某些全身疾病的血脂异常则称继发性异常脂蛋白血症，脂蛋白水平异常仅为这些疾病中的临床表现之一。常见病包括糖尿病、甲状腺功能减退、肾病综合征、肾衰竭、肝脏疾病、系统性红斑狼疮、糖原贮积症、骨髓瘤及口服避孕药等。

功能与代谢变化 脂代谢异常对机体的影响主要在血管。低HDL血症、高LDL血症和高三酰甘油血症均为动脉粥样硬化的独立危险因素。Lp(a)中apo(a)的氨基酸序列与纤溶酶原具有高度同源性，能竞争性抑制纤溶酶原而具有抗纤溶作用，有利于血栓形成。Lp(a)被化学修饰后又极易被巨噬细胞吞噬，也有利于动脉粥样硬化形成。

（范乐明）

gāotóngxíng bànguāng'ānsuān xuè zhèng

高同型半胱氨酸血症 hyperhomocysteinemia 血液中同型半胱氨酸水平异常增高的病理状态。同型半胱氨酸(homocysteine, Hcy)，为含硫氨基酸（图），是甲硫氨酸代谢的中间产物，其生成和降解保持严格的动态平衡。有关同型半胱氨酸正常值尚无确切定论，一般认为正常人空腹血浆Hcy水平为5~10mmol/L。高同型半胱氨酸血症是心脑血管疾病

$$^+H_3N - \overset{\displaystyle H}{\underset{\displaystyle CH_2 - CH_2 - SH}{C}} - COO^-$$

图 同型半胱氨酸分子式

的独立危险因素。Hcy轻度升高（10~15mmol/L）即可增加动脉粥样硬化性血管疾病的危险性，超过16mmol/L时，发生冠心病的危险性明显增加。

Hcy在甲硫氨酸代谢过程中生成后，可在甲硫氨酸合酶催化下再甲基化而形成甲硫氨酸（需要叶酸和维生素B$_{12}$）或在维生素B$_6$依赖性胱硫醚β-合成酶（cystathionine-β-synthase, CBS）催化下通过转硫途径而降解。再甲基化或转硫作用的抑制均可导致同型半胱氨酸水平升高。摄取富含甲硫氨酸动物蛋白过量、微量营养素如叶酸和维生素B$_6$、维生素B$_{12}$缺乏，伴或不伴有CBS缺陷是高同型半胱氨酸血症的主要原因。此外，老年人由于CBS活性降低、肾功能减退、微量营养素吸收或生物利用率减小都可使Hcy水平升高；妇女绝经期因雌激素减少也可导致Hcy水平升高。高同型半胱氨酸致动脉粥样硬化的作用有：细胞毒作用，轻度升高即可使血管内皮细胞受损；刺激平滑肌细胞增生，促进胶原的产生和聚集；促进成纤维细胞增生，增加胶原合成和分泌；促进血栓形成。产生上述作用的机制为：①氧化应激。Hcy是富含巯基的氨基酸，易发生自身氧化生成超氧阴离子、羟自由基、过氧化氢等活性氧，引发氧化应激损伤，导致内皮功能障碍和脂蛋白氧化修饰，并干扰一氧化氮介导的血管舒张，刺激血管平滑肌细胞增生和弹性组织降解。氧化应激还介导Hcy引发的血管炎症反应。②内质网应激。Hcy可致内质网过表达或错误表达应答蛋白，作用于细胞内代谢系统产生细胞毒性而损伤细胞。内质网应激还可使胆固醇代谢反馈功能障碍，使细胞摄取胆固醇增加，促进泡沫细胞形成。③细胞毒作用。Hcy对细胞的毒性包括腺苷三磷酸(ATP)丢失、DNA损伤以及腺苷二磷酸核糖多聚酶活化。④干扰凝血功能。Hcy可改变血管内皮的抗凝表型，增加凝血因子Ⅻ和Ⅴ的活性并抑制蛋白C的活性；抑制血栓调节蛋白的表达并诱导组织因子的表达。

（范乐明）

dòngmài zhōuyàng yìnghuà bānkuài wěndìngxìng

动脉粥样硬化斑块稳定性 atherosclerotic plaque stability

动脉粥样硬化斑块在过度体力活动、情绪激动或急性感染等因素作用下是否易于引发其破裂的内在组织特性。动脉粥样硬化病变形成后是否导致临床后果，不仅取决于病变所致动脉管腔的狭窄程度，更重要的是斑块本身的稳定性。缓慢生长的斑块一般不大可能突然堵塞血管，临床突发事件多起因于斑块破裂或表面破损，引发急性血栓形成所致管腔不完全或完全堵塞。急性冠状动脉综合征(acute coronary syndrome, ACS)的发生与冠状动脉内斑块所致狭窄程度并无明显关系。多数ACS患者，在冠状动脉造影时所见管腔狭窄并不明显，狭窄程度一般不足50%。但斑块破裂时释放大量富含脂质的粥样物质具有高度致血栓作用，被暴露的斑块及内膜下层的胶原更是最强的血小板激活剂之一。因此，斑块破裂可迅速继发血栓形成堵塞管腔或脱落造成远端栓塞从而引发多种临床症状。大多数动脉粥样硬化斑块稳定而没有症状，往往被忽视。但是一旦斑块破裂，常常危及生命。深入研究影响动脉粥样硬化斑块稳定性的因素及机制，建立临床检测斑块稳定性的技术手段，寻找增强斑块稳定性的策略方法是降低动脉粥样硬化性疾病致残致死率的重要途径。

斑块稳定性的组织学特点　动脉粥样硬化纤维/粥样斑块主要由粥样脂质核心和纤维帽组成（见动脉粥样硬化）。斑块的稳定性主要取决于斑块脂质核心的大小及成分、纤维帽厚薄和强度等。不易破裂的斑块称为稳定性斑块，易于破裂的则称为不稳定性斑块或易损性斑块。不稳定性斑块的组织学特点主要有：①具有体积较大、质软且偏心的粥样脂质核心。此结构使斑块强度减弱且在血流中受力不均，特别是斑块纤维帽与正常动脉壁交界处（斑块肩部）的受力增大，易被撕裂。②斑块内有大量炎症细胞聚集。机体免疫功能变化、感染、高血糖、氧化低密度脂蛋白(ox-LDL)及血管紧张素Ⅱ(AngⅡ)等因素均可导致单核-巨噬细胞、T细胞等炎症细胞激活并在斑块内聚集，分泌大量细胞因子、基质金属蛋白酶(matrix metalloproteinase, MMPs)等活性物质，使纤维帽细胞外基质降解，削弱其强度。③纤维帽薄弱外形不规则。上述炎症反应所致细胞凋亡、多种蛋白酶活性增强等原因使平滑肌细胞数量减少及其合成分泌胶原、弹性蛋白和蛋白聚糖减少或降解增多，纤维帽变薄强度减小。④斑块内有大量新生血管。不仅有利于大量炎细胞聚集到斑块内，更易导致斑块内出血进而引发斑块破裂。稳定性斑块则相反：纤维帽较厚而脂质核心较小，斑块内平滑肌细胞和细胞外基质较多而炎性细胞浸润较少。此类斑块即使较大也不易引发急性临床事件。

影响斑块稳定性的因素　①内皮细胞功能不良。ox-LDL、AngⅡ、内皮素1、高血脂、高血压、高同型半胱氨酸、吸烟、免疫复合物、感染因素等均能使内皮细胞活化及功能不良，合成一氧化氮及前列环素等舒张血管的活性物质减少，并表达多种细胞黏附分子，促进单核细胞及淋巴细胞迁移、聚集并分泌多种细胞因子，刺激平滑肌细胞合成多种蛋白酶，降解纤维帽内的细胞外基质，从而使纤维帽变薄弱易破裂。功能不良的内皮细胞本身也合成多种炎性因子，如肿瘤坏死因子、白介素等可直接作用于平滑肌细胞、单核细胞及淋巴细胞，从而加剧斑块内的炎性反应。②斑块内蛋白酶活性增高。正常动脉组织内检测不到蛋白水解酶活性，但肿瘤坏死因子、白介素-1、CD40配基、干扰素-γ、巨噬细胞集落刺激因子以及血小板源性生长因子等均能促进单核细胞-巨噬细胞、T细胞及平滑肌细胞合成基质金属蛋白酶(MMPs)。所以，任何促进局部或全身炎症免疫反应的因素（如肺炎衣原体、巨细胞病毒及流感病毒感染等，C反应蛋白、热休克蛋白增多等）都可能通过多种途径导致MMPs活性增高，斑块内胶原降解，纤维帽变薄而易于破裂。③斑块内细胞凋亡。活化的单核-巨噬细胞分泌的肿瘤坏死因子、干扰素-γ等细胞因子及ox-LDL等不仅能抑制平滑肌细胞合成细胞外基质，还能抑制平滑肌细胞增生，诱导平滑肌细胞凋亡或死亡，使斑块中平滑肌细胞数量及其分泌的细胞外基质减少，直接导致纤维帽强度减弱。④斑块内新生血管增多。内皮细胞及斑块内的平滑肌细胞、单核-巨噬细胞、T细胞均可表达血管内皮细胞生长因子，促进血管新生。在动脉粥样硬化早期，新生血管对局部缺氧有改善作用。但在晚期，新生血管是脂质、单核细胞及淋巴细胞持续进入斑块的主要通道，对病变发展及斑块不断增大有重要意义。由于在结构上没有完整的基膜及其他结缔组织，新生血管的脆性很大，在多种因素的作用下易发生斑块内出血及斑块破裂。

（范乐明）

guànzhuàngdòngmài zhōuyàng yìng huàxìng xīnzàngbìng

冠状动脉粥样硬化性心脏病 coronary atherosclerotic heart disease

冠状动脉粥样硬化和（或）冠状动脉功能异常致心肌缺血缺氧或坏死的心脏病。简称冠心病(coronary heart disease, CHD)。又称冠状动脉性心脏病或缺血性心脏病。是动脉粥样硬化导致器官病变的最常见类型，心肌梗死和心力衰竭是冠心病致死和致残的主要原因。

心脏作为一个泵血的肌性动力器官，本身的营养供应和代谢产物的清除依赖起始于升主动脉根部的冠状动脉（简称冠脉）。心脏的形状如一倒置的、前后略扁的圆锥体，冠状动脉的大分支分布于心脏表面，如将心脏视为头部，则位于其头顶部、几乎环绕心脏一周的冠状动脉恰似一顶王冠，这便是其名称的由来（图1）。左、右冠

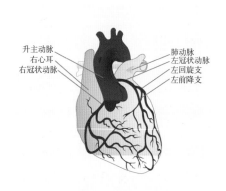

状动脉是升主动脉的第一对分支，左冠状动脉开口于左主动脉窦，沿左房室沟前行分为左前降支和左回旋支。左前降支主要为左心室前侧壁、心尖和心室间隔的前2/3区域的心肌供血，左回旋支主要负责左室侧壁、小部分左室前壁、大部分左室后壁以及左心房的供血。右冠状动脉开口于右主动脉窦，沿右房室沟下行，沿途发出右室支、右房支、右后降支等，负责右心房、右心室和心室间隔后1/3的供血。

冠状动脉的大分支行走于心脏表面，在心外膜下反复分支，以近乎垂直的角度由心脏表面深入心肌。从心外膜动脉进入心壁的血管，一类较细小，呈丛状分散支配心室壁的外、中层心肌（丛支）；一类进入室壁直达心内膜下（穿支），在心内膜下与其他穿支构成弓状网络，然后再分出微动脉和毛细血管。丛支和穿支在心肌纤维间形成丰富的毛细血管网，供给心肌血液。

心脏静脉包括冠状窦及其属支、心前静脉和心最小静脉等。由毛细血管网汇集代谢后的静脉血，大部分经冠状窦回流入右心房，小部分直接回流到右心房，极少部分流入左心房和左心室、右心室。

分型 1979年世界卫生组织将冠心病分为无症状性、心绞痛、心肌梗死、缺血性心肌病和猝死型冠心病5种类型。①无症状型。是指无临床症状，但客观检查有心肌缺血的心电图改变或放射性核素心肌显像改变，亦称隐匿性冠心病。②心绞痛型。1772年英国内科医师赫伯登(Heberden W)最先用"心绞痛"一词描述患者以发生于胸部、颌部、肩部、背部或手臂的不适感为特征的临床

图1 冠状动脉的分布示意图

综合征。心绞痛为一时性心肌供血不足所引起，有胸骨后压榨性、闷胀性或窒息性疼痛，常持续数分钟，可发散到左侧臂部、肩部、下颌、咽喉部和背部，静息和含化硝酸甘油可缓解。体力活动、情绪激动等心肌耗氧增加时发作的称为劳力性心绞痛，又可进一步分为稳定型和不稳定型心绞痛。稳定型心绞痛是指心绞痛发作的频率、程度、性质、诱发因素、硝酸甘油用量等在1~3个月相对稳定，表明病情处于相对稳定期；不稳定型心绞痛是指原有稳定型心绞痛的发作频率、持续时间、严重程度增加，或者较轻的体力活动或情绪变化就可诱发心绞痛，服用硝酸甘油不能立刻缓解或完全消除。不稳定型心绞痛提示冠状动脉病变处于进展阶段。③心肌梗死型。冠状动脉阻塞造成的心肌缺血坏死。④缺血性心肌病。心肌长期缺血所致心肌逐渐纤维化，病变广泛，心绞痛逐渐减少或消失，而以心力衰竭和心律失常为主要表现。⑤猝死型。突发心搏骤停而死亡，多是由于缺血造成心肌电生理活动异常，引发严重心律失常所致。

根据动脉粥样硬化斑块的病理生理特点，临床医学专家趋于认可冠心病的新分类：①慢性稳定型心绞痛。是在冠状动脉狭窄的基础上，心脏负荷增加引起的心肌急剧的、暂时的缺血综合征，但斑块病变相对稳定，包括无症状型冠心病、稳定型心绞痛和缺血性心肌病。②急性冠状动脉综合征。包括不稳定型心绞痛、非ST段抬高的急性心肌梗死、ST段抬高性急性心肌梗死和心源性猝死。动脉粥样硬化斑块易破裂，引发血栓而造成不同程度的冠脉血管狭窄和阻塞。

病因 冠心病是冠状动脉粥样硬化引起的供血不足，病因尚不完全清楚。动脉粥样硬化的形成是动脉壁细胞、细胞外基质、血液成分、局部血流动力学、环境以及遗传学等多种因素作用的结果。与动脉粥样硬化相关的重要危险因子有高血压、高脂血症、糖尿病、吸烟、肥胖、高同型半胱氨酸血症、运动不足和性别等诸多因素。

发病机制 动脉粥样硬化是冠心病的基本发病机制。冠状动脉损伤的过程可分为：①内膜损伤。在病变早期，常可见冠状动脉内皮细胞损伤或局限性内皮细胞剥脱，内皮细胞间隙增宽。损伤的内皮细胞释放多种生物活性物质，引发血小板黏附和集聚，单核细胞浸润和平滑肌细胞增生，吞噬脂质后逐渐形成泡沫样细胞，内弹性膜出现节段性断裂或崩解。②脂点、脂纹和粥样斑块形成。随着单核细胞和平滑肌细胞增生及吞噬脂质增多，泡沫样细胞也增多，并逐渐崩解形成细胞之间脂质的集聚，并向内膜表面隆起，脂点、脂纹逐渐扩大，相互融合成片，逐渐形成黄色的粥样斑块。同时纤维细胞增生并在斑块表面形成纤维帽。③由粥样斑块发展为纤维斑块。随着泡沫样细胞不断增加、崩解和脂质的释放，脂质池逐渐扩大，粥样斑块凸入腔内，造成管腔狭窄。粥样斑块不断扩大也可直接累及内弹性膜，或突破内弹性膜而侵入中膜。随着周围结缔组织的增生，粥样物质也可以被吸收，或为纤维组织所替代，粥样斑块表面的纤维帽逐渐增厚，形成以纤维组织为主的纤维斑块。部分较小的粥样斑块亦可逐步被机化而形成纤维瘢痕；较大斑块的坏死物质，除被

吸收外，还可以发生钙化。④斑块复合病变。斑块中的脂质和坏死物质也可以向内膜表面破溃，形成粥样溃疡；溃疡表面也可发生出血或血栓形成，引起管腔进一步狭窄。纤维组织增生更明显，溃疡底部亦可因出血而形成血肿。冠状动脉粥样硬化斑块的复合病变可以反复出现，导致冠状动脉管腔更狭窄，引起心肌缺血或梗死。

动脉粥样硬化可累及冠状动脉的四支血管中的一支或多支，以左前降支受累最为多见，然后依次为右冠状动脉主干、左回旋支和左冠状动脉主干，进入心肌内的冠状动脉小分支很少出现粥样硬化斑块。在病理学上，依狭窄最严重部位的横断面积对冠状动脉粥样硬化造成管腔狭窄的程度进行分级，Ⅰ级指管腔狭窄面积在25%及以下；Ⅱ级为26%~50%；Ⅲ级为51%~75%；Ⅳ级为76%~100%。一般Ⅰ~Ⅱ级粥样硬化并不引起明显的冠脉血流量减少，除冠状动脉痉挛外，对冠心病发病无直接影响。Ⅲ级以上的狭窄方与冠心病的发生有直接的关系。

冠状动脉易发生粥样硬化并造成心肌缺血甚至坏死，与冠状动脉的血流动力学特点和心肌对氧的需求特点有关。①血流剪切力的影响。动脉粥样硬化发生的首要环节是内皮损伤，冠状动脉开口于主动脉根部，与主动脉之间的交角几乎呈直角，冠状动脉的压力接近主动脉压，明显高于体内其他相同口径的动脉压力。因此左、右冠状动脉及其主要分支的近端受到血流的冲击力大，内膜容易损伤。②血流丰富，易受缺血损伤。心脏重量约占体重的0.5%，但冠状动脉的血

流量占心排血量的5%，保证了心脏有足够的营养供应，维持它昼夜不停地有力跳动。心脏的毛细血管网非常丰富，在心肌横截面上，毛细血管的数量为每平方毫米2500~3000条，毛细血管与心肌纤维数的比例为1:1，即每个心肌细胞伴随一根毛细血管，这有利于心肌细胞快速摄氧和进行物质交换。在左、右冠状动脉和单侧冠状动脉各分支之间还存在侧支吻合，正常情况下，这些侧支很细小，一般没有功能。如果冠状动脉突然阻塞，难以很快建立侧支循环，常常导致心肌梗死。但若冠状动脉阻塞是缓慢形成的，则侧支可以逐渐扩张，并可建立新的侧支循环起到代偿作用。在心肌重塑时，心肌细胞的增大往往超过毛细血管数量的增加，导致肥大心肌缺血缺氧。③冠状动-静脉血氧含量差大。心肌不断地进行节律性收缩，其能量来源几乎全部依靠有氧代谢。静息时，心肌耗氧量约占机体总耗氧量的10%，说明心肌对氧的需求和消耗量大。心肌的供氧量取决于血氧含量和冠脉血流量。冠状动脉血在流经心肌后，其中65%~70%的氧被摄取，故冠状动-静脉血氧含量差可达140ml/L，居全身各器官之首。剧烈运动或精神紧张时，心肌的舒缩活动增强，对氧的需求量也增加。此时，心肌再从血液中增加摄氧的潜力较小，主要通过舒张冠脉血管，即增加冠脉血流量来满足心肌对氧的需求。冠脉血流量在生理情况下主要受冠脉口径的大小和冠脉系统灌注压的影响，冠脉扩张、冠脉压增加，则冠脉血流量明显增多。运动时，心脏活动加强，做功增加，需通过扩张冠脉来增加血流量，保证心肌供氧和营养供

氧。冠脉血流的变化具有很大的潜力，正常人静息时冠状动脉的血流量约为250ml/min，经10分钟剧烈运动后可增加到750ml/min。而发生粥样硬化的冠状动脉，管腔狭窄，管壁硬化，血流量仅勉强维持静息时的心肌需氧。一旦从事体力活动，心肌对氧的需求增加，但冠脉血流量的增加受限，难以满足心肌的需求，故常出现心肌缺血的表现。停止体力活动，心肌需氧量降低，需氧与供氧之间又重新取得平衡，心绞痛得到缓解。④脂质易于沉积。冠状动脉血管内膜和部分中膜的血液是由血管腔直接供应的，血中的氧和营养物质直接透入血管中膜和内膜，因而脂质较易于进入血管壁。⑤左心室供血以舒张期为主。冠状动脉的大部分分支是在心肌内行走，冠脉血管的阻力随心动周期发生明显的变化。受到心肌收缩挤压的影响，收缩期冠脉血管阻力明显高于舒张期。心脏收缩结束后，主动脉近端的血液倒流而进入冠状动脉。因此，形成了与体内其他动脉明显不同的特点，冠状动脉的血液灌流发生在心脏舒张期或舒张早期。一般而

言，左心室收缩期的血流量只有舒张期的20%~30%，只有当心脏舒张时，心肌方能得到足够的血流，故舒张压的高低和舒张期的长短是决定心肌供血的主要因素。血压降低或主动脉瓣反流时，冠状动脉灌注压降低，血流量减少。体力活动或情绪激动时，心率加快，心动周期缩短，主要是舒张期缩短，冠脉血流量明显减少，更易发生心肌缺血。当心脏收缩时，心内膜区较心外膜区感受到更高的心室内压，故心内膜区更易发生缺血缺氧性损伤。右心室肌肉较薄，收缩时对右心室血流的影响不如左心室明显。⑥血流量调节以局部的代谢性调节为主。冠脉血流量既受全身神经和体液因素的调节，也受局部细胞代谢状况的影响，其中对冠状动脉血流量起主要调节作用的是心肌本身的代谢水平（图2）。冠脉血流量与心肌代谢水平成正比。心肌耗氧量增加或心肌组织中的氧分压降低，可引起冠状动脉舒张。切断支配心脏的神经后，这种关系仍旧存在。低氧时冠脉血管的舒张并非是由低氧直接引起的，而是某些局部代谢产物作用的结果。

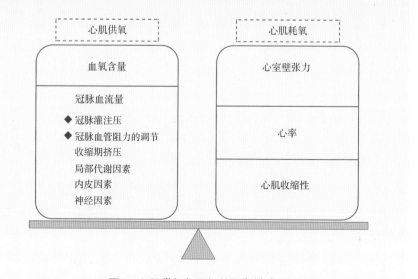

图2　心肌供氧与需氧的平衡模式图

心肌的多种代谢产物如腺苷、H^+、乳酸、缓激肽和前列腺素E等，均可引起冠状动脉舒张，其中腺苷被认为起着最重要的作用。心肌代谢增加而局部组织氧分压降低时，心肌细胞中腺苷三磷酸(ATP)分解成腺苷二磷酸(ADP)和腺苷一磷酸(AMP)，AMP经冠脉血管周围间质细胞中的5'-核苷酸酶分解产生腺苷。腺苷经其受体激活G蛋白，引起内皮细胞的ATP依赖性钾通道开放和一氧化氮释放，进而激活鸟苷酸环化酶，产生cGMP引起血管舒张。冠状动脉受交感神经和副交感神经的双重支配，刺激交感神经可以激活冠脉血管平滑肌上的α和β肾上腺素能受体，兴奋α肾上腺素能受体引起血管收缩，兴奋β肾上腺素能受体引起血管舒张。刺激交感神经还可以激活心肌细胞上的β肾上腺素能受体，引起心率加快、心肌收缩性增强，这些均导致心肌耗氧量增加，引起冠状动脉扩张。副交感神经兴奋对冠状动脉的直接作用是引起血管扩张，对心肌的影响是使心率减慢，心肌代谢率降低，故其直接作用和间接作用往往相互抵消。在整体条件下，心肌局部代谢产物对冠脉血流的调节作用强于神经因素的调控。因此，在剧烈运动和大失血等多种因素引起交感神经兴奋时，全身血管收缩，而冠脉不仅不发生收缩，反而可以略微扩张，使得心肌的供血量不但没有减少，甚至可能略有增加。冠状动脉发生粥样硬化时，易在某些刺激下发生强烈收缩，甚至痉挛，导致冠脉血流急剧减少。冠状动脉痉挛多发生在病变部位，偶见于正常冠状动脉。粥样硬化斑块的病变部位由于血管内膜变得粗糙或斑块破裂容易发生血小板聚集，激活

的内皮细胞和血小板释放大量缩血管物质，如内皮素、血栓素A_2、5-羟色胺等，而舒血管物质的合成和释放减少，如内皮源性舒张因子、前列环素等，引起血管痉挛，导致血管次全或完全闭塞。

（吴立玲）

心肌缺血 myocardial ischemia

供给心肌的血流量减少或心肌对氧的需求量增加超过其动脉最大供血量致心肌代谢、功能和结构异常的病理状态。

病因 可分为：①供应不足。因冠状动脉痉挛或狭窄造成供血不足，缺血心肌在缺氧的同时还合并代谢废物排出减少。②需求过高。心肌需氧增加（如运动、情绪激动）而冠状动脉不能有效地扩张造成需氧与供氧失衡。这时冠状动脉血流相对不足，但不影响代谢废物的排出。例如，甲状腺功能亢进等可以引起组织需氧量增加，造成心肌相对缺血。临床上引起心肌缺血最主要的原因是冠状动脉供血量减少，特别是冠状动脉粥样硬化造成的供血量减少；血液含氧量减少，如一氧化碳中毒和贫血引起的心肌缺血缺氧较为少见。由于心内膜炎导致的赘生物脱落引发的血栓和先天性冠状动脉异常也可引起心肌缺血。血压降低、主动脉供血减少可直接导致心脏供血减少，心瓣膜病、血黏度变化、心肌本身病变也会使心脏供血减少。

发病机制 心脏的氧储备极少，完全依赖冠状动脉供血。冠状动脉粥样硬化或血管痉挛引起的心肌血液灌注量减少，使细胞发生缺血性损伤，引起心绞痛、心律失常和心功能下降，缺血损伤的严重程度与缺血的程度和持续的时间密切相关。在缺血期，

缺氧是造成细胞损伤的主要原因。缺氧导致线粒体腺苷三磷酸(ATP)合成和氧化磷酸化抑制，细胞难以维持正常的ATP含量，这是缺血性损伤特别是急性缺血性损伤时最显著的标志。同时，代谢的废物不能被有效而及时地清除，造成乳酸、二氧化碳和H^+堆积，亦对心肌产生不利的影响。

心肌对能量供应的需求很高。心肌细胞线粒体的含量非常丰富，可达细胞容量的40%，供给心肌90%以上的能量。在灌注良好的成年哺乳动物心脏，60%~90%的能量来源于脂肪酸有氧氧化生成的ATP，仅10%~40%由葡萄糖分解及乳酸氧化产生。线粒体是脂肪酸有氧氧化的场所，心肌对脂肪酸的利用取决于脂肪酸的供给及细胞对脂肪酸摄取和代谢的调控。心肌不能大量储存脂肪和糖原等能量底物，其储存的磷酸肌酸等高能磷酸化合物亦很有限，因此心肌对能量代谢的变化非常敏感。缺血心肌供氧减少，造成心肌脂肪酸氧化受阻。细胞对葡萄糖的利用增加，可见葡萄糖转运蛋白1和4转位到细胞膜增加，促进细胞的葡萄糖摄取。同时，缺血心肌利用储存的糖原进行无氧酵解，使糖原含量降低。

细胞能量不足使细胞膜上的Na^+-K^+-ATP酶活性降低，可引起离子转运障碍，胞质Na^+和Ca^{2+}浓度增加。冠状动脉堵塞后不久即有K^+从缺血细胞外移，使细胞内K^+浓度降低，造成心肌细胞膜极化的改变和心电图ST段的异常。此外，细胞膜损伤造成的细胞膜通透性增加也促进细胞内外离子稳态失衡，是心肌缺血早期室性心律失常的基础。

哺乳类动物细胞膜对水高度通透，水通过弥散或水通道进出

细胞，细胞内外离子浓度是决定渗透压高低的主要因素，也决定跨膜水转运的方向和量。细胞内Na⁺含量增加使细胞内渗透压升高，细胞外水内流，细胞肿胀。细胞水肿是可逆性细胞损伤最常见的表现形式，亦是细胞早期损伤的指示剂。如果供氧和ATP合成恢复，细胞可恢复到原来的健康状态。如果损伤性刺激持续存在，细胞膜损伤加重，细胞内水潴留可引起线粒体肿胀、内质网扩张等变化。

缺血心肌在氧供减少的情况下利用储存的糖原进行无氧酵解以增加对缺血的耐受性，也造成乳酸等代谢产物的生成增多。缺血可抑制线粒体NADH氧化和抑制质子ATP酶活性，增加组织CO_2含量，促进糖酵解和ATP降解，这些均可导致酸中毒。酸中毒可加重细胞代谢紊乱和功能障碍，并可启动细胞凋亡的信号通路。

正常情况下，心肌产生的能量中约85%供给心肌收缩，其余15%用于维持膜的离子转运和蛋白质合成。ATP生成减少造成的能量不足可引起心肌钙转运异常和蛋白磷酸化障碍等，造成心肌舒缩功能降低，这是缺血心肌泵功能障碍的重要原因之一。综上所述，在短暂缺血的最初阶段，心肌通过激活自身的代偿机制，如降低心肌收缩性等保存能量和防止细胞损伤。随着缺血的持续存在，心肌启动具有自救性质的能量生成通路。例如，有氧氧化转变为无氧酵解，增加细胞对葡萄糖的摄取等以维持泵功能。但是，由于不能进入三羧酸循环，无氧酵解产生的乳酸、H⁺和CO_2积聚将抑制无氧酵解。缺血引起的儿茶酚胺释放可增加脂肪酸的分解，通过脂肪酸氧化产生能量。

这是一个更为耗能的途径，同时也促进H⁺的产生。严重缺血将导致ATP急剧减少、细胞膜通透性增加、离子平衡紊乱和多种水解酶激活，引起线粒体损伤和能量生成脱耦联，最终造成ATP生成停止、细胞不可逆性损伤和死亡（图）。

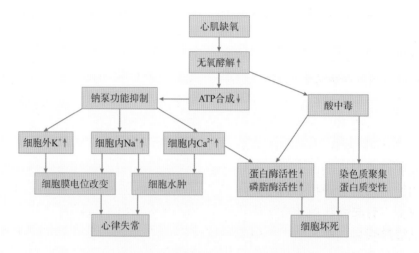

图 缺血导致细胞损伤和死亡的机制

功能与代谢变化 心肌缺血引起的主要代谢改变是ATP生成减少，心肌内储存的高能磷酸化合物迅速耗竭并生成大量乳酸。心肌能量不足可引起心肌钙转运异常，造成心肌舒缩功能降低。严重缺血还可引起心肌细胞凋亡和（或）心肌坏死。心肌缺血时常伴心律失常，甚至出现致死性心室颤动。缺血性心律失常的发生机制主要与代谢因素有关，如细胞外高K⁺对心肌细胞和神经末梢的刺激，溶血磷脂、长链酰基化合物在心肌细胞膜的堆积，儿茶酚胺的变化，细胞内离子含量的改变等。

（吴立玲）

jíxìng guānzhuàngdòngmài zōnghé zhēng

急性冠状动脉综合征 acute coronary syndrome, ACS 不稳定冠状动脉粥样斑块破裂或表面糜烂并继发完全或不完全闭塞性血栓形成、血管痉挛所致的临床综合征。ACS是对冠心病发病机制进行研究的基础上，根据粥样硬化斑块的病理生理特点提出的新概念。将斑块稳定的心绞痛定为慢性稳定型心绞痛，将斑块不稳定的心绞痛定为急性冠状动脉综合征。根据心电图表现，进一步分为不稳定型心绞痛、非ST段抬高型急性心肌梗死、ST段抬高型急性心肌梗死和心源性猝死。不稳定型心绞痛和非ST段抬高型心肌梗死又合称为非ST段抬高型的急性冠状动脉综合征。ACS占所有冠心病患者的30%~40%。提出ACS概念的意义在于将冠心病所有的急性临床类型作为一个整体来处理，治疗的关键是尽快改善和恢复病变血管的有效血流灌注，挽救缺血和濒死的心肌。

动脉粥样硬化斑块破裂是ACS的始动环节，随之触发的血小板激活、凝血酶形成和血栓形成是主要的发病机制，病变血管阻塞是最终的结局。

ACS的发生主要取决于斑块的稳定性而不是斑块的大小。影响斑块破裂的因素有：①斑块的特点。斑块有富含脂质和巨噬细胞的脂质核心，在脂质核外有一层由细胞外基质和血管平滑肌构成的纤维帽，脂质核变大和纤维帽变薄是斑块破裂的病理基础。在纤维帽周边的肩部，常可见大量炎症细胞浸润，其分泌的基质金属蛋白酶(MMPs)降解细胞外基质，降低局部纤维帽的抗张力强度，故斑块破裂通常发生在纤维帽的周边部。②诱发破裂的因素。冠状动脉内皮细胞功能受损，表达黏附分子增多，使炎性细胞向斑块内迁移。炎性细胞分泌的MMPs降解基质和纤维帽是斑块发生破裂的直接诱因。内皮生成的缩血管物质增加，舒血管物质减少，引起冠状动脉痉挛，造成血管腔明显狭窄甚至完全堵塞。ACS患者C反应蛋白增高，提示炎症反应可能是重要的诱因。

斑块破裂后是否引起ACS还取决于随后的血栓形成。在斑块破裂处，损伤的内皮细胞、巨噬细胞和斑块脂质核可释放大量的组织因子，启动外源性凝血系统，使血小板激活、黏附、聚集于损伤处形成血栓。循环中的儿茶酚胺和高血脂等均可激活血小板和凝血系统，抑制纤溶，使机体处于高凝状态。血栓可以释放缩血管物质，如内皮素和血栓素A_2等，引起血管痉挛，造成管腔明显狭窄甚至完全堵塞，使心肌血液灌流减少甚至中断。

（吴立玲）

xīnjī gěngsǐ
心肌梗死 myocardial infarction, MI
病变冠状动脉血流急剧减少或中断导致相应心肌严重持久急性缺血坏死的心脏疾病。临床上表现为胸痛、心律失常和急性循环功能障碍；反映急性心肌缺血、损伤和坏死的血清生化标志物增加；心电图出现急性缺血和坏死的特征性改变；影像学检查发现局部室壁运动异常或存活心肌丢失。

MI发病基础主要是冠状动脉粥样硬化，绝大多数患者是在粥样硬化的基础上继发血栓形成和（或）冠状动脉痉挛所致，只有少数的心肌梗死是非动脉粥样硬化造成，如冠状动脉栓塞、主动脉夹层累及冠状动脉开口、冠状动脉炎、冠状动脉先天畸形等。在动物模型上结扎冠状动脉，完全阻断血流后15~20分钟即可发生心肌坏死。心肌坏死首先发生于缺血区心内膜下，并逐渐向四周及外膜方向扩展，至结扎后6小时缺血累及区域20%~80%。

心肌梗死时心肌的舒缩功能下降，且出现心室重构。①心肌收缩功能降低。心肌收缩运动异常有不同的表现形式，完全缺血后数秒钟缺血部位的心肌运动功能降低，表现为肌纤维缩短程度降低；持续缺血使该部位心肌不再发生有效收缩，即心肌纤维缩短停滞；完全阻断血流15~20分钟心肌即可发生不可逆性损害，缺血和坏死心肌与周围正常心肌的收缩时间不一致而出现非同步收缩运动；坏死心肌完全丧失收缩功能后，心脏收缩期向外膨出，出现反常运动。心肌缺血与坏死的面积对心脏射血功能的影响最明显，心肌异常收缩范围超过15%，射血分数减少；超过25%，出现心力衰竭；超过40%，发生心源性休克。②舒张功能受损。心肌缺血和急性心肌梗死时，心脏舒张功能受损，表现为左室舒张期末压力升高，可能与肌质网摄钙受损、坏死心肌和间质僵硬度增加等有关。③心室重构。心

室重构可在急性心肌梗死后立刻开始，随着时间的推移而进展。可发生在梗死区和非梗死区，主要改变心室腔的大小和室壁的厚度，从而影响收缩功能和预后。在梗死的早期，坏死心肌变薄及伸展造成梗死区扩张，使心室的几何形态发生改变，心腔扩大，室壁张力增加，心肌收缩力降低。梗死早期及随后的数周或数月，梗死区周围的心肌扩张，通过弗-斯(Frank-Starling)机制增加心肌的初长而增强收缩力，代偿性增加心输出量。进行性心室扩大将导致心力衰竭。梗死晚期，坏死心肌为瘢痕组织替代，伴胶原增生，可导致心肌纤维化；缺血、坏死及周围正常心肌电生理特性的不均一性成为引发心律失常的病理生理基础。

（吴立玲）

dōngmián xīnjī
冬眠心肌 hibernating myocardium
冠状动脉血流减少、心肌长时间处于低灌注的病理状态。心肌通过自身调节使收缩功能降低，减少能量消耗以保证心肌存活，预防不可逆性损伤的发生。通过增加冠状动脉血流或降低心肌耗氧量改善心肌氧的供需平衡后，心肌的收缩功能可恢复正常。

心肌缺血可以引起心肌能量代谢障碍和舒缩功能异常，严重时可致心肌细胞凋亡或坏死。20世纪70年代，人们注意到心肌缺血患者在静息状态存在心脏收缩功能异常，行冠状动脉旁路移植术后，心脏的收缩功能可完全恢复正常。1984年，拉希姆图拉(Shahbudin H Rahimtoola)将这种可复性的、冠状动脉血流持续减少引起的心肌收缩功能障碍正式命名为冬眠心肌。与短暂缺血引起心肌的可逆性损伤，在再灌注血流已恢复正常后

的较长时间内心肌舒缩功能仍处于低下状态的心肌顿抑不同，冬眠心肌是指在长期持续性低灌注状态下，特别是多支冠状动脉血管病变时，心肌细胞实行的一种主动的、代偿性自我保护措施，即在缺氧造成的能量生成不足的条件下，心肌进入"冬眠"状态，通过降低收缩活动来减少耗氧量，避免出现心肌缺血甚至心肌坏死，在较低的水平寻求供氧与耗氧的新平衡。冬眠心肌的特点：收缩功能障碍可长达数月或数年；功能障碍是可逆的，使用药物或血管再通术治疗后，随冠状动脉血流的恢复，收缩功能可完全恢复正常；心肌缺血虽然引起心肌的代谢和功能抑制，但足以维持心肌的存活；冬眠心肌持续时间较长时，会出现心肌纤维降解和胶原纤维增多。

冬眠心肌的发生机制尚未完全明了，一般认为是心肌降低耗氧量以适应冠状动脉供血不足的保护性反应，即通过自我调节实现"灌注-收缩匹配"。可能涉及的因素有：①钙离子与钙调蛋白的作用。对猪心肌冬眠的研究发现，冬眠心肌对钙离子的反应性下降，表现为最大收缩力下降而不是钙离子的敏感性下降；钙调蛋白表达在短期的冬眠实验中没有改变，但在慢性心肌冬眠模型中表达降低，并与收缩功能下降有关，提示心肌对钙离子的反应性降低可能是抑制冬眠心肌收缩功能的机制之一。②反复心肌顿抑。冬眠心肌虽然与心肌顿抑的发病机制和持续时间不同，但都是由缺血引起的可逆性心肌功能障碍。③肾上腺素能受体的作用。在冬眠心肌中发现α肾上腺素能受体增加2.4倍，β肾上腺素能受体则降低50%，提示肾上腺素能受体可能介导冬眠心肌的收缩功能低下。

（吴立玲）

gāoxuèyā

高血压 hypertension

各种原因导致血压调控障碍，使体循环动脉血压持续升高的全身性病理状态。血压即血管内血液对血管壁的侧压力，血压的高低主要取决于心输出量、外周阻力、血管顺应性和血容量。适度的动脉血压对于维持组织灌流量是必需的，但血压过高又可能造成心、脑、肾等组织、器官的损害。动脉血压是一种连续变化的生理常数，并可受年龄、性别、身高、体重、职业、民族、饮食、遗传和气候等因素的影响。正常情况下内、外环境的种种变化，可使血压不断发生变动，但因体内存在完善的血压调控系统（神经调节、体液调节、局部组织自身调节和肾脏-体液调节等），血压仍能被维持在相对稳定的生理范围之内。由于影响血压的因素很多，正常变异与病态之间又难以截然划分，通常根据人群中血压分布，以及可能对靶器官造成损害概率的大小，人为地选定一个阈值作为标准。为力求统一，世界卫生组织/国际高血压联盟规定高血压是指在未用抗高血压药

物的情况下，收缩压≥140mmHg和（或）舒张压≥90mmHg。120~139/80~90mmHg被界定为正常高值（表）。相应地，中国高血压防治指南2005年修订版将低于120/80mmHg的理想血压定义为正常血压，将120~139/80~90mmHg界定为正常高值血压，血压高于140/90mmHg，定义为高血压。高血压不仅是脑出血、脑梗死和慢性肾衰竭的重要危险因素，也是冠心病主要、独立的危险因素。中国曾多次在全国范围内开展15岁以上城乡人口的高血压抽样普查，高血压患病率分别为5.11%（1958年）、7.73%（1979年）、11.26%（1991年）和18.8%（2004年），显示了明显的逐年上升趋势，

表 18岁以上成年人血压水平的分类（WHO/ISH，2004年）

类 别	收缩压（mmHg）		舒张压（mmHg）
正常血压	<120	和	<80
正常高值血压	120~139	和（或）	80~89
高血压	≥140	和（或）	≥90
1级高血压（轻度）	140~159	和（或）	90~99
2级高血压（中度）	160~179	和（或）	100~109
3级高血压（重度）	≥180	和（或）	≥110
单纯收缩期高血压	≥140	和	<90

注：当收缩压和舒张压分属于不同分级时，以较高的级别作为标准

并已接近欧美、日本等高发国家的患病率。

病因和分类 高血压可根据其原因分为原发性和继发性两大类，原发性高血压的病因和发生机制尚未完全阐明，一般认为可能与遗传、环境和生活方式因素等有关。继发性高血压则起因于某种累及肾、心、血管或内分泌系统的疾病，血压升高仅为该疾病的表现之一。人群中90%~95%的高血压患者属原发性高血压，而仅5%~10%为继发性高血压。

发病机制 动脉血压的调控十分复杂，涉及神经系统、激素与肽类物质、肾、体液的离子成分和膜离子转运、遗传和基因变异等诸多环节。其中任一环节发生障碍，均可使正常的血压调节失控，导致高血压发生。

神经系统 神经系统对高血压的发生发展起重要作用。血压调控的中枢整合、神经递质、交感神经以及分布于颈动脉窦、主动脉弓、心房、心室内的压力感受器等功能障碍，均可使血压水平上调。

中枢整合作用障碍 调节心血管活动的神经元群分布于延髓、下丘脑、小脑、脊髓和大脑的特定部位。其中脑干对血压的调节是最基本的，但在完整机体内，高级中枢的整合作用更具决定意义。已证实大脑边缘系统、下丘脑、脑干、自主神经和内分泌系统及相应效应器之间，均有解剖和功能联系，是大脑整合作用的结构基础。精神应激或高级神经活动长期过度紧张均可引发高血压。A型性格（进取、兴奋）人群的高血压患病率往往高于B型性格（安定、平稳）人群，表明中枢整合功能可以影响对血压水平的调控。

中枢神经系统功能紊乱 中枢神经系统递质除中枢乙酰胆碱、抗利尿激素、血管紧张素、去甲肾上腺素、多巴胺、5-羟色胺、谷氨酸、γ-氨基丁酸外，还有多种神经肽如精氨酸加压素、降钙素基因相关肽、脑钠素、阿片肽、P物质、神经肽Y(NPY)等，组成了对心血管活动复杂的调控系统。递质水平的改变或血管对递质反应性的改变均可导致血压水平的改变，是高血压发生的机制之一。

交感神经系统活动增强 交感-儿茶酚胺活动增强可引发高血压。至少在部分高血压患者中，交感神经活动增强是高血压发生的始动因素。其机制为：交感-儿茶酚胺可使小动脉收缩，外周阻力增高，并使小静脉收缩，回心血量增加；可使心肌收缩力增强，心率加快，心输出量增加；可使血管肥厚，管腔变窄，外周阻力升高。此后，维持血压升高的后续机制是：①结构性强化作用。长时间高血压灌注导致血管平滑肌细胞增生肥大，管壁变厚管腔狭窄，外周阻力更高（正反馈）；同时由α-肾上腺素能受体(α-AR)介导的营养作用也促进血管平滑肌生长，使外周阻力进一步增高，还增加了对血管收缩刺激的反应性。②以上原因造成的肾动脉肥厚狭窄使肾血流减少，促使血压更高以维持肾脏血流；交感神经活动的增强又使血压升高和对肾素释放的抑制减弱，导致肾素-血管紧张素-醛固酮系统活性增强和盐负荷-肾功能曲线右移，使肾脏在更高的血压水平上维持水、盐的摄入/排出平衡，助长钠水潴留和循环血量的增加。

压力感受器功能障碍 位于颈动脉窦、主动脉弓管壁外膜下的压力感受器对管壁变形十分敏感。当血压升高牵张管壁时，其冲动上传至脑桥和下丘脑的心血管神经元，使心迷走神经传出的冲动增加，交感缩血管神经和心交感神经传出的冲动减少。引起外周阻力和心输出量降低，血压随之下降（负反馈调节）。血压下降则引发相反作用，使血压上升。位于心房、心室和肺循环大血管壁的压力感受器也具有类似功能。已发现慢性实验性高血压动物颈动脉窦部位的电反应阈升高，在高水平重新平衡对血压的调控，称为压力感受器的重调，可使已升高的血压维持在高水平。其机制为：升高的血压引起窦部持续性扩张、窦部血管壁电解质改变及水肿，使管壁牵张性减弱和平滑肌对化学体液因素的反应性减低。

激素和肽类物质 许多器官或组织合成和释放某些与血压相关的激素和肽类物质，这些物质的生物活性变化及平衡失调，在高血压的发生发展中具有重要意义。

肾素-血管紧张素-醛固酮系统(renin-angiotensin-aldosterone system, RAAS) 肾血流量减少、灌注压或NaCl负荷降低、交感神经兴奋或Ca^{2+}、去甲肾上腺素、胰高血糖素等体液因素，均可刺激肾小球球旁细胞分泌肾素，后者使血管紧张素原水解为血管紧张素Ⅰ(AngⅠ)，再经血管紧张素转换酶(ACE)水解为活性物质血管紧张素Ⅱ(AngⅡ)。AngⅡ通过AngⅡ受体引起血管平滑肌收缩，同时刺激肾上腺皮质球状带分泌醛固酮，增加肾小管对钠的重吸收，从而通过增加外周阻力和循环血量两个方面使血压升高。上述因素消失后，肾素分泌即停止。可见在维持体液平衡和调节血压方面RAAS起着主要和长期的作用。其活性或调节异常是高血压发生发展的重要原因。

胰岛素 生理功能主要是维持血糖稳定和参与能量物质合成，任何从胰岛素分泌到发挥效应的环节包括受体前、受体和受体后的缺陷均可导致胰岛素抵抗。胰岛素抵抗所致的高胰岛素血症在血压的升高和维持方面有重要影响。其具体机制为：增加肾近曲小管对钠的重吸收，降低肾小球滤过率，导致钠水潴留；降低血管平滑肌细胞对胰岛素敏感的Na^+-K^+-ATP酶活性，导致平滑肌细胞内钠潴留，使细胞膜易于去极化而兴奋性增高；减低血管平滑肌细胞的Ca^{2+}-ATP酶活性，使细胞内钙的泵出减少，浓度增加从而直接增强血管收缩，并使血管对去甲肾上腺素和血管紧张素的反应性增强；激活胰岛素的细胞外信号调节激酶依赖的信号途径，增加交感神经系统、α-AR活性，增加血管紧张性；高浓度胰岛素可通过与胰岛素样生长因子-1的交叉反应，刺激平滑肌细胞增生、管壁增厚、阻力增加；增加内皮素合成与释放，强效收缩血管；抑制前列环素和前列腺素E_2产生，使血管对加压物质的反应性增加；使血管平滑肌细胞钾离子通道受损，减弱钾外流所致细胞膜超极化引起的血管舒张作用。

瘦蛋白　也称瘦素，属脂肪细胞分泌的循环激素，是肥胖基因的产物，通过与中枢神经系统的瘦蛋白受体(leptin receptor, LR)结合发挥生理作用，调节能量平衡、脂肪贮存、糖代谢和血压。瘦蛋白通过刺激黑皮质素受体系统和抑制NPY生成而降低食欲；通过抑制胰岛素分泌和增高组织对胰岛素的敏感性而降低血糖；通过增高交感神经活性（收缩血管）、增加内皮细胞释放一氧化氮(NO)（舒张血管）、增加醛固酮分泌（潴留钠、水）和促进内皮细胞增生等不同途径来调节血压。肥胖人群的血浆瘦蛋白水平明显高于正常人，且大多伴有高血压，说明瘦蛋白抵抗是肥胖和高血压的重要原因。其机制为：LR受体前、受体和受体后缺陷可致瘦蛋白抵抗、瘦蛋白浓度代偿性增高而作用降低，使其调节能量平衡的能力减弱；高浓度瘦蛋白增加下丘脑NPY生成和释放，后者一

方面可明显增强食欲引发肥胖，同时又可使血管收缩，并增强血管对其他缩血管物质的反应性，使血压上升；高浓度瘦蛋白可诱发血管内皮细胞的氧化应激反应，损伤血管内皮细胞和NO的生成，从而减弱NO介导的舒血管作用使血压上升；瘦蛋白抵抗和肥胖后逐步形成的高胰岛素血症和胰岛素抵抗进一步加剧血压升高。

心房钠尿肽(atrial natriuretic peptide, ANP)　又称心钠素，是心房肌细胞分泌的一种多肽类激素。具有强大的利钠利尿和舒张血管的作用。动物实验和临床观察均显示，高血压时ANP受体数量和亲和力降低或存在ANP自身抗体，导致对ANP反应性降低和ANP相对不足，从而促进高血压的发生发展，表明ANP是高血压的保护因素。其机制为：ANP与肾髓质集合管上皮细胞的受体结合产生cGMP，通过cGMP依赖的蛋白激酶PKG的作用，抑制钠离子通道对钠的重吸收和ADH介导的对水的重吸收，减轻钠、水潴留；ANP可使入球小动脉扩张、出球小动脉收缩，从而增加肾小球滤过率和滤过分数，增加钠、水排出；ANP可降低肾素活力，使血管紧张素Ⅱ和醛固酮产生减少，减轻血管收缩和钠、水潴留；ANP通过与血管平滑肌细胞ANP受体结合促进cGMP的产生，抑制细胞外Ca^{2+}内流和肌质网Ca^{2+}释放，使细胞内Ca^{2+}浓度降低，血管舒张；ANP可抑制血管平滑肌细胞增殖，减轻管腔狭窄。

血管内皮释放因子　血管内皮细胞可产生和释放多种活性因子，在参与止血、调节血管平滑肌细胞生长和血管平滑肌细胞张力等方面起重要作用。与血压有关的主要有：舒血管活性物质，

包括PGI_2、内皮细胞舒血管因子(endothelium-derived relaxing factor, EDRF)和内皮细胞超极化因子(EDHF)；缩血管活性物质，包括内皮细胞缩血管因子(endothelium-derived constricting factor, EDCF)和血栓素A_2。上述两类因子对血管张力和血压的变动有不容忽视的作用。正常生理条件下舒张因子占优势，以抑制血管过度收缩和血小板激活，从而对循环系统起保护作用。但衰老和某些疾病（如高血压、血脂异常等）可减弱此保护机制。由于内皮细胞形态和功能的变化可使两类因子失去正常平衡，内皮依赖性舒张减弱而收缩增强，外周阻力增高，导致高血压发生。其中活性EDRF（即NO）的舒血管活性和$EDCF_3$（即内皮素，ET）的缩血管活性最为重要。研究表明，高血压患者存在NO生成缺陷，且NO浓度与高血压病情相关，提示NO参与高血压病的发生发展。NO生成不足和功能障碍的原因可能与L-精氨酸代谢障碍、NO弥散受阻、NO半衰期缩短、一氧化氮合酶(NOS)基因表达受抑、NOS蛋白的稳定性下降等有关。另一方面，ET可引起血管强烈持久的收缩，其效应较去甲肾上腺素强1000倍。高血压患者和实验性高血压大鼠的血浆ET升高，可为正常的2~4倍，表明ET也参与高血压的发生。

膜离子转运异常　平滑肌细胞膜离子转运异常是外周血管平滑肌张力增加的主要原因。

Na^+转运异常　高血压患者及实验性高血压动物血管平滑肌细胞的钠泵受抑制，Na^+-K^+协同转运下降，细胞内Na^+增加，肾排Na^+减少，血容量扩张；高血压时细胞内外Na^+-H^+交换增加，细胞pH升高，对缩血管物质敏感性

增高。

Ca²⁺转运异常 平滑肌细胞内Na⁺增高时可使Na⁺-Ca²⁺交换减少，导致细胞内Ca²⁺增加和平滑肌张力增高；高血压时平滑肌细胞膜Ca²⁺泵转运障碍，胞质内Ca²⁺不能转运至胞外及肌质网，使胞质内Ca²⁺增加；高血压时平滑肌细胞膜Ca²⁺结合蛋白减少，与Ca²⁺亲和力降低，使细胞质中Ca²⁺增加。

阴离子通道异常 包括容积激活氯通道、钙激活氯通道等。因通道蛋白结构改变和功能紊乱可使阴离子转运异常，通过影响膜电位或直接调控其他通道使Ca²⁺通道改变，胞内Ca²⁺增高而引发血压升高。

功能与代谢变化 高血压对心、脑和肾等重要器官功能和代谢均可发生影响，影响程度取决于高血压发生的速度、程度和持续时间。

对心脏的影响 早期为心脏高功能状态和心肌肥大（代偿性改变），后期为高血压性心脏病和心力衰竭（损伤性改变）。

心脏高功能状态 为最早发生的代偿适应性改变，发生机制为：因外周静脉收缩和（或）钠水滞留使回心血量增多，通过弗-斯(Frank-Starling)机制增加心排血量；交感-儿茶酚胺的正性肌力作用以及心肌细胞内Ca²⁺浓度升高，使心肌收缩增强；外周阻力增大和容量负荷过度使心腔半径增大室壁张力增加；交感-儿茶酚胺的变时性影响，使心率加快。

心肌肥大 是对长期压力负荷的慢性适应性改变。大血管顺应性降低、血黏度增高，各种加压物质、生长因子等均可促使心肌细胞蛋白合成加速，导致心肌肥大。

心力衰竭 长期血压升高最终可使代偿失效而致心力衰竭。机制为：心肌过度肥大可致心肌相对缺血缺氧和线粒体相对不足；长期血流动力学异常易致冠状动脉粥样硬化，减少心肌供血；心肌肥大可致冠状动脉阻力升高，血流量降低；心肌肥大使心肌顺应性降低，影响舒张期充盈；心肌肥大使心肌肌球蛋白分子头部与尾部的比值降低，导致能量利用障碍。

对大脑的影响 高血压压力本身或通过对脑血管的损害均可对大脑的结构和功能造成影响。

高血压脑病 多见于急进性高血压，伴明显脑动脉硬化者。临床以头痛、抽搐和意识障碍为特征。

脑小血管阻塞 好发于深部脑神经核。内径50~200μm的脑微动脉在长期痉挛和高血压的机械性冲击下可致纤维性坏死和管腔阻塞，使所支配的脑组织缺血梗死，出现小灶性空腔病变（腔隙性脑梗死）。

脑小动脉破裂 脑小动脉或微动脉在高血压长期作用下发生机械性扩张而致动脉瘤或动脉纤维性坏死。因体力活动、精神刺激等血压突然上升可导致破裂出血。此外，在威利斯环中等大小的动脉壁原有先天性内膜缺乏者，也易形成动脉瘤因高血压而破裂出血。

脑血栓形成 较大脑血管在高血压影响下易发动脉粥样硬化而致管腔狭窄和局部缺血，并可在此基础上形成脑血栓堵塞血管而致局部脑组织坏死，出现失语、偏瘫、半身感觉缺失等表现。

对肾的影响 持续高血压可引发肾疾病，肾疾病也可引发高血压或加重原有的高血压。

高血压性肾病 持续高血压可导致肾衰竭和尿毒症。

肾性高血压 原发性的肾血管或肾实质病变因损伤多种肾脏调控血压的机制，可导致高血压，后者又可反过来加重肾血管或肾实质的病变。

（范乐明）

yuánfāxìng gāoxuèyā
原发性高血压 primary hypertension, essential hypertension
病因不清以血压持续性升高为主要表现的疾病。

病因 尚未确认，流行病学调查发现不少因素与其发生相关，称为原发性高血压的危险因素，主要有：高血压家族史，年龄（随年龄增长而发病率增高），性别（55岁以前男性多见，55岁以后则女性多于男性），黑色人种，钠摄入偏高，糖耐量低（糖尿病），吸烟，肥胖，酗酒，钾、钙、镁摄入偏低。进一步研究表明，原发性高血压为多基因遗传病，与遗传易感性及环境因素有关。

遗传因素 比较单卵双生或双卵双生血压的相关情况，分析家族中正常血压者与患者亲属血压的分布，追踪人群的血压变化，都确认遗传因素对血压有慢性影响。正常血压双亲的子女高血压发生率仅3%，高血压双亲的子女则高达45%；不同种族间的高血压发生率也存在显著差异，表明高血压的发生确有遗传因素参与。研究证实与原发性高血压发生相关的基因有：血管紧张素Ⅱ(AngⅡ)受体基因，血管紧张素原和肾素基因，内皮细胞一氧化氮合酶基因，G蛋白受体激酶基因，醛固酮基因和肾上腺素能受体基因，钙转运和钠-氢反向转运体基因，以及与胰岛素抵抗、肥胖、高脂血症等相关的基因。已确认一种可与钙调蛋白结合的细胞膜骨架蛋白——内收蛋白基因突变与肾小管钠转运和高血压相关。此蛋白除在细胞形态和活动性方面起重要作用外，也能与$Na^+-K^+-ATPase$相互作用从而调节钠钾泵的功能，增加肾小管对钠的重吸收。在白种人中该基因的突变可使高血压危险性增加50%~70%。

环境与生活方式因素　一般认为钠摄入量绝对或相对过高、精神紧张或心理压力过重、钾或钙摄取过少、体力活动减少、嗜烟酒等均可促进高血压的发生。

发病机制　原发性高血压是神经体液因素介导的遗传与环境因素之间复杂的相互作用的结果。病理生理学机制包括交感神经系统、肾素-血管紧张素-醛固酮系统和利钠多肽。炎症、内皮功能障碍和胰岛素抵抗也与外周阻力增高和血容量增多有关。而血管容量增加可导致"压力-钠尿排泄相关曲线"改变，使肾排钠减少，表明对高血压患者，升高的血压可使尿钠排出减少。

交感神经系统 (sympathetic nervous system, SNS)　对血压升高的发生和维持以及对高血压靶器官的损伤均有重要作用。SNS活性升高可致心率加快和全身血管收缩从而升高血压。SNS尚可诱发血管结构改变（血管重构）、肾性钠潴留（压力-钠尿排泄相关曲线）、胰岛素抵抗、肾素和血管紧张素增加以及促凝作用。

肾素-血管紧张素-醛固酮系统(renin-angiotensin-aldosterone system, RAAS)　通过调节血管张力和影响肾对钠、水的保留而在血压调节方面起重要作用。其中的AngⅡ尚可介导小动脉重构使外周阻力永久性增高，还与高血压对靶器官的作用相关包括动脉粥样硬化、肾疾病和心肌

肥大。醛固酮不仅可致肾性钠潴留，还对心血管系统产生有害影响。

钠尿肽　包括心房钠尿肽、脑钠尿肽、C型钠尿肽。主要调节肾排钠功能，钠摄入过多、肥胖以及钾、镁和钙摄入不足均可影响钠尿肽的功能。其功能障碍加之RAAS和SNS的功能异常可致血管张力增加和压力-钠尿排泄相关曲线改变，钠潴留可致水潴留和血容量增加引发血压增高。由此所致即便轻微的肾损伤也可致肾血管收缩和组织缺血，从而引发炎症反应影响肾小球和肾小管功能，进一步加重钠潴留。

炎症　在高血压发病机制中起重要作用。血管内皮损伤和组织缺血促使具有血管活性的炎症因子释放。虽然急性炎症反应时释放的组胺、前列腺素等均有舒张作用；但慢性炎症可致血管重构和平滑肌收缩。原发性高血压的内皮损伤更可致舒血管因子如一氧化氮(NO)产生减少和缩血管物质如内皮素产生增加。

肥胖　所致全身血流动力学改变和代谢异常可引发高血压，也可能与肥胖所致SNS和RAAS活性增高、胰岛素抵抗以及肾功能异常有关。其中，瘦蛋白水平增

高介导的对血管和肾脏的影响尤为重要。瘦蛋白是脂肪细胞分泌的肽类激素，肥胖时因对瘦蛋白抵抗而致瘦蛋白水平增高，后者可增高SNS活性和逆转"压力-钠尿排泄相关曲线"，从而导致钠潴留。肥胖还与血管内皮功能障碍相关，后者可使内源性缩血管因子增多和胰岛素抵抗增强。

胰岛素抵抗　是高血压的常见原因，即使患者并无临床糖尿病。胰岛素抵抗与内皮释放NO和其他舒血管外周减少相关，且能影响肾小管功能导致钠水潴留。胰岛素抵抗还与SNS和RAAS功能亢进相关。一些糖尿病患者在使用胰岛素增敏剂后，常可使血压降低。

原发性高血压是上述诸多因子之间相互作用，导致血容量和外周阻力明显升高的结果（图）。

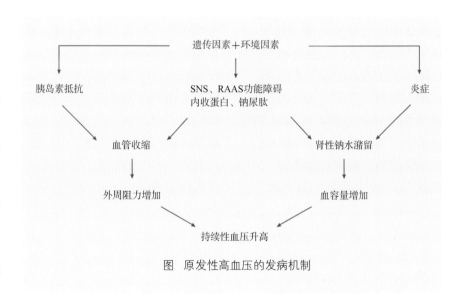

图　原发性高血压的发病机制

功能与代谢变化　见高血压。

（范乐明）

jìfāxìng gāoxuèyā

继发性高血压　secondary hypertension　其他疾病导致外周血管阻力增高和（或）心输出量增加所致的血压升高。高血压为其症状之一，又称症状性高血压。主要见于各种肾血管或肾实质疾病、

内分泌疾病以及主动脉缩窄、急性应激、妊娠期高血压疾病等其他疾病。相对于原发性高血压，继发性高血压发病率较低（高血压患者中继发性仅占5%~10%），且病因明确。只要在结构性改变发生之前能确定原发病并去除之，血压即可恢复正常，故继发性高血压的主要治疗目标为原发病而非血压本身。

继发性高血压按其发病原因和部位可分为7类：①肾性高血压。见于肾实质性疾病（如急性、慢性肾小球肾炎，肾盂肾炎，遗传性、放射性、红斑狼疮性肾炎，多囊肾肾盂积水，分泌肾素性肿瘤，糖尿病性肾病）、肾血管性疾病（如肾动脉狭窄，肾梗死，多发性大动脉炎，肾动脉血栓形成，肾动脉内膜剥离）和肾外伤（肾周围血肿，肾破裂）。②内分泌性高血压。见于甲状腺疾病（甲状腺功能亢进或减退）、甲状旁腺疾病（甲状旁腺功能亢进）、肾上腺疾病（如库欣综合征，原发性醛固酮增多症，先天性肾上腺增生性异常综合征，嗜铬细胞瘤，糖皮质激素反应性肾上腺功能亢进）和垂体疾病（肢端肥大症）。③神经源性高血压。见于脑部肿瘤、脑炎、延髓型脊髓灰质炎、肾上腺外嗜铬细胞瘤等。④机械性血流障碍引起的高血压。见于动静脉瘘、主动脉瓣关闭不全、主动脉狭窄和动脉粥样硬化性收缩期高血压。⑤外源性高血压。见于中毒（铅、钍等）和药物（交感神经胺类、单胺氧化酶抑制剂与麻黄碱合用）。⑥妊娠期高血压。⑦其他。如真性红细胞增多症、烧伤和类癌综合征等。

继发性高血压可继发于多种疾病，不同疾病引发血压升高的共同环节是增高外周血管阻力和（或）增加心输出量。其具体发病机制主要取决于原发疾病。

继发性高血压患者由原发病所致功能代谢变化因病而异。由血压升高所致功能代谢变化见高血压。

（范乐明）

nèifēnmìxìng gāoxuèyā

内分泌性高血压 endocrine hypertension 内分泌功能障碍引发的血压升高。已知肾上腺疾病如皮质醇增多症、嗜铬细胞瘤、原发性醛固酮增多症，甲状腺与甲状旁腺疾病如甲状腺功能亢进、甲状旁腺功能亢进等，以及脑垂体疾病如肢端肥大症等患者中均可出现高血压。

内分泌高血压的病因和发病机制：①皮质醇增多症即库欣综合征。肾上腺皮质肿瘤或增生，或脑垂体功能异常所致肾上腺皮质功能亢进。增加的糖皮质激素可促进儿茶酚胺合成，并增加血管对儿茶酚胺等加压物质的敏感性；增加的盐皮质激素则可导致钠、水潴留，二者最终通过增加外周血管阻力和（或）心输出量而导致血压升高。②嗜铬细胞瘤。多发生于肾上腺髓质，可产生大量儿茶酚胺特别是去甲肾上腺素和肾上腺素，从而导致血压升高。在缺氧、麻醉、肌运动或肾上腺部位受压等情况下，儿茶酚胺释放更多，可使血压升高呈阵发性增强。③原发性醛固酮增多症。多因肾上腺皮质部分过度增生或皮质腺瘤，分泌过多醛固酮入血导致钠、水潴留而引发血压升高。常同时出现低钾血症，可伴有肌肉软弱无力和心电图改变。④甲状腺功能亢进。常以收缩期高血压为主要表现，伴有怕热多汗、乏力、手颤、心悸等。治疗甲状腺功能亢进能控制血压。机制包括甲状腺功能亢进使心输出量增加；高水平甲状腺素可通过影响腺苷酸环化酶活性，提高儿茶酚胺的加压效应，刺激交感神经兴奋性和儿茶酚胺的分泌等。

（范乐明）

rènshēnqī gāoxuèyā

妊娠期高血压 gestational hypertension 妇女妊娠期间出现的高血压。约见于5%的孕妇，是常见的妊娠期并发症，常累及各重要器官，是孕妇及围生儿死亡的主要原因之一。

妇女妊娠期间出现的高血压疾病，主要有5类：①妊娠期高血压。见于部分孕妇尤其是初产妇在妊娠20周以后出现的单纯血压升高，一般不伴有蛋白尿和血液凝固性等变化，产后12周内恢复正常。②子痫前期。多发生于妊娠20周后。出现高血压与蛋白尿，常伴有上腹部不适、头痛、视觉障碍等症状。③子痫。子痫前期孕妇发生抽搐不能用其他原因解释。④慢性高血压并发子痫前期。高血压孕妇妊娠20周前无蛋白尿，而20周后出现蛋白尿≥0.3g/24h；或20周前有蛋白尿，但20周后突然蛋白尿增加、血压增高或血小板减少（<100×10^9/L）。⑤妊娠合并慢性高血压。妊娠前或妊娠20周前舒张压≥90mmHg（除外滋养细胞疾病），妊娠期无明显加重，或妊娠20周后首次诊断为高血压并持续到产后12周。

除慢性高血压外，上述妇女妊娠期间出现高血压均与妊娠有关。妊娠引发高血压的机制有：①母体白细胞抗原HLA-DR$_4$抗原频率及母胎HLA-DR$_4$抗原共享率均增加，引起母体对HLA-DR区抗原的免疫反应，使免疫平衡失调。②子宫静脉中滋养细胞大量进入母体循环，与相应抗体形成免疫复合物(immune complex, IC)增多，并在胎盘和孕妇肾脏沉积。IC可使胎盘附着处血管受损和血流障碍；也可使孕妇肾小球基膜通透性增高，出现蛋白尿。③妊娠后期肾素活性和血管紧张素水平以及机体对肾素-血管紧张素(renin-angiotensin, R-A)系统的反应性均增高，而对抗R-A系统的前列腺素样降压物质减少。④血管平滑肌细胞Ca^{2+}运转障碍使细胞内Ca^{2+}增高，导致血管对儿茶酚胺的反应性增高。

妊娠期高血压除高血压本身对机体的影响外，先兆子痫出现的全身小动脉痉挛可致微循环供血不足，组织细胞因缺血缺氧而受损，甚至导致器官功能障碍。如胎盘功能减退可致胎儿生长受限、胎盘早剥、早产甚至死胎。此外，严重血管痉挛因缺血缺氧所致红细胞和血管内皮细胞受损破坏，可使前列腺素I_2合成减少和释放大量凝血物质入血，促使微血栓形成并消耗大量凝血因子和血小板，导致弥散性血管内凝血形成。

（范乐明）

èxìng gāoxuèyā
恶性高血压 malignant hypertension

以严重高血压合并眼底视网膜出血渗出和（或）视盘水肿为表现的临床综合征。是急进性高血压病中最严重的阶段。又称急进性恶性高血压。可一开始即为急剧进展，也可经缓慢过程后突然迅速发展，血压持续在200/130mmHg以上。部分患者以舒张压升高更为明显，可达150mmHg以上。能诱发严重脑水肿、损害脑功能和导致意识丧失，常伴有视盘水肿、视网膜病变和心肾功能障碍。如不及时恰当处理，易致尿毒症、急性左心衰竭和脑出血等而危及生命。

1%~5%的原发性高血压可发展为恶性高血压；继发性高血压中，以肾动脉狭窄、嗜铬细胞瘤、急性肾小球肾炎等最易发展为恶性高血压。本型病理改变为全身细小动脉纤维素样坏死或增生性硬化，并以肾脏改变最为明显，可出现急进肾小球退变、黏膜增厚和超常增生性小动脉硬化。绝大多数肾脏疾病引起的恶性高血压，均起因于肾功能不全。肾小球滤过率下降导致水钠潴留、血容量升高和心输出量增加，从而加重高血压；又因肾小管功能损害不能按需有效调节水钠的重吸收，使血压自稳调节机制失常。此外，高血容量又可引起总外周阻力增高，使高血压呈持续状态，并加重心脏负荷导致心功能不全。上述变化均可加重血流动力学异常和相关神经体液因子的改变，并造成恶性循环和血压急剧升高。过高的血压使脑小动脉无法调控流向脑毛细血管的血流，毛细血管内过高的流体静压迫使血管内液体外渗至组织间隙。若不降低血压，脑水肿和脑功能障碍将继续进展直至患者死亡。除脑病外，过高的血压同样可损伤心、肾等重要器官，引发心力衰竭、尿毒症等。

（范乐明）

gāoxuèyā nǎobìng
高血压脑病 hypertensive encephalopathy

血压突然持续升高致脑水肿和颅压升高引起脑组织损伤、精神和神经系统功能障碍的临床综合征。主要表现为激烈头痛、呕吐、视觉障碍、抽搐、意识不清甚至昏迷，可并发心、肾功能危象，是一种危及生命的严重情况。多发生于急进性高血压、急性肾小球肾炎和伴有肾衰竭的高血压患者，伴明显脑动脉

硬化者尤其易发生。

正常脑血管可依赖于血压对血管壁平滑肌作用力的大小而作出舒缩反应：血压升高使小动脉收缩，血压下降则扩张，以维持微血管内压力和血流量的相对稳定，称为脑循环的自身调节。高血压脑病发生的主要原因就是这种自身调节功能的失常，其机制如下：①过度调节。即自身调节反应过度，血压升高时出现小动脉痉挛，局部血流减少，发生缺血缺氧和酸中毒，导致毛细血管通透性增高或破裂，造成脑水肿、点状出血和颅压增高等。②自身调节"破裂"。上述小动脉痉挛是自动调节的早期表现，血压上升超过自身调节的上限，使脑自动调节机制"破裂"失效，脑小动脉不再收缩而出现被动性扩张，导致脑毛细血管压升高，血流量增加，液体外渗发生脑水肿，进而出现斑点状出血和小灶状梗死等。

（范乐明）

gāoxuèyā shènbìng
高血压肾病 hypertensive nephropathy

血压持续升高损伤肾脏血管导致肾功能障碍的临床综合征。可出现多尿、夜尿、低渗或等渗尿以及钙磷代谢障碍和氮质血症等慢性肾衰竭的表现，甚至发生尿毒症。

肾脏与高血压关系密切，表现在两个方面：一是高血压引发肾脏疾病，后者又反过来加重高血压；二是肾脏疾病引发高血压，后者又反过来加重肾脏病变（见肾性高血压）。高血压肾病的发生机制：①高血压引发肾脏疾病。一方面高血压可促进肾脏大血管动脉粥样硬化的发生发展；同时持续性血压升高也使肾脏血管长期痉挛或收缩，导致较大肾血管中层的纤维性肌性增生和微小动

脉的纤维硬化，使肾脏各级血管均出现管壁增厚和管腔狭窄甚至阻塞，导致肾血流量减少肾组织缺血缺氧。其后果一方面通过激活肾素-血管紧张素-醛固酮系统加重高血压的进一步发展，也引起肾单位大量破坏和纤维化导致肾功能减退。②原发性肾血管或肾实质病变引发高血压（肾性高血压）。持续升高的血压又反过来加重各级肾血管和肾实质的病变，并最终导致肾衰竭。

高血压导致肾损害的关键是肾血管收缩，尤其是肾小球前小动脉的收缩。介导肾血管持续收缩的机制为：①肾素-血管紧张素系统。高血压患者肾血管对血管紧张素 II（$Ang II$）反应性增高，肾局部的 $Ang II$ 在使肾血管阻力增高的过程中发挥了重要作用。②肾上腺素能系统。交感神经系统持续激活不仅与高血压的发生密切相关，血浆中的高水平儿茶酚胺类物质还参与了高血压多种靶器官的损害。以 α_1-肾上腺素能受体为主介导的神经源性肾血管收缩在高血压所致肾损害中起重要作用。③一氧化氮(NO)。正常情况下，血压升高产生的切变应力和血管张力升高可上调一氧化氮合酶(NOS)活性，使NO增加，血管扩张。但在高血压状态因内皮细胞反应异常，不仅NOS活性不能相应升高，且Ang II 和内皮素等缩血管物质增多，导致肾血管收缩及损伤。

（范乐明）

dīxuèyā

低血压 hypotension 各种原因导致血压调控障碍，使体循环动脉血压持续低于正常并引起重要器官供血不足的病理状态。影响血压的因素很多，正常变异与病态之间较难截然划分，一般将青壮年人血压低于90/60mmHg称为低血压。部分人群特别是长期体力锻炼者，血压虽然低于正常而并无任何不适也不影响正常活动，其血管衰老反可能延迟，则不属于病理变化，称为"生理性低血压"。病理性低血压可分为原发性和继发性两大类。原发性低血压多见于无力型体质者，平时血压较低、心率较慢，常乏力、头晕，易疲劳。继发性低血压多见于慢性营养不良、慢性结核病、传染性疾病恢复期、肾上腺皮质功能低下、严重心力衰竭等，低血压仅为其临床症状之一，故又称症状性低血压。

病因和发病机制　病理性低血压的病因和发生机制可归纳为心输出量减少、外周阻力降低以及心输出量减少合并外周阻力降低三个环节。

心输出量减少　①循环血量减少。绝对减少见于失血、失水或过度利尿等；相对减少见于药物或疾病所致容量血管扩张。②血液淤积于外周静脉使回心血量减少。常见于肌无力、萎缩所致肌泵功能障碍；静脉瓣无力、静脉曲张和梗阻；心脏压塞、心房黏液瘤、缩窄性心包炎等。③心脏功能障碍。可见于心肌病变（心肌梗死、心肌炎和严重心力衰竭等）、严重心律失常（心动过缓、阵发性室性心动过速等）以及流出通道阻塞（主动脉瓣或肺动脉瓣狭窄等）。

外周血管阻力降低　①神经功能障碍。如年老体弱或伴有动脉粥样硬化所致压力感受器对压力感受障碍或减弱，脊髓创伤、变性或脱髓鞘病变、脊髓痨、多发性神经炎等所致传入或传出神经传导阻滞，以及脑干肿瘤或血管病变等所致神经中枢障碍，均可使调压反射弧失灵而不能维持适当的外周阻力。②不当使用降压药或神经抑制药。如镇静安眠药、甲基多巴等可直接抑制血管运动中枢；胍乙啶、利血平可干扰交感神经末梢去甲肾上腺素传递，使交感神经紧张性降低。③其他。如家族性缓激肽过高综合征。

心输出量减少合并外周阻力降低　为慢性病理性低血压的常见原因。①肾上腺功能不全。导致低血压的机制包括：心肌收缩力减弱使心输出量减少和小动脉收缩不足使外周阻力降低。②各种消耗性疾病（结核、肿瘤等）和营养不良性疾病（吸收不良综合征、慢性肝脏疾病等）所致低血压的机制为：血容量减少和血管紧张性减弱。

功能与代谢变化　病理性低血压对机体功能的直接影响主要有：①直立性低血压。人体直立因重力作用造成一时性血液回心减少时，由于同时存在交感加压反射障碍、血容量绝对或相对减少、血管平滑肌紧张性降低或对加压物质反应性不足，不能维持正常血压。②重要器官供血不足。主要影响脑的供血而出现眩晕或晕厥（一时性突然意识丧失）、黑蒙或视觉丧失，以及锥体和锥体外系受损症状。

（范乐明）

xīngōngnéng bùquán

心功能不全 cardiac insufficiency 心脏舒缩功能障碍，心输出量减少致不能满足组织代谢需要的病理生理过程或综合征。心功能不全包括从心脏泵血功能受损后由完全代偿直至失代偿的全过程。

心脏最主要的功能是作为一个机械泵推动血液的循环，以满足全身组织细胞的代谢需要。心输出量主要受容量负荷、压力负荷、心肌收缩性和心率的影响。当心脏发生病变时，心室的几何形状、僵硬度、传导功能和心肌供血也会对泵血量产生明显的影响。此外，心脏的细胞还能分泌心房钠尿肽等多种生物活性物质，调节自身和远隔器官的功能。

心功能不全有多种分类方法。①按其发病进程可分为急性和慢性心功能不全。②按病变的部位可分为左心功能不全、右心功能不全和全心功能不全。全心功能不全见于病变同时侵犯左、右心室，如心肌炎、心肌病等，亦可以由一侧心功能不全波及另一侧演变而来。③按发病的原理可分为收缩性和舒张性心功能不全，前者的标志是左室射血分数减少，后者是指心室收缩功能正常，但因心室顺应性减低和充盈障碍，以致在左心室充盈压高于正常水平时才能达到正常的充盈量，可引起肺循环高压和淤血。④按心输出量可分为低排血量和高排血量性心功能不全，后者见于甲状腺功能亢进症、妊娠及动-静脉瘘等外周组织高代谢需要时。由于外周血管阻力降低、血容量增大或循环速度加快，静脉回心血量增加，心脏过度充盈，代偿阶段的心输出量高于正常。心脏容量负荷长期过重，供氧相对不足，能量消耗过多，发展至心功能不全时，心输出量有所下降，但仍高于或不低于正常群体的平均水平。⑤临床上为更好判断患者的病情轻重和指导治疗，常按心功能不全的严重程度分类。纽约心脏病学会提出按照患者的表现对心功能不全进行分级。Ⅰ级：无心功能不全的症状，体力活动不受限；Ⅱ级：静息时无症状，体力活动时有轻度不适；Ⅲ级：体力活动明显受限，甚至在参加轻度的日常活动时即感觉不适；Ⅳ级：即使在静息时也有症状，任

何活动均严重受限。2005年，美国心脏病学会/美国心脏协会推出了新的慢性心功能不全诊疗指南，将患者分为4期。A期：心脏病易患期，指将来可能发生心功能不全的高危人群。B期：有器质性心脏病但无心功能不全症状期。C期：有症状的心功能不全期。D期：顽固性终末期心功能不全期。这种心功能不全的新分期法是对上述分级的补充，更加强调心功能不全早期预防的重要性，有利于在心脏病易患期阻断心脏损伤的发展。

(吴立玲)

xīnlì shuāijié

心力衰竭 heart failure 心脏射血能力降低和（或）充盈障碍，心输出量减少所致不能满足组织代谢需要的病理生理过程或综合征。心力衰竭主要指心功能不全的失代偿阶段，与心功能不全在本质上是相同的，只是在程度上有所区别。

病因 循环系统以及非循环系统的多种疾病都可以通过损伤心肌或加重心脏负荷引起心脏功能或结构损伤。①心肌损伤。心肌收缩性是指不依赖于心脏的压力和容量负荷变化的心肌本身的收缩特性，主要受神经-体液因素的调节，如交感神经、儿茶酚胺、电解质（特别是Ca^{2+}、K^+）及某些药物。心肌本身的结构性或代谢性损害引起的舒缩功能降低又称为心肌衰竭。例如，心肌梗死、心肌病或感染性心内膜炎时，心肌细胞变性和坏死可导致收缩性降低。②心脏负荷过重。可分为容量或压力负荷过重。心室的容量负荷是指心脏收缩前所承受的负荷，又称前负荷。左心室容量负荷过度主要由二尖瓣或主动脉瓣关闭不全引起，右心室容量负

荷过度主要见于室间隔缺损、三尖瓣或肺动脉瓣关闭不全。严重贫血、甲状腺功能亢进及动-静脉瘘等高动力循环状态时，左、右心室容量负荷都增加。压力负荷是指心室射血所需克服的阻力，又称后负荷。左心室压力负荷过重主要见于高血压、主动脉缩窄、主动脉瓣狭窄等；右室压力负荷过度主要见于肺动脉高压、肺动脉瓣狭窄和慢性阻塞性肺疾病等。此外，心包炎使心室充盈减少，也可损害心脏的泵血功能。

凡是增加心脏负担使心肌耗氧量增加和（或）供血供氧减少的因素皆可能成为心力衰竭的诱因，较为常见的有感染、心律失常、妊娠与分娩、过多或过快输液、临床治疗不当等，劳累、紧张、情绪激动、精神压力大、环境和气候的变化等也会诱发心力衰竭。

发病机制 心输出量减少可以引起神经-体液机制的改变，这是调节心内与心外代偿与适应的基本机制。参与神经-体液调节的生物活性物质很多，最主要的是：①交感-肾上腺髓质系统激活。使心肌收缩性增强、心率增快、心输出量升高；还可以促进腹腔内脏等阻力血管收缩，维持动脉血压，以保证重要器官的血流灌注。但是，长期交感-肾上腺髓质系统兴奋会引起心脏肾上腺素能受体下调、压力感受器减敏以及心肌损伤。使用肾上腺素能受体阻滞药可以改善心力衰竭患者的心室功能和预后。②肾素-血管紧张素-醛固酮系统激活。肾脏低灌流、β肾上腺素系统兴奋和低钠血症都可以激活肾素-血管紧张素-醛固酮系统。血管紧张素Ⅱ增加外周血管阻力；醛固酮可引起钠潴留，维持循环血量。但是，过度的血管收缩会加重左心室压力负荷；

钠潴留引起的血容量增加可使心室充盈压升高。血管紧张素Ⅱ还可直接促进心肌和非心肌细胞肥大或增生；醛固酮可以促进胶原合成，引起心室纤维化。因此，减少血管紧张素Ⅱ生成的血管紧张素转换酶抑制药和阻断血管紧张素Ⅱ作用的血管紧张素受体拮抗药已成为治疗心力衰竭的主要药物。

在神经-体液机制的调控下，通过心内和心外的代偿可维持心排血量的相对正常（图1）。心内代偿的形式包括：①心率加快。心输出量是每搏量与心率的乘积，在一定的范围内，心率加快可提高心输出量，并可提高舒张压，有利于冠状动脉的血流灌流，对维持动脉血压，保证重要器官的血流供应有积极意义。然而，过快的心率会增加心肌耗氧量，特别是当成人心率>180次/分时，心脏舒张期明显缩短，不但减少冠状动脉灌流量，而且可因心室充盈时间缩短使心输出量降低。②心脏紧张源性扩张。根据弗-斯(Frank-Star-ling)机制，肌节长度1.7~2.2μm，心肌收缩力随心脏容量负荷的增加而增加。在心脏收缩功能受损之初，每搏量降低使心室舒张末期容量增加，肌节长度增长，心肌收缩力增强。这种伴有心肌收缩力增强的心腔扩大称为心脏紧张源性扩张，有利于将心室内过多的血液及时泵出。当衰竭心脏长期处于容量负荷过重的状态时，肌节过度拉长，心腔明显扩大。这种伴有心肌收缩力减弱的心腔扩大称为心脏肌源性扩张，是失代偿的表现。此外，过度的心室扩张还会增加心肌耗氧量，加重心肌损伤。采用利尿药或血管扩张药降低容量负荷可以改善心力衰竭的临床表现。③心肌收缩性增强。交感-肾上腺髓质系统兴奋，儿茶酚胺通过激活β肾上腺素能受体增加胞质Ca^{2+}浓度升高而发挥正性变力作用。慢性心力衰竭时，心肌β肾上腺素能受体减敏，血浆中虽存在大量儿茶酚胺，但正性变力作用的效果减弱。④心室重塑。是心室通过改变结构、代谢和功能而发生的综合性适应性反应。其中，既有心肌细胞的肥大和心肌细胞表型的改变，又有非心肌细胞改变引起的细胞外基质重塑和纤维化。

心外的代偿机制主要有：①血容量增加。神经-体液机制激活可促进肾对水、钠的重吸收，增加血容量和组织灌流量。但长期过度的血容量增加可加重心脏负荷，引起充血性心力衰竭。②血流重新分布。儿茶酚胺和血管紧张素Ⅱ增加使外周血管选择性收缩，引起血流重新分布，主要表现为皮肤、肾与内脏器官的血流量减少，而心、脑血流量不变或略增加。其代偿意义是防止血压下降，保证重要器官的血流量。但是，外周血管长期收缩会导致心脏压力负荷增大，并使该器官的功能减退。③红细胞增多。心功能不全时，体循环淤血和血流速度减慢可引起循环性缺氧，肺淤血和肺水肿又可引起乏氧性缺氧。缺氧刺激肾间质细胞分泌促红细胞生成素，促进骨髓红细胞生成，以提高血液的携氧能力。但红细胞过多又可使血液黏度增大，加重心脏压力负荷。④细胞利用氧的能力增加。慢性缺氧时细胞线粒体数量增多，表面积增大，细胞色素氧化酶活性增强，这些变化可改善细胞的内呼吸功能；细胞内磷酸果糖激酶活性增强可以使细胞从糖酵解中获得能量的补充；肌组织中的肌红蛋白含量增多，可改善肌组织对氧的储存和利用。

损伤心肌由代偿向失代偿转变是多种机制共同作用的结果。不同原因所致的心力衰竭以及心力衰竭发展的不同阶段参与作用的机制有所不同，但是，神经-体液调节失衡是导致心力衰竭发生与发展的关键途径，而心室重塑

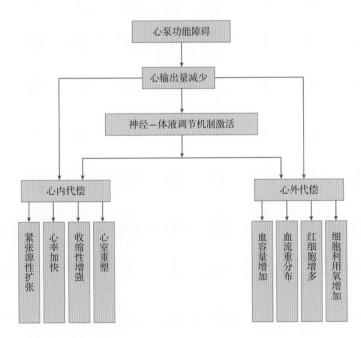

图1　心功能不全时机体的代偿

是心力衰竭发生与发展的分子基础，心肌舒缩功能障碍是最终的共同结果。

心肌的结构改变、能量代谢障碍和兴奋收缩耦联障碍是造成心肌收缩能力降低的主要机制。①结构改变。包括心肌细胞数量减少和心肌结构不均一性改变。缺血、缺氧、感染、中毒（锑、阿霉素）等损伤性因素可致心肌细胞坏死或凋亡，心肌细胞数量减少造成收缩功能降低。为维持心脏的泵血功能，左心和右心之间，房-室之间，心室本身各区域的舒缩活动处于高度协调的工作状态。然而，重塑的心脏各部分的变化也不是均一的。在分子水平上，肥大心肌内胎儿期基因过表达，炎性因子分泌增多，而一些参与细胞代谢和离子转运的蛋白质合成减少。在细胞水平上肥大心肌肌原纤维增加超过细胞膜和线粒体数目的增加，肌节不规则叠加，肌原纤维排列紊乱，心肌收缩能力减弱。在组织水平不同部位的心肌肥大、坏死和凋亡共存，心肌细胞和非心肌细胞的肥大与萎缩、增生与死亡共存。而在器官水平上，由于心脏的病变往往呈区域性分布，病变轻的区域心肌舒缩活动减弱，病变重的心肌完全丧失收缩功能，非病变心肌功能相对正常甚至代偿性增加，三种心肌共处一室，特别是病变面积较大时必然使全室舒缩活动不协调，导致心输出量下降。另外，扩张的心室几何结构发生改变，横径增加使心脏呈球状。心室扩张使乳头肌不能锚定房室瓣，主动脉和肺动脉瓣环扩大，可造成瓣膜反流。综上所述，衰竭心脏在多个层次和水平出现的不均一性改变是构成心脏收缩能力降低及心律失常的结构基础。

②能量代谢障碍。心肌的能量代谢过程包括能量的产生、储存和利用。心肌缺血、缺氧引起心肌能量生成障碍；重塑的心肌内线粒体含量相对不足，且线粒体氧化磷酸化水平降低。此外，维生素B_1缺乏引起的丙酮酸氧化脱羧障碍也使心肌腺苷三磷酸(ATP)生成不足。磷酸肌酸是心肌的重要储能方式。肥大心肌内磷酸肌酸激酶活性降低，使磷酸肌酸含量减少。心肌利用能量是指通过位于肌球蛋白头部Ca^{2+}-Mg^{2+}-ATP酶水解ATP将化学能转化为心肌收缩的机械功。肥大心肌肌球蛋白头部的ATP酶活性降低，心肌收缩性降低。③兴奋收缩耦联障碍。Ca^{2+}在把心肌兴奋的电信号转化为收缩的机械活动中发挥了极为重要的中介作用。心力衰竭时肌质网钙转运功能障碍、细胞外Ca^{2+}内流减少和肌钙蛋白与Ca^{2+}结合障碍都会影响钙稳态，导致心肌收缩力降低（图2）。

任何使心室充盈量减少、弹性回缩力降低和心室僵硬度增加的疾病都可以引起心室舒张功能降低，其特点是在左室收缩功能正常时，左室充盈压升高。据统计，舒张性心力衰竭的发生率占全部心力衰竭的20%~40%，尤其在老年患者中发病率较高。心肌舒张功能障碍的机制涉及：①钙离子复位延缓。损伤的心肌细胞由于ATP供应不足，肌质网或心肌细胞膜上Ca^{2+}-ATP酶活性降低，不能迅速将胞质内Ca^{2+}摄取入肌质网或转运到细胞外，使心肌收缩后胞质内Ca^{2+}浓度不能迅速降低并与肌钙蛋白解离，导致心室舒张迟缓和不全。②肌球-肌动蛋白复合体解离障碍。心力衰竭时，ATP缺乏及Ca^{2+}与肌钙蛋白亲和力增加，使肌球-肌动蛋白复合体解离障碍，影响心室的舒张和充盈。③心室舒张势能减少。心室舒张的势能来自心室的收缩，心室收缩愈好舒张势能就愈大。因此，凡是削弱收缩功能的因素也可通过减少舒张势能影响心室的舒张。④心室顺应性降低。心室顺应性是指心室在单位压力变化下所引起的容积改变(dV/dp)，其倒数dp/dV即为心室僵硬度。心室壁增厚、心肌炎症、纤维化及间质增生等均可使心室

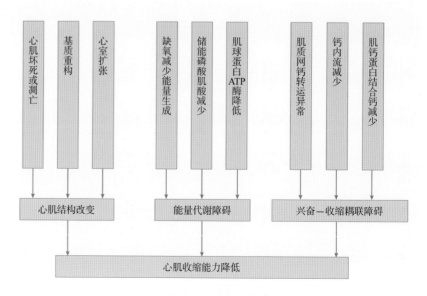

图2 心肌收缩功能降低的机制

顺应性下降,心室充盈受限。

功能与代谢变化 心力衰竭的临床表现主要以心输出量减少、肺循环和(或)体循环静脉淤血为特征。心输出量减少可引起:①心力储备和射血分数降低。前者是指心输出量随着机体对代谢需要的增加而升高的能力;后者是每搏量占心室舒张期末容积的百分比,反映心室射血的效率。心输出量减少可导致二者减少。②心率加快。交感神经系统兴奋,患者在心力衰竭早期即有明显的心率增快。③动脉血压改变。急性心力衰竭时,由于心输出量锐减,动脉血压明显下降,甚至发生心源性休克。慢性心力衰竭时,血管收缩,外周阻力增大,而且血容量增多,动脉血压通常可维持在正常范围。④器官血液灌注不足。骨骼肌血流量减少,心力衰竭患者的早期表现之一是易疲劳及对体力活动的耐受力降低。

皮肤血流量减少,表现为皮肤苍白、皮肤温度降低。如果合并缺氧,可出现发绀。心输出量减少可使部分患者出现头晕、晕厥等直立性低血压的表现。脑供血不足可引起头晕、头痛、失眠、记忆力减退、烦躁不安等表现。心力衰竭时肾血流量减少较为明显,由于肾小球滤过率减少和肾小管重吸收增加,患者尿量减少。

根据静脉淤血的部位可分为肺循环淤血和体循环淤血。肺循环淤血主要见于左心衰竭时,由于心室射血后剩余血量增多,心室舒张末压升高,肺毛细血管楔压升高。根据肺淤血和水肿的程度,患者表现为不同形式的呼吸困难。①劳力性呼吸困难。仅在体力活动时出现呼吸困难,休息后消失。其发生机制是体力活动时四肢血流量增加,回心血量增多而加重肺淤血;体力活动时心率加快,舒张期缩短,左心室充

盈减少;且机体需氧量增加,但衰竭的左心室不能相应地提高心输出量,因此机体缺氧进一步加重呼吸困难。②端坐呼吸。患者需被迫采取端坐位或半卧位以减轻呼吸困难。主要是因为端坐位时可使膈肌下移并减少下肢血液回流,增大胸腔容积,减轻肺淤血。③夜间阵发性呼吸困难。表现为患者夜间入睡后因突感胸闷憋气而被惊醒,坐起咳嗽和喘气后有所缓解。其发生机制是患者入睡后由端坐位改为平卧位,下肢静脉回流增多,加重肺淤血;入睡后迷走神经紧张性增高,使小支气管收缩,气道阻力增大;熟睡后中枢对传入刺激的敏感性降低,只有动脉血氧分压降低到一定程度才能刺激呼吸中枢,使患者感到呼吸困难而惊醒。若患者在气促咳嗽的同时伴有哮鸣音,则称为心源性哮喘,表现为重度急性左心衰竭时,肺毛细血管内压力

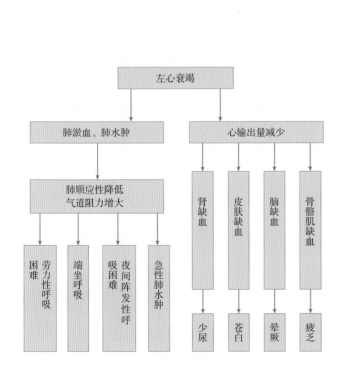

图3 左心衰竭临床表现的病理生理基础

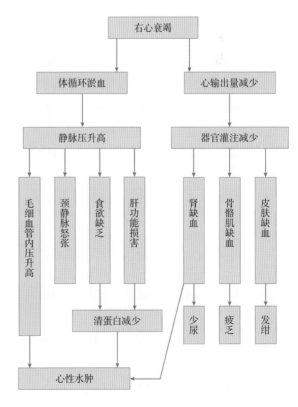

图4 右心衰竭临床表现的病理生理基础

升高，使血浆渗出到肺间质与肺泡而引起急性肺水肿，患者可出现发绀、气促、端坐呼吸、咳嗽、咳粉红色（或无色）泡沫样痰等症状和体征（图3）。

体循环淤血见于右心衰竭及全心衰竭，主要表现为：①静脉淤血和静脉压高。临床上以受重力影响最大的下肢和内脏表现最为明显，颈静脉充盈，出现颈静脉怒张。②水肿。由于毛细血管血压增高和钠、水潴留，出现心源性水肿。③肝功能损害。由于肝静脉淤血导致肝大，肝细胞变性、坏死可引起转氨酶增高，长期淤血还可造成心源性肝硬化。④消化系统功能障碍。胃肠道淤血，可出现消化不良、食欲缺乏、恶心、呕吐和腹泻等（图4）。

(吴立玲)

chōngxuèxìng xīnlì shuāijié

充血性心力衰竭 congestive heart failure

伴钠、水潴留和血容量增加致静脉淤血、组织水肿及心腔扩大的心力衰竭。

钠、水潴留和血容量增加引起的充血性心力衰竭与神经-体液调节机制的过度激活有关。①交感-肾上腺髓质系统激活。心输出量减少可以激活动脉压力感受器，进而激活交感-肾上腺髓质系统，肾血量减少也参与交感-肾上腺髓质系统的激活，通过对外周血管的调节在血流动力学稳态中起着极为重要的支持作用。例如，腹腔内脏等阻力血管收缩有助于维持动脉血压，保证重要器官的血流灌注，但同时也降低肾灌注压，减少肾小球滤过率，造成钠、水潴留。②肾素-血管紧张素-醛固酮系统激活。心功能受损时，肾素-血管紧张素-醛固酮系统的激活发生较早，肾脏低灌流、β肾上腺素系统兴奋和

低钠血症都可以激活肾素-血管紧张素-醛固酮系统。血管紧张素Ⅱ可以通过直接的缩血管作用及与去甲肾上腺素的协同作用，减少肾血流量。血管紧张素Ⅱ可促进醛固酮的分泌作用，从而导致钠水潴留和血容量扩张。醛固酮增加可引起钠水潴留、增加血容量而加重静脉淤血。醛固酮还促进心肌胶原产生、引起心室肥大和内皮功能紊乱而加重心力衰竭。③心房钠尿肽(atrial natriuretic peptide, ANP)。又称心房利钠因子或心房肽，主要由心房合成和分泌，具有利钠排尿、扩张血管及抑制肾素和醛固酮的作用。心功能不全时，心房内压升高和心房肌被牵张，心房肌分泌ANP增加。ANP升高有助于调节交感神经和肾素-血管紧张素-醛固酮系统激活引起的血管收缩和钠潴留，是机体的一个重要代偿反应。例如，心力衰竭持续时间过长又比较严重时，ANP的释放由代偿转入失代偿性"耗竭"状态，此时血浆中ANP可能降低。但值得注意的是，在慢性心力衰竭患者，肾脏对ANP的反应性降低，ANP不能产生与正常人相同的利钠作用。④脑钠尿肽(brain natriuretic peptide, BNP)。是心室肌分泌的钠尿肽家族成员，具有强大的利钠排尿、扩张血管及抑制肾素和醛固酮的作用。心室压力升高可刺激BNP分泌，血浆BNP浓度与心功能的变化有关，已成为诊断心力衰竭的生物学指标之一。⑤抗利尿激素(antidiuretic hormone, ADH)。ADH可通过对远曲小管和集合管ADH的V2型受体的作用促进水的重吸收，维持动脉血压和增加血容量。心输出量减少可刺激ADH分泌，增加水的重吸收，加重心

脏前负荷。

(吴立玲)

xīnjī féidà

心肌肥大 myocardial hypertrophy

心肌细胞体积增大。又称心室肥大。在细胞水平上表现为细胞直径增宽，长度增加；在器官水平表现为心室质（重）量增加，心室壁增厚。虽然大多数学者认为，哺乳类动物于出生后不久，心肌细胞即丧失了有丝分裂能力成为终末分化细胞。但心肌肥大达到一定程度（成人心脏重量超过500g）时，心肌细胞亦可有数量的增多。临床上常可用各种无创性方法检测心室壁厚度。

正常心肌细胞长50~100μm，宽10~26μm，心房肌略小于心室肌。心肌肥大是在遗传、环境、多种生理及病理因素作用下，为适应心脏做功增加而启动的一种代偿适应性变化。心肌肥大可由多种原因引起，神经-体液因素改变所致化学性刺激和张力变化等机械性刺激是造成心肌肥大的主要原因。心肌肥大可分为不同的类型：①根据病因，可分为生理性和病理性心肌肥大。前者是指在生理条件下，如运动锻炼引起的心肌适应性生长；而后者是指各种病理因素诱导的心肌肥大，最终可发展为心力衰竭。②部分心肌细胞丧失引发的心肌肥大称为反应性心肌肥大，长期负荷过重引起的心肌肥大称为超负荷性心肌肥大。③根据是否发生失代偿，分为适应性心肌肥大和适应不良性心肌肥大。④按照心肌对负荷过度的反应方式和心腔的形态学特征，分为向心性肥大和离心性肥大。前者是指心脏在长期压力超负荷作用下，收缩期室壁张力持续增加，导致心肌肌节呈并联性增生，心肌细胞增粗，表

现为心室壁和室间隔厚度显著增加，心室腔内径变小使室壁厚度与心腔半径之比增大，常见于高血压性心脏病及主动脉瓣狭窄。后者是指心脏在长期容量超负荷作用下，舒张期室壁张力持续增加，导致心肌肌节呈串联性增生，心肌细胞长度明显增加，表现为心腔容积增大，而心腔增大又使收缩期室壁应力增大，进而刺激肌节并联性增生，使室壁有所增厚，室壁厚度与心腔半径之比基本保持正常或降低，常见于二尖瓣或主动脉瓣关闭不全。

无论是向心性肥大还是离心性肥大都是对室壁应力增加产生的适应性变化，是慢性心功能不全时极为重要的代偿方式。心肌肥大时，室壁增厚，可通过降低心室壁张力而减少心肌耗氧量，有助于减轻心脏负担。另外，心肌肥大时单位重量心肌的舒缩性是降低的，但由于整个心脏的重量增加，所以心脏总的收缩力是增加的，有助于维持心输出量，使心脏在较长一段时间内能满足组织对心输出量的需求而不致发生心力衰竭。但是，心肌肥大的代偿作用有一定限度，过度肥大心肌可发生不同程度的缺血、缺氧、能量代谢障碍和心肌舒缩能力减弱等，使心功能由代偿转变为失代偿。

（吴立玲）

xīnshì chóngsù
心室重塑 ventricular remodeling

在各种损伤性因素长期作用下，心肌细胞、非心肌细胞及细胞外基质的基因表达改变引起心室的代谢、功能和结构代偿适应性反应的病理生理过程。

心肌细胞的变化包括心肌肥大、表型改变和凋亡。心肌肥大是指心肌细胞体积增大，心脏质（重）量增加，心室壁增厚。一定程度的心肌肥大具有代偿意义，过度的心肌肥大则是失代偿的表现。心肌细胞的表型改变是指心肌合成的蛋白质种类变化所引起的心肌细胞性质的改变。在机械信号和化学信号刺激下，在成年心肌细胞中处于静止状态的胎儿期基因被激活，如心房钠尿肽基因、β-肌球蛋白重链基因等，合成胎儿型蛋白质增加。转型的心肌细胞在细胞膜、线粒体、肌质网、肌原纤维及细胞骨架等方面均与正常心肌有差异，从而导致其代谢与功能发生变化。转型的心肌细胞可以通过分泌细胞因子和局部激素，进一步促进细胞生长、增生及凋亡，从而改变心肌的舒缩能力。心肌凋亡在心肌肥大向心力衰竭转化的过程中起着至关重要的作用，亦是造成老年心脏心肌细胞数减少的主要原因。在心功能不全的代偿期，细胞凋亡可以直接引起收缩能力降低。在心力衰竭时，心肌凋亡又可致室壁变薄，心室进行性扩大。

缺血、缺氧、细胞因子等可引起血管内皮细胞损伤和血管平滑肌细胞增生，使心肌微血管发生纤维增生和管壁增厚，导致冠状循环的储备能力和供血量降低。心脏成纤维细胞在机械负荷及化学信号的刺激下发生表型转变，成为有增生和分泌能力的肌纤维母细胞，通过合成和分泌胶原蛋白、生长因子、细胞因子以及蛋白酶参与心肌炎症反应、组织修复及纤维化过程。细胞外基质是存在于细胞间隙、肌束之间及血管周围的结构糖蛋白、蛋白多糖及糖胺聚糖的总称，其中最主要的是Ⅰ和Ⅲ型胶原纤维。Ⅰ型胶原是与心肌束平行排列的粗大胶原纤维的主要成分，Ⅲ型胶原原则形成了较细的纤维网状结构。心室重塑时，细胞外基质的合成和分泌增加，同时降解胶原的间质胶原酶和明胶酶的合成也增加，通过对胶原合成与降解的调控，使胶原网络结构的生物化学组成和空间结构发生改变。一般而言，重塑早期Ⅲ型胶原增加较多，这有利于肥大心肌肌束组合的重新排列及心室的结构性扩张。重塑后期以Ⅰ型胶原增加为主，可提高心肌的抗张强度，防止在室壁应力过高的情况下心肌细胞侧向滑动造成室壁变薄和心腔扩大。但是，失衡的基质中，如Ⅰ型/Ⅲ型胶原的比值增大，会降低室壁的顺应性而使心室僵硬度相应增加，影响心脏的舒张功能。同时，心肌间质的增生与重塑还会影响心肌细胞之间的信息传递和舒缩的协调性，促进心肌的凋亡和纤维化。

（吴立玲）

xīnlù shīcháng
心律失常 arrhythmia

冲动起源异常和（或）冲动传导障碍导致心脏搏动的频率和（或）节律异常。

病因和发病机制 心跳的正常冲动起源于窦房结，沿着结间束下传到房室结和房室束，经左右束支和浦肯野纤维传导到心室，引起心室肌同步收缩。运动、情绪激动、睡眠、吸烟、饮酒、咖啡等生理因素可以引起心律失常，各种器质性心脏病，如冠心病、心肌病、心肌炎和心脏离子通道病时亦常见心律失常，尤其在发生心力衰竭或急性心肌梗死时。甲状腺功能亢进或减退、嗜铬细胞瘤和糖尿病等内分泌疾病也可发生心律失常。麻醉、胸腔或心脏手术和心导管检查时心律失常的发病率很高，多种药物或毒物也是引起心律失常的常见因素。此外，脑部疾病、电解质紊乱、淹溺和温度变化等也可伴发心律失常。

发病机制包括冲动起源异常、冲动传导障碍或二者兼而有之（图）。冲动起源异常包括自动节律性机制和触发活动。自动节律性是指心肌细胞具有自动产生动作电位的能力。窦房结、结间束、房室交界区、束支和浦肯野纤维的细胞在动作电位4期具有自发除极的能力，即舒张期钠离子和（或）钙离子内流超过钾离子外流时，膜静息电位升高（负值减少）达到阈电位，产生自动除极。正常心脏以窦房结的自动节律性最高，窦房结发出的冲动经心脏传导系统传导并激动整个心脏，称为窦性心律。其他部位的细胞在舒张期自动除极尚未达到阈电位前，自动节律性已被窦房结下传的冲动所抑制，不能发挥起搏作用，称为潜在起搏点。正常的心房肌和心室肌细胞不是自动节律性细胞，但当心脏存在器质性病变时或受到外来因素的影响时，

可以引起心房肌或心室肌细胞膜电位异常而发生4期自发性除极，称为异常自动节律性。冲动形成异常可分为窦性心律失常和异位心律。窦性心律失常是因窦房结发出的冲动异常引起，可分为窦性心动过速、窦性心动过缓、窦性心律不齐和窦性停搏。冲动发自窦房结以外的心肌组织称为异位心律，可由潜在起搏点发出，也可由原来无自动节律性的心房或心室肌细胞引起。当窦房结的自动节律性降低、冲动产生过缓或传导障碍时，异位起搏点可部分或完全取代窦房结的起搏功能，形成被动性异位搏动，又称逸搏。异位节律点的自动节律性增高超过窦房结，则取代窦房结控制心脏的搏动，形成主动性异位节律。异位节律只有1个或2个时称为期前收缩；连续出现由3个或3个以上自发性异位搏动，称为异位快速心律失常。根据异位起搏点产生的部位可分为房性、房室交界性和室性心律失常。房性心律失常是指冲动起源于窦房结以外的

心房，多数为主动性心律失常，包括房性期前收缩、房性心动过速、心房扑动、心房颤动、心房停搏和静止。房室交界区是指房室结传入径路至希氏束分叉处的区域，起源于房室交界区的心律失常统称为交界性心律失常。起源于希氏束分叉以下部位的异位冲动称为室性心律失常。包括室性期前收缩、室性心动过速、心室扑动、心室颤动、室性逸搏以及室性停搏和静止等。

触发活动是指心肌因后除极电位引起的电活动，发生在动作电位复极过程中的称为早期后去极，发生在动作电位完全复极后的称为延迟后去极。两种后去极只要达到阈电位均可触发动作电位。早期后去极可引起期前收缩和阵发性心动过速；洋地黄中毒、儿茶酚胺及高钙可增强延迟后去极，诱发快速性心律失常。

冲动传导异常可表现为传导速度和传导途径的异常。冲动传导延迟或阻滞可以导致缓慢型心律失常；传导途径异常可引起折返，导致快速型心律失常。根据发生部位，传导异常可分为窦房阻滞、房内阻滞、房室阻滞和室内阻滞。预激综合征是指房室间解剖上存在异常旁路，窦房结发出的冲动在经正常房室传导系统下传的同时，也可经传导速度快的旁路传导，使心房冲动提前激动部分或全部心室肌而导致的一种特殊心电学改变，并且伴有室上性心动过速的综合征。折返激动是所有快速心律失常中最常见的发生机制，单向阻滞和传导减慢是折返形成的必要条件。正常心脏由窦房结发出的冲动经心房、房室结和心室顺序传导后终止。心脏内存在不均匀的传导抑制，使邻近心肌的应激性和不应

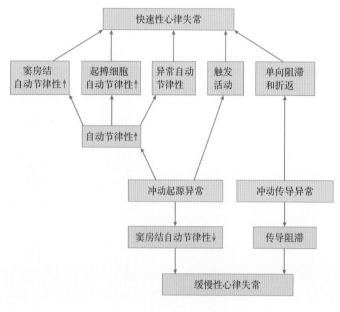

图　心律失常的发生机制

期不一致，局部心肌内可形成电生理性能显著不同的两条传导途径，冲动自一条途径下传，又从另一通道返回，形成冲动传导的一次或多次折返，在心脏内传导的冲动持续存在，并在心脏组织不应期结束后再次兴奋心房或心室，这种现象称为折返激动。单次折返可引起期前收缩，连续折返可引起阵发性室上性或室性心动过速、心房或心室的扑动和颤动等。

功能与代谢变化　心律失常可见于健康人，但更多地发生于心脏病患者。心律失常主要引起心脏射血功能障碍，继之导致血流动力学改变。轻型的心律失常对血流动力学的影响较小，临床上可完全没有症状。严重的心律失常，如快速的心房颤动、室性心动过速及完全性房室传导阻滞降低心输出量，严重时使心脑等重要器官发生供血障碍，导致头晕、血压降低等。恶性心律失常如心室扑动及心室颤动时，心输出量几乎接近于零，将危及生命安全。

（吴立玲）

quēxuè-zàiguànzhù sǔnshāng

缺血-再灌注损伤 ischemia-reperfusion injury

缺血组织恢复血液灌注后细胞损伤反而加重的病理状态。简称再灌注损伤。良好的血液循环是组织细胞获得充足的氧和营养物质供应并排出代谢产物的基本保证。全身血液循环障碍或局部血管阻塞和痉挛等多种原因均可造成组织血液灌注量减少，使细胞发生缺血性损伤。尽早恢复组织的血液灌注是减轻缺血性损伤的根本措施。但研究发现，再灌注后缺血细胞表现出损伤减轻或加重的双重特征，即再灌注像一把双刃剑，既能减轻缺血性损伤，促进细胞的代谢、功能以及结构的全面恢复，但在某些条件下又可以使可逆性缺血损伤加重，或使可逆性缺血损伤转化为不可逆性损伤，甚至导致细胞死亡。1955年萨维尔(Sewell WH)最早报道了缺血-再灌注损伤的现象。结扎狗冠状动脉一段时间后恢复冠脉血流，部分动物因发生心室颤动而死亡。1960年延宁(Jennings RB)等首次发现再灌注可引起心肌超微结构改变，提出了心肌缺血-再灌注损伤的概念。随后的研究证实，缺血-再灌注损伤可以发生在脑、肾、肺、肠和肝等多种组织器官。

病因　缺血组织、器官在恢复血液灌注后都有可能发生缺血-再灌注损伤。例如，休克或心搏骤停等引起全身血液循环障碍，治疗后组织血流恢复，但部分器官可能发生缺血-再灌注损伤。器官移植时供体与受体的血管吻合再通，移植器官可能发生缺血-再灌注损伤。阻塞的心、脑血管溶栓治疗后，该血管支配的组织细胞可发生缺血-再灌注损伤。值得注意的是，不是所有的缺血器官在血流恢复后都会发生缺血-再灌注损伤。一般而言，代谢旺盛、对氧需求程度高的器官，如心和脑等易发生缺血-再灌注损伤。缺血时间、组织的微循环状态和再灌注液体的理化状态可影响缺血-再灌注的发生。缺血时间较短，再灌注后细胞可迅速恢复正常；若缺血时间持续过长，细胞已经发生了不可逆性损伤甚至坏死，两者都不易引起缺血-再灌注损伤。侧支循环较好的组织也不易发生缺血-再灌注损伤。另外，低压和低流量灌注可避免因灌注氧和液体量骤增而引起的自由基过量生成及组织水肿；低温液有助于降低组织代谢率，减少耗氧量和代谢产物聚积；低pH液可减轻细胞内液碱化，抑制磷脂酶和蛋白酶对细胞的分解，减轻Na^+-H^+交换的过度激活；低钙液可减轻因钙超载所致的细胞损伤；低钠液有助于减少心肌内钠离子积聚，减轻细胞肿胀。反之，直接给予正常压力、温度、钠和钙浓度的液体再灌注，可诱发或加重缺血-再灌注损伤。

发病机制　缺血-再灌注损伤是一个非常复杂的病理过程，其发病机制尚未完全阐明，自由基、钙超载和炎症反应在缺血-再灌注损伤的发生与发展中起重要作用。

自由基　自由基的种类很多，在缺血-再灌注损伤中最受重视的是一类由氧形成的、化学性质较基态氧活泼的含氧代谢物质，称为活性氧(reactive oxygen species, ROS)，主要包括超氧阴离子(O_2^-)、过氧化氢(H_2O_2)、羟自由基$(OH·)$、单线态氧$^1O_2$以及O_2^-与一氧化氮反应后生成的过氧亚硝酸盐$(ONOO^-)$等。在生理情况下，细胞内自由基的生成和降解处于动态平衡，即生成的少量活性氧可被抗氧化物质及时清除。在缺血期，组织含氧量减少，作为电子受体的氧不足，活性氧增加并不明显。血液再灌注恢复了氧的供应，同时也提供了电子受体，因此活性氧在再灌注后几秒至几分钟内爆发性增多。

再灌注时活性氧产生的主要来源是：①线粒体。在生理状态下，线粒体内的氧绝大部分在细胞色素氧化酶作用下还原成水，仅1%~2%的氧经单电子还原生成少量的氧自由基。缺血细胞的线粒体氧化磷酸化功能障碍，再灌注时进入细胞内的氧分子经单电子还原形成活性氧增多，损伤的电子传递链成为活性氧的主要来源。此外，细胞损伤导致抗氧化酶活性降低，自由基清除减少，也导致活性氧增加。②血管内皮细胞。正常情况下，血管内皮细胞中以黄嘌呤脱氢酶为主。组织缺血时，黄嘌呤脱氢酶转化为黄嘌呤氧化酶，同时由于腺苷三磷酸(ATP)分解，腺苷二磷酸(ADP)、腺苷一磷酸(AMP)含量升高，并依次分解生成次黄嘌呤。再灌注提供大量的氧，黄嘌呤氧化酶催化次黄嘌呤生成黄嘌呤，继而又将黄嘌呤转化为尿酸，这两个过程都会释放出大量电子，被氧分子接受后产生O_2^-。③中性粒细胞。正常情况下，中性粒细胞摄入的氧在还原型辅酶Ⅱ(NADPH)氧化酶和还原型辅酶Ⅰ(NADH)氧化酶的催化下，将NADPH转化为氧化型辅酶Ⅱ($NADP^+$)，或将NADH转化为氧化型辅酶Ⅰ(NAD^+)，同时将电子交给氧分子，形成少量氧自由基，用于杀灭病原微生物。组织缺血可产生C3片段、白三烯等多种趋化因子，吸引和激活中性粒细胞。再灌注期，组织重新获得氧供应，激活的中性粒细胞

耗氧量显著增加，产生大量氧自由基，称为呼吸爆发或氧爆发。

自由基的化学性质极为活泼，可与各种细胞成分，如膜磷脂、蛋白质、核酸等发生反应，造成细胞结构损伤和功能代谢障碍，甚至导致细胞死亡。①膜脂质过氧化。细胞膜和线粒体膜等生物膜由富含不饱和脂肪酸的脂质双层及镶嵌于其中的蛋白质构成，自由基可与膜内不饱和脂肪酸的不饱和双键发生反应，引起不饱和脂肪酸/蛋白质的比例失调，膜的流动性降低，通透性增加，引起细胞内Na^+和Ca^{2+}含量升高。脂质过氧化使膜脂质之间形成交联和聚合，间接抑制膜蛋白如钙泵和钠泵等的功能。②蛋白质变性和酶活性降低。自由基可使细胞结构蛋白和酶变性、聚合、降解或肽链断裂，严重影响蛋白质的功能。③破坏核酸和染色体。自由基可使碱基羟化或DNA断裂，从而引起染色体畸变或细胞死亡。其中OH·最易与脱氧核糖核酸和碱基反应并使其结构改变，造成DNA片段缺失、点突变及插入突变等（图1）。

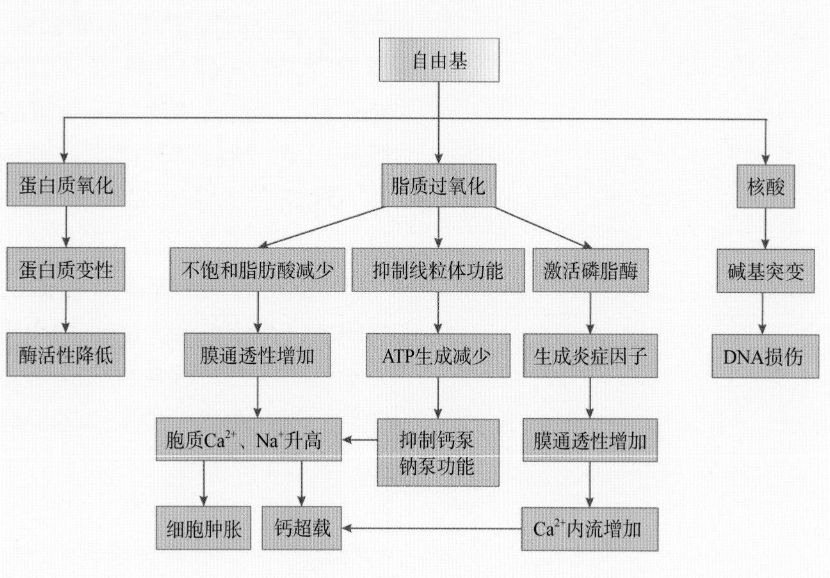

钙超载　静息情况下，细胞外液游离钙浓度约1.1mmol/L，胞质游离钙浓度约0.1μmol/L，二者相差约10 000倍，细胞膜钙通道、Na^+-Ca^{2+}交换蛋白和钙泵是维持细胞内外钙浓度差的主要钙转运系统。缺血和再灌注损伤时，可见胞质游离钙浓度明显增加，而且钙浓度升高的程度与细胞受损的程度呈正相关。钙超载是指各种原因引起的细胞内钙含量异常增多并导致细胞功能代谢障碍甚至结构损伤的现象，发生在再灌注的早期，经Na^+-Ca^{2+}交换蛋白进入细胞的Ca^{2+}增加是缺血-再灌注引起钙超载的主要途径。生理条件下，Na^+-Ca^{2+}交换蛋白主要以正向转运的方式将胞外Na^+移入细胞，胞质Ca^{2+}运出细胞，是细胞膜Ca^{2+}外流的主要转运体，与肌质网和细胞膜钙泵一起共同维持心肌细胞静息状态时的低钙浓度。细胞缺血时，ATP减少和细胞内H^+增多，激活心肌Na^+-H^+交换蛋白，促进细胞内H^+排出，细胞外Na^+内流。能量不足以抑制钠泵活性，这些均使细胞内Na^+含量明显增高。再灌注时缺血细胞重新获得氧及营养物质供应，细胞内高Na^+除激活钠泵外，还迅速激活Na^+-Ca^{2+}交换蛋白，以反向转运的方式加速Na^+向细胞外转运，同时将大量Ca^{2+}运入胞质，造成钙超载。此外，缺血和再灌注使细胞膜的通透性增加，细胞外Ca^{2+}顺浓度差内流增加（图2）。Ca^{2+}又可激活磷脂酶，使膜磷脂降解，进一步增加膜的通透性，形成恶性循环。缺血及自由基还可造成线粒体及内质网膜损伤，细胞内储存的Ca^{2+}释放入胞质增加。

再灌注时钙超载引起细胞损伤的机制主要有：①导致线粒体功能障碍。再灌注后，胞质内Ca^{2+}

图1　自由基的损伤作用

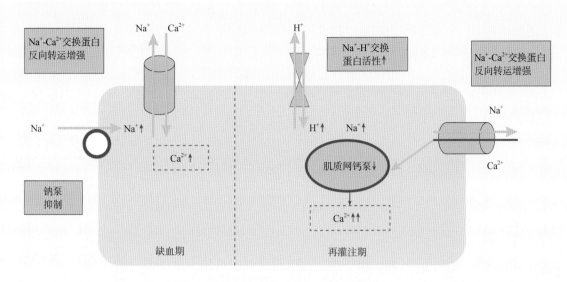

图2 缺血和再灌注时细胞钙超载的机制

浓度明显增加，刺激线粒体钙泵摄钙，使胞质内Ca^{2+}向线粒体转移。这在再灌注早期有一定代偿意义，可减少胞质钙超载的程度。但线粒体过多摄入Ca^{2+}，除增加ATP消耗外，Ca^{2+}与线粒体内含磷酸根的化合物结合，形成不溶性磷酸钙，干扰线粒体的氧化磷酸化，使ATP生成减少。此外，损伤的线粒体成为活性氧生成的重要来源；再灌注引起的氧化应激反应诱导线粒体释放细胞色素C并激活半胱氨酸天冬氨酸蛋白酶，又成为细胞凋亡的重要途径。②激活多种酶。Ca^{2+}浓度升高可激活磷脂酶类，促进膜磷脂分解，使细胞膜及细胞器膜结构受到损伤。Ca^{2+}增加可增强Ca^{2+}依赖性蛋白酶活性，促进氧自由基生成以及细胞膜和结构蛋白的分解。钙可激活某些ATP酶，加速ATP消耗。钙还可激活核酶，引起染色体损伤（图3）。③引起重要生命器官的损伤。钙超载以及其诱导的活性氧生成增加、线粒体功能障碍和多种水解酶激活可引起心、脑、肝和肾等多个重要器官的代谢、功能及结构损伤，导致心律失常、心肌舒缩异常、神经功能紊乱等。

20世纪80年代末以来，线粒体膜通透性转换孔（mitochondrial perme-ability transition pore, mPTP）在缺血－再灌注损伤中的作用受到关注。mPTP的开放是细胞再灌注后由可逆性损伤转变为不可逆损伤的关键因素，对心肌缺血－再灌注损伤保护措施的研究也逐渐趋向于线粒体功能保护，mPTP已成为心肌细胞保护的重要靶点。mPTP是位于线粒体内膜的非特异孔道，主要由腺嘌呤核苷酸转运酶构成，线粒体外膜上的电压依赖性离子通道也参与mPTP的构成。正常情况下，ATP和ADP与腺嘌呤核苷酸转运酶两侧的ADP/ATP位点结合，使mPTP孔道处于关闭状态，线粒体内膜仅允许少数选择性代谢物质和离子通过。线粒体钙超载，特别是当伴有氧化应激、腺嘌呤核苷酸减少、磷酸盐升高和线粒体去极化时，细胞内Ca^{2+}升高，Ca^{2+}与腺嘌呤核苷酸转移酶结合，引起其构象变

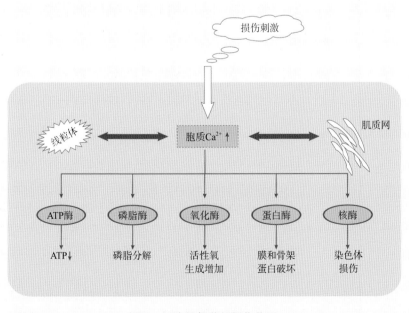

图3 细胞钙超载的损伤作用

化，mPTP孔道开放。其结果使线粒体膜通透性增加，首先是小分子物质能自由穿越线粒体内膜，导致线粒体基质内渗透压增加，造成线粒体肿胀，进而导致线粒体外膜断裂，使线粒体内的细胞色素C、凋亡诱导因子及某些前凋亡蛋白释放入胞质，诱导细胞凋亡。mPTP大量且持续开放，使线粒体内膜电位无法维持，导致氧化磷酸化脱耦联，由合成ATP转变为水解ATP，会很快耗竭细胞ATP，对细胞造成不可逆性损伤（图4）。

炎症反应　再灌注期的微血

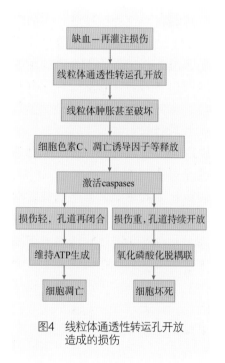

图4　线粒体通透性转运孔开放造成的损伤

管灌流障碍在缺血-再灌注损伤的发病中起重要作用。在血管再通血流恢复后，尽管较大分支的血管得到血液灌注，但部分缺血区的微循环并不能得到充分的血液灌流，称为无复流现象，炎症反应是引起微血管床及血液流变学改变进而产生无复流现象的病理生理基础。再灌注期的炎症反应可以由细胞触发，特别是内皮细胞和巨噬细胞因氧化应激和钙超载而激活；也可以由非细胞成分

如补体系统触发，继而形成炎症反应的网络调控。中性粒细胞是引起再灌注时微血管堵塞和局部组织损伤的主要细胞，其与血管内皮细胞间的相互作用是引起炎症反应和无复流的主要环节。白细胞聚集和激活的主要机制是：①再灌注损伤可使细胞膜磷脂降解，释放出大量趋化因子，如白三烯、血小板活化因子以及补体和激肽等，吸引大量中性粒细胞聚集。②激活的中性粒细胞亦可释放具有趋化作用的炎性介质，如白介素等，促进更多的白细胞聚集和浸润。③中性粒细胞和血管内皮细胞表达黏附分子，加剧了缺血组织内白细胞积聚和激活。黏附的中性粒细胞与血管内皮细胞进一步激活，自身合成和释放更多的具有趋化作用的炎性介质，形成恶性循环，使白细胞浸润进一步加重。

大量的白细胞黏附聚集在再灌注区可以引起微血管和细胞损伤。正常情况下，血管内皮细胞与血液中流动的中性粒细胞相互排斥，这是保证微血管灌流的重要条件。再灌注时，白细胞在微血管内流速减慢并与内皮细胞发生间歇性结合。随着损伤的加重，整合素、E-选择素等黏附分子的表达增加，中性粒细胞与内皮细胞发生固定黏附，导致微血管机械性堵塞。再灌注时，损伤的血管内皮细胞肿胀，可导致管腔狭窄，阻碍血液灌流。特别是激活的中性粒细胞和血管内皮细胞可释放大量缩血管物质，如内皮素、血管紧张素Ⅱ、血栓素A_2等，而扩血管物质如一氧化氮的合成与释放减少，造成微血管舒缩功能改变。自由基损伤和中性粒细胞黏附还引起微血管通透性增高，使细胞间质水肿，压迫微血管，进一步加重无复流。激活的中性

粒细胞与血管内皮细胞可释放大量的致炎物质，如活性氧、蛋白酶、细胞因子、TNF-α和高浓度的一氧化氮等，它们可以产生细胞毒性，不但可改变自身的结构和功能，而且使周围组织受到损伤。

功能与代谢变化　根据器官特点和损伤程度，缺血-再灌注损伤引起的功能及代谢变化亦有差异。线粒体氧化磷酸化障碍，ATP生成减少是缺血-再灌注引起的共同的能量代谢改变，细胞凋亡是缺血-再灌注损伤引起细胞功能障碍和结构改变的重要的病理生理基础。在功能上，心脏缺血-再灌注损伤主要表现为心肌收缩的节律改变（见再灌注性心律失常）和舒缩能力的降低（见心肌顿抑）。脑缺血-再灌注损伤可造成多种神经介质的合成与释放发生改变，影响神经细胞的功能，临床上可出现脑电图的改变。肝缺血-再灌注损伤使得库普弗细胞和内皮细胞肿胀，肝窦血流减少。激活的内皮细胞释放的内皮素等缩血管物质和一氧化氮等舒血管物质失衡，加重血管的功能紊乱。库普弗细胞和中性粒细胞通过释放活性氧和多种水解酶也加重肝细胞损伤。肾移植术后或休克后恢复肾血流可发生肾缺血-再灌注损伤，血管内皮细胞是肾缺血-再灌注损伤的主要靶点，导致再灌注肾的微循环障碍。持续性内皮细胞紊乱不但是造成肾缺血-再灌注损伤加重的中心环节，而且可以影响肾移植的远期排斥反应。

（吴立玲）

zàiguànzhùxìng xīnlǜ shīcháng

再灌注性心律失常　reperfusion arrhythmia　缺血心肌在再灌注过程中出现的心律失常。室性心律失常特别是室性期前收缩和室性心动过速最为常见，严重者出现

心室颤动。再灌注性心律失常在解除冠脉痉挛及狭窄、溶栓疗法及心脏体外循环手术后均可发生，以急性心肌梗死后最为常见，是患者猝死的主要原因。

再灌注性心律失常的发生受多种因素的影响，主要与缺血心肌和正常心肌之间动作电位时程不均一性所致的兴奋折返有关，局部电解质失衡、代谢产物蓄积、神经刺激、再灌注血流的速度等也参与其发生。①再灌注心肌动作电位时程的不均一性。缺血期心肌动作电位明显抑制。再灌注心肌重新获得血液供应，但心肌细胞间动作电位的恢复程度明显不同，有的幅度高，持续时间长；有的幅度低而时间短。特别是缺血范围较大时，不仅缺血区与非缺血区之间细胞的电生理特性不一致，在缺血中心区与边缘区的细胞亦有明显的差别，即使是缺血细胞，动作电位的恢复也不相同。这种再灌注后缺血区和边缘区心肌动作电位时程的不一致性引起传导阻滞和折返的发生，是引发室性心律失常和心室颤动的主要因素。缺血20~30分钟是心肌发生可逆性或不可逆性损伤的交叉点，细胞的不均一性最强，此时再灌注，在缺血区存在多个兴奋折返环路，心室颤动的发生率最高。②钙超载。再灌注时细胞内高Na$^+$激活Na$^+$-Ca^{2+}交换蛋白反向转运增加,使动作电位平台期进入细胞内的Ca^{2+}增加，出现一过性内向电流，在心肌动作电位复极过程中或复极形成阈值下去极，即延迟后去极。后去极达慢反应细胞去极阈值时，可触发一次或多次连续去极，引起心律失常。③局部代谢因素。心肌缺血导致细胞内外离子失衡、代谢产物堆积和局部酸中毒。再灌注血流将

积聚在细胞外的K$^+$、乳酸等代谢产物冲走，有利于局部微环境的恢复。但是在再灌注初期，缺血区和边缘区细胞电解质和代谢产物含量的恢复并不均一，会造成心肌的电生理特性不稳定。因此，再灌注数分钟内是发生再灌注性心律失常最危险的阶段。控制再灌注的流速使其较缓慢更均匀地冲洗出有害的代谢产物，可在一定程度上避免或减少再灌注性心律失常的发生。再灌注时心肌磷脂肌醇生成增加，可使心肌腺苷三磷酸(ATP)敏感性钾通道(ATP-sensitive K$^+$ channels, K$_{ATP}$)对ATP敏感性明显降低，导致K$_{ATP}$开放增加，缩短动作电位时程，不但引起再灌注期的折返性心律失常，而且促进心律失常的持续存在。在缺血心肌中溶血磷酸甘油酯和长链酰基肉毒碱堆积，可影响膜静息电位，增加自动节律性。此外，缺血和再灌注引起的交感神经兴奋，缩血管物质增加等也可影响传导系统和心肌的供血，导致心肌的兴奋和传导异常。

（吴立玲）

心肌顿抑　myocardial stunning

短暂的失血并未引起心肌不可逆性损伤，但在再灌注血流恢复正常后的较长时间内心肌舒缩功能降低的病理状态。又称缺血后心肌舒缩功能障碍。1975年汉德里克(Heyndrick GR)等在犬再灌注的实验模型上发现了心肌顿抑的现象，1982年布朗沃尔德(Braunwald E)等提出了心肌顿抑的概念。心肌顿抑是缺血-再灌注损伤的主要表现形式之一，对于心肌梗死以及心脏移植后心功能的恢复产生重要的影响，表现为室壁运动减弱、运动同步失调、心输出量减少、心室内压最大变化速率降低以及左室舒张末期压力升高等。但与坏死心肌不同，顿抑心肌在数小时、数天或数周后舒缩功能可逐步恢复正常。

心肌顿抑是一个复杂的病理生理过程，氧自由基生成和钙超载是引起心肌顿抑的主要发病机制，而且二者相互作用，共同导致心肌顿抑的发生（图）。①氧自由基的作用。再灌注最初几分钟

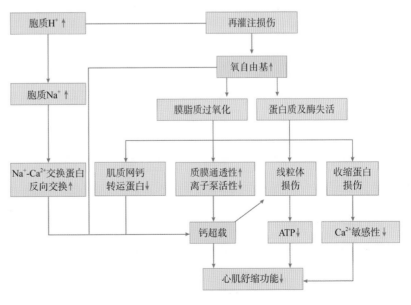

图　心肌顿抑的发生机制

内氧自由基爆发性生成，可引起膜脂质过氧化和蛋白质功能抑制。细胞膜脂质过氧化使其通透性增加，导致心肌细胞内电解质失衡；氧自由基可损伤肌质网膜，引起钙转运蛋白的功能异常。线粒体膜脂质过氧化可抑制氧化磷酸化，使腺苷三磷酸(ATP)生成减少。氧自由基还可以直接损伤肌纤维蛋白，如收缩蛋白的疏基氧化使其对Ca^{2+}敏感性降低，抑制心肌收缩力。②钙超载的作用。心肌缺血期，无氧酵解取代有氧氧化，造成胞内乳酸堆积，引起酸中毒。再灌注时为使胞质pH恢复正常，细胞膜上的Na^+-H^+交换蛋白激活，将胞内过多的H^+排出胞外，同时将Na^+摄入胞质，进一步提高了胞质Na^+浓度，进而激活Na^+-Ca^{2+}交换蛋白反向转运，引起细胞内Ca^{2+}增加。同时，由于能量不足和自由基的损伤，肌质网钙泵从胞质中摄Ca^{2+}入肌质网储存减少，也促进钙超载的发生。胞质Ca^{2+}浓度是决定心肌细胞的舒缩状态的关键因素，钙稳态失衡会影响心肌的收缩性与节律性，导致心输出量减少。钙超载可引起肌原纤维过度收缩，损伤细胞骨架结构，严重时可引起心肌纤维断裂。钙超载也可通过干扰线粒体的功能抑制心肌的能量生成。胞质内Ca^{2+}浓度明显升高时，线粒体钙泵摄钙增加，使胞质内Ca^{2+}向线粒体转移，这在缺血-再灌注早期有一定的代偿意义，可减少胞质钙超载的程度。但线粒体摄入过多的Ca^{2+}，可造成线粒体通透性转换孔的开放，引起线粒体肿胀；并增加ATP消耗，特别是Ca^{2+}与线粒体内含磷酸根的化合物结合形成不溶性磷酸钙，干扰线粒体的氧化磷酸化，使ATP生成减少。

（吴立玲）

xīnjī quēxuè yùshìyìng

心肌缺血预适应 myocardial ischemia preconditioning

一次或数次短暂干预性缺血使心肌对随后较长时间缺血耐受力增强的现象。1986年默里(Murry CE)等首先描述了缺血预适应现象，在结扎狗冠状动脉前先进行5分钟缺血/5分钟再灌注，重复4次，能使随后结扎冠状动脉40分钟引起的心肌梗死面积明显减少。现已证明，预适应保护现象存在于人和多种动物。除短暂缺血外，短暂缺氧和小剂量药物预适应均能增强心肌抗损伤的能力。预适应的细胞保护作用与血流量的调节无关，是直接增强细胞对内环境紊乱耐受力的适应性细胞保护反应。

缺血预适应保护有两个时相。①早期保护时相。又称经典预适应，指细胞在预适应后其抗损伤的能力立即增强，可持续1~2小时。②延迟保护时相。又称第二窗口保护作用，是细胞的亚急性适应性保护反应，通常在24小时出现，可持续1~3天。缺血预适应早期保护作用的机制主要通过合成和释放多种内源性保护介质，激活细胞内信号转导通路，由效应蛋白介导细胞产生适应性反应，增强对缺血的耐受。

在短暂缺血过程中释放的可以刺激细胞内信号途径并导致细胞保护反应的一类物质称为内源性触发因子，包括腺苷、去甲肾上腺素、缓激肽、血管紧张素Ⅱ、内皮素等多种神经内分泌、旁分泌和自分泌因子。

参与预适应保护的有多种蛋白激酶介导的信号转导通路，较重要的是：①蛋白激酶C(protein kinase C, PKC)通路。短暂的缺血-再灌注可增加腺苷等释放，作用其受体激活PKC。活化的PKC可调节多种蛋白质的磷酸化，改变其功能，如催化肌钙蛋白磷酸化、激活离子通道等。PKC还可以通过激活转录因子启动基因转录和蛋白质合成，参与预适应延迟保护作用的调节。②蛋白激酶G(protein kinase G, PKG)通路。一氧化氮可激活鸟苷酸环化酶，导致细胞内cGMP升高，激活PKG，引起血管扩张和抑制白细胞激活。PKG可以催化受磷蛋白磷酸化，增强肌质网钙泵的钙摄取，并可降低肌原纤维对钙离子的敏感性，从而使钙超载引起的心肌过度收缩的危险性降低。③再灌注损伤救助激酶通路。细胞凋亡是严重再灌注损伤的主要因素。预适应可以激活促细胞存活的激酶级联反应，特别是磷脂酰肌醇-3激酶/Akt信号通路和细胞外信号调节激酶通路，通过抗凋亡作用促进细胞存活，起到心肌细胞保护的作用（图）。

（吴立玲）

xīnjī quēxuè hòushìyìng

心肌缺血后适应 myocardial ischemia postconditioning

缺血组织再灌注即刻进行多次短暂干预性再灌注和缺血后恢复持续灌注减轻再灌注损伤的现象。

在临床实践中绝大多数器官缺血具有不可预见性，因而预适应在临床的应用受到了限制。2003年赵志清(Zhao ZQ)等首先报道，结扎犬心左冠状动脉前降支60分钟，予以再灌注30秒、再结扎30秒的连续3次循环，随后再灌注3小时，可以减少活性氧生成，减轻微血管损伤和细胞凋亡，缩小心肌梗死范围，从而提出心肌缺血后适应的概念。在多个种属的动物模型和患者中已证实缺血后适应具有减轻缺血-再灌注损伤的效果，为内源性缺血细胞保护从实验室向临床的过渡提供了新的契机。

缺血后适应与预适应的保护机制相似，在再灌注的最初几分钟内触发腺苷、阿片肽、缓激肽和一氧化氮等多种内源性生物活性物质的释放，激活再灌注损伤救助激酶(reperfusion injury salvage kinase, RISK)通路，抑制线粒体膜通透性转换孔(mitochondrial permeability transition pore, mPTP)的开放和促进线粒体K_{ATP}通道的开放，起到抗凋亡和促细胞生存等作用。

RISK通路包括磷脂酰肌醇-3激酶(PI3K)和细胞外信号调节激酶(ERK)两条信号转导通路，是介导缺血后适应保护作用的关键途径。PI3K可被生长因子、细胞因子和激素等细胞外信号激活，引起丝氨酸/苏氨酸蛋白激酶Akt的磷酸化，调控细胞存活、糖原合成、葡萄糖摄取和基因表达。ERK是丝裂原活化蛋白激酶家族的主要成员，激活后诱导某些应激性蛋白的表达，如热休克蛋白、超氧化物歧化酶、一氧化氮合酶、K_{ATP}和抗氧化因子等，在细胞的生长与存活中发挥重要的作用。

在RISK通路与缺血后适应保护的关键细胞内靶点mPTP和K_{ATP}之间的具体联系尚不清楚，其中较受重视的主要有：①内皮型一氧化氮合酶(eNOS)。Akt磷酸化eNOS，促进一氧化氮产生。一氧化氮可通过抑制mPTP开放、促进血管扩张和保护内皮功能等发挥保护作用。②糖原合成酶激酶-3β(GSK-3β)。生理状态下，GSK-3β是参与糖原代谢的关键酶，RISK通路激活促进GSK-3β磷酸化使其失去活性，从而抑制mPTP开放。③核糖体S6蛋白激酶(p70S6K)。p70S6K控制着翻译元

件的生物合成，是蛋白质合成的必需激酶，在保护性蛋白质合成过程中起重要作用。④线粒体K_{ATP}通道。RISK通路激活可以促进线粒体K_{ATP}通道蛋白的磷酸化，减轻细胞凋亡和坏死，同时线粒体K_{ATP}通道也是mPTP的调节因子（图）。

mPTP开放是再灌注后缺血细胞由可逆性损伤转变为不可逆损伤的关键因素，在缺血预适应和缺血后适应的心肌保护中处于核心地位，已成为保护缺血细胞的重要靶点。从再灌注心脏提取的线粒体在钙刺激下mPTP迅速开放，同时可见线粒体肿胀和膜破裂。预适应和后适应均使线粒体对钙超载的抵抗力增强，减慢mPTP开放，减轻线粒体肿胀和嵴破裂，明显缩小心肌梗死的面积。

（吴立玲）

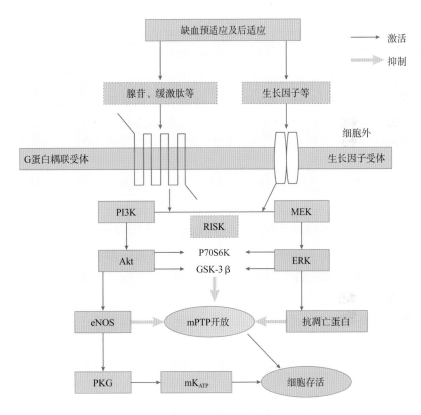

图　预适应及后适应的保护机制

注：介导预适应早期保护作用的效应蛋白主要是线粒体ATP敏感性钾通道(KATP)和线粒体通透性转换孔(mPTP)，介导预适应延迟保护作用的效应蛋白主要是热休克蛋白和超氧化物歧化酶。

微循环障碍 microcirculation disturbance 微血管、微血流与微血管周围细胞分子水平功能或器质性紊乱所致的微循环血液灌注障碍。微循环可以作为很多病理过程和疾病的原发或继发的应答器官，从而出现微循环障碍。此时主要出现3方面的变化：①微血管功能障碍。表现为各种全身性或局部产生的体液因子（如去甲肾上腺素，内皮素，一氧化氮等）引起的微血管收缩和舒张功能障碍，微血管自律运动功能紊乱，缺血缺氧、细菌毒素等引起微血管内皮细胞损伤或功能障碍，使微血管内皮细胞入胞活动增加，紧密连接开放，微血管通透性升高，血管新生诱导因子引起的微血管（包括微动脉和毛细血管）新

生异常等。由于微血管内皮面积很广，它能产生很多调节微血管、微血流和微血栓形成的物质，而且内皮细胞表面有多种受体，接受从微血管、微血流和微血管外来的各种信号，是多条重要信号转导通路的起点，因此微血管功能障碍不仅影响微血管本身，而且还产生多种全身性影响。②微血流紊乱。全身性或局部因素引起血液有形成分和血浆流态的变化。血小板黏附聚集发生较早，常在血管内皮细胞损伤的基础上发生，是血栓形成的第一步。病因的直接作用和血浆因素均可引起红细胞表面带电减少，红细胞聚集，形成团块，轻者由于红细胞带氧表面积减少而促进缺氧，重者因红细胞聚集的团块堵塞微血管，使下游毛细血管网中血液灌注急剧降低，红细胞变形能力下降更加重了这种变化，严重时周围的组织细胞发生坏死。炎症时微血管内皮细胞表面表达黏附分子，白细胞表面黏附受体激活，因此白细胞沿微血管内皮细胞表面滚动、黏附甚至有白细胞堵塞微血管。与此同时，血浆轴流破坏，边流消失，微血管中央的血浆"环形运动"紊乱，进一步破坏微血流的正常流动，及其与周围组织细胞的物质交换。③微血管周围的变化。微血管通透性升高引起微血管外液体积聚，间质压力增加。微血管基膜增厚（如糖尿病肾病）、周细胞激活、血管外基质成分激活等均可对微循环的灌注功能发生影响。

微循环障碍的表现形式很多，但临床常见的主要是低灌注状态、无复流现象和缺血再灌注损伤3种。

（金惠铭）

dīguànzhù zhuàngtài

低灌注状态 hypoperfusion state

在有关病因作用下，体内重要脏器微循环血液灌注短时间内急剧降低导致低血流的病理状态。有血压降低、尿量减少、意识模糊、动脉血乳酸含量进行性升高等表现，故有人将低灌注状态称其为低灌注综合征或称低血流状态，在很多疾病发病的过程中均可见到，它是很多疾病发病的中间环节。以严重感染为例，细菌与内毒素的作用致微血管痉挛，微血管通透性升高，微血管外基质水肿，基质压力升高，压迫微血管，同时微血流浓缩，血细胞黏附、聚集和嵌塞，微循环血液灌注急剧减少。广义的低灌注状态还包括无复流现象，主要是指局部血管严重痉挛、阻塞时，相应组织器官缺血，此时若使血管再通，试图重新恢复血流，但有时缺血区并不能得到充分的血液灌注，没有血液恢复流动的现象称为无复流。此现象常见于心肌，但也可见于脑、肾、骨骼肌等处。无复流造成的组织损伤实际上是缺血性损伤在时间上的延续和程度上的叠加。引起无复流的主要原因是微血管内皮细胞的肿胀、微血管外间质中由渗出液引起的组织间压增高和血小板聚集和（或）白细胞嵌塞引起的微血管堵塞，从而使狭窄的和（或）嵌塞的微血管远端区域内发生血液低灌注状态。

（金惠铭）

wēixuèguǎnbìng

微血管病 microangiopathy

微血管、微血流和微血管外基质的细胞形态改变和（或）功能紊乱所致的疾病。根据病因及其在疾病发生发展中的作用，微血管病一般可分为急性和慢性两种。急性微血管病如血栓性微血管病、休克、弥散性血管内凝血(disseminated intravascular coagulation, DIC)等。这类微血管病在疾病发生发展中起主导作用，决定疾病的进程与预后。与其相对应的是慢性微血管病，糖尿病微血管病即是典型的代表，此时微血管病的发生与该病并发症的形成和疾病的结局有密切联系。下述是几种常见微血管病。

微血管病性溶血性贫血 休克、DIC、血栓性血小板减少性紫癜、恶性高血压、播散性癌症伴发溶血性贫血等患者的外周血象中有时会出现各种红细胞碎片。研究发现，这些疾病具有一个共同的发病环节即微血管的病变。红细胞碎片主要是在微血管产生病变的基础上造成的，此时红细胞碎片因表面张力的关系发生溶血，此种出现红细胞碎片的贫血称为微血管病性溶血性贫血。而红细胞碎片的出现主要是因微血管内有网状纤维蛋白丝形成，循环着的红细胞黏附后，血流的不断冲击，引起红细胞破裂（图）。再加上缺氧、酸中毒使红细胞变形能力降低，红细胞通过纤维蛋白网孔时更易受到机械性损伤。

血栓性微血管病 有关器官因血管内皮细胞损伤引起纤维蛋白在局部沉积，甚至有微血栓形成，引起有关脏器的微循环障碍。在某些肾脏疾病、妊娠期高血压、溶血性尿毒症性综合征、血栓性血小板减少性紫癜、恶性高血压、多发性结节性动脉炎、系统性红斑狼疮、肾移植后排异等较为常见。

糖尿病微血管病 一种典型的慢性微血管病。糖尿病患者常常合并微血管病，而且成为糖尿病各种慢性合并症的病理生理基础。糖尿病微血管病可以在体内许多器官发生，如糖尿病肾病、糖尿病视网膜病、糖尿病神经病变等（见糖尿病）。

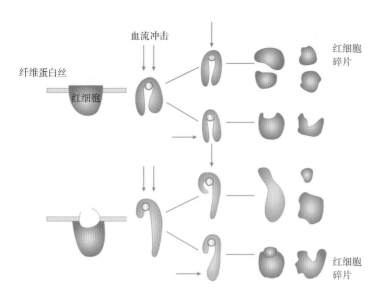

图 红细胞碎片的形成机制模式图

微血管性心绞痛 一种特殊类型的心绞痛。有10%~30%的心绞痛患者在做冠状动脉造影时无阳性发现，其中女性患者较多。一般认为病变可能在冠状动脉的微血管，称其为微血管性心绞痛。由于病变的具体位置不明，因此也有人称其为X综合征。其发病机制可能与冠状动脉微血管内皮功能紊乱所致的冠状动脉舒张功能储备不良和异常收缩有关。

多器官微血管病 由于免疫功能障碍使微血管病变在多个脏器同时或先后出现，称其为苏萨克综合征(Susac syndrome)，好发于青春期女孩，表现为急性弥漫性脑脊髓炎，脑、视网膜和内耳同时有微血管病。严重者可有听觉丧失。

微血管病的发病机制尚未完全阐明，可能与氧化应激有关。多种原因产生的氧自由基或硝化应激产生过氧亚硝酸盐自由基均可直接损伤微血管内皮细胞，造成微血管功能障碍，如内皮依赖性血管舒张反应障碍等。微血管病时微血管内皮细胞和（或）巨噬细胞的激活，炎症因子产生增加，使微血管形成一种轻度的慢性炎症性病变。此外，蛋白激酶C的激活也可能在各种微血管病的发病中起一定的作用。

（金惠铭）

wēixuèguǎn shū-suō gōngnéng zhàng'ài

微血管舒缩功能障碍 microvascular dysfunction 微血管对各种刺激产生异常舒缩反应的病理状态。微血管功能障碍是微循环障碍的主要表现之一，其成因和表现形式多样。

微血管痉挛或扩张 在某些致病因素作用下，微血管可发生痉挛或舒张。微动脉和毛细血管前括约肌收缩，可因收缩程度不同而出现不同程度的微循环灌注量减少及不同的微血管形态改变，如微血管口径粗细不匀而呈串珠状；红细胞断续流经微血管而使其血流呈断线状，有时因微血管强烈收缩，以致红细胞甚至血浆均不能通过毛细血管而使毛细血管"消失"，造成单位面积中毛细血管密度下降，微循环灌注量减少，甚至完全缺如。在某些危重病时可能由于血流缓慢，切变应力改变，血流从大血管流向微血

管时，微血管中出现只有血浆流入，而无血细胞进入的现象，称其为撇流现象。此时，没有血细胞特别是没有红细胞流入毛细血管，周围组织细胞无法取得氧气，但是血浆的流动能带出代谢产物，这是低流状态下微循环的一种调节和代偿。微静脉收缩时，常引起毛细血管内血液淤滞，出现血流流速减慢，血色变暗，甚至停止流动。在病理情况下，微静脉和毛细血管舒张常比微动脉明显多见。此时，微血管张力降低，常呈锯齿状扩张。有时局部微血管明显舒张形成微小血池或微血管瘤。微循环障碍严重时，微血管对血管活性物质反应性降低甚至消失，使微血管处于麻痹状态，导致微血管口径明显扩大，并伴有明显的血液淤滞。

神经-体液调节障碍 微血管痉挛和舒张主要是通过神经和体液调节途径实现的。如在致病因素作用下，交感-肾上腺髓质系统和肾素-血管紧张素系统兴奋，可使微血管发生痉挛，而局部体液因子（如一氧化氮）和代谢产物却常使微血管舒张。心血管系统合成和分泌多种小分子的生物活性物质，这些生物活性分子具有分子量小、种类繁多、分布广泛、调节灵活和生物作用复杂等特点，对微循环功能进行复杂调节，以维持心血管稳态，在心血管疾病的发生和发展中具有重要意义。常见的血管活性多肽如内皮素、肾上腺髓质素、降钙素基因相关肽、血管紧张素、心房钠尿肽、尾加压素等，它们均来源于大分子前体肽原。不同的血管活性肽分子和同一肽原及体内的众多酶解片段共同构成了极其复杂的调节网络。这些血管活性肽以内分泌和旁分泌/自分泌的方式，通过

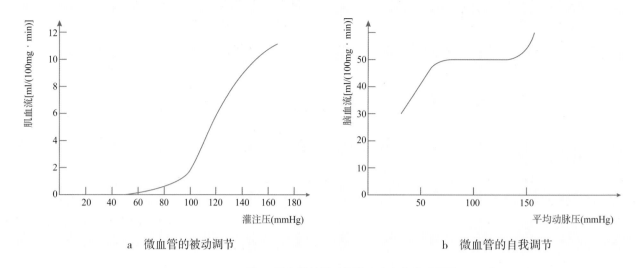

a 微血管的被动调节   b 微血管的自我调节

图1　微血管的被动调节（左）与自我调节

其靶细胞表面的G蛋白耦联受体，在微血管局部发挥其调节血管舒缩、细胞增生、迁移和分泌等复杂的生物学作用。此外，已发现除一氧化氮外的气体小分子活性物质一氧化碳、硫化氢等对微血管也有一定的调节作用。

微血管中微动脉、毛细血管前括约肌比微静脉有更多的交感神经末梢，因此它们对交感神经的调节比较敏感，毛细血管壁上缺少神经末梢，因此它对神经调节的反应不敏感。

特殊调节障碍　为了维持微循环灌注量的稳定，微血管除了受神经体液调节外，还有自身的特殊调节。这种特殊调节一方面在体循环、肺循环少见或是不重要的，但对微循环来说则多见而重要；另一方面，它在一定范围内是生理调节，超过一定限度又有病理意义，微血管的被动调节与自我调节就是这种特殊调节中的一种。不同器官的微血管对不同的刺激产生各种不同的反应，在动脉血压与微循环灌注量的变化之间，微血管有两种调节方式，一种为微血管被动（压力-血流）调节类型：随血压下降，微血管收缩，微血管灌注量下降，而且在开始时下降尤剧（图1a），常见于皮肤、骨骼肌等。另一种为微血管自我调节类型：调节曲线呈S形（图1b），开始时随血压下降，微血管收缩，微血管灌注量下降，但微血管收缩到一定程度，血管不再痉挛，甚至有轻微扩张，因此微循环灌注量稳定在一定水平上（曲线上出现一个平段），此时即使血压继续下降，灌注量变化却不大，直到血压剧烈下降超过一定范围后，灌注量才有第二次明显下降。因此，曲线的平段处实际上是一个代偿期，灌注量第二次下降，提示失代偿出现，主要见于心、脑等器官。微血管特殊调节的机制尚未完全阐明。一般认为，微血管的被动调节是一种被动的肌源性调节，这是一种牵张反射，当微血管管壁（如微动脉）受灌注血量减少的刺激时，压力感受器兴奋降低，传入纤维可能行走于迷走神经中，其传入冲动减少，引起交感紧张性加强，迷走紧张性降低，微动脉受交感神经支配，壁上α受体丰富，因而引起微动脉收缩。微血管自我调节的机制一般认为与腺苷有关（图2）。如以心脏为例，当微血

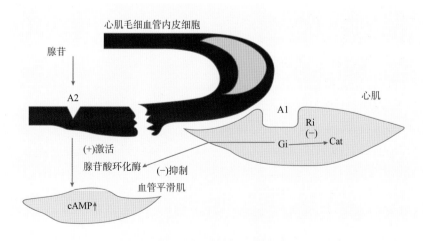

图2　微血管自动调节的腺苷机制
注：G.腺苷；R.受体；Cat.儿茶酚胺

管痉挛收缩时，微循环灌注量减少，心肌氧分压降低，从而促使细胞内的腺嘌呤核苷分解产生腺苷，后者透过细胞膜到组织和血管，与特异性腺苷受体结合后引起微血管扩张。

（金惠铭）

微血管自律运动紊乱 dysfunction of microvascular vasomotion 微血管自律运动异常减弱或增强的病理状态。正常微血管具有自动产生不受心脏控制的节律性舒缩能力，称为微血管自律运动，在观察人体手指甲襞微循环或球结膜微循环时，微血管的节律性开放和关闭现象每分钟发生0~6次，同时伴有节律性血流加快或减慢，以及周期性的压力波动。其发生机制尚不清楚，有人认为微血管自律运动现象的存在支持毛细血管有主动收缩能力，它能在无平滑肌的情况下主动收缩（通过胞质里的微丝），或者可以通过毛细血管外周的周细胞收缩造成。但有人认为毛细血管的"收缩"是被动的，它发生在毛细血管前括约肌主动收缩后，并紧接着产生毛细管内压降低，被动的管腔萎陷可导致毛细血管的完全关闭，扁平的内皮细胞变成球形。微血管自律运动是一种具有独特频率和振幅的运动波，在血管壁上传播的生物波是一种复杂的周期信号。它运动频率的大小与机体的血压或脉搏无直接关系，波动振幅与该局部微血管的平均管径的比值随微血管的变小而增大。越细的微动脉，其自律运动的相对振幅越大。也有人发现微静脉与淋巴管中有微血管自律运动的现象。微血管自律运动的起搏点可能在微动脉分支处。实验证明，各种微血管自律运动现象均可被

麻醉、交感神经阻断剂、发热所抑制，又可在出血、紧张、针刺等应激情况下和某些疾病时加剧。部分高血压病、系统性红斑狼疮、脉管炎及糖尿病患者在症状明显时微血管自律运动明显升高，随病情缓解而降低或恢复。因此微血管自律运动可以作为衡量某些疾病时微血管功能状态的指标。临床应用山莨菪碱治疗休克已取得一定疗效，以往对其治疗的机制认为与其具有扩血管作用有关，但已有一系列实验证明山莨菪碱的作用比较广泛，它所具有的重要作用之一是加强微动脉自律运动的振幅和频率，激活处于抑制状态下的微动脉自律运动，从而使局部血流发生重新分布，改善重要器官缺血区的组织和器官的血流灌注，这种作用不仅仅是扩血管效应所致。有报道在动物实验（如鼠类）中可应用向体外灌流的肠系膜表面滴注1:1000去甲肾上腺素的方法复制微血管自律运动增强的模型（图1），将此模型用于研究疾病时微血管自律运动的变化及其意义，发现中药川芎嗪在扩张微血管的同时可抑制微血管的自律运动（图2）。

（金惠铭）

微血流紊乱 disturbance of microvascular blood flow 血液有形成分和（或）血浆异常造成微血管中血液流动障碍的病理状态。各种器官组织中微循环血液灌注障碍的发生不仅取决于各处微血管功能障碍，还与微血流流动状态（流态）密切相关。引起微循环血流紊乱的因素很多，但以微血流中各种血液有形成分（红细胞、白细胞和血小板）流态的改变最重要。

血小板流态异常 黏附性和

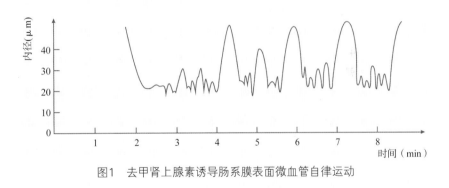

图1 去甲肾上腺素诱导肠系膜表面微血管自律运动

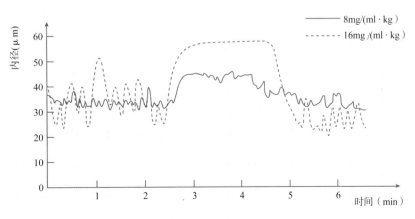

图2 川芎嗪抑制肠系膜表面微血管自律运动

聚集性是血小板具有的两个重要特性。血小板受到内毒素、创伤、多种体液因素以及血流剪切力或血细胞碰撞等作用后激活，然后发生血小板黏附和聚集。此外，微血管内皮细胞损伤是血小板黏附聚集导致微血流障碍的一个重要原因，也是血栓形成的第一步。血小板黏附的机制较复杂，一般来说，参与血小板黏附的主要因素包括有血小板膜上的糖蛋白Ib(GPIb)、血浆中的von Willebrand因子(vWF)及内皮下的胶原、微纤维等。GPIb与血小板黏附的关系最为密切。血小板发生黏附时vWF先与内皮下组织结合，随后再与血小板膜上的GPI相结合。胶原是内皮下组织中血小板黏附的主要成分，黏附的活性部位可能是胶原分子的一个九肽。此外，内皮细胞损伤后暴露出来的微纤维也可能与vWF连接。血流在流动过程中，高切变应力下胶原是血小板黏附的主要部位，而低切变应力下微纤维是主要黏附处，纤维粘连蛋白、凝血酶敏感蛋白也可能参与了血小板与胶原的黏附。血小板黏附后释放出腺苷二磷酸(ADP)、血栓素A₂等，又进一步促进血小板的黏附与聚集，聚集的血小板再进一步发生释放反应，造成血小板黏附、聚集的恶性循环（图1），黏附、聚集的血小板团块受血流冲击脱落形成血小板微聚体，这是血栓形成的核心。

血小板糖蛋白Ⅱb/Ⅲa是纤维蛋白原和vWF的受体，它与血小板聚集密切相关。血小板发生聚集时还需要纤维蛋白原和Ca²⁺参与。血小板激活后参与黏附聚集有关的受体还有很多（图2）。

红细胞流态异常 正常情况下红细胞表面均带负电，人红

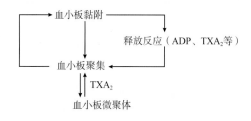

图1 血小板黏附与聚集间的恶性循环

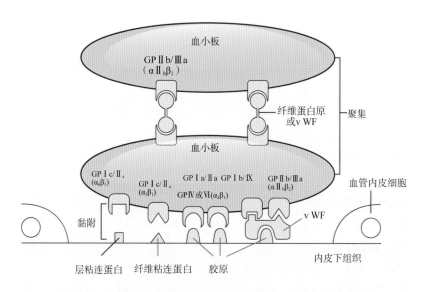

图2 血小板黏附聚集的分子机制

细胞在血浆中的表面电荷量为(14.5~16.4)×10⁻⁵静电单位。已知红细胞表面负电荷的主要来源是糖蛋白上涎酸的羧基和其他蛋白的α羧基，较次要的为β、γ羧基。正常时相邻的红细胞表面所带电荷比较接近，因此它们相互接近的最小距离为20nm。疾病时红细胞表面电荷明显减少，如失血性休克犬红细胞表面电荷减少25%，这是引起红细胞聚集的主要原因。创伤、内毒素等病因均可直接作用于红细胞，使其表面电荷减少，或者此时血浆中有些异常蛋白吸附在红细胞表面，遮盖了红细胞膜表面带负电的基团，使红细胞表面带的负电荷减少。此外，还可能是由某些外来物质（如高分子物质）使血细胞间形成一些"桥"，使血细胞间的"桥力"超

过原来的电荷排斥力，从而形成红细胞聚集。早期的红细胞聚集常在血流减慢的情况下形成，如微血流速度从正常0.8mm/s减慢到0.1~0.2mm/s，即可有20~30个红细胞组成一个缗钱状团块，但比较多见的是4~5个红细胞的聚集。轻度红细胞聚集时，显微镜下血流可呈颗粒状；重度红细胞聚集时，血浆与血细胞分离，即流动的血液中常见间断的血浆。聚集的红细胞大多仍保持流动，在血流速度加快或适当的治疗后（如静脉注射低分子右旋糖酐增加红细胞表面电荷），聚集的红细胞仍能解聚，而且此时红细胞膜未破，因此上述变化是可逆的。早期的红细胞聚集较松散，变化可逆性强，程度较轻时对机体危害不大，但严重的红细胞聚集危害较大。

红细胞聚集形成的大团块可以堵塞微血管，从而使相应的微循环区域缺少血液灌注。红细胞聚集后，红细胞带氧的表面积明显减少，因此加重机体缺氧。聚集的红细胞流速较慢，此种红细胞团块通过脾、骨髓等血窦时，易挤压、破碎，从而容易被单核-吞噬细胞系统吞噬。

红细胞流态紊乱的另一个重要变化是红细胞变形性降低。红细胞膜的微黏度降低、胞质内黏度的变化、细胞表面积与体积之比变小、胞膜特性（主要是骨架蛋白中的膜幻影蛋白）的变化是红细胞变形能力降低的主要决定因素。此外，膜流动性本身也是决定红细胞变形性大小的一个直接重要因素。

红细胞聚集与变形性下降常造成微循环血液灌注减少，聚集的红细胞团块和（或）变形能力下降的红细胞均可堵塞口径大小不一的微血管，此时主要受影响的器官为肝、脾、肺、骨髓等有窦状毛细血管或毛细血管丰富的器官和组织，致使其堵塞下游的微循环血液灌注量降低。红细胞聚集及红细胞变形能力下降均可使血液黏度增加，特别在高切变率时血液黏度增加尤其明显，最后造成血流阻力加大，微循环障碍形成或加重。

白细胞流态异常　包括以下几种。

白细胞的黏附　正常情况下，微静脉、毛细血管中血流缓慢，偶可见到白细胞沿着血管内皮细胞表面贴壁发生早期的滚动或晚期的黏附现象，病理情况下上述变化明显加重。白细胞与血管内皮细胞间的黏附受两种作用相反的力的影响，一为血流的切变应力，另一个为白细胞与内皮细胞

间的黏附力。切变应力是血液流动时产生的对血管壁起冲击作用的力，它可防止白细胞与内皮细胞间的黏附。切变率是血液内部活动的重要因素。实验研究证明，切变率较高($400\ S^{-1}$)时，白细胞不会发生黏附，切变率明显降低（<$180\ S^{-1}$）时，则白细胞黏附容易发生。由于微血管中血流的切变率比大血管低，因此微血流中的白细胞容易发生黏附。各种微血管中，微静脉中切变率最低，最易发生黏附，其次为毛细血管和微动脉。此外，白细胞与血管内皮细胞间的黏附是一种受体与配体结合的过程。已知白细胞膜上有黏附受体，是一种黏附蛋白，内皮细胞表面又存在相应的配体（黏附蛋白），白细胞黏附时两者发生特异性结合。这些黏附分子的主要成分是糖蛋白。白细胞在受到各种体液性物质作用后（如脂多糖，肿瘤坏死因子-α等），黏附分子在相应的细胞膜上表达增加激活，使受体与配体间的作用增强。一般来说，介导早期白细胞贴壁滚动的是选择素家族，而介导晚期白细胞黏附的是整合素家族。白细胞与内皮细胞表面的相应受体与配体不断有新的发现。现举例如表。

白细胞的嵌塞　白细胞与红细胞比较，前者体积较大，而且是一种有核细胞，变形能力较弱，

流经小血管流速较慢，只能依靠其胞质周边的膜发生皱缩或折叠缩小细胞直径。病理情况下，微血流中白细胞容易发生嵌塞，如感染性炎症时，白细胞大量增加，严重时甚至有白细胞的肿胀、胞质中有中毒颗粒出现，因而败血症时流过微静脉与毛细血管的白细胞更容易发生嵌塞。有人报道，当外周血白细胞增加到20×10^9/L以上时，心肌、骨骼肌中直径5μm的毛细血管因白细胞嵌塞，可有50%的时间无血流灌注，可引起严重的缺血缺氧表现。在白血病和类白血病反应时，白细胞数目剧增，再加上外周血中出现较多的幼稚白细胞，其核较大变形能力更差，微血管中更容易产生白细胞嵌塞（图3）。白细胞在微血

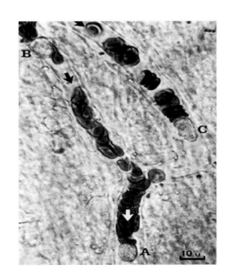

图3　毛细血管中嵌塞的白细胞
注：A、B、C为嵌塞的白细胞

表　白细胞与内皮细胞黏附蛋白的配对关系

白细胞膜上受体	内皮细胞膜表面配体
CD11a/CD18	ICAM-1或ICAM-2
CD11b/CD18	ICAM-1
CD11c/CD18	?
SLeX, LeX	ELIAM-1
VLA-4	VCAM-1

注：SLeX.涎酸化的Lewis X抗原；LeX.未涎酸化的Lewis X抗原

管中发生黏附与嵌塞可影响微循环血液灌注，主要表现及后果是：①若个别毛细血管发生轻微的白细胞黏附嵌塞，毛细血管血流的短暂停止，出现在局部的小范围内，这可能是调节毛细血管开放、关闭的一种机制。②白细胞黏附、嵌塞在毛细血管中时，其嵌塞是不完全的，此时红细胞虽无法通过嵌塞局部，但白细胞嵌塞边缘的缝隙处仍可有血浆通过，因此形成嵌塞前端是透明的血浆段，嵌塞后端是缗钱状重叠的红细胞段，出现了微循环中血浆和血细胞分布不均的现象，严重时造成局部区域缺氧。③白细胞的黏附嵌塞是无复流现象发生的原因之一。④长时间的黏附、嵌塞可引起白细胞激活甚至破损，产生自由基白三烯和溶酶体酶，破坏周围组织。

(金惠铭)

hūxī gōngnéng bùquán

呼吸功能不全 respiratory insufficiency 累及肺与外界气体交换或肺泡与血液之间气体交换，导致动脉血氧分压降低或伴动脉血二氧化碳分压升高的病理状态。

人体必须不断通过呼吸与外界环境进行气体交换，摄取空气中的氧，排出机体代谢产生的二氧化碳。广义的呼吸包括3个基本环节：①外呼吸。包括肺泡与外界的气体交换（肺通气）及肺泡与血液之间的气体交换（肺换气）。②气体在血液中的运输。③内呼吸。气体在血液和组织、细胞之间的交换及细胞内的生物氧化。机体具有很强的呼吸储备能力，可通过提高外呼吸功能满足机体的代谢需要。正常成人在海平面静息时的动脉血氧分压(PaO_2)为$(100-0.32×年龄)±5mmHg$，动脉血二氧化碳分压($PaCO_2$)的正常范围为$36~44$ mmHg。各种病因引起外呼吸功能障碍时，呼吸储备能力下降，静息时虽能维持一定的PaO_2，但代谢需要增加时，则PaO_2降低或伴有$PaCO_2$升高，并出现一系列临床表现。呼吸功能不全包括整个外呼吸功能障碍的过程，在早期通过动用呼吸储备尚能满足静息时代谢需要，为呼吸功能不全代偿期，呼吸衰竭则进入呼吸功能不全的失代偿期，是呼吸功能不全的严重阶段。呼吸功能不全的病因包括所有阻碍呼吸运动和肺内气体交换的、从呼吸中枢到外周肺泡的各种病变。呼吸功能不全可按照不同的方法分类：根据发生的快慢和持续时间可分为急性和慢性，急性呼吸功能不全一般发病急，往往来不及代偿就进入呼吸衰竭阶段；慢性呼吸功能不全发病缓慢，持续时间长，早期一般可通过代偿维持静息时的PaO_2，不出现临床症状，失代偿时进入呼吸衰竭阶段，发生严重的病理生理变化；按照发病机制不同可分为通气型呼吸功能不全和换气型呼吸功能不全；按发病部位可分为由颅脑或脊髓病变引起的中枢性呼吸功能不全及呼吸器官或胸腔病变引起的外周型呼吸功能不全。呼吸功能不全的病理生理改变主要为低氧血症或伴有高碳酸血症，以及继发的各种病理生理变化与临床症状。

(高钰琪 陈建)

hūxī shuāijié

呼吸衰竭 respiratory failure 肺通气功能和（或）换气功能严重障碍使机体与外环境不能进行有效气体交换，导致在海平面静息条件下吸入空气动脉血氧分压(PaO_2)低于60mmHg，伴有或不伴有动脉血二氧化碳分压($PaCO_2$)高于50mmHg的病理状态。吸入气氧浓度(FiO_2)不足21%时，呼吸衰竭指数(respiratory failure index, RFI)也可作为诊断呼吸衰竭的指标，$RFI=PaO_2/FiO_2$，通常$RFI≤300$可判断为存在呼吸衰竭。

病因和发病机制 从呼吸中枢到外周呼吸道和肺泡，凡是能严重阻碍肺通气和（或）换气过程的病变，均能导致呼吸衰竭。常见的病因如下。

神经肌肉病变 脑外伤、脑血管病变、脑炎、麻醉意外、过量安眠药或镇静药等直接或间接抑制呼吸中枢；多发性神经炎、脊髓灰质炎引起神经肌肉接头阻滞，影响呼吸冲动的传导；低钾血症性周期性瘫痪和重症肌无力等损害因素直接抑制呼吸肌，降低呼吸动力导致通气不足。

胸廓病变 胸廓外伤、手术创伤、气胸、胸腔积液、严重畸形等，影响胸廓活动和肺的扩张，导致通气功能障碍，同时影响吸入气体在肺内的分布，造成分布不均，引起换气功能障碍。

肺组织病变 肺气肿、肺水肿、肺炎、急性呼吸窘迫综合征、重度肺结核、弥散性肺纤维化、硅沉着病等，可引起通气量、有效弥散面积减少以及通气/血流比例失调，导致通气和换气功能障碍。

呼吸道病变 上呼吸道异物、肿瘤、炎症等可引起中央气道狭窄，导致通气不足。更常见的是慢性阻塞性肺气肿、慢性支气管炎、细支气管炎、支气管哮喘等引起的呼吸道阻塞，导致通气不足、气体分布不匀造成的通气/血流比例失调，容易发生二氧化碳潴留。

肺血管病变 肺血管栓塞、肺毛细血管瘤、肺梗死等引起肺循环障碍，影响静脉血的氧合，使部分静脉血未经充分氧合即流入肺静脉，导致动脉血氧分压下降。

分类 可根据动脉血气分析、病变部位、病程或发病机制进行分类。①按动脉血气分析分型。可分为Ⅰ型呼吸衰竭和Ⅱ型呼吸衰竭。Ⅰ型呼吸衰竭，又称为低氧血症型呼吸衰竭，$PaO_2 < 60mmHg$，但$PaCO_2 < 50mmHg$，常见于通气与血流比例失调、弥散功能降低和肺动-静脉分流增加所致换气功能障碍的病例。Ⅱ型呼吸衰竭，又称为低氧血症伴高碳酸血症型呼吸衰竭，$PaO_2 < 60mmHg$，同时$PaCO_2 > 50mmHg$，常见于肺泡通气不足所致的通气功能障碍患者。②按病变部位分型。可分为中枢性呼吸衰竭和外周性呼吸衰竭。中枢性呼吸衰竭病变部位在颅脑和脊髓；外周性呼吸衰竭病变部位在外周的呼吸器官、胸腔、呼吸道。③按病程分型。可分为急性呼吸衰竭和慢性呼吸衰竭。急性呼吸衰竭起病急，各种突发原因短时间内引起通气或换气功能严重障碍，常见于脑血管意外、药物中毒、肺梗死、呼吸肌麻痹、急性呼吸窘迫综合征等。急性呼吸衰竭时机体往往来不及代偿，常危及患者生命。慢性呼吸衰竭常由慢性呼吸系统疾病发展而来，患者呼吸功能随着病情的进展而逐渐下降，在某些诱因作用下出现呼吸功能严重障碍。慢性呼吸衰竭常见于慢性阻塞性肺疾病、重症肺结核、肺间质纤维化、肺尘埃沉着病等。慢性呼吸衰竭的常见诱因有：呼吸道感染、肺栓塞；使用安眠药、镇静药、麻醉剂及镇痛药；静脉输液过量、过快，以及其他使呼吸系统负荷增加的因素，如发热、创伤、手术、甲状腺功能亢进等。④按发病机制分型。可分为通气性呼吸衰竭和换气性呼吸衰竭。通气性呼吸衰竭是指肺泡与外界气体间交换障碍所致的呼吸衰竭；换气性呼吸衰竭是指肺泡与肺毛细血管间气体交换障碍所致的呼吸衰竭。

功能与代谢变化 呼吸衰竭时机体出现功能代谢变化的最主要原因是缺氧、高碳酸血症和酸碱平衡紊乱。其对机体的影响取决于起病的急缓、持续时间、程度和机体的代偿能力。

对中枢神经系统的影响 脑组织对氧需求量大，其耗氧量占全身耗氧量的20%左右。中枢神经对缺氧很敏感。轻度缺氧即可引起中枢神经细胞功能障碍，出现头痛、注意力不集中、定向障碍、智力和视力减退等改变；严重缺氧引起中枢神经细胞功能严重障碍、毛细血管通透性增加、脑水肿、脑细胞死亡。患者可表现为烦躁不安、精神错乱、嗜睡、惊厥和昏迷。轻度CO_2潴留可刺激皮质下层，间接兴奋大脑皮质；$PaCO_2$超过80mmHg，可使中枢神经处于抑制状态，称为CO_2麻醉，表现为头痛、烦躁不安、谵妄、嗜睡、抽搐、昏迷等。CO_2潴留可使脑血管扩张，进一步加重脑水肿。呼吸衰竭引起的脑功能障碍，称为肺性脑病，常由Ⅱ型呼吸衰竭引起，其机制为：①缺氧和酸中毒使脑血管扩张，血管通透性增高。缺氧和二氧化碳升高均有扩张脑血管的作用，$PaCO_2$升高10mmHg，脑血流量增加50%。缺氧和酸中毒还可通过损伤血管内皮细胞，引起脑血管通透性升高，促进间质性脑水肿的发生。脑充血、脑水肿又可引起颅压升高，压迫脑血管，进一步加重脑缺氧，形成恶性循环。脑血管内皮损伤，还可能引起血管内凝血，形成微血栓，加重脑微循环障碍，促进肺性脑病的发生。②缺氧和酸中毒损伤脑细胞。缺氧时脑细胞能量代谢障碍，ATP生成减少，引起细胞膜上离子泵功能障碍，导致细胞内钠离子和水增多，出现脑细胞水肿。③酸中毒。脑脊液对酸碱的缓冲能力弱于血液，血液HCO_3^-和H^+不易透过血-脑脊液屏障，脑脊液酸碱平衡调节耗时较长，因此呼吸衰竭时脑脊液酸中毒更加明显（图）。酸中毒可通过激活生成γ-氨基丁酸的脑谷氨酸脱羧酶，使γ-氨基丁酸生成增多，抑制中枢神经系统。酸中毒还可激活磷脂酶，降解膜磷脂，引起生物膜破坏、溶酶体酶释放，造成神经组织的破坏。

对循环系统的影响 一定程度的缺氧可反射性兴奋心血管运动中枢，引起交感神经兴奋，使心肌收缩力增强，心率加快，外周

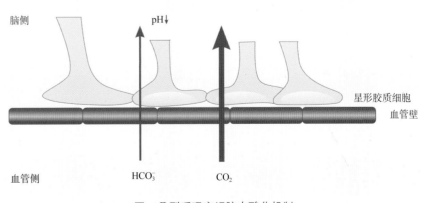

图 Ⅱ型呼吸衰竭脑内酸化机制

血管收缩，血压上升。缺氧能引起肺小动脉收缩而增加肺循环阻力。严重缺氧和二氧化碳潴留可直接抑制心血管运动中枢，使心肌收缩力降低、扩张血管，引起血压降低，严重时可导致心室颤动、心搏骤停。慢性呼吸衰竭可引起肺源性心脏病，表现为右心肥大和心力衰竭（发生机制见缺氧）。呼吸衰竭引起的缺氧、酸中毒、胸内压急剧变化、血液黏度增高等因素也可以影响左心功能。

对呼吸系统的影响　呼吸功能变化与原发疾病密切相关。当PaO_2低于60mmHg，缺氧刺激呼吸的作用才明显。缺氧主要通过颈动脉体和主动脉体化学感受器反射性增强通气。PaO_2低于30mmHg对呼吸中枢有直接抑制作用。CO_2是强有力的呼吸中枢兴奋剂，其刺激呼吸的作用强于缺氧，CO_2可通过颈动脉体化学感受器和中枢化学感受器兴奋呼吸，后者更为重要。但$PaCO_2$超过80mmHg则会抑制呼吸中枢。

对细胞代谢、酸碱平衡和电解质的影响　严重缺氧可抑制细胞氧化磷酸化，促进糖酵解，使ATP生成减少，产生大量乳酸，引起阴离子间隙增高型代谢性酸中毒。通气障碍引起CO_2潴留，造成呼吸性酸中毒，常与代谢性酸中毒同时存在。严重酸中毒可引起血压下降、心律失常，严重时引起心搏骤停。呼吸衰竭患者如过度利尿、过量补碱，可出现医源性代谢性碱中毒。也可因机械通气使用不当，使$PaCO_2$迅速下降，引起呼吸性碱中毒。ATP生成减少，能量不足，引起细胞膜上离子泵功能障碍，细胞外钾离子增多，造成高钾血症，细胞内钠离子增多可引起细胞水肿。

此外，缺氧可损伤肝细胞，导致肝功能异常。严重缺氧时肾血流量减少、肾小球滤过率减少，可发生急性肾衰竭。严重缺氧引起胃肠血管收缩，胃肠黏膜屏障功能减退，酸中毒可增强胃壁细胞碳酸酐酶活性，促进胃酸分泌，导致胃肠黏膜糜烂、溃疡形成。缺氧还可引起继发性红细胞增多。

（高钰琪　廖卫公）

fèipào tōngqì bùzú

肺泡通气不足　alveolar hypoventilation

肺泡扩张受限或呼吸道不通畅引起肺泡与外界气体交换不足。又称呼吸抑制。肺泡通气不足包括限制性通气不足和阻塞性通气不足。

吸气时肺泡扩张受限引起的肺泡通气不足称为限制性通气不足。其原因是：①呼吸肌活动障碍。中枢神经病变，或药物使呼吸中枢受损或抑制，或神经肌肉疾病累及呼吸肌，可因呼吸肌收缩减弱或膈肌活动受限，导致肺泡不能正常扩张而发生通气不足。②胸廓顺应性降低。顺应性是指在外力作用下弹性组织的可扩张性，在呼吸运动中，肺随着胸廓的运动而运动。严重的胸廓畸形、胸膜纤维化、肋骨骨折等可限制胸廓的扩张，胸廓的顺应性降低，可引起限制性通气不足。③肺的顺应性降低。严重肺纤维化或肺泡表面活性物质减少可降低肺的顺应性。胸腔积液或气胸也可使肺扩张受限导致限制性通气不足。

呼吸道狭窄或阻塞引起的肺泡通气不足称为阻塞性通气不足。根据阻塞部位，呼吸道阻塞可分为中央性与外周性。①中央性呼吸道阻塞（图）。指呼吸道阻塞的部位位于气管分叉处以上。若阻塞位于胸外，如声带麻痹、喉头炎症、水肿等，患者表现为吸气性呼吸困难。这是由于吸气时气体流经病灶时引起的压力降低，使呼吸道内压明显低于大气压，导致呼吸道狭窄加重，呼气时则因气道内压大于大气压而使狭窄

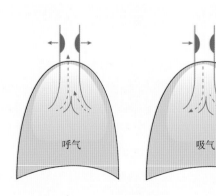

a　胸外阻塞

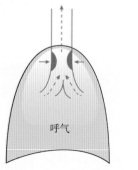

b　胸内阻塞

图　不同类型中央气道阻塞呼气与吸气时气道变化示意图

减轻，患者表现为吸气性呼吸困难。若阻塞位于胸内，吸气时胸内压降低使气道内压大于胸内压，病灶部位狭窄和阻塞减轻；呼气时胸内压升高而压迫呼吸道，使呼吸道狭窄加重，患者表现为呼气性呼吸困难。②外周性呼吸道阻塞。是指内径小于2mm的小支气管或细支气管阻塞。细支气管完全无软骨支撑，管壁薄，与周围的肺泡结构紧密相连，因此随着吸气与呼气时胸内压的改变，其内径也随之变化。吸气时随着肺泡的扩张，细支气管受周围弹性组织牵拉，其口径变大和管道伸长；呼气时则小气道缩短变窄。慢性阻塞性肺疾病主要侵犯这些小气道，反复炎症使管壁增厚、痉挛和顺应性降低，管腔也可被分泌物堵塞，肺泡壁的损坏还可降低对细支气管的牵引力，因此小气道阻力大大增加。吸气时，胸腔内压降低和肺泡扩张对细小气道的牵张作用，小气道口径容易变大，阻塞部位对气流的阻塞作用有一定程度的减轻；呼气时，胸腔内压增加，小气道缩短变窄，加上肺组织对细支气管的牵张作用比正常时降低，故呼气时气道阻力明显增加，用力呼气时，小气道甚至闭合，因此患者主要表现为呼气性呼吸困难。

（高钰琪 蔡明春）

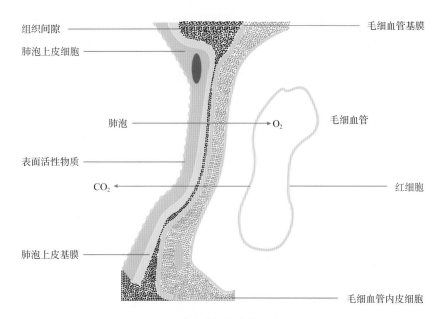

图 肺泡膜氧气弥散示意图

mísàn zhàng'ài

弥散障碍 diffusion impairment

肺泡膜面积减少或肺泡膜异常增厚和弥散时间缩短所致的气体交换障碍。肺泡气与肺泡毛细血管血液之间的气体交换是一个物理性弥散过程。氧气弥散需要经过肺泡内面液体、上皮细胞、基膜、血管内皮、血浆、红细胞膜，最后与血红蛋白结合（图）。弥散障碍的发生机制有：①肺泡膜面

积减少。正常成人肺泡总面积为$50 \sim 100 m^2$，静息呼吸时参与换气的肺泡表面积仅$35 \sim 40 m^2$，运动时增加。由于储备量大，弥散面积减少一半以上才可能发生换气功能障碍。肺泡膜面积减少可见于肺实变、肺不张、肺叶切除等。②肺泡膜厚度增加。肺泡膜的薄部为气体交换的部位，由肺泡上皮、毛细血管内皮及二者共有的基膜所构成，厚度小于$1\mu m$。虽然气体从肺泡腔到达红细胞内还需经过肺泡表面的液体层、管内血浆层和红细胞膜，但总厚度也不到$5\mu m$，故正常气体交换很快。肺水肿、肺泡透明膜形成、肺纤维化、肺泡毛细血管扩张导致血浆层变厚，都可因肺泡膜通透性降低或弥散距离增宽而影响气体弥散。③血液与肺泡接触时间过短。肺泡膜病变的患者静息时一般不会出现血气异常，因为静息时血液流经肺泡毛细血管的时间约为0.75秒，正常情况下，只需0.25秒血红蛋白即可完全氧合。肺泡膜病变时，虽然气体弥散速度减慢，但一般在静息时肺内气体交

换仍可达到平衡。只有体力负荷增大，才会因为血流加快、血液和肺泡接触时间过短而发生明显的弥散障碍，引起低氧血症。

肺泡膜病变时若肺血流增快一般只引起动脉血氧分压(PaO_2)降低，不会使动脉血二氧化碳分压($PaCO_2$)增高。这是因为CO_2在水中的溶解度比O_2大，故弥散速度比O_2快，能较快地弥散入肺泡，与肺泡气CO_2分压取得平衡。只要肺泡通气量正常，就可以保持$PaCO_2$与肺泡气CO_2分压正常。如果存在代偿性通气过度，则可使$PaCO_2$与肺泡气CO_2分压低于正常，患者出现 I 型呼吸衰竭。

（高钰琪 蔡明春）

tōngqì-xuèliú bǐlì shītiáo

通气-血流比例失调 ventilation-perfusion imbalance 肺部疾病时，部分肺泡通气量不足或血流量减少所致肺泡通气量/肺血流量比率降低或增高。正常人静息呼吸时，全肺肺泡通气量(V_A)约为4L/min，全肺血流量(Q)约为5L/min，二者的比率($\dot{V}_A/\dot{Q}$)约为0.8。肺部疾病可引起通气-血流比率失调，

不能进行有效的气体交换，常导致动脉血氧分压(PaO$_2$)降低，严重时发生呼吸衰竭。

血液流经肺部时能否有效地进行氧合并排出CO$_2$，取决于肺泡通气量和血流量之间的合理比例。由于受重力影响，肺各部分通气与血流的分布并不均匀。直立体位时，肺泡的通气量和血流量均为自上而下递增，但血流量的增幅更大，导致各部$\dot{V}_A/\dot{Q}$比率自上而下递减。正常青年人肺尖部$\dot{V}_A/\dot{Q}$比率可达3，肺底部$\dot{V}_A/\dot{Q}$比率则可降低到0.6。但在正常时，机体可通过自身调节，使总的$\dot{V}_A/\dot{Q}$保持在0.8。各种肺部疾病常引起部分肺泡通气不足或血流不足，肺泡通气-血流比例失调，导致气体交换障碍，引起呼吸衰竭。肺泡通气-血流比例失调有两种基本形式：①部分肺泡$\dot{V}_A/\dot{Q}$比率降低。慢性支气管炎、支气管哮喘、阻塞性肺气肿等引起的呼吸道阻塞或狭窄性病变，以及导致肺与胸廓顺应性降低的各种疾病，部分肺泡因阻塞性或限制性通气障碍引起通气严重不足，而血流无相应减少，甚至还可通过代偿轻度增多，导致$\dot{V}_A/\dot{Q}$比率降低，流经这部分肺泡的静脉血未经充分氧合便掺入动脉血内，类似于肺动-静脉短路，称为功能性分流增加。正常成人存在有很少量的功能性分流，在严重慢性阻塞性肺疾病时，功能性分流的量可达到肺血流量的30%~50%，严重影响肺的换气功能而导致呼吸衰竭。②部分肺泡$\dot{V}_A/\dot{Q}$比率增高。肺动脉栓塞、肺血管受压扭曲、肺血管不均匀收缩，都可使部分肺泡血流少而通气多，$\dot{V}_A/\dot{Q}$比率增高。病变部位肺泡通气没有或很少参与气体交换，称为无效腔（死腔）样通气。虽然流经这部分肺泡的PaO$_2$显著

升高，但氧解离曲线特性决定了该部分血液中氧含量的增加很少。此时，非病变部位肺泡血流量显著增多，$\dot{V}_A/\dot{Q}$比率显著降低，血液氧合不足，氧含量和氧分压均下降，来自$\dot{V}_A/\dot{Q}$降低区与$\dot{V}_A/\dot{Q}$增高区的血液混合后使动脉血的氧分压和氧含量均降低。当各种肺部疾病导致无效腔样通气显著增多时，可发生严重的肺换气障碍，引起呼吸衰竭。

（高钰琪 陈 建）

jíxìng hūxī jiǒngpò zōnghézhēng

急性呼吸窘迫综合征 acute respiratory distress syndrome, ARDS

肺内外严重疾病引起肺毛细血管损伤所致以非心源性肺水肿和炎症为特征的临床综合征。属于急性肺损伤(acute lung injury, ALI)引起的一种急性呼吸衰竭。是ALI的最严重阶段。ALI时呼吸衰竭指数(respiratory failure index, RFI)≤300，ARDS时RFI≤200。ARDS的临床特征为呼吸频速和窘迫、进行性低氧血症，X线显示肺部呈现弥漫性肺泡浸润。其病死率高，多器官功能障碍综合征是最主要的死亡原因。

病因和发病机制 ARDS的原因很多，可以是化学因素，如吸入毒气、烟雾、胃内容物等；物理因素，如放射性损伤等；生物因素，如肺部冠状病毒感染等；或全身性病理过程，如休克、大面积烧伤、败血症等；也可见于某些治疗措施，如体外循环、血液透析等。ARDS的发病机制迄今未完全阐明，但已经确认它是系统性炎症性反应。肺泡-毛细血管损伤以及炎症介质的作用，使肺泡上皮和毛细血管内皮通透性增高，引起渗透性肺水肿，致肺弥散功能障碍；肺泡表面活性物质减少或破坏引起肺顺应性下降，

形成肺不张。肺不张、肺水肿进而引起气道阻塞，发生肺内分流；由于炎症介质的作用，肺血管收缩导致无效腔样通气。肺弥散功能障碍、肺内分流和无效腔样通气均使血氧分压降低，导致Ⅰ型呼吸衰竭。极端严重的情况下，肺部的广泛病变、肺的总通气量下降，导致血中CO$_2$分压增高，发生Ⅱ型呼吸衰竭。

功能与代谢变化 ARDS对机体的影响主要是呼吸衰竭引起的组织缺氧以及继发的酸碱失衡和水、电解质紊乱。①低氧血症以及严重或病变晚期的高碳酸血症。②酸中毒。严重缺氧使无氧代谢增强，乳酸等酸性产物增多。因组织缺氧，可出现功能性肾功能不全，肾脏排酸保碱的功能下降。病变晚期的高碳酸血症引起呼吸性酸中毒。③肺动脉高压。ARDS导致肺动脉高压的原因主要是缺氧引起肺小动脉收缩。④肺源性心脏病。不仅因为肺动脉高压加重心脏负荷，缺氧、酸中毒使心肌受损、心肌舒缩功能下降也是重要原因。严重情况下可发生心搏骤停。部分患者出现多器官功能障碍综合征。⑤肺性脑病。是呼吸衰竭引起的脑功能障碍，主要见于Ⅱ型呼吸衰竭。缺氧、CO$_2$潴留和酸中毒对脑细胞和脑血管的影响是主要原因，患者可出现头痛、头晕、烦躁不安、言语障碍等神经、精神症状。⑥功能性肾功能不全。ARDS时肾脏的损害主要是功能性的，可出现少尿、氮质血症以及代谢性酸中毒等紊乱，ARDS所致的缺氧是主要原因，通过兴奋交感神经，使肾血管收缩、肾血流量减少。⑦胃肠黏膜损伤、消化功能下降。严重缺氧、CO$_2$潴留引起的酸中毒可破坏胃黏膜细胞、促进胃酸分泌，因此ARDS可

出现胃黏膜糜烂、坏死、出血。

（高钰琪 谭小玲）

肺性脑病 pulmonary enceph-alopathy

呼吸衰竭引起的脑功能障碍疾病。又称肺心脑综合征。主要见于Ⅱ型呼吸衰竭，多发生于慢性呼吸衰竭的严重期。肺性脑病早期表现为头痛、头晕、记忆力下降、精神萎靡等，继而出现不同程度的意识障碍，轻者表现为嗜睡、昏睡，重则出现昏迷。此外，还可有颅压升高、视盘水肿、扑翼性震颤以及肌痉挛、全身强直-痉挛样发作等运动障碍。精神症状可表现为兴奋、烦躁、言语增多、幻觉、妄想等。

病因和发病机制 肺性脑病常继发于慢性肺部疾病，以慢性支气管炎、阻塞性肺气肿最常见。其他各种急性肺部疾病与呼吸中枢疾病，如重症肺结核、胸廓畸形、肺癌、肺纤维化、特发性肺泡低换气综合征、肺栓塞、肺水肿、上行性麻痹、颅脑损伤、脑干肿瘤、脑干脑炎、进行性延髓麻痹、重症肌无力危象、癫痫持续状态所致的急性或亚急性呼吸衰竭也可引起肺性脑病。在慢性呼吸衰竭患者中，肺性脑病常为下列因素所诱发：呼吸道合并急性感染；大量利尿或应用大剂量糖皮质激素导致水与电解质平衡紊乱；镇静药应用不当；痰液和血块等异物引起呼吸道急性或慢性阻塞；CO_2潴留时吸入高浓度氧。其中以呼吸道合并急性感染最多见。肺性脑病的发病机制尚未完全阐明。一般认为肺性脑病最根本的发病机制是肺部损害所致的低氧血症、CO_2潴留和酸中毒对脑血管和脑细胞的损伤。酸中毒和缺氧使脑血管扩张充血、血管内皮损伤、血管通透性增高，导致脑间质水肿。缺氧时细胞ATP生成减少，细胞内外离子转运异常，钠泵功能抑制导致细胞内钠水潴留，形成脑细胞水肿。继而使颅压增高，进一步压迫脑血管，加重脑组织缺氧，形成恶性循环。CO_2潴留使脑脊液的pH降低，但由于脑脊液的缓冲能力有限，其pH下降水平较血液更加明显，这种改变不仅直接抑制脑电活动，还因为酸中毒使脑细胞内谷氨酸脱羧酶活性增加，抑制性神经递质γ-氨基丁酸生成增多，导致中枢抑制，从而加重中枢神经系统的功能和代谢障碍。

功能与代谢变化 ①呼吸功能不全。②血气改变。低氧血症和高碳酸血症。多数患者标准碳酸氢盐(standard bicarbonate, SB)和剩余碱(base excess, BE)的含量增加，血液pH降低。若继发呼吸性酸中毒合并代谢性酸中毒，动脉血二氧化碳分压($PaCO_2$)升高，SB、BE正常或降低；合并代谢性碱中毒，则$PaCO_2$升高，SB、BE均明显升高，pH也增高。③心功能改变。表现为心收缩力下降、心排血量降低。④肾功能改变。低氧血症和高碳酸血症导致肾血管收缩、肾血流量减少，出现尿少、氮质血症等功能性肾功能改变，一般不会出现器质性变化。⑤中枢神经系统变化。临床表现有不同程度的意识障碍，轻者表现为嗜睡、昏睡，重则出现昏迷。此外，还会出现颅压升高、视盘水肿、扑翼性震颤以及肌痉挛、全身强直-痉挛样发作等运动障碍；脑电图有不同程度弥漫性慢性波性异常。⑥胃肠黏膜损伤。严重缺氧、CO_2潴留引起的酸中毒可破坏胃黏膜细胞，促进胃酸分泌，导致胃黏膜糜烂、坏死、出血。

（高钰琪 谭小玲）

肺代谢功能障碍 pulmonary metabolic dysfunction

各种病因导致肺合成、分泌、分解或清除生物活性物质的功能障碍。肺不仅能合成、释放、分解和清除自身分泌的生物活性物质，还可以分解和清除循环血中的一些生物活性物质。肺的这种代谢和生物转化作用，称为肺的代谢功能。肺血管内皮细胞是执行肺代谢功能的主要细胞，肺的上皮细胞、肺血管的平滑肌细胞、肥大细胞以及肺组织中分布的神经内分泌细胞也发挥一定的作用。肺通过参与生物活性物质的代谢，控制血液中激素、胺类物质、脂肪酸代谢衍生物以及药物浓度等，从而调节和维持机体内环境稳态。因此，肺的代谢功能障碍在一些疾病的病理生理学变化中发挥重要作用。

肺合成和分泌多种活性物质障碍 肺能合成和分泌多种活性物质，而这些物质的合成代谢障碍是多种疾病的重要发病机制。肺泡表面活性物质(pulmonary sur-factant, PS)在Ⅱ型肺泡上皮细胞内，部分在呼吸道克拉拉(Clara)细胞内合成和分泌，以单分子层分布在肺泡表面的一种脂蛋白，其主要活性成分是三棕榈酰卵磷脂，蛋白部分是肺表面活性物质结合蛋白。PS能降低肺泡的表面张力，防止肺泡的萎缩，维持肺组织的顺应性，还可以在肺泡表面形成"保护层"，防止液体经肺泡渗漏，并能促进异物、细菌清除等。肺泡通气是PS分泌的一个主要刺激，一次深呼吸足以引起PS的分泌，花生四烯酸、前列腺素、内皮素-1、组胺等也能刺激PS的分泌。当肺脏损伤或栓塞时，肺组织均有不同程度的充血、水肿、炎性反应，肺泡毛细血管膜通透性增加，血浆蛋白可渗入到肺泡腔，一方面使PS稀释，不能形成正常的单分子膜层；另一方面，其中的纤维蛋白原、纤维蛋白单体、清蛋白、血红蛋白等均可降低PS活性。另外，肺栓塞后肺内产生的炎性介质进入肺泡腔也可直接灭活PS。PS不足导致肺泡萎陷、肺不张、肺水肿，且在急性呼吸窘迫综合征的发病中起重要作用。早产儿因PS分泌不足，也可发生新生儿肺透明膜病，另外，哮喘、慢性阻塞性肺疾病中也有PS的合成分泌障碍。肺是血管紧张素Ⅱ合成和分泌的主要场所。血管紧张素是血流中的血管紧张素原经肾素裂解后产生的十肽，在肺内血管紧张素转换酶的作用下转化为活性高的血管紧张素Ⅱ。血管紧张素Ⅱ对外周以及肺血管均有广泛的缩血管作用，是维持血管紧张度的重要激素。内毒素肺损伤时因血管紧张素酶的减少或活性降低，导致循环血中血管紧张素Ⅱ不足，促进内毒素性休克的发生。肺癌、肺结核、肺气肿以及支气管哮喘等病理情况下，血管紧张素酶的活性也降低。肺血管内皮细胞分泌和合成的一些血管活性物质，如前列腺素、内皮素、一氧化氮等，相互协调，调节肺血管张力。缺氧、缺血等情况下，这些血管活性物质的分泌失调，是缺氧肺动脉高压、缺氧肺血管改建的重要发生机制。肺还可以合成释放5-羟色胺、组胺、缓激肽等入血，引起局部或远离器官的反应。

肺代谢、分解、清除活性物质障碍 肺是多种生物活性物质代谢、分解、清除的重要场所。85%的PS被肺泡Ⅱ型细胞重新摄取、代谢并再分泌成为多囊泡体，然后被肺泡巨噬细胞吞噬。PS过度增多可导致肺泡蛋白沉积症。肺血管内皮细胞含有缓激肽酶，可灭活血液中的缓激肽，使血管紧张，血压升高；肺血管内皮细胞内还含有单胺氧化酶，可灭活血液中的5-羟色胺、去甲肾上腺素等；肺血管内皮细胞既能合成前列腺素E、前列腺素F，又含有分解前列腺素的酶，一次肺循环可降解血中活性前列腺素90%以上。肺是一个与外界相通的器官，容易受到机体内外各种有害因素的侵袭，导致不同形式的肺损伤，从而激活机体凝血系统。肺也能水解纤维凝块，又富含肝素、促凝血酶原激酶等，在凝血功能的调节中起重要作用。在急性肺损伤、急性呼吸窘迫综合征、脓毒血症等时，肺部可出现凝血系统的激活及功能的异常变化。肺脏和其他器官组织一样也存在核苷酸酶，此酶可催化核苷酸水解，产生磷酸和核苷。核苷酸的代谢变化与某些肺部疾病的病理有关，当内毒素损伤内皮细胞时，核苷酸酶活性显著升高。

（高钰琪 谭小玲）

qìdào gāofǎnyìng
气道高反应 airway hyperreponsiveness, AHR
气道对变应原和某些非特异性刺激的收缩反应异常增强的病理状态。AHR可用气管激发试验进行检测和判断。常用的诱发试剂为组胺和乙酰甲胆碱。这些激发物也可引起正常人发生气管痉挛，但AHR者发生气管痉挛的阈值较低。

AHR的病因多，机制复杂。主要有：抗原、吸烟、慢性阻塞性肺病、气道炎症、运动及遗传因素等。①变应原引起的AHR。变应原作用于气道后可导致速发或迟发反应。速发反应快，15~20分钟达高峰，几小时内自动消退。其机制为变应原与支气管壁中的肥大细胞和嗜碱性粒细胞膜上的IgE受体结合，使细胞脱颗粒，释放组胺、白三烯、前列腺素、血小板因子及缓激肽等导致支气管收缩、黏膜水肿和黏液分泌增多，引起支气管狭窄，气道空气流通受阻，严重时发出哮鸣音，称为支气管哮喘。迟发反应出现在吸入变应原3~4小时后。其机制为变应原引起炎症细胞释放趋化因子，大量炎症细胞浸润，后者通过释放胶原酶、弹性蛋白酶等，导致细胞损伤、毛细血管通透性增高、黏膜水肿、黏液分泌增多，以致气道阻塞及通气功能障碍。②吸烟。吸烟可使肺C类神经纤维受刺激及反应性增强、气道上皮损伤、白介素-8和肿瘤坏死因子-α等炎症介质释放增加，导致AHR。③慢性阻塞性肺病。慢性阻塞性肺病时，小气道发生慢性炎症，使管壁细胞增生、黏膜水肿、管道狭窄、变形，导致AHR。④气道炎症。是引起AHR的主要机制。变应原、吸烟及慢性阻塞性肺疾病引起的AHR均有支气管炎症参与。多种炎症细胞和介质均可诱发AHR。参与AHR的主要炎症细胞包括嗜酸性粒细胞、肥大细胞、气道基质细胞等。参与AHR的主要炎症介质有白介素、肿瘤坏死因子-α等。气道炎症使气道收缩因子增多、舒张因子减少以及气道平滑肌的反应性变化等，引起AHR。⑤运动。运动使气道温度下降，水分丢失引起的渗透压增高，吸入冷空气以及低温使黏膜血管收缩等，均可引起AHR。⑥遗传因素。AHR常有家族倾向，吸烟者和慢性阻塞性肺疾病患者中只有一部分表现AHR，表明遗传因素在AHR发生中具有重要作用。

AHR普遍存在于支气管哮喘、慢性阻塞性肺疾病及大多数吸烟者中，是引起慢性阻塞性通气障碍的重要诱发因素。

（高钰琪 范有明）

fèidòngmài gāoyā

肺动脉高压 pulmonary hypertension 多种已知或未知原因引起的肺动脉压异常升高的病理生理状态。又称肺动脉高压症。正常成人肺动脉收缩压为18~30mmHg（平均22mmHg），舒张压为6~12mmHg（平均8mmHg），肺动脉平均压为12±2mmHg。在海平面静息状态下，肺动脉平均压≥25mmHg或运动状态下肺动脉平均压≥30mmHg，即为肺动脉高压。

根据病因是否清楚将肺动脉高压分为特发性肺动脉高压和其他疾病相关性肺动脉高压两大类型。原因不明的肺动脉高压称为特发性肺动脉高压，常为致命性，较少见。其他疾病引起的肺动脉高压称为疾病相关性肺动脉高压，较常见。引起肺动脉高压的常见疾病包括：重症慢性肺疾病、冠心病、心瓣膜病、先天性心脏病、慢性高原病、风湿性心脏病等，除有肺动脉高压外，还有原发病的其他表现。肺动脉压力的高低由右心输出量、肺血管阻力及肺静脉压力3个因素决定。凡能增加右心输出量、肺血管阻力及肺静脉压力的因素，均可引起肺动脉高压：①肺血流量增加。见于左向右分流的先天性心脏病或体循环有大的动静脉瘘（艾森门格综合征，Eisenmenger syndrome）等。②肺血管阻力增加。见于肺血管床减少、肺血管收缩、肺血管弹性降低及血液黏度增加等疾病。③肺静脉高压。见于左心功能不全，肺静脉压增加，引起肺动脉高压。某些病因（如缺氧）引起

的肺动脉高压，存在一个由无到显著的逐渐形成过程。肺动脉高压形成的初期，肺动脉压力增高只是生理性的或暂时的，尚无血管结构的改变，去除引起肺动脉压力增高的因素后，肺动脉压力可恢复正常。如果引起肺动脉压力增高的因素持续存在，则可引起血管结构改建，形成稳定的肺动脉高压，此时即使去除引起肺动脉压力增高的因素，肺动脉压力也不会立即恢复正常。

肺动脉高压时，右心后负荷增加，长期作用导致右心室肥大、心肌肥大及毛细胞血管增生。右心负荷长期增加，超过其代偿限度，可导致心肌缺血缺氧，严重时出现心功能不全，甚至衰竭。

（高钰琪 范有明）

quēyǎngxìng fèixuèguǎn shōusuō fǎnyìng

缺氧性肺血管收缩反应 hypoxic pulmonary vasoconstriction, HPV 缺氧引起肺血管收缩、肺动脉压升高的病理生理过程。

病因和发生机制 凡是能够引起肺泡及肺静脉血的氧分压降低的因素，均可成为HPV的原因。肺泡缺氧及肺静脉血氧分压降低引起肺小动脉收缩，从而使缺氧肺泡的血流量减少。如果是由肺泡通气量减少引起的肺泡缺氧，则肺血管的收缩反应引起相应肺泡血流减少，有利于维持肺泡通气与血流的适当比例，使流经这部分肺泡的血液仍能获得较充分的氧合，维持较高的动脉血氧分压。正常情况下由于重力作用，通过肺尖部的肺泡通气量与血流量的比值过大，肺泡气中氧不能充分地被血液运走。缺氧引起较广泛的肺血管收缩致肺动脉压升高时，肺上部的血流增加，这部分肺泡通气能得到更充分的利用。所以，HPV有调节全肺通气/血流

的作用，使通气/血流更加合理，有利于肺换气。缺氧引起肺血管收缩的机制尚未完全阐明。可能与下列因素有关：①交感神经作用。缺氧引起交感神经兴奋，使肺血管的α受体激活，引起血管收缩反应。②体液因素作用。缺氧可促使肺组织内肥大细胞、肺泡巨噬细胞、血管内皮细胞等释放组胺、前列腺素和白三烯等血管活性物质，其中有的能收缩肺血管，如白三烯、血栓素A_2、前列腺素$F2\alpha(PGF_{2\alpha})$等；有的扩张血管，如前列环素、前列腺素E_1等。在肺血管收缩反应中，缩血管物质生成与释放增加，起主导作用；扩血管物质的生成与释放也可增加，起调节作用。二者力量对比决定肺血管收缩反应的强度。组胺作用于H_1受体使肺血管收缩，作用于H_2受体则使之扩张。在缺氧性肺血管收缩反应中，组胺释放增多，主要作用于H_2受体以限制肺血管的收缩。血浆利钠多肽促进肺动脉压升高。③缺氧直接对血管平滑肌的作用。缺氧使平滑肌细胞膜对Na^+、Ca^{2+}的通透性增高，促使Na^+、Ca^{2+}内流，导致肌细胞兴奋性与收缩性增高。急性缺氧时，平滑肌细胞膜上的Kv通道关闭，外向性K^+电流减少，膜电位下降，膜去极化，导致电压依赖性Ca^{2+}通道开放，Ca^{2+}内流增加引起肺血管收缩。因此，HPV是多因素综合作用的结果。

功能与代谢变化 在HPV的初期，肺动脉压力增高只是生理性的或暂时的，尚无血管结构的改变，缺氧去除后，肺动脉压力可恢复正常。急性高原缺氧时，肺血管增压反应可能是高原肺水肿的重要原因。肺水肿将进一步影响肺的通气及换气功能，发生缺氧、酸碱平衡紊乱，甚至呼吸

功能衰竭。如果缺氧持续存在，缺氧性肺血管收缩反应引起血管结构改建或肺血管重塑，形成稳定的肺动脉压力增高，可致肺动脉压长期维持于高水平，此时即使去除肺动脉压力增高的因素，肺动脉压力也不会立即恢复正常，称为肺动脉高压。HPV可引起肺动脉压增加，增加右心负荷，严重时可导致右心衰竭。

（高钰琪 范有明）

fèixuèguǎn chóngsù

肺血管重塑 pulmonary vascular remodeling

不同刺激因素作用下肺血管壁结构发生改变的病理生理过程。

各种物理因素（如血管跨壁压、血流切变应力的改变）和化学因素（缺氧、血管活性物质、生长因子），作用于肺血管均可以引起肺血管结构重塑。参与肺血管重塑的主要组分有：①肺血管内皮细胞。它在血管结构重塑中起着重要的作用。肺血管内皮细胞与血液密切接触，肺动脉压和血液氧分压的变动，可为内皮细胞所感受，并由后者释放分泌某些生长因子，调节平滑肌细胞增生，参与血管重塑。②肺血管平滑肌细胞。肺动脉平滑肌在肺血管重塑过程中，其表型发生转变，从高度分化状态向去分化状态转变，从收缩表型转化为合成表型，参与肺血管重塑。③肺血管成纤维细胞。成纤维细胞是组成肺血管的重要细胞，在刺激和激活的情况下，有活跃功能，能快速迁移、增生、合成细胞外基质成分，并分泌生长因子和细胞因子，参与肺血管重塑。④细胞外基质。细胞外基质由细胞合成，它不但是细胞之间的黏合剂和弹性张力的产生者，而且对细胞的增生、分化、迁移起重要的调节作用。在肺血管重塑中，基质成分的改变是构成血管的各种细胞旁分泌和自分泌改变的结果，又反过来对细胞的表型转变起调节作用。细胞黏合素-C是肺动脉血管基质中的一种糖蛋白，它能放大某些生长因子的促细胞分裂、增生的作用，参与肺血管结构重塑。

缺氧性肺血管重塑，有如下特点：①血管内膜的细胞和纤维增生，内膜增厚，增厚为同心性或为偏心性，严重者几乎使血管腔闭塞。②在内膜增厚的外方，常可见弹力板增厚和分裂。③中层增厚，主要是平滑肌细胞增生、肥大，并向外周小血管延伸，使肺小血管肌化程度增强或非肌型动脉肌型化。④平滑肌细胞由静止状态的收缩表型转为增生状态的合成表型，肺动脉弹性蛋白及胶原蛋白等细胞外基质合成增多，并在血管壁中异常沉积，导致肺血管管壁增厚，管腔狭窄，顺应性降低，血流阻力增大。高原缺氧、肺部疾病、心脏疾病等，凡是能引起肺泡及肺动脉血氧分压降低的因素，均可成为缺氧性肺血管重塑的原因。

（高钰琪 范有明）

shèngōngnéng búquán

肾功能不全 renal insufficiency

肾泌尿功能障碍致多种代谢产物、药物和毒物在体内蓄积，水、电解质和酸碱平衡紊乱及肾脏内分泌功能障碍的临床综合征。包括肾功能障碍病情由轻到重、从代偿到失代偿的全过程，主要分为以下4个阶段：①肾储备功能降低期（代偿期）。虽然肾内存在着多种病变，但肾实质破坏尚不严重，并且由于肾脏具有强大的代偿能力，故在相当长的时间内肾脏仍可维持内环境稳定，不出现肾功能不全的征象。内生

肌酐清除率(creatinine clearance rate, Ccr)为正常值(1.5~2.3ml/s)的30%(0.7ml/s)以上，血液生化指标无异常。但肾脏储备能力降低，当发生感染、创伤、失血及滥用肾血管收缩药物等情况时，可因组织蛋白分解加强而加重肾脏负担，进入肾衰竭的失代偿期。②肾功能不全期。肾实质进一步受损，肾脏已不能维持内环境的稳定，可有轻度的氮质血症及贫血等症状。此时，Ccr已降至正常的25%~30%，正常饮食即可导致血液生化指标出现异常，如血尿素氮和血肌酐含量升高、血钙降低、血磷升高，并出现代谢性酸中毒。③肾衰竭期。Ccr降至正常值的20%~25%，出现明显的氮质血症、代谢性酸中毒、低钙血症、高磷血症，并表现出严重的贫血及尿毒症中毒的部分症状。④尿毒症期。Ccr降至正常的20%以下，大量毒性物质在体内积聚，出现一系列尿毒症中毒症状，并伴随继发性甲状旁腺功能亢进症，有明显水、电解质和酸碱平衡紊乱，还出现各系统功能障碍和物质代谢紊乱。

肾功能不全与肾衰竭只是程度上的差别，并无本质的区别。肾功能不全的病因和发病机制见肾衰竭。

（李跃华）

shènshuāijié

肾衰竭 renal failure

肾泌尿功能严重障碍，代谢产物不能充分排出并伴水、电解质和酸碱平衡紊乱及肾内分泌功能障碍的临床综合征。肾衰竭是肾功能不全的失代偿阶段。

病因 可分为原发性和继发性两大类。

原发性肾疾病 急、慢性肾小球肾炎，肾盂肾炎，肾缺血和

肾毒物等引起的急性肾小管坏死，肾结核，肾脏肿瘤和多囊肾等引起的肾实质损伤。

继发性肾损害 糖尿病、高尿酸血症等代谢性疾病，休克、心力衰竭、原发性高血压、动脉粥样硬化等循环系统疾病，系统性红斑狼疮、过敏性紫癜等免疫系统疾病，以及流行性出血热、钩端螺旋体病等感染性疾病等导致的继发性肾脏损伤。

发病机制 肾小球滤过、肾小管和集合管的重吸收与分泌以及肾的内分泌功能是肾发挥生理功能的基本环节，其中任何一个环节出现问题都有可能导致肾功能障碍甚至衰竭。肾衰竭的基本发病环节主要包括以下三个方面。

肾小球滤过功能障碍 肾滤过功能以肾小球滤过率(glomerular filtration rate, GFR)衡量，肾衰竭时GFR降低主要与以下因素有关：①肾血流量减少。当动脉血压维持在80~160mmHg时，肾脏可通过自身调节保持肾血流量和GFR不变。但是休克、心力衰竭等疾病可使血容量减少、平均动脉压降低，肾血流量显著减少，GFR随之降低。此外，持续肾缺血可导致肾小管上皮细胞变性坏死，加重肾衰竭。②肾小球有效滤过压降低。肾小球有效滤过压=肾小球毛细血管血压-（囊内压+血浆胶体渗透压），当各种因素造成肾小球毛细血管血压下降或囊内压升高时，肾小球有效滤过压降低，导致GFR降低。③肾小球滤过面积减少。当肾单位大量被破坏时，肾小球滤过面积极度减少，导致GFR降低，机体表现出肾衰竭的症状。④肾小球滤过膜通透性改变。肾小球滤过膜由肾小球毛细血管内皮细胞、基膜及肾小球囊脏层上皮细胞三层结构构成，各种损伤破坏滤过膜的完整性致其通透性增加，则可出现蛋白尿和血尿等。

肾小管功能障碍 肾小管具有重吸收、分泌和排泄功能。缺血、中毒和感染可引起肾小管上皮细胞变性坏死，导致肾功能障碍。①近曲小管功能障碍。可使原尿中的水、葡萄糖、蛋白质、氨基酸、重碳酸盐、磷酸盐以及钠钾等重吸收受损，导致肾性糖尿、氨基酸尿、钠、水潴留以及肾小管性酸中毒等。②髓袢功能障碍。肾髓质的高渗环境破坏，原尿浓缩障碍，表现出多尿、低渗或等渗尿。③远曲小管功能障碍。可导致钠、钾代谢障碍及酸碱平衡失调。尿的浓缩和稀释是远曲小管和集合管在抗利尿激素的作用下完成的，因此，集合管功能障碍可表现为肾性尿崩症。

肾内分泌功能障碍 肾不仅是激素作用的靶器官，其自身还可以合成、调节和分泌激素，影响其他脏器的功能。当肾单位大量被破坏时，肾脏内分泌功能障碍，导致肾素-血管紧张素-醛固酮系统及激肽释放酶-激肽-前列腺素系统功能紊乱，促红细胞生成素、1,25-$(OH)_2D_3$、甲状旁腺激素以及促胃液素生成和分泌异常，造成多系统功能障碍。

功能与代谢变化 肾衰竭可分为急性肾衰竭和慢性肾衰竭两种。无论是急性还是慢性肾衰竭，发展到严重阶段均以尿毒症而告终。肾衰竭发生时的功能与代谢变化见少尿型急性肾衰竭、非少尿型急性肾衰竭和慢性肾衰竭。

（李跃华）

jíxìng shènshuāijié

急性肾衰竭 acute renal failure, ARF 双肾泌尿功能在短期内急剧障碍致代谢产物在体内迅速积聚，水、电解质和酸碱平衡紊乱而发生机体内环境严重紊乱的临床综合征。多数病人发生少尿（成人尿量<400ml/24h或<17ml/h）或无尿（成人尿量<100ml/24h），但也有一部分患者尿量并不减少。急性肾衰竭临床上较常见且病情凶险，但若诊断和治疗及时大多数是可逆的。

病因 可由肾前性、肾性或肾后性三方面的因素造成。

肾前性急性肾衰竭 全身和肾脏局部血流动力学改变致使肾脏血液灌流量急剧减少发生的急性肾衰竭，称为肾前性肾衰竭，又称功能性肾衰竭或肾前性氮质血症。肾前性肾衰竭的病因主要包括：失血、利尿药使用不当、胃肠道或皮肤黏膜大量液体丢失等引起的血容量过低；各种心脏病变引起的心输出量降低；败血症、过敏反应及药物等引起的全身血管扩张；多种原因引起的肾血管收缩等。肾前性肾衰竭是急性肾衰竭的常见原因，不伴有肾实质损害，如果能及时找到病因，纠正肾脏血流灌注不足，肾功能可迅速恢复。但如果肾灌注不足的状态长时间得不到纠正，则可能导致肾小管坏死而发展成肾性急性肾衰竭。

肾性急性肾衰竭 各种原因引起肾实质病变而产生的急性肾衰竭，简称为肾性肾衰竭，又称器质性肾衰竭。肾性肾衰竭的病因主要包括以下两点：①肾小球、肾间质和肾血管疾病。如急性肾小球肾炎、狼疮性肾炎、坏死性肾乳头炎、急性肾盂肾炎、急进型原发性高血压、肾动脉粥样栓塞等。②急性肾小管坏死(acute tubular necrosis, ATN)。ATN是临床上引起急性肾衰竭最常见的原因，ATN所引起的ARF占所有

ARF的40%~50%。ATN发生的主要原因有持续肾缺血、急性肾中毒、血红蛋白和肌红蛋白对肾小管的阻塞及损害等。

肾后性急性肾衰竭 肾以下尿路梗阻而引起肾功能急剧下降的临床综合征，简称肾后性肾衰竭，又称肾后性氮质血症。肾后性肾衰竭的病因主要包括：结石、肿瘤或坏死组织引起的输尿管内梗阻；肿瘤压迫和腹膜后纤维化、粘连等引起的输尿管外梗阻；前列腺肥大、神经源性膀胱、盆腔肿瘤等引起的膀胱以下梗阻。由于肾有很强的代偿能力，膀胱以上的梗阻（肾盏、肾盂、输尿管梗阻）必须是双侧性完全梗阻才能导致肾衰竭，如一侧通畅即可排除肾后性肾衰竭。随着尿路梗阻的解除，肾后性急性肾衰竭亦可随之而得以恢复，但是长期梗阻，可发展到尿毒症而死亡。因而在临床上正确诊断肾后性急性肾衰竭具有重要的意义。

发病机制 尚未完全阐明。不同病因引起的急性肾衰竭发病机制不尽相同，但其中心环节均为肾小球滤过率(glomerular filtration rate, GFR)降低。鉴于此，下面从肾小球及肾小管因素两方面简述ATN引起急性肾衰竭的发病机制（图）。

肾小球因素 肾血流减少是急性肾衰竭初期GFR降低的主要机制。大量研究表明，ARF初发时，即有肾血流量减少和肾内血液分布异常，并且肾缺血的程度与ARF的严重程度存在着平行关系。肾血流减少主要与以下因素相关。

肾血管收缩 机制主要包括：①肾素-血管紧张素系统激活。有效循环血量减少及交感神经兴奋，均可刺激入球小动脉的球旁细胞分泌肾素。肾素产生增多，促使肾内血管紧张素Ⅱ生成增加，引起肾血管收缩。②交感-肾上腺髓质系统兴奋。ATN时，有效循环血量减少或毒物的作用，使交感-肾上腺髓质系统兴奋，血中儿茶酚胺水平升高。后者可收缩肾入球小动脉，使肾血流量减少，GFR降低。③内皮细胞源性收缩/舒张因子的作用。内皮细胞源性收缩因子（如内皮素）的病理性分泌增加，舒张因子（如一氧化氮）的释放障碍在ATN的发生发展中起重要作用。ATN时，内皮素的增高与血浆肌酐的上升水平相平行。肾缺血和中毒时，肾细胞膜上内皮素受体结合内皮素的能力亦明显增强。内皮细胞收缩和舒张因子的平衡失调对某些类型的ATN的病程进展具有重要作用。④前列腺素产生减少。肾内产生的前列腺素E_2和前列腺素I_2有抑制血管平滑肌收缩和扩张血管的作用。急性肾衰竭时，肾脏产生的PG减少，使血管平滑肌收缩和肾血流量减少。

肾灌注压下降 动脉血压在80~180mmHg波动时，肾血流量可维持稳定。动脉血压低于70mmHg时，肾血流失去自身调节的能力，肾小球毛细血管血压也随之下降，从而引起有效滤过压下降，GFR降低。

肾毛细血管内皮细胞肿胀 肾缺血及肾中毒时，肾脏细胞代谢受影响，使ATP生成不足，Na+-K+-ATP酶活性减弱，细胞内钠、水潴留，细胞发生水肿。肾细胞水肿特别是肾毛细血管内皮细胞肿胀，可使血管管腔变窄，血流阻力增加，肾血流量减少。

肾血管内凝血 肾缺血和肾中毒可导致肾血管内皮细胞受损，从而促发血小板聚集、微血栓形成及血管内凝血（见弥散性血管内凝血）。临床研究发现，急性肾衰竭患者血液黏度升高，血和尿中纤维蛋白降解产物增多，部分患者的肾小球毛细血管内有纤维蛋白和血小板沉积，而且应用抗凝剂对某些急性肾衰竭患者有一定疗效，提示肾血管内凝血在急性肾衰竭的发病机制中起到一定作用。

此外，肾小球超滤系数下降

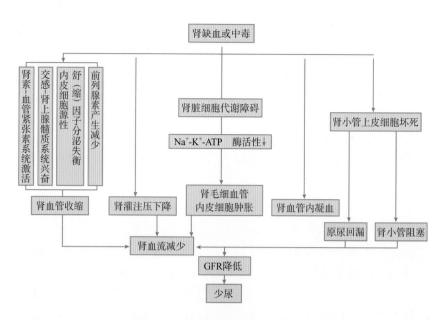

图　急性肾衰竭发病机制示意图

亦是导致ARF时GFR降低的机制之一。肾小球超滤系数(K_f)=肾小球毛细血管对水的通透性×可供超滤的总面积。ARF时，多种因素作用于肾脏，导致肾小球毛细血管内皮细胞肿胀、足细胞足突结构变化、滤过膜上的窗孔变小及密度减少，从而使肾小球毛细血管对水的通透性降低。而且，肾缺血或肾中毒可促进许多内源性及外源性的活性因子释放，如血管紧张素Ⅱ和血栓素A_2等，可引起肾小球系膜细胞收缩，从而导致肾小球滤过面积减少，降低K_f。K_f下降致使GFR降低。

肾小管因素 肾小管细胞损伤主要表现为坏死性和凋亡性损伤。肾小管细胞的严重损伤和坏死脱落可导致肾小管阻塞和原尿返漏。

肾小管阻塞 ATN时，病理组织切片可以看到肾小管内存在各种管型，并可观察到近端小管扩张。微穿刺法表明近曲小管内压力明显升高，甚至高出正常3~4倍。据此，有学者提出肾缺血、肾毒物引起肾小管坏死时的细胞脱落碎片、异型输血时的血红蛋白、挤压综合征时的肌红蛋白，均可在肾小管内形成各种管型，阻塞肾小管管腔，使管腔内压升高，从而导致肾小球囊内压增加，有效滤过压和GFR降低。一般认为，肾小管阻塞可能在某些急性肾衰竭持续少尿患者中是导致GFR降低的重要因素。

原尿返漏 在持续肾缺血和肾毒物作用下，肾小管上皮细胞变性、坏死、脱落，甚至基膜断裂，原尿经受损的部位返漏入周围肾间质，除直接造成尿量减少外，还引起肾间质水肿，压迫肾小管和管周毛细血管。这不仅加重肾小管阻塞，而且还使肾血流更加减少，导致GFR进一步降低，并可加重肾损害，形成恶性循环。在严重的急性肾衰竭中有20%~50%存在肾小管原尿返漏，但在轻度急性肾衰竭，也可无此返漏现象。

功能与代谢变化 急性肾衰竭按其发病时尿量是否减少，可分为少尿型ARF和非少尿型ARF。（见少尿型急性肾衰竭和非少尿型急性肾衰竭）

（李跃华）

shǎoniàoxíng jíxìng shènshuāijié
少尿型急性肾衰竭 oliguric type of acute renal failure
两肾泌尿功能急剧障碍致进行性氮质血症等内环境严重紊乱并伴少尿或无尿的急性肾衰竭。是急性肾衰竭的常见类型。

病因和发病机制 见急性肾衰竭。

功能与代谢变化 典型的少尿型急性肾衰竭的发展过程可分为少尿期、移行期、多尿期和恢复期。

少尿期 病情最危重阶段，少数仅持续数小时，一般持续1~2周，延长者可达3~4周。一般认为，少尿持续的时间越久，预后越差。此期不仅尿量显著减少，而且还伴有严重的内环境紊乱。

尿的变化 少尿(<400ml/24h)或无尿(<100ml/24h)。急性肾小管坏死(acute tubular necrosis, ATN)引起的肾性急性肾衰竭少尿的发生是肾血流减少、肾小管损害及超滤系数降低等因素综合作用所致。同时，尿比重、尿渗透压、尿钠含量及尿肌酐/血肌酐等均有不同程度的改变，而且尿中可出现红细胞、白细胞、蛋白质和脱落的变性坏死细胞，尿沉渣检查可见透明、颗粒和细胞管型，主要与严重的肾小管损伤造成的肾小管对钠的重吸收障碍、肾脏对尿液的浓缩和稀释功能障碍以及肾小球滤过功能障碍等密切相关。功能性急性肾衰竭，由于肾小管功能未受损，其少尿主要是肾小球滤过率(glomerular filtration rate, GFR)显著降低，以及远曲小管和集合管对钠水的重吸收增加所致。因此，功能性急性肾衰竭和由ATN引起的肾性急性肾衰竭虽然都有少尿，但尿液成分有本质上的差异，这是临床鉴别诊断的重要依据（表）。

水中毒 尿量减少，体内分解代谢增强引起的内生水产生增多，或者因输入葡萄糖溶液过多等治疗不当因素，均可导致体内水潴留，引起稀释性低钠血症。在这种情况下除可发生全身软组织水肿以外，水分还可向细胞内转移而引起细胞内水肿。严重时可发生脑水肿、肺水肿和心力衰竭，

表 功能性与器质性急性肾衰竭尿液变化的不同特点

	功能性急性肾衰竭 （肾前性急性肾衰竭）	器质性急性肾衰竭 （急性肾小管坏死少尿期）
尿比重	>1.020	<1.015
尿渗透压（mmol/L）	>700	<250
尿钠（mmol/L）	<20	>40
尿/血肌酐比值	>40:1	<20:1
尿蛋白	阴性或微量	+ ~ ++++
尿沉渣镜检	轻微	显著，褐色颗粒管型，红白细胞及变性上皮细胞
甘露醇利尿效应	佳	差

此为急性肾衰竭的常见死因之一。

高钾血症 是急性肾衰竭最危险的并发症，为少尿期最常见的致死原因。引起高钾血症的主要原因如下：尿量减少使钾随尿排出减少；组织损伤和分解代谢增强，使大量细胞内钾释放到细胞外；酸中毒时，H^+从细胞外液进入细胞内，K^+则从细胞内逸出至细胞外液；输入库存血、摄入富含钾的食物或保钾利尿药物等。高钾血症对神经-肌肉和心肌的电生理特性可产生明显影响，尤其是对心肌的毒性极强，可引起心脏传导阻滞和心律失常，严重时可发生致命性心室颤动或心搏骤停。

代谢性酸中毒 急性肾衰竭可引起GFR严重降低，此时，体内固定酸（如硫酸、磷酸等）不能由尿液排出体外，其在体内蓄积导致血中H^+浓度增加。肾小管损伤使肾小管分泌H^+和NH_3的能力降低，以及大量使用碳酸酐酶抑制剂，均可导致肾HCO_3^-重吸收和生成减少，进而引起代谢性酸中毒。严重的代谢性酸中毒可产生致死性心律失常、心肌收缩力减弱以及血管对儿茶酚胺的反应性降低。其中室性心律失常的发生与代谢性酸中毒时高钾血症的发生密切相关。心肌收缩力的减弱主要与酸中毒时H^+对Ca^{2+}转运的抑制有关。代谢性酸中毒对中枢神经系统亦有抑制作用，主要表现为疲乏、感觉迟钝、嗜睡，严重时出现意识障碍甚至昏迷。最终可因呼吸中枢和心血管运动中枢麻痹而死亡。其发生的主要机制为：酸中毒时生物氧化酶的活性受到抑制，ATP生成不足，致脑组织能量供应不足；酸中毒时脑组织中谷氨酸脱羧酶活性增强，致γ-氨基丁酸生成增多，中枢神经系统大量蓄积γ-氨基丁酸会引起抑制效应。

氮质血症 为血中尿素、肌酐、尿酸、肌酸等非蛋白氮含量显著增高。其发生的主要原因与肾脏不能充分排出体内蛋白质代谢产物密切相关。并且感染、中毒、组织破坏也会迅速增加血尿素氮和血肌酐的水平。急性肾衰竭时，每日尿素氮可升高达3.6~10.7mmol/L，肌酐可增加88.4~176.8μmol/L。进行性血尿素氮和血肌酐升高，是诊断急性肾衰竭的可靠依据。

移行期 尿量增加到大于400ml/24h，标志患者已进入移行期，是肾功能开始好转的信号。此时肾小管上皮细胞已开始修复再生，病情趋于好转。

多尿期 此期每日尿量可达3000~5000ml或更多。多尿期多尿发生的机制有：肾血流量及肾小球滤过功能逐渐恢复正常；肾间质水肿逐渐消退，肾小管内管型得以清除，从而使梗阻解除，尿量随之增加；新生肾小管上皮细胞功能尚不成熟，钠水重吸收功能仍然比较低下，肾小管功能不全致使浓缩功能降低，从而导致尿量增加；少尿阶段潴留在血中的尿素等代谢产物经肾小球大量滤出，使原尿渗透压增加，从而产生渗透性利尿。在多尿的早期阶段，氮质血症、高钾血症及代谢性酸中毒等内环境紊乱仍持续存在。此后，随着尿量的继续增加，血中尿素、肌酐等含量逐渐趋于正常。本期一般持续1~3周，由于尿量明显增加，水、电解质大量排出，可发生脱水、低钾血症、低钠血症及低镁血症等。而且，多尿期患者的抵抗力及适应力明显低于正常，因而易发生感染、抽搐、胃肠道出血及心血管功能紊乱，甚至死亡。

恢复期 多尿期过后，肾功能已显著改善，尿量逐渐恢复正常，血尿素氮和血肌酐基本恢复到正常水平，水、电解质和酸碱平衡紊乱得到纠正。然而，肾小管功能需要数月甚至更长时间才能完全恢复。一般来说，少尿期持续时间越长，肾功能恢复正常需要的时间也越长。此期经严格检查仍有一部分患者遗留不同程度的肾功能损害，尤其是肾储备功能明显降低。少数患者由于肾小管上皮细胞和基膜破坏严重，可出现肾组织纤维化而转变为慢性肾衰竭。

（李跃华）

fēishǎoniàoxíng jíxìng shènshuāijié

非少尿型急性肾衰竭 non-oliguric type of acute renal failure

进行性氮质血症期内，尿量持续大于400ml/24h，甚至高达2000ml的急性肾衰竭(ARF)。此型患者其病情大多较轻，预后较好。

非少尿型ARF的发病率逐年上升，其原因是：①肾功能及生化指标已成为常规检测的指标，所以血、尿生化参数异常的检出率提高。而且，与过去以内环境严重紊乱并需要透析治疗作为ARF的诊断标准不同，采用血肌酐进行性增高来判断急性肾衰竭，使非少尿型ARF的发病率和（或）检出率亦明显增加。②氨基糖苷类抗生素等使用增多。药物所致的急性肾小管坏死多是非少尿型，因此药物中毒性ARF的发病率升高。③大剂量强效利尿药及肾血管扩张药的预防性使用，使急性肾衰竭患者的尿量不至于减少。④危重患者的有效抢救与适当的支持疗法。如严重创伤患者的有效抢救改变了创伤后ARF的特性，使少尿型ARF的发病率减少，相对的非少尿型ARF的发病率就有所增加。

非少尿型ARF患者虽然没有出现少尿，但肾小球滤过率仍然降低，并足以引起进行性氮质血症等内环境紊乱。非少尿型ARF主要是因损伤的肾单位不均一性所致，肾功能障碍的严重程度较少尿型ARF为轻，肾小管部分功能还存在。由于肾缺氧和肾中毒等导致肾小管髓袢升支粗段对NaCl的主动重吸收明显减少，髓质内盐离子梯度被破坏，髓质高渗形成受阻，加之，集合管对抗利尿激素的反应降低，使肾脏的尿浓缩功能障碍。所以非少尿型ARF患者尿量较多，尿钠含量较低，尿比重也较低。尿沉渣检查细胞和管形较少。因尿量不少，故高钾血症较为少见。其临床症状也较轻。病程相对较短。发病初期尿量不减少，也无明显的多尿期。其病程长短也与病因、患者年龄及治疗措施等密切相关。一般肾功能完全恢复也需数月。

（李跃华）

jíxìng shènxiǎoguǎn huàisǐ
急性肾小管坏死 acute tubular necrosis, ATN

肾缺血或肾毒物等致肾小管上皮细胞损伤并伴两肾泌尿功能急剧障碍的严重病理状态。其主要的病理形态学特点是肾小管上皮细胞刷状缘改变，单个或成簇小管上皮细胞脱落，严重时肾小管基膜裸露，在小管腔中可见脱落的肾小管上皮细胞，有部分细胞呈现坏死和凋亡特征。ATN是临床上引起急性肾衰竭最主要的原因。

病因 引起ATN的因素主要有以下几种。

肾缺血 肾前性肾衰竭的各种病因（如各类休克），在早期未能得到及时有效的治疗，持续的肾缺血而导致ATN。此外，有学者认为，急性肾缺血引起的ATN更容易出现在再灌注之后，其中休克复苏后再灌注产生的氧自由基可能是导致肾缺血-再灌注损伤和ATN的主要因素之一。

肾毒物 汞、锑、铅、砷等重金属；新霉素、庆大霉素、多黏菌素、卡那霉素、先锋霉素等抗生素；磺胺类药物；四氯化碳、甲苯、氯仿、甲醇、酚等有机化合物，以及杀虫药、毒蕈、蛇毒、生鱼胆、造影剂及内毒素等均可直接损害肾小管，引起肾小管上皮细胞变性、坏死。

血红蛋白和肌红蛋白对肾小管的阻塞及损害 输血时血型不合或疟疾等引起的溶血，可使血红蛋白从红细胞中大量释出。挤压综合征等严重创伤引起的横纹肌溶解症，过度运动、中暑等引起的非创伤性横纹肌溶解症，可从肌肉中释出肌红蛋白。血红蛋白和肌红蛋白经肾小球滤过而形成肾小管色素管型，堵塞并损害肾小管，引起ATN。

传染性疾病 钩端螺旋体病、流行性出血热等可引起ATN。

发生机制 ATN的发生是以肾小管上皮细胞损伤为主的病理过程。肾小管细胞的损伤包括坏死性损伤和凋亡性损伤两种类型。肾小管细胞损伤的机制概括如下。

腺苷三磷酸生成减少和离子泵失灵 肾缺血引起的缺氧和代谢底物的缺乏，以及因肾缺血和肾中毒引起的线粒体功能障碍，均可导致腺苷三磷酸(ATP)生成减少。ATP减少不但可以影响肾小管的主动重吸收功能，且导致Na^+-K^+-ATP酶活性降低和Na^+泵运转障碍，使细胞内钠水潴留，引起细胞水肿。ATP减少也可使Ca^{2+}-ATP酶活性降低，导致细胞内钙超载。

细胞内游离Ca^{2+}增加又可进一步损伤线粒体的氧化磷酸化功能，使ATP生成明显减少，形成恶性循环，导致细胞变性坏死。

自由基产生增加与清除减少 肾缺血尤其是肾缺血-再灌注时自由基产生增多（见缺血-再灌注损伤）。有些肾毒物，如氯化汞、丁烯二酸等，也可以促进自由基产生。肾缺血和肾中毒时，肾组织还原型谷胱甘肽和超氧化物歧化酶等抗氧化酶类活性受损，导致机体氧化-抗氧化失调，自由基在组织和细胞内明显增多，引起细胞膜性结构、蛋白质和细胞内其他成分广泛的脂质过氧化损伤，导致细胞成分受损。

磷脂酶活性增高 当细胞内Ca^{2+}增加和还原型谷胱甘肽减少时，磷脂酶A2活性增高，分解膜磷脂，使细胞骨架解体，释放大量脂肪酸，其中花生四烯酸在脂加氧酶和环加氧酶作用下生成的前列腺素、白三烯等，可影响血管张力、血小板聚集及肾小管上皮细胞的功能。

细胞凋亡的激活 细胞凋亡是细胞的程序性死亡，受多因素调控。调节细胞凋亡的因素如Fas激活的信号通路，以及线粒体依赖的信号级联机制等都与ATN时细胞凋亡的发生相关。

此外，炎性反应在细胞损伤中也起着重要作用。尤其在肾缺血-再灌注损伤过程中，肾小管上皮细胞和肾实质细胞所产生的炎性因子和活性氧可引起中性粒细胞激活并向损伤部位聚集而加重细胞损伤。

功能与代谢变化 肾小管细胞的严重损伤和坏死脱落可造成肾小管阻塞、原尿返漏和管-球反馈调节机制失调，导致肾脏泌尿功能严重障碍，引起急性肾衰竭

而出现严重的机体内环境紊乱。（见少尿型急性肾衰竭和非少尿型急性肾衰竭）

（李跃华）

mànxìng shènshuāijié
慢性肾衰竭 chronic renal failure, CRF

慢性肾病时肾单位慢性、进行性、不可逆性破坏致残存有功能的肾单位不足以充分排出代谢产物和维持内环境稳定，引起代谢终末产物和毒物潴留、水和电解质失衡及肾内分泌功能障碍的临床综合征。临床上，通常将持续3个月以上肾小球滤过率(glomerular filtration rate, GFR)低于1ml/s并伴有肾脏功能和结构病变的患者诊断为慢性肾衰竭。若不及时治疗，GFR降至0.17ml/s并出现尿毒症则可诊断为终末期肾病。

病因 凡能造成肾实质慢性进行性破坏的疾病，均可引起CRF。其中包括原发性肾脏疾病和继发性肾脏疾病。引起CRF的原发性肾脏疾病有慢性肾小球肾炎、慢性肾盂肾炎、肾小动脉硬化症、肾结核等。引起CRF的继发性肾脏疾病有糖尿病肾病、高血压性肾硬化、狼疮性肾炎、过敏性紫癜肾炎等。其中糖尿病肾病已成为慢性肾衰竭发病率增加的主要原因。糖尿病肾病是糖尿病患者最常见的并发症之一，临床特征为蛋白尿、渐进性肾功能损害、高血压和水肿，晚期可出现严重的肾衰竭。糖尿病肾病是终末期肾衰竭的首要病因，也是糖尿病患者的主要死亡原因之一。

发病机制 肾脏具有强大的代偿功能，因此引起CRF的各种疾病并不会突然导致肾功能障碍，其发病是一个缓慢而渐进的过程。CRF的发生与发展实质上也遵循其损伤与抗损伤以及代偿终至失代偿的基本发病规律。

肾单位功能丧失的机制 主要包括原发病的作用和继发性进行性肾小球硬化两个方面。①原发病的作用。各种慢性肾脏疾病和累及肾脏的全身性疾病可通过炎症反应、肾组织缺血、免疫应答异常或大分子沉积等不同机制引起肾单位破坏、使其丧失功能，而且有些疾病以损伤肾小球为主，有些疾病则以损害肾小管及破坏肾间质为主。这些损伤作用可不断破坏肾单位，引起GFR降低。②继发性进行性肾小球硬化。原发病引起肾单位破坏使其功能丧失后，即使原发病已经解除，其病情依然进展，其机制与继发性进行性肾小球硬化密切相关。这种进行性肾小球硬化发生的主要原因是残存肾单位的肾小球灌注增加以及毛细血管压增高，从而导致肾小球纤维化乃至硬化。

肾单位代偿机制 原发性疾病造成肾单位破坏，使其功能丧失后，残存肾单位不但会发生明显的功能代偿反应，而且出现形态结构的代偿性变化。这些功能与形态结构的代偿相互影响或相互促进，构成整个CRF过程中完整的肾单位代偿反应。其代偿反应包括：①肾小球灌注及单个肾小球滤过率增加。部分肾单位被破坏而功能丧失后，残存有功能的肾单位灌注明显增加，毛细血管内压升高，单个肾小球滤过率增加，此为肾单位破坏后肾脏最早发生的代偿反应。②肾小管重吸收与分泌活动增强。部分肾单位破坏后，残余肾单位肾小球滤过率增加，使出球小动脉内血浆胶体渗透压升高，从而近曲小管周围毛细血管内的胶体渗透压也明显升高，导致小管旁组织间液加速进入毛细血管，组织间隙内静水压下降，肾小管细胞间隙内

的Na^+和水加速通过基膜进入小管旁的组织间隙，导致残余肾单位肾小管重吸收及分泌加强，机体达到新的管-球平衡，并在一段时间内维持机体内环境稳定。③肾单位肥大。是指肾单位内细胞体积增大，并不伴随细胞数量的增多。肾单位肥大可发生在肾小球、近球小管、远球小管及髓袢。肥大的肾单位的功能活动是正常肾单位的数倍。它是肾单位破坏后重要的代偿机制。

肾衰竭的机制 肾疾病的不断进展，肾功能由代偿转变为失代偿，最终发展为终末期肾衰竭的机制尚不十分清楚。一般采用以下几个学说解释。

健存肾单位学说 1960年，布里克(Bricker NS)提出健存肾单位假说，认为各种肾损害因素持续不断地作用于肾脏，造成病变严重部分的肾单位功能丧失，而另一部分损伤较轻或未受损伤的"残存"或"健存"肾单位加倍工作以进行代偿，从而适应机体需要。当代偿不足以完成肾脏的排泄和调节等功能时，临床上即出现肾功能不全的症状。因此，健存肾单位的多少，是决定CRF发展的重要因素。

肾小球过度滤过学说 上述健存肾单位学说主要强调原发性疾病进行性破坏肾单位对CRF发生发展的作用，忽略了代偿反应过度对肾单位的破坏及对肾功能的影响。实际上，导致CRF的各种原发病造成肾单位破坏，使肾功能损伤到达一定程度后，即使原发病因去除，病情仍然进展，这表明继发性机制在后续肾损伤中起着重要的作用。因此，20世纪80年代初布伦纳(Brenner BM)等对健存肾单位假说进行了修正，提出肾小球过度滤过假说。该学

说指出在慢性肾疾病进展时，健存肾单位进行代偿，如健存肾单位的代偿负担过重以致出现过度滤过时则可导致肾小球硬化，使肾单位出现继发性破坏，最终导致CRF的各种症状。该学说对CRF时肾单位进行性减少的机制做出了合理的解释，并强调了肾单位被破坏后，肾由代偿期发展至失代偿期的过程。

矫枉失衡学说 20世纪70年代布里克等提出矫枉失衡学说。认为，某些引起毒性作用的体液因子，其浓度增高并非都是肾清除减少所致，而是机体为了纠正代谢失调，其结果又导致新的不平衡，或称"矫枉失衡"。而且，这些体液因子在发挥维持某种溶质平衡的代偿过程中，对其他系统可产生有害影响。如此循环往复，导致机体内环境严重紊乱。慢性肾衰竭时，甲状旁腺激素水平升高即是说明矫枉失衡学说的一个典型例子。（见肾性骨营养不良）

功能与代谢变化 CRF时机体可出现内环境稳态失衡和多系统功能异常（图）。表现为尿量和尿液成分的变化，氮质血症、水、电解质和酸碱平衡紊乱、多系统并发症与出血倾向。

尿量和尿液成分的变化 CRF的早期和中期主要表现为夜尿和多尿，晚期发展为少尿。

夜尿 正常情况下，成人尿量约为1500ml/24h，其中白天尿量约占2/3，夜间尿量占1/4~1/3。CRF患者，早期即有夜间排尿增多的症状，夜间尿量和白天尿量相近，甚至超过白天尿量。

多尿 成人尿量>2000ml/24h称为多尿。CRF患者发生多尿的机制主要为：①肾血流集中在残存肾单位，导致其GFR增高，从而使原尿生成增多，流经肾小管时流速增快，与肾小管接触时间过短，肾小管来不及充分重吸收，导致尿量增多。②健存肾单位滤出的原尿中的溶质含量代偿性增高，产生渗透性利尿。③肾小管髓袢较易受损，使Cl⁻主动重吸收减少，导致髓质高渗环境形成障碍，尿浓缩功能降低，尿量增多。

少尿 成人尿量<400ml/24h或<17ml/h称为少尿。CRF末期，尽管有功能的每一个肾单位生成尿液仍多，但残存肾单位过少，仍会发生少尿。

低渗尿或等渗尿 临床上尿渗透压的变化通常以尿比重的大小衡量。正常成人尿比重为1.003~1.030。CRF早期，由于肾浓缩能力减退而稀释功能正常，出现低比重尿或低渗尿。CRF晚期，由于肾浓缩功能和稀释功能均丧失，导致尿比重常固定在1.008~1.012，由于此值接近于血浆晶体渗透压，故称为等渗尿。等渗尿的出现，表明患者对水的调节能力很差，如果此时水负荷突然发生变化，易引起水代谢紊乱，表现为两个方面：在摄水不足或由于某些原因丢失水过多时，因肾对尿浓缩功能丧失，易引起血容量减少；当摄水过多时，又因肾稀释功能丧失，可导致水潴留和低钠血症。

蛋白尿 尿蛋白持续大于150mg/24h或尿蛋白/肌酐比率大于200mg/g称为蛋白尿。CRF时，肾小球毛细血管壁屏障、足细胞的细胞骨架结构以及它们的裂隙膜或肾小球基膜损伤，导致大量蛋白质滤过并且因为肾小管重吸收功能受阻，表现出蛋白尿，其

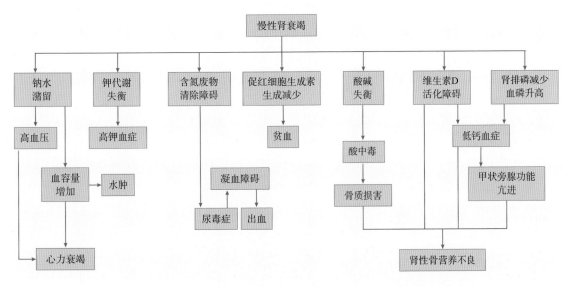

图 慢性肾衰竭内环境紊乱和多系统功能异常的表现及机制

程度与肾功能受损程度呈正相关。

血尿 尿沉渣用显微镜观察10个高倍视野，平均红细胞数>3个/高倍镜，称为血尿，若出血量达到或超过1ml/L，尿色可呈淡红色，洗肉水样或混有血凝块，称为肉眼血尿。CRF时，由于肾小球基膜断裂，红细胞通过该裂缝时受血管内压力挤压受损，受损的红细胞其后通过肾小管各段又受不同渗透压的作用，表现出变形红细胞血尿。

管型尿 CRF时，肾小管内可形成各种管型，随尿排出，其中以颗粒管型最为常见。尿中管型的出现表示蛋白质在肾小管内凝固，与尿液酸碱度、尿蛋白的性质浓度以及尿量有密切关系。

水、电解质和酸碱平衡紊乱 CRF时，由于肾单位大量破坏，肾脏调节体内水、电解质和酸碱平衡的功能严重障碍，可导致钠水代谢障碍、钾代谢障碍、钙磷及镁代谢异常及代谢性酸中毒等。

钠、水代谢障碍 CRF时，肾脏对钠、水的调节适应能力减退。随着CRF的进展，有功能肾单位逐渐减少，肾储钠能力降低。如果钠的摄入不足以补充肾丢失的钠，即可导致机体钠总量的减少和低钠血症。CRF晚期，肾已丧失调节钠的能力，常因尿钠排出减少而致血钠增高。如摄钠过多，极易钠、水潴留，导致水肿和高血压。

钾代谢障碍 CRF时，机体对钾代谢平衡的调节适应能力减弱，在内源性或外源性钾负荷剧烈变化的情况下可出现钾代谢失衡。低钾血症见于：胃肠功能紊乱导致的呕吐、腹泻使钾丢失过多；长期应用排钾利尿药导致钾排出过多；食欲缺乏而导致的钾摄入不足。高钾血症见于：CRF晚期，尿量减少导致钾排出减少；酸中毒；溶血；含钾饮食或药物摄入过多等。低钾血症和高钾血症均可影响神经肌肉的应激性，并可导致严重心律失常，甚至威胁生命。

钙、磷代谢障碍 慢性肾衰竭时，由于肾单位大量破坏，肾小球滤过率降低，导致血磷增加、血钙降低，从而使甲状旁腺激素继发性增加。增加的甲状旁腺激素可增强溶骨作用，使血磷进一步升高。此外，CRF时由于维生素D代谢障碍以及肠道对钙的吸收减少，机体发生低钙血症。CRF时机体可出现严重的钙磷代谢紊乱。

镁代谢异常 CRF晚期由于尿量减少，镁排出障碍，并且有的患者因高血压采用硫酸镁治疗，导致高镁血症，表现为恶心、呕吐、血管扩张、全身乏力、中枢神经系统抑制等。此时若不进行治疗，血清镁浓度>3mmol/L可导致反射消失、呼吸麻痹、神志昏迷和心搏骤停等严重症状。

代谢性酸中毒 肾在机体酸碱平衡的调节中起至关重要的作用，通过排酸或保碱的作用维持血浆HCO_3浓度，调节pH相对恒定。CRF患者发生代谢性酸中毒的主要机制为：肾小管上皮细胞氨生成障碍，与尿中H^+结合减少，致使H^+随尿液排出减少；继发性甲状旁腺功能亢进，甲状旁腺激素分泌增多，使近曲小管上皮细胞碳酸酐酶失活，导致H^+分泌减少，H^+-Na^+交换障碍，造成$NaHCO_3$重吸收减少；CRF晚期，GFR降低到0.3ml/s时，体内酸性代谢产物特别是硫酸、磷酸等滤过排出障碍，H^+在体内大量积聚。

多系统并发症 CRF引发的内分泌紊乱、代谢废物和毒物在体内的大量潴留、水电解质和酸碱失衡等机体内环境的严重紊乱，可导致机体出现多系统并发症。主要包括：肾性高血压、肾性骨营养不良、肾性贫血和出血倾向等。

出血倾向 部分CRF患者由于多种因素作用，致使血小板功能异常，如血小板黏附性降低、Ⅲ因子释放受阻等，表现出异常的出血，通常会出现皮下淤斑、牙龈出血、鼻黏膜出血、月经过多等症状。此外，患者发生自发性胃肠道出血和脑出血的概率也有所增加。消化系统过量失血、脑血管意外等都可危及患者生命。

（李跃华）

dànzhìxuèzhèng

氮质血症 azotemia

含氮类代谢终产物在体内蓄积导致血中非蛋白氮含量超过正常水平的病理状态。在肾衰竭时，由于肾小球滤过率(glomerular filtration rate, GFR)降低，肾脏不能充分排出体内蛋白质代谢产物，可导致血中尿素、肌酐、尿酸等非蛋白氮(non-protein nitrogen, NPN)含量升高，如合并感染、中毒、组织严重创伤等体内蛋白质分解等氮负荷增加的情况，则可进一步升高血中NPN水平。常见的NPN包括尿素氮、肌酐以及尿酸氮。

血浆尿素氮(blood urea nitrogen, BUN) 是体内氨的代谢产物，主要经肾小球滤过随尿液排出体外。BUN的变化对血浆非蛋白氮的含量影响较大。成人BUN正常值为3.2~7.1mmol/L。BUN>9mmol/L，表明肾功能进入失代偿阶段。慢性肾衰竭患者血浆BUN的浓度与GFR的变化密切相关，但不呈线性关系。早期，当GFR减少到正常值的50%时，BUN含量仍未超出正常范围。但当GFR降低到正常值的20%以下时，BUN可高达

71.4mmol/L以上。由此可见，BUN浓度的变化并不能平行地反映肾功能变化，只有在较晚期才较明显地反映肾功能损害程度。此外，BUN值还受外源性与内源性尿素负荷的影响，如蛋白摄入量过多、感染、肾上腺皮质激素的应用以及胃肠出血等。因此，根据BUN值判断肾功能变化时，应考虑这些尿素负荷的影响。

血浆肌酐的含量与蛋白质摄入量无关，主要与肌肉中磷酸肌酸分解产生的肌酐量和肾排泄肌酐的功能有关，因此血浆肌酐含量的变化更能反映肾脏的排泄能力。然而，临床观察发现其含量改变在慢性肾衰竭早期也不明显，只是在晚期才明显升高。临床上常同时测定血浆肌酐浓度及尿肌酐排泄率，根据公式：内生肌酐清除率=尿中肌酐浓度×每分钟尿量／血浆肌酐浓度，计算出内生肌酐清除率。内生肌酐清除率与GFR的变化呈平行关系，可以反映有功能的肾单位数目，可以作为临床上判断病情严重程度的重要指标。

血浆尿酸氮：由于肾远曲小管分泌尿酸增多和肠道尿酸分解增强，此时血浆尿酸氮虽有一定程度的升高，但蓄积程度与尿素氮和肌酐水平的增加相比相对较轻。

（李跃华）

shènxìng gāoxuèyā
肾性高血压 renal hypertension
肾实质和肾动脉病变所致的高血压。是继发性高血压中最常见的一种类型。肾实质病变的主要组织病理学变化为肾小球玻璃样变性、肾间质组织增生和肾小管萎缩等。肾动脉病变的组织病理学变化为肾动脉壁的中层黏液性肌纤维增生，形成数量不等的小动脉瘤，从而肾小动脉内壁呈串珠样表现，致使肾动脉呈节段性狭窄。

发病机制主要包括：①钠、水潴留。在肾实质发生广泛病变时，大量肾单位丧失了排水、排钠的功能，剩余肾单位无法充分代偿，导致体内大量钠、水潴留。钠、水潴留可引起：血容量增多，心输出量增加；动脉系统灌注压升高，反射性地引起血管收缩，使外周阻力增加；长时间血管容量扩张可以刺激血管平滑肌细胞增生，导致血管壁增厚和管腔狭窄，血管阻力增加。上述因素共同促进了肾性高血压的发生发展。这种主要由肾排钠、水功能降低，钠、水潴留所致的高血压，称为钠依赖型高血压。对该类高血压患者限制钠盐摄入及应用利尿药以加强钠、水的排出，可以收到较好的降压效果。②肾素分泌增多。慢性肾小球肾炎、肾动脉硬化症、肾动脉纤维增生性病变等引起的慢性肾衰竭，常伴有肾脏血液循环障碍，导致肾脏相对缺血。肾缺血可促进肾素分泌，激活肾素-血管紧张素-醛固酮系统，从而使血管紧张素Ⅱ和醛固酮分泌增加。血管紧张素Ⅱ可直接引起小动脉收缩，使外周阻力增加，醛固酮分泌增加又可导致钠水潴留，从而引起血压升高。这种主要由于肾素分泌增多引起的高血压称为肾素依赖性高血压。对该类高血压患者限制钠盐摄入和应用利尿药降压效果欠佳，需要采用血管紧张素转换酶抑制药抑制肾素-血管紧张素-醛固酮系统的活性，消除血管紧张素Ⅱ的作用，才会有较好的降压作用。③肾分泌的抗高血压物质减少。正常肾能生成前列腺素E₂（PGE₂）和前列腺素A₂（PGA₂）等血管舒张物质。肾实质破坏，肾单位大量丧失，肾脏产生的激肽、PGE₂及PGA₂等降压物质减少，促进高血压的发生。

多种因素的相互作用导致了肾性高血压的发生、发展，出现高血压后又可进一步加重肾实质的损害，形成恶性循环。

（李跃华）

shènxìng pínxuè
肾性贫血 renal anemia
肾疾病所致红细胞代谢功能紊乱，红细胞生成减少和破坏增加的贫血。慢性肾衰竭患者大多伴有肾性贫血，其程度与肾功能损害程度基本一致。

肾性贫血的发生机制主要与以下因素相关：①促红细胞生成素（erythropoietin, EPO）生成减少。EPO是调节晚期红系祖细胞的主要物质，具有促进红系祖细胞增生分化、幼红细胞成熟和加速网织红细胞释放的作用。成人80%~90%的EPO主要由肾皮质层管周细胞产生。慢性肾衰竭时，由于肾实质损伤，EPO产生减少，导致骨髓红细胞生成减少，形成难以纠正的贫血。此外，肾衰竭严重阶段体内蓄积的毒性物质，如尿素的代谢产物氰酸盐可与EPO作用，使EPO发生氨基甲酰化而丧失促红细胞生成的作用，从而导致红细胞生成进一步减少。②体内蓄积的毒性物质对骨髓造血功能的抑制。肾衰竭发展至尿毒症期，毒性物质在体内大量蓄积，其中一些毒性产物如甲基胍对骨髓造血功能有抑制作用，高浓度中分子量毒素也可抑制红细胞生长，从而导致红细胞生成障碍，产生或加重贫血。③造血原料吸收减少或利用障碍。红细胞在骨髓中的生成，需要有足够的铁、氨基酸、蛋白质及DNA合成所需的维生素

B_{12}与叶酸等造血原料的供应。慢性肾衰竭时，机体内环境严重紊乱，胃肠功能减退，导致铁、蛋白质、维生素B_{12}和叶酸等吸收减少、丢失过多，造血原料不足致使红细胞生成减少。此外，严重的慢性肾衰竭患者还可出现铁的再利用障碍，影响红细胞生成。④红细胞破坏增加。肾衰竭引起的机体内环境严重紊乱，尤其是体内蓄积的毒素可导致：腺苷三磷酸(ATP)生成不足以及红细胞膜上ATP酶活性下降，使红细胞膜上钠泵失灵，红细胞内钠、水含量增多，细胞脆性增加，易发生溶血；甲状旁腺激素可增加红细胞脆性，促进红细胞破坏；胍类物质如甲基胍可使红细胞寿命缩短，胍基琥珀酸则可引起溶血。此外，肾血管内常有纤维蛋白沉着，纤维蛋白可妨碍红细胞在血管内流动，从而使红细胞易受机械损伤而破裂。⑤红细胞大量丢失。肾衰竭患者常有出血倾向与出血（见慢性肾衰竭），从而加重贫血。

(李跃华)

shènxìng gǔyíngyǎng bùliáng
肾性骨营养不良 renal osteodystrophy
慢性肾衰竭时钙、磷及维生素D代谢障碍、继发性甲状旁腺功能亢进、酸中毒及铝中毒所致的骨病。又称肾性骨病。肾性骨营养不良的主要组织病理学变化包括：儿童肾性佝偻病，成人骨质软化、骨质疏松、纤维性骨炎以及骨囊性纤维化等。

肾性骨营养不良的发病机制与慢性肾衰竭时出现的高磷血症、低钙血症、甲状旁腺激素分泌增多、$1,25-(OH)_2D_3$形成减少及代谢性酸中毒等密切相关（见慢性肾衰竭图）。①高磷血症、低钙血症及继发性甲状旁腺功能亢进。肾小球滤过的钙，95%以上经由肾小管重吸收入血，人体磷则主要经肾排出，占总磷排出量的70%。因此，慢性肾衰竭时，由于肾单位大量破坏，肾对钙的重吸收及磷的排泄均减少，使血钙降低、血磷升高，高血磷、低血钙可刺激甲状旁腺引起继发性甲状旁腺功能亢进，分泌大量甲状旁腺激素。后者具有促进成骨和溶骨的双重作用。小剂量的甲状旁腺激素有助于成骨，大剂量的甲状旁腺激素则可将前破骨细胞和间质细胞转化为破骨细胞，促进骨基质及骨盐溶解，导致骨质疏松及纤维性骨炎。②维生素D_3活化障碍。$1,25-(OH)_2D_3$有促进小肠对钙磷的吸收与转运，以及加强成骨细胞活动，促进骨盐沉积和骨形成的作用。慢性肾衰竭时，肾实质损伤，1α-羟化酶活性降低，使$25-(OH)D_3$活化成$1,25-(OH)_2D_3$减少，导致骨盐沉着障碍而引起骨软化症，还可使肠钙吸收减少，血钙降低，引起骨质钙化障碍，并加重继发性甲状旁腺功能亢进，促进肾性骨营养不良的发生发展。③酸中毒。慢性肾衰竭时，常伴有持续的代谢性酸中毒，此时机体可动员骨盐来缓冲，促进骨盐溶解。此外，酸中毒还可干扰$1,25-(OH)_2D_3$的合成以及小肠对钙的吸收，加重肾性骨营养不良。

(李跃华)

niàodúzhèng
尿毒症 uremia
肾单位大量被破坏，代谢终末产物和毒性物质在体内大量潴留而引起的自体中毒的综合征。是肾衰竭的最严重阶段，尿毒症患者需要靠透析或肾移植维持生命，而且其发病率逐年趋于上升。

病因和发病机制 尿毒症的发病机制与毒性物质在体内大量潴留、水电解质和酸碱平衡紊乱以及某些内分泌功能障碍等多种因素相关，其中毒性物质在体内蓄积被认为是最关键的因素。与尿毒症症状相关的代谢终产物或毒性物质被称为尿毒症毒素。其来源主要包括：正常代谢产物（如尿素、多胺、胍等）在体内蓄积；外源性毒物未能经机体解毒、排泄；毒性物质经机体又产生新的毒性物质；正常生理活性物质（如甲状旁腺激素）浓度持续升高。按照分子量的大小，尿毒症毒素可分为3类：①小分子量毒素。分子量小于500，如尿素、肌酐、胺类、胍类等。②中分子量毒素。分子量500~5000，多为细胞和细菌的裂解产物。③大分子量毒素。主要是尿毒症时血中某些水平异常升高的多肽激素，如甲状旁腺激素、促胃液素等。

甲状旁腺激素 尿毒症患者几乎都伴有继发性甲状旁腺功能亢进，甲状旁腺激素水平明显增高。其持续增高可引起：①肾性骨营养不良。②皮肤瘙痒和软组织坏死，而且这种病变只能在甲状旁腺次全切除后方能缓解。③促胃液素释放和胃酸分泌增加，促发溃疡形成。④血-脑脊液屏障的完整性破坏，促进钙进入施万细胞、轴突和脑细胞，参与铝在脑中的沉积，从而造成周围神经损害和脑功能紊乱及尿毒症痴呆。⑤其他，如蛋白质分解代谢增加、高脂血症和贫血等。

胍类化合物 主要包括甲基胍和胍基琥珀酸，是体内精氨酸代谢紊乱的产物。尿毒症时，精氨酸的正常代谢产物尿素、胍乙酸和肌酐排泄障碍在体内蓄积，导致精氨酸通过其他代谢途径转变为胍类化合物。其中，甲基胍毒性最强，可引起体重减轻、呕吐、腹泻、心室传导阻滞、肌肉痉挛、嗜睡、红细胞寿命缩短及溶血等。胍基琥珀酸则能抑制脑组织的转酮醇酶的活性，影响脑细胞功能，引起脑病变。此外，还具有抑制血小板功能、促进溶血等毒性作用。

尿素 是体内最主要的含氮代谢产物。血中尿素浓度持续升高，可引起头痛、食欲缺乏、恶心、呕吐、糖耐量降低和出血倾向等。尿素的毒性作用主要与其代谢产物氰酸盐有关。氰酸盐可与蛋白质作用，使蛋白质发生氨基甲酰化，导致：抑制单胺氧化酶、黄嘌呤氧化酶等许多酶的活性，影响机体的代谢稳态；突触轴膜蛋白发生氨基甲酰化后，高级神经中枢的整合功能可受损，产生疲乏、头痛、嗜睡等症状；促红细胞生成素发生氨基甲酰化后，其促红细胞生成的作用明显减弱，加重肾性贫血。

中分子量物质 分子量在500~5000的一类物质，化学结构尚不明确。中分子量物质在体外对成纤维细胞增生、白细胞吞噬作用、细胞对葡萄糖的利用及淋巴细胞增生等均有抑制作用。

功能与代谢变化 尿毒症是多种肾疾病的终末阶段，除了表现出泌尿系统功能障碍以及内环境紊乱进一步加重外，还可出现全身多系统功能障碍，主要包括神经系统、心血管系统、呼吸系统、免疫系统、皮肤变化以及糖、脂肪、蛋白质代谢紊乱。

对神经系统的影响 几乎所有的尿毒症患者都会表现出神经系统功能障碍。其中中枢神经系统功能障碍主要表现为失眠、注意力不集中、记忆力减退、扑翼样震颤、肌阵挛、木僵甚至昏迷。周围神经系统病变则主要表现为足部发麻、腱反射减弱或消失以及远侧肌麻痹等。

对心血管系统的影响 尿毒症患者由于严重的钠、水潴留致使心脏负荷过重，从而发生充血性心力衰竭。此外，由于多种因素作用，尿毒症患者还表现出尿毒症性心包炎、心肌病以及高血压等。心血管系统并发症是尿毒症患者重要的死亡原因之一。

对呼吸系统的影响 尿毒症患者由于酸中毒、钠、水潴留、毒性物质在体内蓄积等因素出现呼吸系统功能障碍，主要表现为呼吸深快、肺水肿、纤维素性胸膜炎等。其中肺水肿的发生除了与容量负荷过度有关外，还与毒性物质使肺毛细血管通透性增加以及低蛋白血症有关。

对免疫系统的影响 尿毒症患者免疫功能低下，极易发生感染，是尿毒症患者主要的死亡原因之一。

对皮肤的影响 由于继发性甲状旁腺功能亢进，尿毒症患者最常见的皮肤表现为皮肤瘙痒，以及皮肤色素沉着、尿素霜及皮炎等皮肤受累。

对物质代谢的影响 尿毒症患者常出现三大物质代谢障碍。其中，糖代谢障碍主要表现为部分患者糖耐量减低，出现轻度的糖尿病曲线，但空腹血糖正常，不出现尿糖。脂代谢障碍主要表现为患者出现高脂血症。蛋白质代谢障碍则主要表现为低蛋白血症和负氮平衡。

（李跃华）

qīngchūnqī yánchí

青春期延迟 delayed puberty

人体出现青春期第二性征的时间推迟。女性14岁后乳房仍不发育或18岁仍无月经初潮，男性15岁后仍无睾丸体积增大。男性出现第二性征的年龄可从睾丸增大开始计算，一般在9~14岁，大多数在12岁左右。女性从乳房增大开始计算，一般在8~13岁，大多数在10岁左右。正常人从第二性征出现，到具有成人性特征一般需4~5年。超过5年或停止发育2年以上者也可诊断为青春期延迟。

青春期延迟按发病机制可分为下丘脑-垂体-性腺轴功能启动延迟、下丘脑-垂体损伤、性腺损伤等3类。①下丘脑-垂体-性腺轴的功能未能按时启动。生殖器官等部位接收的发育信号低微，使生殖器官和第二性征发育启动推迟、功能低下。原发性（不明原因）也称为体质性青春期延迟。先天性心脏病、糖尿病、慢性感染性疾病（如结核）、慢性肝病、支气管哮喘和严重营养不良或过度肥胖等全身性疾病，也可严重降低机体功能代谢状态，导致下丘脑-垂体-性腺轴的功能受抑制。如无器质性损伤，当下丘脑-垂体-性腺轴功能启动，此类患儿的第二性征可发育到正常水平。②下丘脑-垂体损伤。先天性和后天性因素可损伤下丘脑-垂体，促性腺激素分泌障碍，使性腺发育不良，性激素水平低下，生殖器官和性征发育迟缓、功能低下。先天性见于染色体突变、断裂、缺陷，如KAL-1基因缺陷致促性腺素释放激素(GnRH)神经元不能正常调控下丘脑功能，患卡尔曼综合征(Kallmann syndrome)，即性腺功能减退伴嗅觉丧失综合征，患者往往生育功能低下。后天性为中枢神经系统疾病（脑部炎症、肿瘤、外伤等）和放疗等损伤下丘脑-垂体而致病。患儿因垂体损伤而存在其他功能低下，如垂体分泌生长激素减少（导致身材矮小）等。③性腺损伤。先天性和后天性的性腺损伤，导致性激素分泌水平低下，生殖器官和性征发育迟缓。

先天性的性腺损伤，如女性因X染色体缺失引起先天性卵巢发育不全，分泌雌激素的能力低下，患特纳综合征(Turner syndrome)，即先天性卵巢发育不全；男性因性染色体数目异常引起先天性曲细精管发育不全，分泌睾酮的能力低下，患克兰费尔特综合征(Klinefelter syndrome)，即先天性睾丸发育不全；性腺促黄体素(LH)或促卵泡激素(FSH)受体基因缺陷可导致性腺发育不全等。后天性的性腺损伤，如病毒感染引起的睾丸炎、长期使用免疫抑制剂和抗肿瘤药物可损伤睾丸的功能，大剂量射线照射损害睾丸和卵巢功能等。

(欧阳静萍 李 柯)

xìngzǎoshú

性早熟 precocious puberty 第二性征发育、成熟比同龄人明显提前（见青春期延迟）。男孩在9周岁以前出现第二性征，女孩在8周岁以前出现第二性征或10周岁出现月经可被认为发生性早熟。

按照发病机制性早熟可分为真性性早熟包括中枢性、促性腺素释放激素(GnRH)依赖性性早熟、假性性早熟（外周性、非GnRH依赖性）和部分性性早熟即不完全性性早熟3类。①下丘脑-垂体-性腺轴启动提前。下丘脑过早分泌GnRH，刺激垂体释放促卵泡激素(FSH)及促黄体素(LH)，促使性腺提前分泌性激素，启动生殖器官和第二性征的发育，即真性性早熟。如因下丘脑原发的神经内分泌调节功能异常而引起，也被称为特发性（体质性）性早熟。另一类是中枢神经系统病变（如病毒性脑炎、脑积水、脑外伤、肿瘤等）累及下丘脑-垂体而致病。此外，未经治疗的原发性甲状腺功能减低患儿，可因FSH、LH合成分泌异常增加而致病。②内、外源性性激素在体内含量异常增加。性激素增加引起性征提前出现，但下丘脑-垂体因受到性激素的负反馈抑制而未启动，患儿不具有生殖能力，即假性性早熟。例如，胚胎早期G蛋白基因突变，致性腺细胞内环腺苷酸水平持续增高，使性腺细胞增生、成熟、功能亢进而分泌大量性激素，患麦克奎恩-奥尔布赖特综合征(McCune-Albright syndrome)；LH受体基因发生点突变可自发性激活，使性腺细胞增生、成熟（家族性高睾酮血症）；机体合成肾上腺皮质激素的酶类先天缺陷时，大量中间产物堆积体内，被转化为雄性激素（肾上腺皮质增生症）；性激素大量分泌（如卵巢肿瘤）；促性腺激素样物质大量产生（如绒毛膜上皮癌和畸胎瘤）；服用激素类药物、含激素的食物和保健品及使用含激素的护肤品等，均可直接增加体内性激素浓度而致病。③性激素增多。仅导致部分性器官或性征发育，即部分性性早熟。例如，卵巢分泌的雌激素增多却不能通过负反馈抑制FSH分泌可引起单纯性乳房早发育，而其他生殖器官、性征不发育或不同步发育；脱氢异雄酮(DHEA)过早分泌或DHEA受体敏感性增加导致单纯性阴毛早现。

物质生活条件的改善、社会心理的开放程度、过多摄入含有性激素的食物和药物、环境中类激素污染物（如洗涤剂、农药和塑料工业排放物）的增多是性早熟发生率逐渐上升的主要原因。

性早熟的患儿往往骨骺提前融合，成人后身材相对矮小。虽性早熟，但心智尚未成熟，易发生社会问题。

(欧阳静萍 李 柯)

wèi-cháng yùndòng zhàng'ài

胃肠运动障碍 disorders of gastrointestinal motility 胃肠道运动的神经、体液调控异常或胃肠平滑肌细胞的损伤致胃肠推进性蠕动减弱和（或）协调性运动障碍的病理状态。胃肠运动的形式主要有胃肠蠕动、小肠分节运动、大肠袋状运动、移行性复合运动、混合运动和集团运动等。这些运动有赖于胃肠道的神经支配、体液调节及其肌结构和功能的正常，以完成对消化道食物的传输，同时通过胃肠运动，促进对食物的消化、吸收和排泄。胃肠运动障碍时，临床上可产生多种消化系统的症状和体征，包括食欲缺乏、腹胀、恶心、呕吐、腹泻、便秘及腹痛等。

病因和发病机制 胃肠运动障碍可表现为整个胃肠道的运动障碍，见于腹部手术后、腹膜炎、低钾血症等引起的胃肠麻痹；也可以某一部位的运动异常为主，如原发性或继发性胃轻瘫、倾倒综合征等出现的胃运动障碍，或各种原因导致的小肠痉挛、小肠假性梗阻，以及肠易激综合征、先天性巨结肠等引起的大肠运动障碍等。一般来说，病因通过干扰和破坏调控胃肠运动的神经、体液系统或破坏胃肠平滑肌的结构和功能，引起胃肠运动障碍。①神经源性因素。中枢神经系统病变、胃肠道外来支配神经（主要是交感神经和副交感神经）异常或其内在神经系统（肌间神经丛和黏膜下神经丛）病变等均可引起胃肠平滑肌收缩异常，导致胃肠运动紊乱。例如，在临床上，脑血管意外常发生以胃肠道运动减慢为主的胃肠运动紊乱；脑干肿瘤可引起慢性、难以解释的呕吐，并伴有胃肠动力和胃排空的异常；情绪异常如愤怒、恐惧可使胃排空延长、消化间期移行性运动复合波(interdigestive migrating motor complex, IMMC)减少；肠易激综合征患者，心理压力使IMMC周期明显延长。糖尿病可引起外周和肠壁神经细胞退化，患者常有胃肠道动力下降、胃排空和肠通过时间延缓。②体液因素。胃肠运动受多种激素的影响，如促胃液素加强胃肠运动；促胰液素、缩胆囊素、抑胃肽、血管活性肠肽等则有抑制运动的作用。这些激素水平异常或其受体改变都可导致胃肠运动异常。③肌源性因素。胃肠平滑肌的正常收缩与舒张是胃肠运动的基础。各种原因，如代谢障碍、缺血、缺氧、中毒等引起胃肠平滑肌细胞水肿、变性、坏死，功能发生改变，则胃肠运动出现异常。

功能与代谢变化 食物的消化、营养物质的吸收以及废物的排泄依赖于消化道的正常运动，胃肠运动障碍必然引起消化系统功能的异常，在临床上常常表现为食欲缺乏、腹胀、恶心、呕吐、腹泻、便秘及腹痛等。①食欲缺乏。即使在空腹状态下，机体明显需要营养时也无摄食欲望的症状，俗称食欲不振，常为胃肠运动减弱，胃肠内容物积滞，肠内压增高，肠管扩张，摄食中枢受到抑制所致。②恶心、呕吐。将胃及部分小肠内容物通过食管逆向经口腔排出体外的症状，恶心常为呕吐的前奏，也可单独出现。胃肠动力障碍引起的呕吐通常为反射性呕吐。严重的呕吐可引起机体脱水、低血钾和代谢性碱中毒等，导致机体内环境的紊乱。③腹胀。其发生多为胃肠道运动减弱或缺失，使胃肠内容物积滞、肠道菌群失调，进而引起内容物

腐败、发酵，导致胃肠腔内压力增高、管腔膨胀和管壁张力增高，主要表现为上腹部的饱胀感。④腹泻。肠管蠕动增快而引起排便次数增加的症状。肠运动亢进时，肠管蠕动增快使肠内容物在肠内通过的时间缩短，肠内容物不能被充分有效地消化吸收而产生腹泻；肠运动减弱引起的腹泻则可能与肠内细菌过度繁殖有关；在糖尿病神经病变、迷走神经切断术以及胃切除术后出现的腹泻则可能是肠运动功能紊乱所致。⑤腹痛。胃肠运动障碍，尤其是胃肠张力过高型，由于平滑肌强烈收缩乃至痉挛，使腔内容物流通不畅而过度积聚，肠腔内压进行性增高而引起腹痛。⑥便秘。对便秘的定义尚不确切，便秘的症状为：排便障碍，包括排便次数减少、排便困难、排便疼痛、粪便坚硬而量少、便后无排空感等。伴随症状可有腹部胀痛、不适、食欲缺乏、恶心、头痛，有的甚至出现假性肠梗阻。便秘的病因很多，在临床上，大多数病例有胃肠运动障碍，尤其是结肠转运速度减慢和（或）直肠排推的困难，使肠内容物在肠腔内移运缓慢，进而发生便秘。

(李永渝)

xiāohuà bùliáng

消化不良 indigestion 胃肠道一种或多种营养物质不能充分消化水解而出现的临床综合征。正常情况下，食物在消化道经胃肠的运动和消化液的作用，由大分子物质（如蛋白质、脂肪、淀粉）消化水解成结构简单的、可被吸收的小分子物质（如氨基酸、脂肪酸、单糖等）。消化不良时，营养物质不能充分消化水解，其吸收受到影响，患者常表现出一组兼有消化和吸收不良的症状和体

征，包括反复或持续性的上腹部疼痛、腹胀、早饱、食欲减退、腹泻、反酸、嗳气，有的伴有恶心及呕吐等，多在餐后加重。

病因及发病机制包括：①胰腺功能不足。肠腔内消化以胰酶的作用最关键。胰腺分泌的胰蛋白酶、脂肪酶、淀粉酶经胰管排放到十二指肠，参与对食物蛋白、脂肪、淀粉等的消化分解。在慢性胰腺炎、胰腺癌、胰腺纤维囊肿等疾病，胰腺实质破坏或胰导管阻塞，引起胰腺分泌不足、胰酶活性低下，导致对多种营养物质的消化障碍。②胆盐代谢障碍。肝脏分泌的胆汁酸盐随胆汁经胆道排放到十二指肠，对脂类食物起乳化作用，有助于脂肪及脂溶性维生素的消化和吸收。严重的肝胆疾病，如各型肝炎、肝硬化、肝内及肝外胆道梗阻时，胆汁的分泌和排泄减少；在回肠切除或炎症等情况下，胆盐的肠肝循环障碍。其结果是肠内胆盐不足，脂肪的乳化和微胶粒形成障碍，引起对脂肪的消化不良。③胃肠功能异常。胃肠道是食物消化的主要场所，其结构或功能的改变均可影响对食物的消化和吸收。部分消化不良的患者有明确的胃肠器质性病变，如消化性溃疡、糜烂性胃炎、小肠炎症、恶性肿瘤、胃肠手术后等；有部分患者是因胃肠外的疾病引起消化功能异常，如糖尿病引起的胃肠动力不足，系统性硬皮病引起小肠运动过缓以及缺血、缺氧引起的小肠上皮细胞的破坏等。另外，有相当一部分患者虽具有上述消化不良的临床表现，但难以找到确切的病因，称为功能性消化不良。

对营养物质的消化不良必然影响其吸收，临床表现为营养物从粪便中过量排泄和营养缺乏的

症状和体征，因此除有上述腹胀、腹泻（包括脂肪泻）等消化系统的症状外，久病患者尚出现消瘦、乏力、贫血、水肿、口角炎、出血倾向、外周神经炎等，女性患者还可有闭经等症状。

(李永渝)

xīshōu bùliáng

吸收不良 malabsorption 小肠消化吸收功能障碍致营养物质不能正常吸收而从粪便中排泄而引起营养物质缺乏的临床综合征。又称吸收不良综合征。可表现为对某种营养物质的吸收不良，也可以是对多种营养物质的吸收障碍。

吸收不良主要见于：①消化功能障碍。机体的消化和吸收功能密切相关，消化功能障碍常引起吸收不良。在慢性胰腺炎、胰腺癌、胰腺纤维囊肿等疾病时，胰酶缺乏或活力降低，对食物中脂肪、蛋白质等的消化功能减弱；肝硬化、肝内外胆道梗阻等疾病造成消化道中胆盐不足，影响脂肪的乳化和微胶粒形成，引起脂肪的消化吸收障碍。②小肠黏膜病变。小肠是吸收营养物质的主要场所，小肠黏膜的损伤必然引起营养物质的吸收不良。克罗恩病(Crohn disease)，以小肠黏膜的损伤为主要病变，患者有腹痛、腹泻、贫血、低蛋白血症以及水与电解质平衡紊乱等临床表现。乳糜泻，又称麸质过敏性肠病，主要是小肠黏膜的免疫性损伤，表现为局部肠绒毛的炎症和萎缩，表面积减少，肠绒毛刷状缘的多种消化酶活性降低，从而使营养物质的消化吸收受到严重影响。③小肠部分切除。其吸收能力明显降低。一是消化道的正常运动受到干扰，尤其是远端2/3回肠和回盲瓣切除，引起肠内容物转运时间过快，营养物不能充分吸收；二是丢失了正常吸收所需的小肠表面区域，即有效吸收面积减少。④小肠淋巴循环或血液循环障碍。淋巴发育不良、淋巴管梗阻等可影响肠壁组织淋巴的回流，造成脂肪及脂溶性维生素的吸收不良；另外，门静脉高压、充血性心力衰竭、缩窄性心包炎、肠系膜血管闭塞等可引起小肠血液循环障碍，导致肠黏膜缺血、淤血甚至结构破坏，使小肠对营养物质的吸收不良。

吸收不良引起肠道营养物质丢失和机体营养缺乏，临床表现为腹泻、腹痛、腹胀，维生素缺乏，贫血及体重减轻等。其中，腹泻为其最主要的症状，粪便特征可因疾病的不同而不同，如脂肪消化吸收不良性腹泻，粪便稀薄而量多，且含有较多油脂。由于吸收不足兼之食欲缺乏，患者常倦怠乏力、体重减轻的症状，严重时可出现贫血、下肢水肿、低蛋白血症等。

(李永渝)

chángdào píngzhànggōngnéng zhàng'ài

肠道屏障功能障碍 gut barrier dysfunction 肠黏膜损伤、萎缩，肠壁通透性增加，肠道菌群失调致细菌和（或）内毒素移位并可能诱发和（或）加重全身炎症反应和多器官功能障碍综合征的病理状态。肠道在消化、吸收各种营养物质的同时，还具有抵抗外来抗原物质对机体的侵袭、防止肠内微生物群失调和移位的功能，这一功能简称肠道屏障。肠道屏障按其功能特点分为机械屏障、化学屏障、生物屏障和免疫屏障，它们具有相对特有的结构基础（表）和不同的分子调控机制。

病因和发病机制 肠道屏障功能障碍可由多种原因引起，包括消化系统危重疾病，如重症急性胰腺炎、重症胆管炎、梗阻性黄疸、肝硬化；全身危重疾病如重度失血、失液，严重的创伤、烧伤、感染等；各器官功能不全，如心、肺、肾功能障碍；长期应用广谱抗生素或免疫抑制剂、不合理的全胃肠外营养以及放疗、化疗、电离辐射等。它们可能削弱或破坏肠道屏障的一个或多个环节，导致其功能异常。肠道屏障功能障碍的发病机制尚未完全阐明，主要的观点有：①机械屏障功能障碍。任何原因造成的肠黏膜缺血、破损、脱落、萎缩所致，尤其是低血容量性休克、应激、肠缺血等，大量氧自由基的产生，肠黏膜出现缺血再灌注损伤，肠黏膜通透性增高，引起肠道机械屏障功能破坏。②化学屏障功能障碍。严重感染、创伤等危重患者接受全胃肠外营养支持时，因缺少食物和消化道激素的刺激，胃肠黏膜更新修复能力降低，胃酸、

表　肠道屏障的构成

肠道屏障	结构基础
机械屏障	肠黏膜上皮细胞、上皮细胞间紧密连接、黏液（黏蛋白）、下行的气流和液流、上皮细胞快速更新等
化学屏障	消化液、消化酶、防御素等
生物屏障	正常菌群及其分泌物的"定植抗力"
免疫屏障	肠道相关淋巴组织（GALT）及其分泌的抗体如分泌型IgA（sIgA）等

胆汁、溶菌酶、黏多糖等分泌减少，或部分患者由于持续胃肠减压，导致胃酸、胆汁、胰液等大量丢失，削弱消化液的化学杀菌能力。③生物屏障功能障碍。长期、大量应用抗生素，引起肠道菌群紊乱，包括肠内正常菌群减少、"定植抗力"降低，而条件致病菌易黏附于肠上皮细胞，呈现优势生长替代正常菌群，进而直接或间接破坏肠上皮细胞，引起肠壁通透性增加。④免疫屏障功能障碍。严重创伤、烧伤或休克、化疗药物及长期应用糖皮质激素等可抑制sIgA的合成，降低肠壁组织中产sIgA的浆细胞数量，导致肠黏膜抗感染的免疫功能低下。

功能与代谢变化 肠道屏障功能损伤往往引起肠道细菌移位和内毒素移位，即原寄生于肠道内的细菌及其毒素越过受损的肠道屏障，大量侵入正常情况下无菌状态的肠道以外的组织，如肠系膜淋巴结、肝门静脉及其他远隔脏器及系统，引起肠源性感染和内毒素血症。其结果可能诱发全身炎症反应综合征和多器官功能障碍综合征，从而危及生命。

（李永渝）

gāngōngnéng bùquán
肝功能不全 hepatic insufficiency
肝细胞损害使其代谢、分泌、合成、解毒及免疫功能严重障碍所致黄疸、出血、继发感染、肾功能障碍、肝性脑病的临床综合征。一般将肝功能不全晚期称为肝衰竭，临床主要表现为肝昏迷（见肝性脑病）与肾功能障碍（见肝肾综合征）。

病因和发病机制 引起肝功能不全的病因很多，各种病因通过不同机制导致肝脏的损伤。

生物因素 肝炎病毒感染最常见。已发现有7种病毒可引起肝炎或与肝病发生相关，其中以乙型肝炎病毒(HBV)最常见。一般认为，T细胞介导的细胞免疫反应是病毒引起肝细胞损伤的主要因素。其他病原生物，如某些细菌、寄生虫（血吸虫、华支睾吸虫、阿米巴）、钩端螺旋体等也可累及肝脏，造成肝脏损害。

化学因素 一些化学毒物，如四氯化碳、氯仿等，通过破坏肝细胞酶系统导致肝细胞变性坏死；有些药物如氯丙嗪、对乙酰氨基酚、异烟肼和抗生素等，可直接损害肝细胞；有些药物则通过影响肝细胞膜运载胆盐的受体、Na^+-K^+-ATP酶、离子交换等多个环节，产生毒性作用，造成肝内胆汁淤积。对于一些个体，即使治疗剂量的药物也可引起肝功能损害，这可能与变态反应有关。

酒精及其代谢产物乙醛对肝脏亦有毒性作用，主要影响线粒体结构和功能，抑制脂肪酸在线粒体内氧化，造成脂肪酸在肝内堆积，形成脂肪肝及脂肪性肝炎。还可促进肝脏纤维化，最终发展成肝硬化。

遗传因素 主要见于一些遗传性酶缺陷及分子病所引起的物质代谢障碍，通常见于儿童。例如，肝豆状核变性（威尔逊病，Wilson disease），由于P型铜转运ATP酶缺陷，使肝脏不能合成铜蓝蛋白，过量铜在肝内聚集造成肝硬化；遗传性血色病是基因突变引起铁代谢异常，含铁血黄素在肝内沉积导致肝损害。其他糖、脂肪、氨基酸等遗传代谢性疾病如半乳糖血症、Ⅰ型高脂血症等也伴有肝脏的损伤。

免疫因素 肝细胞可自分泌和（或）旁分泌很多炎性细胞因子损伤肝脏，引起某些自身免疫肝病，如原发性胆汁性肝硬化、慢性活动肝炎、原发性硬化胆管炎等，发病机制主要是T细胞介导的细胞免疫功能过度激活。

营养因素 缺乏胆碱或蛋氨酸使卵磷脂合成减少，影响脂肪从肝运出，造成脂肪肝。长期营养缺乏，如饥饿时肝糖原等减少，致使肝解毒功能降低或增强毒物对肝损害，促进肝病的发生发展。另外，随食物一起摄入的亚硝酸盐、黄曲霉毒素、毒蕈等，也可促进肝病发生。

功能与代谢变化 当肝功能不全时，机体可出现多种功能与代谢的变化。

物质代谢障碍 ①糖代谢障碍。肝功能不全患者，因肝细胞坏死，肝糖原贮备减少，加上肝脏对胰岛素灭活减弱，血中胰岛素水平增加，使组织细胞摄取利用葡萄糖增加，患者空腹时易发生低血糖。另外，由于肝细胞损害，无法将摄入的葡萄糖及时合成肝糖原，少数患者在饱餐后，可发生持续时间较长的血糖升高，即糖耐量降低。②脂类代谢障碍。肝功能不全时，因胆汁分泌减少，脂类物质消化吸收障碍，引起脂肪泻、厌油腻食物，脂溶性维生素A、D、K缺乏，临床表现为夜盲症、骨质疏松、出血倾向等。同时肝脏合成磷脂及脂蛋白障碍，排出脂肪减少，引起脂肪肝。另外，肝脏有助于胆固醇的产生、酯化及排泄，故当肝功能障碍时，胆固醇酯化障碍，转化为胆汁酸的能力下降，致使血浆总胆固醇水平升高。③蛋白质代谢障碍。肝脏可合成多种蛋白质，当肝功能障碍时，清蛋白合成减少，引起低蛋白血症，使血浆胶体渗透压降低，形成肝性腹腔积液；凝血因子合成减少，产生出血倾向；应激时急性期蛋白合成不足，使机体防御功能降低等。

能量代谢障碍 肝是糖、蛋白质、脂肪氧化供能的重要器官。一旦肝功能不全，可发生明显的能量代谢障碍。

胆汁代谢障碍 胆汁是肝细胞不断产生和分泌的，肝功能不全时，可发生高胆红素血症和肝内胆汁淤滞（见黄疸）。

激素代谢障碍 肝功能障碍时，激素灭活功能减弱，出现相应临床表现。例如，胰岛素灭活减弱，造成低血糖和糖耐量降低；醛固酮和抗利尿激素灭活减弱，促进钠水潴留；雌激素灭活减弱，女性出现闭经、月经失调等症状，男性出现乳房发育、睾丸萎缩等女性化的变化。另外，雌激素过多使小动脉扩张，患者出现蜘蛛痣、肝掌等临床表现。

凝血功能障碍 肝合成大部分凝血因子，同时合成一些重要的抗凝物质如蛋白C、抗凝血酶Ⅲ以及纤溶酶原、抗纤溶酶等，还可清除多种激活的凝血因子和纤溶酶原激活物，所以肝功能不全易致凝血功能失常。肝功能不全若同时伴有脾功能亢进和骨髓抑制，致血小板减少，更容易发生出血或诱发弥散性血管内凝血。

生物转化功能障碍 肝可通过氧化、还原、水解和结合等反应，将体内一些生物活性物质（激素等）、代谢过程中产生的毒物和外来药物进行生物转化，使其转变为无毒或低毒的水溶性物质，随尿或胆汁排出体外。当肝功能不全时，上述生物转化功能降低，毒性物质在体内潴留，引起机体中毒。

免疫功能障碍 肝功能不全时，因库普弗细胞功能障碍和补体严重不足，使机体免疫功能低下，易发生肠道细菌移位、内毒素血症和感染。

水、电解质及酸碱平衡紊乱 ①肝源性水肿。严重肝功能不全可导致钠水潴留，发生肝源性水肿，其特征为肝性腹腔积液（见腹腔积液）。②低钠血症。肝功能不全患者长期限制钠盐饮食和使用利尿药，导致钠摄入不足或丢失过多；肝病时有效循环血量减少，引起抗利尿激素(antidiuretic hormone, ADH)分泌增加，加上肝功能障碍，灭活ADH减少，使其活性增加，促进肾远曲小管和集合管重吸收水增多，继而引起稀释性低钠血症。由于细胞外液低渗，水分顺着渗透梯度进入细胞内形成细胞水肿，其中最严重的是脑细胞水肿，可产生中枢神经系统功能障碍。一般来说，肝功能不全患者血钠越低，预后越差。③低钾血症。严重肝病患者，因食欲缺乏导致钾摄入不足；肝细胞受损，灭活醛固酮功能减弱，以及有效循环血量减少引起的醛固酮分泌增多，使尿钾排出增多，导致低钾血症。④碱中毒。肝功能不全患者因低氧和高氨血症，刺激呼吸中枢，呼吸加深加快，引起呼吸性碱中毒；而利尿药使用不当或低钾血症未得以及时纠正，也可发生代谢性碱中毒。

(戚晓红)

gānxìng nǎobìng

肝性脑病 hepatic encephalopathy

非脑源性、继发于严重肝病的神经精神综合征。其机制主要是肝功能严重障碍，血中有毒代谢产物不能清除，经体循环入脑，引起中枢神经系统功能紊乱。患者可出现人格改变、行为异常、精神错乱、嗜睡等症状，晚期可发生昏迷，又称肝昏迷。

临床依据肝性脑病神经精神症状的轻重将病程分为四期：一期（前驱期），有轻微性格和行为改变，如抑郁或欣快，无意识动作，睡眠时间昼夜颠倒等，可出现轻微的扑翼样震颤；二期（昏迷前期），表现精神错乱、定向障碍、行为异常，出现特征性的扑翼样震颤；三期（昏睡期），以昏睡和严重精神错乱为主，呼之能醒；四期（昏迷期），病人完全丧失神志，不能唤醒，深度昏迷。

病因和分类 以往将肝性脑病分为内源和外源两类（表1）。

1998年世界第十一届胃肠病学大会按照肝功能障碍性质、神经异常表现和持续时间不同，将肝性脑病重新分为三型（表2）。临床上，肝性脑病除病因外，还与许多影响因素有关。常见的影响因素有以下几种。

上消化道出血 肝硬化患者因门静脉高压常伴食管下端静脉曲张，摄入粗糙食物或腹压升高，很容易发生曲张的静脉破裂，大量血液涌入消化道。每升血液中含蛋白质150~200g，经肠道细菌

表1 内、外源肝性脑病的特征

	内源肝性脑病	外源肝性脑病
病 因	重症病毒性肝炎、中毒性肝炎、妊娠期急性脂肪肝等	门脉肝硬化、肝癌、晚期血吸虫性肝纤维化等
诱 因	不明显	明显
病 程	急性发作	慢性经过
病理变化	肝细胞广泛损伤或坏死	门静脉高压，门-体分流
预 后	很差	稍差

表2 肝性脑病的类型

类 型	病 因	特 征
A型(急性)	重症病毒性肝炎、妊娠期急性脂肪肝等	急性肝衰竭相关肝性脑病
B型(旁路)	先天血管畸形、胆管细胞癌引起门静脉高压等	门-体旁路相关肝性脑病,不伴明确肝细胞疾病
C型(肝硬化)	门静脉性肝硬化、晚期血吸虫性肝纤维化等	肝硬化伴门静脉高压或门-体分流相关肝性脑病
亚型		
短暂性		短时谵妄发作,又分诱因、自发和复发型3种
持续性		影响交往和工作,认知障碍持续出现,又分轻、重和治疗依赖型3种
轻微性		可无明显临床症状,又称亚临床肝性脑病

作用可产生大量氨、γ-氨基丁酸(γ-GABA)、硫醇和其他毒性产物。此外,出血还可引起低血压、低血容量和缺氧,不仅加重脑、肝和肾等器官的功能障碍,而且还可增加脑对毒性物质的敏感性,促使肝性脑病的发生。

摄入过量蛋白质饮食 肝功能障碍,尤其是已建立门-体侧支循环的患者,因肠道消化吸收功能降低,摄食过量蛋白质被肠道细菌分解,产生大量氨及毒性物质,吸收入血增多,诱发肝性脑病。

肾功能障碍 肝功能不全晚期常伴发肾功能障碍,从肾排出尿素减少,增加尿素的肠肝循环,使血氨升高。体内其他代谢产物和有毒物质排出减少亦可影响脑功能。

利尿药使用不当 不恰当利尿可引起血容量降低和肾前性肾衰竭,呋塞米和依他尼酸等利尿药还能引起低钾性碱中毒,促使血中氨水平增高,大量氨透过血-脑脊液屏障入脑,导致肝性脑病发生。

镇痛、镇静、麻醉药使用不当 肝功能严重受损的患者,对镇痛、镇静、麻醉药常显示极低的耐受性,服用后极易诱发肝性脑病。其原因是:①肝是代谢和清除这类药物的器官,长期应用这些药物,使患者体内形成不同程度的药物蓄积,并对中枢亦产生一定的抑制作用。②在肝衰竭时,脑内γ-GABA受体复合体上与这些药物结合的位点增加。二者协同作用,很容易促发肝性脑病。

感染 肝功能障碍并发重症感染(如肺炎、细菌性腹膜炎、肾盂肾炎等),可导致组织蛋白分解代谢增强,引起发热、呼吸性碱中毒、脱水、缺氧以及肾脏受损。这些因素不仅可使氨产生增多,而且还增强了脑对氨、硫醇等毒性物质的敏感性,促进肝性脑病的发生。

其他 肝硬化腹腔积液患者腹腔大量放液时,腹腔内压突然下降致氨和其他毒性物质经肠道吸收增多,又引起低钾血症和脱水等病理过程,使脑对氨等毒性物质敏感性增强。手术、饮酒、便秘和腹泻等也可促进肝性脑病发生。

发病机制 肝性脑病的发病机制尚未完全阐明。多数学者认为,肝性脑病的发生是脑细胞代谢和功能障碍所致,也有学者认为是星形胶质细胞肿胀导致的神经病理学损害所致。为此提出多个学说。

氨中毒学说 正常体内氨的生成和清除保持动态平衡,血氨不超过59μmol/L。当肝功能严重障碍时,血氨水平显著升高,大量氨通过血-脑脊液屏障入脑,引起脑功能障碍。

血氨升高的主要原因是肝合成尿素障碍,对氨的清除减少。正常机体产生的氨在肝脏经鸟氨酸循环合成尿素,再经肾脏排出体外。肝功能严重障碍时,一方面由于鸟氨酸循环的底物缺失,酶系统严重受损;另一方面由于能量代谢障碍,腺苷三磷酸(ATP)供给不足,致使肝脏合成尿素明显减少,血氨水平升高。门-体分流时,肠道吸收的氨绕过肝直接进入体循环,也引起血氨升高。

血氨升高的另一个原因是氨产生增多。肝硬化时,肝门静脉回流受阻,肠黏膜淤血、水肿,肠蠕动减弱以及胆汁分泌减少等,使食物消化、吸收和排空发生障碍,肠道细菌大量繁殖,释放氨基酸氧化酶和尿素酶增多,同时未经消化吸收的蛋白质潴留于肠道内,降解产生的氨基酸增多;肝硬化晚期合并肾功能障碍时产生氮质血症,使弥散入肠腔的尿素增加,这些因素均可致肠道产氨增多。如果合并上消化道出血,则血液蛋白质在肠道细菌作用下产氨入血增加。临床肝性脑病患者昏迷前,常有明显躁动、震颤等肌肉活动增强的表现,致使肌肉中腺苷酸大量分解,产氨增多。另外,严重肝病患者过度通气引起呼吸性碱中毒，或肝硬化腹腔积液患者使用碳酸酐酶抑制药利尿造成低钾性碱中毒，此时由于尿液呈碱性，肾小管上皮细胞泌氨减少而氨向血中弥散增加，导致肾脏产氨增多。

肠内pH降低，影响肠氨吸收，特别是结肠内pH降至5.0，不但不从肠腔吸收氨，反而向肠内排氨，此情况称为酸透析。

血氨升高，氨可通过血-脑脊液屏障入脑，特别是，血pH增高，可促进氨入脑。此外，血-脑脊液屏障的通透性亦可影响氨入脑。一些细胞因子、中性粒细胞释放的活性氧等使血-脑脊液屏障通透性增高时，即使血氨不升高，亦可有较多氨入脑，促进肝性脑病的发生。

氨入脑后通过多个环节引起脑功能紊乱：①星形胶质细胞损伤与肿胀。星形胶质细胞对神经元有一定的保护和营养作用，且是脑内唯一可以代谢氨的细胞。血氨升高使氨入脑增多，可在该细胞谷氨酰胺合成酶作用下，与谷氨酸结合生成谷氨酰胺，虽然一定程度上可解除氨的毒性作用，但此解毒过程使星形胶质细胞内谷氨酰胺增多，发挥抑制性神经递质作用，同时引起线粒体活性氧产生增多，损伤星形胶质细胞，并致其肿胀。②影响脑内神经递质平衡。过多的氨进入脑组织，使脑内兴奋性神经递质（谷氨酸、乙酰胆碱）减少和抑制性神经递质（γ-氨基丁酸、谷氨酰胺）增多，致神经递质间作用失衡，引起中枢神经系统功能紊乱。③干扰脑的能量代谢。大量氨进入脑内，与三羧酸循环重要中间产物α-酮戊二酸结合，消耗了α-酮戊二酸，同时消耗了呼吸链递氢过程中的重要物质——还原型

辅酶Ⅰ(NADH)，使ATP生成减少。此外，在氨与谷氨酸结合生成谷氨酰胺过程中，直接消耗了ATP。氨还可抑制丙酮酸脱羧酶活性，使乙酰辅酶A生成减少，三羧酸循环障碍，能量产生减少。氨通过上述机制，干扰脑的能量代谢，使中枢正常功能无法维持而出现昏迷（图1）。④抑制神经细胞膜作用。氨增高干扰神经细胞膜Na^+-K^+-ATP酶活性，与K^+竞争进入细胞，影响神经细胞内外Na^+、K^+分布，从而干扰神经元膜电位、兴奋性及神经冲动传导等活动。

假性神经递质学说　正常情况下，食物中的蛋白质在肠道内分解成芳香族氨基酸，如苯丙氨酸和酪氨酸，再在肠道细菌脱羧酶作用下转变为苯乙胺和酪胺，经门静脉吸收入肝脏后，在单胺氧化酶作用下被分解清除。肝功能严重障碍或门-体侧支循环形成时，这些胺类被清除减少，或绕过肝，直接进入体循环，并通过

血-脑脊液屏障进入脑组织，在脑内经非特异性β-羟化酶作用，分别形成苯乙醇胺和羟苯乙醇胺（鳝胺）。这两种物质在化学结构上与正常神经递质去甲肾上腺素和多巴胺酷似，但生理效能却远比去甲肾上腺素和多巴胺弱，故称为假性神经递质。

脑干网状结构上行激动系统

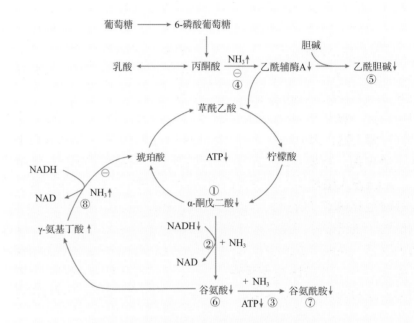

图1　氨对脑能量代谢及神经递质的影响
注：①消耗α-酮戊二酸；②消耗NADH；③消耗ATP；④抑制丙酮酸脱羧酶，乙酰CoA生成↓；⑤乙酰胆碱合成↓；⑥谷氨酸消耗↑；⑦谷氨酰胺生成↑；⑧γ-氨基丁酸分解↓；⊖：抑制作用

中假性神经递质增多，可竞争性地取代正常神经递质去甲肾上腺素和多巴胺，因此无法维持脑干网状结构上行激动系统的正常功能及大脑皮质兴奋性，患者出现意识障碍乃至昏迷。如果锥体外系的多巴胺被假性神经递质取代，则出现扑翼样震颤等体征。

血浆氨基酸失衡学说　正常情况下，血浆支链氨基酸(branched-chain amino acid, BCAA)与芳香族氨基酸(aromatic amino acid, AAA)比值为3~3.5。肝性脑病时，常见BCAA（缬氨酸、亮氨酸和异亮氨酸）减少，AAA（苯丙氨酸、

酪氨酸和游离色氨酸）增多，二者比值降至0.6~1.2。其原因主要是肝功能严重障碍或门-体侧支循环形成时，肝对胰岛素和胰高血糖素灭活减弱，两种激素血中含量均升高，但胰高血糖素升高更为显著，致使机体分解代谢增强，大量AAA从肌肉和肝脏蛋白质释放入血，受损肝脏无法将其转化及代谢，因而血中AAA明显增加。同时升高的胰岛素又促进骨骼肌和脂肪组织对BCAA的摄取和分解，使血浆BCAA降低。

生理情况下，支链氨基酸与芳香族氨基酸同属电中性氨基酸，由同一载体转运通过血-脑脊液屏障入脑，因而相互之间存在竞争作用。当血中BCAA减少时，AAA便入脑增多，通过抑制酪氨酸羟化酶和（或）多巴脱羧酶活性，使正常神经递质多巴胺和去甲肾上腺素合成减少；同时增强芳香族氨基酸脱羧酶活性，使酪氨酸和苯丙氨酸分别生成苯

乙胺和酪胺，再经脑内非特异性β-羟化酶作用，生成羟苯乙醇胺和苯乙醇胺，致中枢假性神经递质增多。另外，游离色氨酸入脑后，经羟化酶作用生成5-羟色氨酸，再通过芳香族氨基酸脱羧酶作用生成5-羟色胺(5-HT)。5-HT是中枢神经系统重要的抑制性递质，可被儿茶酚胺神经元摄取而取代贮存的去甲肾上腺素，因此也成为一种假性神经递质（图2）。

总之，AAA大量入脑后，使假性神经递质生成增多，正常神经递质合成减少，最终导致肝性昏迷。

γ-氨基丁酸学说　γ-氨基丁酸(γ-GABA)是中枢神经系统最主要的抑制性神经递质之一。正常情况下，血中γ-GABA主要来源于肠道大肠杆菌、脆弱类杆菌的合成，经肝门静脉吸收入肝脏，在肝内经线粒体γ-GABA转氨酶作用被分解代谢。当肝功能障碍或门-体分流形成时，γ-GABA无法被肝细胞

摄取和代谢或绕过肝脏直接进入体循环，使血中γ-GABA含量明显增高。升高的γ-GABA在血脑-脊液屏障通透性增强时可大量入脑，导致脑突触后膜γ-GABA受体增加并与之结合，使细胞外氯离子内流，神经元呈超极化状态，从而抑制中枢神经系统功能。不仅如此，在肝衰竭时，脑内γ-GABA受体复合体上还出现某些诱发昏迷药物（如巴比妥类和苯二氮䓬类）的结合位点增加，使这类药物的中枢抑制作用增强。

除上述因素外，许多蛋白质和脂肪的代谢产物如硫醇、短链脂肪酸、酚等均可参与肝性脑病的发生发展。

总之，肝性脑病的发病机制十分复杂，诸多学说中，氨中毒学说较为重要，并成为各假说的连接点。首先，脑内氨增高，可诱导突触间隙γ-GABA水平增高，增强γ-GABA受体与配体的结合，抑制中枢功能。其次，高血氨既能促进胰高血糖素分泌，又能使胰岛素分泌增加，致使血浆AAA增多，BCAA降低，血浆氨基酸失平衡。再次，大量氨进入脑内，在星形胶质细胞内与谷氨酸结合，生成谷氨酰胺，致使星形胶质细胞损伤并肿胀。增多的谷氨酰胺还可促进血中AAA入脑，减少其从脑内流出，因而使脑内假性神经递质合成增多，正常神经递质合成减少，诱发昏迷。因此，对于肝性脑病发病机制而言，不同类型的肝脏疾病或同一疾病的不同阶段，这些因素所起的作用可不相同。

功能与代谢变化　肝性脑病时，机体的功能、代谢变化多样，往往因原有肝病的性质、肝细胞损害的程度，以及诱因的不同而很不一致。归纳起来主要表现为

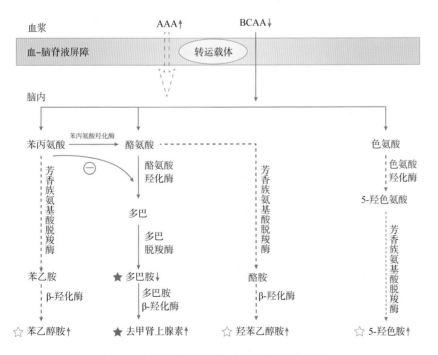

图2　血浆氨基酸失衡引起脑神经递质变化

注：⊖：抑制作用；★：正常神经递质；☆：假性神经递质
　　→：正常神经递质产生途径；⇢：假性神经递质产生途径

高级神经功能紊乱和神经肌肉障碍两方面。

高级神经功能紊乱 早期突出表现为性格改变，如原属外向型性格者表现为抑郁，反之亦然；以后行为异常，如涂鸦、衣冠不整、随地便溺等，不少患者还表现为睡眠倒错。随着病情进展，患者的智能发生改变，定向障碍、理解力减退、言语不清、书写错误，不能完成简单运算及智力活动，如搭积木、摆五角星等。之后出现比较明显的意识障碍，由嗜睡、昏睡逐渐进入昏迷状态，各种反应、反射均消失。也有由躁狂状态逐渐进入昏迷者。

神经肌肉障碍 表现为扑翼样震颤，患者常取物不准、步履不稳和其他运动失调。随着病变发展可出现腱反射亢进、肌张力增高、踝阵挛及锥体束征阳性以及较少的帕金森样综合征和进行性下肢麻痹。

肝性脑病患者还可出现肝衰竭的表现，如黄疸、出血倾向和肝臭等，易并发各种感染、肾衰竭和脑水肿等，对机体影响更复杂。

（戚晓红）

gāodǎnhóngsùxuèzhèng
高胆红素血症 hyperbilirubinemia
血清胆红素浓度超过17.1μmol/L致机体黄疸的病理状态。正常人血清胆红素浓度为1.7~17.1μmol/L，超过此值即为高胆红素血症。高胆红素血症一般分为两类，一类是非酯型高胆红素血症，因胆红素生成过多或肝脏摄取、运载、酯化胆红素障碍所致；另一类是混合性非酯型和酯型高胆红素血症，常见于肝细胞损伤和肝内、外梗阻所引起的高胆红素血症。

病因和发病机制 胆红素是一种胆色素，系血红蛋白、肌红蛋白、细胞色素、过氧化氢酶等含血红素的蛋白质在体内分解代谢的产物，其中以衰老红细胞被单核-吞噬细胞系统吞噬破坏释放出的血红蛋白产生的胆红素为主，占胆红素总量的80%~85%。此胆红素为游离的脂溶性胆红素，易透过脂质生物膜和血-脑脊液屏障，对机体产生毒性作用。一旦被吞噬细胞释放入血，立即几乎全部与血浆清蛋白结合，形成胆红素-清蛋白复合物，分子量及水溶性增大，穿透生物膜能力降低，毒性减小，有利于血中转运。这种胆红素因尚未与葡萄糖醛酸等结合，故称未结合胆红素，又称非酯型胆红素或间接反应胆红素。在某些病理情况下，如溶血、血红蛋白病变等，致红细胞破坏增加，胆红素生成增多；或低蛋白血症、窒息、缺氧等，与胆红素结合的清蛋白减少；或使用水杨酸、磺胺类和头孢菌素等含有机阴离子的药物，与胆红素竞争与清蛋白结合，使血中游离非酯型胆红素明显增加，形成非酯型高胆红素血症。

与血浆清蛋白结合的非酯型胆红素随血流运送至肝，脱去清蛋白后经肝细胞膜上的载体被摄入肝细胞，随即与胞质内Y蛋白或Z蛋白结合并转运至滑面内质网，在内质网被胆红素葡萄糖醛酸基转移酶(BGT)催化与葡萄糖醛酸结合，形成结合胆红素，又称酯型胆红素或直接反应胆红素。此胆红素属水溶性，不易通过生物膜，对组织不易造成损伤。该胆红素在胞质内借助多种细胞器，到达肝细胞毛细胆管侧胞膜处，经此处载体作用排泄入毛细胆管，再随胆汁排入肠道，此即肝细胞对胆红素的摄取、运载、结合（或酯化）和排泄过程。由于遗传因素，比如先天性肝细胞内Y蛋白或BGT缺乏，新生儿发育不成熟，或使用某些胆道造影剂、甲状腺素等，均可造成肝细胞对胆红素的摄取、运载或结合（或酯化）障碍，引起以非酯型胆红素升高为主的高胆红素血症。

酯型胆红素随胆汁排入肠腔后，在回、结肠细菌还原酶作用下，脱掉葡萄糖醛酸基，被还原成无色的胆素原。80%~90%胆素原经粪便排出，被空气氧化成黄褐色的粪胆素，是粪便的主要颜色。10%~20%的胆素原被肠壁重吸收入血并经门静脉返回肝脏，大部分再随胆汁排入肠腔，构成胆色素的"肠肝循环"；小量胆素原进入体循环，随尿排出，并在空气中被氧化成尿胆素，构成尿的主要颜色。病毒、感染、化学、创伤等因素损害肝脏，使肝细胞排泄胆红素障碍，或结石、肿瘤等压迫肝外胆管，使胆道排泄胆红素受阻，均可导致混合性非酯型和酯型高胆红素血症。

功能与代谢变化 见黄疸。

（戚晓红）

huángdǎn
黄疸 jaundice 血液中胆红素浓度增高致组织、器官及部分体液被黄染的病理状态。正常血清胆红素含量不超过17.1μmol/L(1.0mg/dl)，如超过34.2μmol/L(2.0mg/dl)，临床则出现明显黄疸，称为显性黄疸。若血清胆红素浓度在17.1~34.2μmol/L(1.0~2.0mg/dl)，肉眼未见明显皮肤、巩膜黄染，称为隐性黄疸。黄疸的分类方法不一，根据发病原因可分为溶血性、肝细胞性和梗阻性三类；根据血中增多的胆红素种类可分为非酯型胆红素增高为主的黄疸（主要因胆红素产生过多、肝摄取和酯化胆红素障碍所致）和酯型胆红素增高为主的黄疸（主要因肝细胞分泌胆红素障碍和胆道梗阻引起）两类；根据病变发生的部位又可分为肝前性、肝性和肝后性三类等。

病因和发病机制 正常胆红素的生成、运输及肝脏对胆红素的摄取、运载、酯化、排泄保持动态平衡。其中一个或多个环节发生障碍，均可能引起黄疸。

胆红素生成过多 各种原因导致胆红素生成过多，超过肝脏的处理能力，血中非酯型胆红素潴留而引起黄疸，如溶血性黄疸。

肝细胞摄取、运载胆红素功能障碍 肝摄取或肝细胞内Y蛋白运载胆红素功能障碍，可使血中非酯型胆红素增多，例如常染色体显性遗传的吉尔伯特综合征(Gilbert syndrome)。另外，血中某些有机阴离子或药物，如磺溴肽、某些胆道造影剂、甲状腺素、脂肪酸、新生霉素等含量增高，可与胆红素竞争被肝细胞摄取或与Y蛋白结合，使肝摄取、运载胆红素功能降低，出现暂时性非酯型高胆红素血症，这种黄疸一般停药后可自行消退。

肝细胞酯化胆红素功能障碍 先天性或后天性因素造成肝细胞内胆红素葡萄糖醛酸基转移酶缺乏或活力不足，使胆红素酯化障碍，导致血中非酯型胆红素浓度增高，引起黄疸。可见于：①新生儿生理性黄疸。新生儿特别是早产儿出生的最初几天，可出现轻度非酯型胆红素黄疸，1~2周逐渐消退。其发生是由于新生儿肝细胞内胆红素葡萄糖醛酸基转移酶(BGT)发育不成熟，使胆红素酯化减少；肝细胞内Y蛋白相对不足，摄取、运载胆红素速度减慢；以及新生儿一过性红细胞破坏增多，使肝胆红素负荷过重。②先天性黄疸。主要是BGT基因突变，导致该酶缺乏或活性降低所引起。有克里

格勒-纳贾尔综合征(Crigler-Najjar syndrome)Ⅰ型（严重）、Ⅱ型（较轻）及吉尔伯特综合征（最轻）。③母乳性黄疸。少数母乳中可能含有一种抑制胆红素葡萄糖醛酸基转移酶活性的物质，使受乳婴儿肝酯化胆红素障碍，血中非酯型胆红素增多。一旦停止哺乳，黄疸即渐减轻并消失。

肝细胞排泄胆红素障碍 见于：①肝细胞性黄疸。肝细胞受损而引起的黄疸，又称肝性黄疸。②遗传性结合胆红素增高Ⅱ型和慢性特发性黄疸。二者均为常染色体隐性遗传疾病，有轻、中度酯型高胆红素血症。一般无症状，但疲劳、感冒、妊娠时可出现症状。遗传性结合胆红素增高Ⅱ型患者肝细胞内有粗大褐色颗粒而使肝呈黑色，其发病机制为肝细胞毛细胆管侧面膜上的多耐药性相关蛋白2缺乏及基因突变，使肝细胞选择性排泄酯型胆红素及其他非胆汁酸有机阴离子障碍。慢性特发性黄疸患者肝组织内无褐色颗粒沉积，其发生机制为肝细胞内转运酯型胆红素的Y蛋白活性降低，使胆红素酯化和排泄障碍，进而发生黄疸。③肝内胆汁淤滞黄疸。胆汁生成、运载及排泄过程中某一环节发生障碍，致使胆汁在肝细胞、毛细胆管直至肝内较大胆管内淤滞并反流入血，发生黄疸。一般分为两类：一类系肝细胞病变使胆汁分泌障碍，称原发或功能性胆汁淤滞，多见于病毒性肝炎、酒精性肝炎、肝硬化、药物（氯丙嗪、异烟肼、口服避孕药等）、少数心脏或腹部手术后等；另一类系肝内各级胆管损伤致胆道发生阻塞引起，称之为继发或机械性胆汁淤滞，见于原发性胆汁性肝硬化、原发性硬化性胆管炎等。这种黄疸的发生机

制有：肝窦面质膜Na^+-K^+-ATP酶活性下降，影响胆汁酸进入肝细胞及胆汁排泄；肝细胞毛细胆管面质膜流动性降低，致使质膜上载体蛋白及酶功能降低，从而抑制胆汁酸盐向毛细胆管内排泄；毛细胆管周围微丝功能障碍，降低其收缩性，影响胆汁流动；毛细胆管面质膜和紧密连接的通透性增高，使胆汁酸盐从胆汁反流入肝血窦。

肝外胆道阻塞 肝外胆管或胆总管完全或不完全阻塞，使整个胆道系统内压增高，胆汁淤积，酯型胆红素反流入血引起黄疸（见梗阻性黄疸）。

功能与代谢变化 黄疸可引起机体功能、代谢和结构改变，特别是胆道阻塞及非酯型高胆红素血症对机体的影响较大。

对消化系统的影响 胆道阻塞时，胆汁不能进入消化道，使脂肪和脂溶性维生素A、D、E、K吸收障碍，导致脂肪痢及脂溶性维生素缺乏等一系列症状。肠道内胆汁酸盐减少，对革兰阴性菌的抑制作用减弱，致使内毒素入血增多，产生内毒素血症。内毒素的增多可损害肾功能，在某些情况下（如手术等），易发生急性肾衰竭；内毒素也可诱发胃黏膜糜烂，促进应激性溃疡发生，造成术后胃肠道出血等。此外，内毒素还可使患者易发生伤口裂开、手术裂口疝等伤口愈合不良现象。长期胆汁淤滞还会使肝细胞受损，凝血因子Ⅹ、Ⅸ、Ⅶ和凝血酶原等合成障碍，造成出血倾向。

对心血管系统的影响 胆道阻塞时，胆汁成分可使心血管系统对去甲肾上腺素反应性降低，易发生低血压和术后休克，反流入血的胆汁酸还可刺激迷走神经，引起心动过缓。

对皮肤的影响 胆道阻塞时，胆汁中胆汁酸盐逆流入血，刺激皮肤感觉神经末梢，引起皮肤瘙痒。

对组织、细胞的影响 非酯型胆红素对组织、细胞有较强的毒性作用，特别对脑组织，可产生胆红素脑病，又称核黄疸。此外，胃、肠、脾、肾、胰、肾上腺、性腺等器官，以及骨髓组织、肺泡上皮细胞等都可以发生严重的渐进性坏死。

（戚晓红）

gānqiánxìng huángdǎn
肝前性黄疸 prehepatic jaundice

胆红素生成超过肝脏对胆红素的摄取、结合、酯化和排泄能力致血中非酯型胆红素增多而引起的黄疸。根据病因不同又可分为溶血性黄疸和肝前非溶血性黄疸。①溶血性黄疸。②肝前非溶血性黄疸。正常机体血中的胆红素80%以上来自衰老红细胞破坏所释放的血红蛋白，其余部分则来自细胞色素、含铁卟啉酶类及骨髓中作为"无效造血"原料的血红蛋白分解。这其余部分来源的胆红素称为旁路胆红素。临床上恶性贫血、铅中毒、先天性卟啉症等疾病，由于造血功能紊乱，骨髓中较多血红蛋白在尚未成为成熟红细胞成分之前就发生分解，或有较多的新生红细胞在尚未释放入血前就发生崩解，使骨髓"无效造血"增强，旁路胆红素生成过多所致黄疸称为肝前非溶血性黄疸。其血、尿、粪中胆色素变化特点与溶血性黄疸相似。

（戚晓红）

róngxuèxìng huángdǎn
溶血性黄疸 hemolytic jaundice

红细胞大量破坏产生的非酯型胆红素超过肝脏的处理能力而潴留于血中引起的肝前性黄疸。其原因主要有：①免疫因素。如ABO血型不合的异型输血、新生儿溶血病、自身免疫性溶血性贫血及某些药物，如奎宁、磺胺类药物等致敏所引起的溶血。②生物因素。如感染性心内膜炎、病毒性肝炎、恶性疟疾等，可引起单核-吞噬细胞系统功能亢进，使红细胞破坏增加。被毒蛇咬伤时，蛇毒中含有的磷脂酶A_2可水解红细胞膜磷脂，使卵磷脂转变为溶血性卵磷脂而引起溶血。③物理因素。大面积烧伤、机械损伤、体外循环、人工瓣膜、弥散性血管内凝血的微血管病性溶血性贫血等，均可引起红细胞大量破坏，发生溶血。④化学因素。铅、砷、氯酸钾、苯肼等可直接破坏红细胞膜的膜蛋白和脂质，从而引起膜破裂而发生溶血。⑤遗传因素。遗传性球形红细胞增多症患者，因红细胞膜有遗传缺陷，使红细胞渗透脆性增加而发生溶血。蚕豆病和药物溶血性贫血患者，因红细胞内葡萄糖-6-磷酸脱氢酶缺乏，抗氧化损伤能力降低，在摄入含有类似氧化剂的蚕豆或具有氧化剂特性的药物，如伯氨喹啉、奎宁、氨基比林、磺胺药等，也可发生溶血。另外，血红蛋白病和珠蛋白合成障碍贫血患者，基因结构和表达异常，使其血红蛋白珠蛋白α或β链的结构异常或量减少，导致红细胞可塑性减小，产生溶血。

溶血性黄疸的特点是：血中非酯型胆红素增高，使肝细胞代偿性增强对升高的非酯型胆红素的处理，因而排入肠内的酯型胆红素增多，引起粪和尿中胆素原和胆素增多，粪色和尿色加深。另一方面非酯型胆红素与血浆清蛋白结合后，变成大分子复合物，不能通过肾小球滤过，因而尿中

无胆红素。但当某些溶血性黄疸比较严重时，由于红细胞大量破坏或某些原因引起溶血的同时也损害肝细胞，使血清酯型胆红素亦有一定程度增多。增多的酯型胆红素与清蛋白亲和力较小，可通过肾小球滤过，所以严重溶血性黄疸患者尿液中也可能出现胆红素。

（戚晓红）

gānxìng huángdǎn
肝性黄疸 hepatic jaundice

肝细胞受损所致黄疸。又称肝细胞性黄疸。其发生原因主要有病毒性肝炎、钩端螺旋体病、败血症等感染性肝病；四环素等药物性肝损伤；乙醇、四氯化碳等肝中毒；肝硬化、肝癌等肝脏疾病。

肝性黄疸时，虽然肝细胞变性、坏死，对非酯型胆红素摄取、运载及酯化发生障碍，但部分未受损肝细胞仍能继续摄取并酯化非酯型胆红素，形成的酯型胆红素经肝细胞排泄。此排泄过程牵涉多个细胞器且耗能多，是胆红素代谢的限速步骤，也最易受损，所以肝性黄疸的发生主要与肝细胞排泄功能障碍有关。

肝性黄疸主要表现有血清酯型胆红素的增加，其机制为：肝细胞排泄功能障碍，使酯型胆红素滞留于肝细胞内并反流入血；相邻肝细胞受损使毛细胆管破裂，酯型胆红素随胆汁从裂口处反流入血；毛细胆管甚至细胆管被胆栓、炎性细胞阻塞或被肿胀肝细胞压迫致狭窄，驱使酯型胆红素随胆汁反流入血；肝细胞损伤和炎症反应使毛细胆管和细胆管通透性增高，有利于酯型胆红素反流入血液。同时该型黄疸患者血清非酯型胆红素亦可增多，这是因为：肝细胞变性、坏死，致其摄取、运载和酯化胆红素能

力降低;酯型胆红素排泄障碍,在肝内蓄积,反馈性地抑制肝细胞对非酯型胆红素的摄取,抑制了胆红素葡萄糖醛酸基转移酶活性;肝细胞受损时,溶酶体释放出β葡萄糖苷酸酶,可将酯型胆红素水解为非酯型胆红素。这些因素均可使血中非酯型胆红素含量升高。

肝性黄疸时,血清、尿、粪胆色素变化的特点及机制是:由于肝功能障碍,血清酯型及非酯型胆红素增多,但以酯型胆红素增加为主;酯型胆红素排泄入肠减少,肠内胆素原和胆素形成减少,粪色变浅;虽然经肠道重吸收的尿胆原减少,通过胆红素的肠肝循环返回肝脏的胆素原也减少,但肝细胞酯化和排泄功能障碍,使肝脏从肠腔摄取并重新向肠道排泄胆素原的能力减弱,因而有较多的胆素原经血液循环到达肾脏,随尿排出,尿中尿胆素增多,尿色变深。尿中胆红素阳性。

（咸晓红）

gānhòuxìng huángdǎn
肝后性黄疸 posthepatic jaundice
胆红素经肝外胆管系统排泄障碍引起的黄疸。又称肝外梗阻性黄疸（见梗阻性黄疸）。其发生的主要原因和机制是胆道系统机械性阻塞,使胆红素排泄受阻,酯型胆红素反流入血所致。此型黄疸血、尿、粪中胆色素变化特点为:血清酯型胆红素增多;尿中胆红素阳性,尿中尿胆原减少或消失;粪便呈陶土色。

（咸晓红）

gěngzǔxìng huángdǎn
梗阻性黄疸 obstructive jaundice
肝内、外胆道系统阻塞致胆汁淤滞、酯型胆红素反流入血引起的黄疸。梗阻部位可位于肝内或肝外,有完全梗阻和不完全梗阻两种。①肝外胆管梗阻。包括肝外胆管阻塞,如胆总管结石、胆道蛔虫症、术后胆道狭窄、胆管癌及先天性胆道闭锁等;肝外胆管受压,如胰头癌、肝胰壶腹癌、胆总管癌、肝癌以及肝门部或胆总管周围肿大淋巴结（癌肿转移）压迫等。②肝内胆管阻塞。又分为肝内阻塞性胆汁淤滞与肝内胆汁淤滞。前者常见于肝内胆管泥沙样结石、原发性硬化性胆管炎、癌栓（多为肝癌）、华支睾吸虫病等;后者常见于毛细胆管型病毒性肝炎、药物胆汁淤积症等（见黄疸）。

无论是肝内毛细胆管、细胆管、小胆管,还是肝外胆囊管、胆总管及肝胰壶腹阻塞或胆汁淤滞,阻塞或淤滞上方胆管内压力均不断增高,胆管不断扩张,最终导致肝内小胆管或细胆管、毛细胆管破裂,酯型胆红素从破裂胆管处溢出,反流入血引起黄疸。梗阻性黄疸时酯型胆红素反流入血的途径有3条:①当胆道内压增高到一定程度时,肝细胞不再将酯型胆红素分泌至毛细胆管内,反而分泌至血窦或淋巴间隙内。②胆道内压增高,使连接毛细胆管与细胆管的壶腹以及构成毛细胆管相邻肝细胞之间的连接发生机械性破裂,胆红素直接进入淋巴,再反流入血。③毛细胆管和小胆管因压力升高,胆红素随胆汁进入汇管区,经淋巴反流入血。此外,某些肝内胆汁淤滞还可由于胆汁分泌减少（分泌功能障碍）、毛细胆管通透性增加及胆汁淤滞而致胆汁流量减少,最终导致胆管内胆盐沉积与胆栓形成。

完全梗阻性黄疸时,血清酯型胆红素显著增高,尿中可出现大量胆红素。因为胆汁完全不能进入肠道,所以粪便呈陶土色。肠内无尿胆原和胆素原,尿中亦无尿胆原。若梗阻持续一段时间,血中非酯型胆红素亦可增多。其机制可能是:肝细胞受损,不能充分摄取、运载和酯化非酯型胆红素;酯型胆红素在体内被多种组织内葡萄糖苷酸酶脱酯而形成非酯型胆红素。

（咸晓红）

dǎnhóngsù nǎobìng
胆红素脑病 bilirubin encephalopathy
新生儿血清游离非酯型胆红素浓度过高,透过血-脑脊液屏障大量入脑引起神经核明显黄染、变性、坏死、凋亡的疾病。又称核黄疸。胆红素可高达307.8~342.0μmol/L。临床表现有肌肉抽搐、全身痉挛和锥体外系运动障碍等神经症状。患儿大多因呼吸衰竭、进行性昏迷或顽固性癫痫而死亡,或留有肢体紧张性瘫痪、眼球运动障碍、智力低下和感觉神经性听力丧失等严重后遗症。

胆红素脑病是否发生取决于游离非酯型胆红素在血中升高的程度、速度和持续时间、血-脑脊液屏障的通透性以及神经元对胆红素的敏感性。一般认为,促使游离非酯型胆红素入脑的因素有:①新生儿血-脑脊液屏障发育不成熟,通透性较高,因而血中游离的非酯型胆红素很容易通过血-脑脊液屏障进入脑组织。②新生儿在分娩过程中如发生窒息、缺氧、酸中毒、创伤等意外情况,能使血-脑脊液屏障通透性明显增高。③新生儿血浆清蛋白浓度相对较低,与胆红素结合的亲和力也较低;某些药物（如磺胺类、水杨酸类等）能与清蛋白结合,使非酯型胆红素与清蛋白结合减少,血浆中游离的非酯型胆红素增多,通过血-脑脊液屏障进入脑内的也增多。另外,血-脑脊液屏障的血管内皮细胞膜上存在着转运胆红素的载体，能将脑内胆红素输出，保证脑细胞不被胆红素损害，但新生儿血-脑脊液屏障发育不成熟，致使脑内的胆红素含量升高。

游离非酯型胆红素对脑的毒性作用有：①干扰脑细胞能量代谢。通过破坏星形胶质细胞氧化磷酸化所需的质子梯度，使氧化磷酸化脱耦联，线粒体呼吸功能障碍，能量产生减少，导致脑细胞损害和功能异常。②改变脑细胞质膜的成分和功能。非酯型胆红素进入脑内，可与脑细胞质膜上的磷脂结合形成复合体，影响膜上一些重要酶类如Na^+-K^+-ATP酶、线粒体呼吸链递氢有关酶类的功能，以致细胞膜电位、能量代谢和神经递质的生成都发生障碍。③其他。非酯型胆红素还能抑制脑细胞蛋白质的合成和糖酵解过程，干扰脑细胞内钙稳态。通过上述作用，最终导致脑细胞变性、坏死、凋亡等。

（戚晓红）

chángyuánxìng nèidúsùxuèzhèng

肠源性内毒素血症 intestinal endotoxemia, IETM

各种疾病特别是严重肝病时肠道内毒素大量入血而引起的内毒素血症。无论急性还是慢性肝功能不全，患者一旦发生肠源性内毒素血症，不仅原有肝损害会进一步加重，还可诱发全身代谢和血流动力学紊乱，导致多种并发症（如门静脉高压、腹腔积液、肝肾综合征、肝性脑病、弥散性血管内凝血）的发生和发展，直接影响肝功能不全患者的预后。

正常人肠道内集聚有大量革兰阴性细菌，此菌死亡后细胞壁崩解释放出内毒素。后者经肠壁吸收，随肝门静脉血流入肝脏，然后在肝内被库普弗细胞吞噬清除，故正常人外周血中检测不到内毒素。肠源性内毒素血症的发生与以下因素有关。①内毒素入血增加。正常机体肠黏膜上皮细胞对内毒素有一定的屏障作用，可阻止其透过肠壁。肝硬化时，因门静脉高压，肠黏膜淤血、水肿，肠蠕动减弱，肠道细菌生长过度，内毒素产生增多，加之内毒素自身对肠黏膜上皮细胞的损伤作用，肠壁通透性增加，肠黏膜屏障作用减弱，内毒素吸收入血增多。合并黄疸时则因胆汁排泄受阻，肠腔内胆盐缺乏而使肠道细菌生长更加旺盛，内毒素产生更多，同时胆盐对肠腔内毒素吸收的抑制作用亦减弱，有利于内毒素吸收入血。②内毒素清除减少。肝硬化时，大量侧支循环形成使来自肠道的内毒素绕过肝脏，未经库普弗细胞清除解毒，直接流入体循环。或伴有胆汁淤积时，肝内淤滞的胆汁酸、胆红素抑制了库普弗细胞功能，使内毒素清除减少，形成内毒素血症。③肝硬化时，内毒素还可通过腹腔淋巴系统经胸导管进入血循环。

肠源性内毒素血症时，内毒素通过刺激库普弗细胞释放趋化活性物质，如肿瘤坏死因子-α、白介素、白三烯B_4和补体等，吸引循环血中中性粒细胞，到达肝窦内皮细胞处黏附并被激活，产生氧自由基、活性氧等，损害肝细胞；激活的库普弗细胞还可产生血小板活化因子，促使血小板黏附聚集，形成微血栓，堵塞肝窦，引起肝组织缺血缺氧性损伤。另外，内毒素激活补体系统，产生C3a、C5a等具有致炎活性的产物，导致微血管扩张、毛细血管通透性增强，不断扩大炎症反应；激活磷脂酶A_2，介导膜磷脂降解，诱发氧自由基产生，通过脂质过

氧化作用破坏生物膜，影响线粒体结构与功能，导致有氧代谢和ATP产生减少；破坏溶酶体膜，释放各种溶酶，直接损伤肝细胞，最终引起肝细胞坏死。

（戚晓红）

gān-shèn zōnghézhēng

肝肾综合征 hepatorenal syndrome, HRS

肝硬化失代偿期或急性重症肝炎排除原发肾脏疾病后突然或逐渐出现无法解释的少尿、无尿、低钠尿、高比重尿和氮质血症的急性肾功能障碍。又称肝性肾衰竭，是肝功能不全独特的并发症，发生率较高，病情亦较凶险。

根据肾功能障碍的特点HRS可分为功能性肝肾综合征和器质性肝肾综合征两类（见急性肾衰竭）。根据发病的急缓又可分为两型，Ⅰ型HRS起病急，往往有诱因，如细菌感染，特别是自发性腹膜炎、呕吐、静脉曲张破裂出血、腹泻、大手术、腹腔大量放液或肝硬化合并急性肝炎等，患者突然出现严重的进行性肾衰竭，血清肌酐含量成倍增长并伴心、脑等其他器官功能障碍，预后很差。Ⅱ型HRS发病较慢，症状比Ⅰ型HRS轻，是肝硬化患者自发产生的，临床突出表现是对多数利尿药治疗无效的顽固性腹腔积液，Ⅱ型患者如遇感染或其他诱因，可发展为Ⅰ型HRS。

HRS的发生主要与血容量降低、内脏血管扩张、肾血管收缩和肾血流量减少有关。肝硬化患者门静脉高压，刺激血管内皮细胞，造成局部一氧化氮和其他扩血管物质合成增多，引起内脏血管扩张，加之门静脉系统淤血、回心血量减少，二者共同作用使有效血容量降低，血压下降，反射性地引起交感-肾上腺髓质系统

兴奋，心率加快，心输出量增加，内脏以外血管收缩，血压升高，维持肾血流量。但随着病情进展，内脏血管扩张更加明显，上述高动力循环状态不足以纠正有效血容量的降低，血压便开始下降，肾血流量减少。同时有效血容量降低，激活了肾素-血管紧张素-醛固酮系统，增加抗利尿激素和内皮素的释放，降低了前列腺素、缓激肽等扩血管物质产生，使肾皮质血管收缩，肾小管上皮细胞缺血缺氧、变性坏死，最终发展为HRS。

另外，门静脉高压使肠黏膜屏障作用减弱，促使肠道细菌从肠内移位至肠系膜淋巴结，致使内毒素产生增加，后者进一步促进一氧化氮产生，加剧内脏血管扩张，甚至引起全身血管扩张，血容量降低更加明显，同时兴奋交感神经，使儿茶酚胺释放增多，刺激细胞因子特别是白三烯和血栓素A_2产生增多，促进肾血管收缩。总之，HRS的发生是肝硬化门静脉高压，致使外周血管扩张，有效循环灌注不足，导致各种缩血管物质产生增多，造成肾血管收缩，肾血流量减少，肾小球滤过率降低所致。

（戚晓红）

ménjìngmài gāoyā
门静脉高压 portal hypertension
门静脉系统血流受阻和（或）血量增加使肝门静脉及其分支血管内压力升高的病理状态。又称门脉高压。正常肝门静脉压为2~5mmHg，超过6mmHg即为门静脉高压。临床表现为脾大、脾功能亢进、食管胃底静脉曲张、腹腔积液等症状和体征。

根据阻力增加的部位门静脉高压分为肝前、肝内和肝后3型。①肝前型。常见病因是肝外门静脉或脾静脉狭窄或血栓形成、先天性门脉主干闭锁以及肿瘤压迫肝门静脉或脾静脉等。②肝内型。又分窦前、窦性和窦后阻塞3种。窦前阻塞多见于血吸虫性肝硬化、特发性门静脉高压、慢性胆管炎、结节病等。窦性阻塞常见于肝炎后肝硬化、慢性胆管性肝炎等。窦后阻塞主要见于血管闭塞性疾病，如肝窦阻塞综合征等。③肝后型。常见病因有巴德-基亚里综合征(Budd-Chiari syndrome)、缩窄性心包炎、严重右心衰竭等。

大多数门静脉高压早期的主要发病机制是门脉系统血流阻力增加。肝脏病变使肝结构改变，如肝硬化时肝小叶内纤维结缔组织增生和肝细胞再生，增生的纤维索、肝细胞结节（假小叶）压迫了肝内小静脉及肝窦，使肝窦变窄或闭塞，流出道受阻；肝损害时肝细胞体积增大、肝内血管间隙缩小及肝窦内皮细胞去窗孔化等致肝窦僵硬；肝窦阻塞时，肝动脉和肝门静脉交通支开放，压力高的肝动脉血直接流入肝门静脉，使之压力升高。尚有些血管活性物质，如内皮素、去甲肾上腺素、5-羟色胺、血管紧张素Ⅱ等在肝病时增多，使门静脉系统血管紧张性增加，致使肝门静脉压力升高。

肝硬化患者因肝功能障碍，对血管活性物质灭活减弱，血中一氧化氮(NO)、胰高血糖素、前列腺素等扩血管物质增多，对缩血管物质反应性低下，造成外周血管扩张，内脏（包括肝、脾、肠）血流量增多等高动力循环状态，使肝门静脉血流量增加，维持门静脉系统持续高压。

位于肝窦周间隙（迪塞间隙，perisinusoidal space of Disse）内的星形细胞（即贮脂细胞）具有收缩性。当肝窦内皮素增加或NO减少时，可通过自分泌与旁分泌方式，刺激星形细胞收缩，缩窄窦状隙，增加肝内静脉阻力。另外，NO还可刺激星形细胞释放血管生成因子，促进内脏血管生成增多并持续扩张，进一步恶化了门静脉高压。

门静脉系统阻力增加是门静脉高压的始发因素，而肝门静脉血流量增多是门静脉系统持续高压的重要维持因素。在急、慢性门静脉高压形成中，NO等体液因素、肝窦舒缩的细胞机制以及内脏血管生成增多的结构性改变等都起到一定作用。

（戚晓红）

fùqiāng jīyè
腹腔积液 ascites
过多液体在腹腔内积聚的临床表现。又称腹水。正常人腹腔内有少量液体，对内脏起润滑作用。病理情况下若腹腔内液体超过200ml，即表示有腹腔积液发生。腹腔积液是多种疾病的临床表现，依据其性状可分为漏出液或渗出液；依据其外观可分为浆液性、血性、脓性或乳糜性等。一般来说，肝病、心血管病、肾病、静脉阻塞、营养缺乏等引起漏出性腹腔积液；细菌腹膜炎，结核腹膜炎，胆汁、乳糜、真菌腹膜炎，癌性腹膜炎（包括腹腔或盆腔内恶性肿瘤腹膜转移）等常引起渗出性腹腔积液；急性肝门静脉血栓、肝细胞癌结节破裂、外伤肝破裂、肝动脉瘤破裂、异位妊娠等多引起血性腹腔积液。

临床上，腹腔积液最常见的原因是肝硬化所致的肝性腹腔积液，其发生机制主要有：①门静脉高压。由于肝硬化，肝内结缔组织增生和肝细胞结节状再生，压迫肝门静脉分支，使肝门静脉血流受阻，同时又由于肝动脉和肝门静脉间形成吻合支，压力较高的肝动脉血直接流入肝门静脉，也使肝门静脉压力升高。肝门静脉压增高使肠系膜毛细血管流体静压增高，液体自毛细血管滤出，漏入腹腔增多，产生腹腔积液。②血浆胶体渗透压下降。肝硬化时肝合成蛋白减少，血浆清蛋白含量降低，胶体渗透压下降，促使血管内液体溢入腹腔。③淋巴循环障碍。肝硬化时，肝静脉受增生结缔组织和再生结节的挤压而发生扭曲、闭塞，继而引起肝窦内压增高，肝窦壁通透性很高，可使包括蛋白质在内的血浆成分进入肝组织间隙，形成肝淋巴。淋巴产生增加超过胸导管引流量时，过多的淋巴液从肝包膜表面或腹膜脏层漏入腹腔，形成腹腔积液。上述三因素促使体液积聚于腹腔内，故又称腹腔内因素或局部因素。④钠、水潴留。这是肝性腹腔积液形成的全身性因素或腹腔外因素。门静脉高压使大量血液被"扣留"在脾、胃、肠等器官，肝硬化患者内脏小动脉和体循环动脉扩张，加之腹腔积液形成，均可使有效循环血量减少，由此引起以下变化：肾血流量减少并反射性地引起交感神经兴奋和血管收缩，肾皮质血流量明显减少；刺激近球小体，引起肾素-血管紧张素-醛固酮系统活性增强，肾小动脉强烈收缩，肾小球滤过率急剧下降，原尿生成减少；肝功能障碍使其对醛固酮和抗利尿激素灭活减少，二者在血中含量增加，促使肾小管重吸收钠、水增加；心房钠尿肽减少，抑制肾小管重吸收钠的作用降低。这些因素均可导致钠、水在体内潴留，通过上述的局部因素，液体漏入腹腔，形成腹腔积液。

腹腔积液是腹腔内液体产生和吸收失去动态平衡所致，不同疾病伴发的腹腔积液形成往往是多种因素联合或单独作用的结果。

（戚晓红）

duōqìguān gōngnéng zhàng'ài zōnghézhèng

多器官功能障碍综合征 multiple organ dysfunction syndrome, MODS 严重创伤、感染、休克等危重病症发生发展过程中特别是复苏之后，同时或相继出现两个或两个以上器官功能障碍的临床综合征。多个器官机械性损伤、肝肾综合征、肺源性心脏病、肺性脑病、心源性肺水肿等虽然也涉及两个以上器官的功能障碍，但不能称为MODS。MODS是创伤、感染、休克后的严重并发症，是当前重症监护病房的主要死因，且其死亡率随功能障碍器官数量的增加而上升。据统计，单个器官衰竭者死亡率为15%~30%；两个器官衰竭者死亡率为45%~55%（肺和肾如受损，则两个器官衰竭的死亡率可达80%）；三个器官衰竭者死亡率高达100%。

MODS是20世纪70年代提出的新概念。当时，由于休克复苏技术的进步，器官支持疗法的发展和新型抗生素的应用，许多失血性休克、感染、创伤及急性肾衰竭患者可安全渡过早期的打击，但是这些患者随后出现一系列严重并发症，表现为多个器官的功能障碍，甚至衰竭。70年代时，MODS曾被称为"序贯性器官衰竭""多器官衰竭(multiple organ failure, MOF)""多系统器官衰竭(multiple system organ failure, MSOF)"。为强调这种多器官损伤是一种从早期的器官功能障碍到晚期的器官功能衰竭的动态发展过程，并强调临床早期干预的重要性，1991年美国胸科医师学会和危重病医学会共同倡议将"多器官衰竭"改为"多器官功能障碍综合征"。学术界已广泛接受这一新的命名。

病因和发病机制 尚不完全清楚，多数学者认为可能与下列因素有关（图）。①全身炎症反应综合征。炎症反应本质上是生物机体抵抗损伤和外来致病因素的

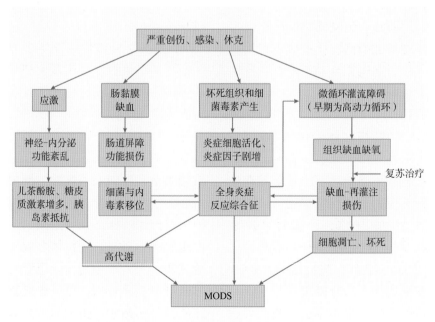

图 多器官功能障碍综合征的发生机制

保护性反应。适度的炎症反应对于机体抵御感染、修复损伤具有积极意义，但也具有破坏性。严重创伤、感染、休克等应激状态，炎症细胞被广泛激活，炎症细胞因子和炎症介质大量产生，称为全身炎症反应综合征。这种失控性全身炎症反应可引起循环功能紊乱、血液高凝状态及微血栓形成、高代谢等广泛的病理生理改变，最终导致MODS。②肠道屏障损伤。肠道是一巨大的细菌库。正常状态下，肠黏膜具有强大的屏障功能，可防止肠腔内细菌和内毒素进入血循环。严重创伤、休克、感染可导致肠黏膜缺血，肠道屏障功能受损，肠道中细菌和内毒素可进入血循环或淋巴系统，加重全身炎症反应和MODS。③缺血-再灌注损伤。感染、创伤等危重病患者常有微循环的缺血缺氧。缺血缺氧可直接导致器官功能损伤。同时，机体在代偿过程中或经复苏治疗后出现组织血液灌注恢复，从而可能导致缺血-再灌注损伤，引起或加重MODS。④细胞凋亡。严重创伤、感染及休克时，机体许多器官均可发生细胞凋亡。免疫细胞的凋亡引导免疫功能障碍；微血管内皮细胞凋亡引起微循环功能紊乱；各器官细胞凋亡可引起或加重MODS（图）。

功能与代谢变化 在MODS发生过程中，几乎所有重要器官系统都可受损。其中最常见和最先出现的是急性肺损伤，其发生率达83%~100%，严重时可发生急性呼吸窘迫综合征。表现为进行性呼吸困难、进行性低氧血症、发绀和肺顺应性降低。其次，肝功能障碍的发生率也很高，可达95%。表现为黄疸、血清谷丙转氨酶、谷草转氨酶、乳酸脱氢酶

和碱性磷酸酶升高。肾功能障碍的发生率仅次于肺和肝，表现为少尿、血肌酐和尿素氮升高、水电解质和酸碱平衡紊乱。MODS常伴胃肠道功能障碍。创伤、休克及严重感染等引起肠黏膜缺血，导致肠道屏障功能障碍，从而导致肠腔内细菌及内毒素移位入血，导致或加重MODS。MODS时，心功能障碍的发生率为10%~23%，且多发生较晚。MODS患者还常具有凝血功能障碍，表现为血小板计数下降、凝血酶时间和凝血酶原时间延长、纤维蛋白原水平下降、纤维蛋白（原）降解产物增多。部分患者发生弥散性血管内凝血。同时，MODS患者可出现免疫系统功能障碍。早期可表现为免疫系统和炎症反应的激活，晚期表现为免疫功能的全面抑制。但在MODS的发生发展过程中，炎症反应的激活与免疫功能的抑制常交织在一起，在时间上没有明显的界限。此外，MODS时，脑组织缺血缺氧或因假性神经递质的产生，引起中枢神经系统功能障碍。表现为反应迟钝、意识和定向力障碍，严重者可出现昏迷。

MODS时机体代谢发生多方面紊乱。组织血液灌流减少和线粒体结构功能损伤，患者常表现为有氧氧化受抑，糖酵解增强，腺苷三磷酸产生减少。创伤、感染、休克等应激状态引起神经内分泌功能紊乱，致使儿茶酚胺、糖皮质激素、胰高血糖素以及炎症因子大量产生，胰岛素分泌减少并出现胰岛素抵抗，故机体合成代谢减弱，分解代谢增强。患者可出现高血糖及糖尿，血中游离脂肪酸及酮体增加，蛋白质（尤其是肌蛋白质）分解增强致使血中氨基酸浓度增加，尿氮排出增多，

出现负氮平衡。此时，机体静息状态下的耗氧量和代谢率明显增加，称为高代谢。高代谢具有一定的适应代偿意义，但由于短期内蛋白质大量消耗，可引起器官结构功能的全面受损。

（肖献忠）

gāodàixiè

高代谢 hypermetabolism 严重创伤、大手术和全身性感染后机体静息时全身氧耗量和能量消耗增高的状态。

病因和发病机制 主要与下列因素有关：①应激激素分泌增多。严重创伤、大手术和感染引起机体应激反应，导致交感-肾上腺髓质系统和下丘脑-垂体-肾上腺皮质轴强烈兴奋，儿茶酚胺、肾上腺皮质激素、胰高血糖素、生长激素和甲状腺素等分泌增多。上述应激激素的产生和胰岛素抵抗的出现使机体合成代谢减少，分解代谢增强。②细胞因子的作用。严重创伤、感染时产生和释放的大量坏死组织和细菌毒素可激活全身炎症细胞，引起炎症因子的剧增。其中肿瘤坏死因子-α、白介素-1、白介素-6、白介素-8和干扰素等能引起高代谢，促进自身蛋白质尤其是肌蛋白的大量分解，造成恶病质状态，损害组织、器官结构和功能。③发热。创伤和感染时大量释放的炎症因子都属内生致热原，可引起发热，致使代谢率升高。④创面热量丧失。烧伤和创伤的创面水分蒸发增多，带走大量体热。机体为维持体温恒定而加强产热，致使代谢率升高。此外，创面皮肤破损使隔热作用丧失，致使大量体热从创面丧失。⑤动-静脉短路开放。高代谢时高动力循环状态的产生与创伤、感染时一氧化氮、前列环素、前列腺素E$_2$、缓激肽、组胺等扩血管物

质释放导致外周血管扩张，尤其是引起动-静脉短路开放有关。

创伤、感染后的高代谢本质上属防御适应反应。但若高代谢持续存在并伴有高动力循环，则加重心肺负担，过度消耗能量物质，促进器官衰竭的发生发展。

功能与代谢变化 高代谢常在创伤和感染后2~3天出现，可维持2~3周，患者的基础代谢率可达正常时的2~3倍。有研究发现，大面积烧伤患者每日能量需求高达5000kcal(20920kJ)，与重体力劳动时的代谢率相当，正常人静息状态下每日能量需求仅约2000kcal(8368kJ)。高代谢时的物质代谢特点是合成代谢减少，分解代谢增强。此时，患者表现为糖原分解和糖异生增强，糖的利用受到抑制，血糖明显升高，甚至出现糖尿；脂肪分解增加，利用下降（早期可利用增加），致血液中游离脂肪酸增加；蛋白质合成减少，分解增多。机体主要通过蛋白质的大量分解而获得能量，致血浆中氨基酸浓度升高，尿素氮排出增多，出现负氮平衡。骨骼肌是机体最大的蛋白库，蛋白质的分解主要来自骨骼肌。病程早期，患者血流动力学的特点呈现高排低阻的高动力循环状态，即心输出量增加和外周血管阻力下降。心输出量可达10L/min以上，而外周阻力可明显降低，严重时需采用升压药才能维持血压。但此时动-静脉血氧含量差可下降，血乳酸浓度升高，表明存在微循环血液灌流障碍和组织氧利用障碍。

（肖献忠）

索引

条目标题汉字笔画索引

说 明

一、本索引供读者按条目标题的汉字笔画查检条目。

二、条目标题按第一字的笔画由少到多的顺序排列，按画数和起笔笔形横（一）、竖（丨）、撇（丿）、点（、）、折（乛，包括丁乚乀等）的顺序排列。笔画数和起笔笔形相同的字，按字形结构排列，先左右形字，再上下形字，后整体字。第一字相同的，依次按后面各字的笔画数和起笔笔形顺序排列。

三、以拉丁字母、希腊字母和阿拉伯数字、罗马数字开头的条目标题，依次排在汉字条目标题的后面。

条 目 外 文 标 题 索 引

内 容 索 引

说 明

一、本索引是本卷条目和条目内容的主题分析索引。索引款目按汉语拼音字母顺序并辅以汉字笔画、起笔笔形顺序排列。同音时，按汉字笔画由少到多的顺序排列，笔画数相同的按起笔笔形横（一）、竖（丨）、撇（丿）、点（丶）、折（乛，包括丁乛乚等）的顺序排列。第一字相同时，按第二字，余类推。索引标目中夹有拉丁字母、希腊字母、阿拉伯数字和罗马数字的，依次排在相应的汉字索引款目之后。标点符号不作为排序单元。

二、设有条目的款目用黑体字，未设条目的款目用宋体字。

三、不同概念（含人物）具有同一标目名称时，分别设置索引款目；未设条目的同名索引标目后括注简单说明或所属类别，以利检索。

四、索引标目之后的阿拉伯数字是标目内容所在的页码，数字之后的小写拉丁字母表示索引内容所在的版面区域。本书正文的版面区域划分如右图。

a	c	e
b	d	f

A

B

R

S

Y

拉丁字母

希腊字母

阿拉伯数字

罗马数字

本书主要编辑、出版人员

社长、总编辑　袁　钟

副总编辑　谢　阳

责任编辑　孙文欣　吴翠姣

责任编审　陈永生　谢　阳

文字编辑　孙文欣　吴翠姣　陈　娟

索引编辑　傅祚华　张　安　刘玉坤

名词术语编辑　张玉森　孙阳鹏　尹丽品

汉语拼音编辑　傅祚华　刘玉坤

外文编辑　顾良军

参见编辑　傅祚华　杨小杰

技术编辑　肖　辉　杨　晨　庞晶晶　张大军　赵志虎

美术编辑　张浩然　杨　宏

绘　　图　杨　宏

责任校对　李爱萍

责任印制　姜文祥

装帧设计　冯义鹏　谢　楠

排版制版　北京雅昌彩色印刷有限公司